Bärschneider · Kleines Diagnostikon

M. Bärschneider

Kleines Diagnostikon

Differentialdiagnose klinischer Symptome

16., völlig überarbeitete und erweiterte Auflage

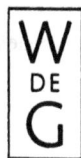

Walter de Gruyter
Berlin · New York 1996

Dr. med. Max Bärschneider
Arzt für Innere Medizin
Am Johannisberg 33
53474 Bad Neuenahr

1. bis 15. Auflage erschien im Ferdinand Hirt und im Gustav Fischer Verlag.
Von diesen Auflagen liegen Ausgaben in türkischer, spanischer, italienischer, französischer und portugiesischer Sprache vor.

Die Deutsche Bibliothek - CIP-Einheitsaufnahme

Bärschneider, Max:

Kleines Diagnostikon : Differentialdiagnose klinischer Symptome /
M. Bärschneider – 16., völlig überarb. und erw. Aufl. – Berlin ;
New York : de Gruyter, 1996
ISBN 3-11-014673-8

Vorwort zur 16. Auflage

Zahllose Rezensionen aus aller Welt halten die hier gebotene Synopsis gerade heutzutage für dringlich. Wenn indessen die englische Zeitschrift „Practitioner" die Fülle und Vollständigkeit der Sammlung als teutonische Gründlichkeit (im abwertenden Sinne) bezeichnet, so ist das doch für uns bestimmend, und es wäre ein Mangel, Seltenes (ohnehin kurz beleuchtet) nicht aufzuführen. Denn nichts übersehen zu können, verleiht Souveränität und Ruhe. Dabei blieb es aber mein vornehmstes und schwerstes Bestreben, Maß zu halten. Zum Beispiel hätte ich dem Ruf eines Rezensors nach mehr Syndromen als ehemaliger Herausgeber einer Syndrom-Kartei leicht nachgeben können. Ich bin aber der „Syndromitis" nicht verfallen, handelt es sich hier doch vielfach um sehr seltene Krankheitsbilder mit ungeklärter Ätiologie und machtloser Therapie, die obendrein durch fehlendes pathophysiologisches Substrat zur Unexaktheit im begrifflichen kausalen Denken verleitet.

Das Echo im Ausland hat sich in türkischen, spanischen, italienischen, französischen und portugiesischen (Brasilien) Ausgaben markiert.

Die konstante Resonanz hat mich bestärkt, trotz oder gerade wegen der Aufsplitterung der heutigen Medizin die längst fällige Neuauflage wieder zu besorgen.

Meinen Mitarbeitern danke ich ebenso verbindlich wie herzlich.

Bad Neuenahr, Januar 1996   Max Bärschneider

Vorwort zur 11. Auflage

Es wird heute soviel über die Zersplitterung in der Medizin, das Auseinanderfallen ihrer Disziplinen, geredet und geschrieben, weshalb mehr denn je der Ruf nach Synthese erschallt. Eine Tür in dieser Richtung, das verstreute Wissen konzentriert verfügbar zu haben, ist hiermit wohl eröffnet, wie fast zahllose Rezensionen und Briefe aus allen Kontinenten bekunden. Danach gestattet das Büchlein, ausgehend selbst von zunächst belanglos erscheinenden Symptomen, immer auf eine Fährte vorzustoßen.

„Man diagnostiziert nur das, woran man denkt", heißt es. Und man denkt und beobachtet bewußt nur das, was man verwerten kann; umgekehrt: ist man nicht imstande, z. B. Singultus, Pigmentationen oder ausfallende Nägel ursächlich zu deuten, registriert man diese Zeichen kaum erst.

Zuerst waren die Sinnesorgane, und sie werden zuletzt sein! Löffler bemerkt dazu, die eigentlichen Krankengeschichten enthielten heute nur wenig Faßbares; die wesentlichen Befunde stünden im Nachtrag. Man kann ja Apparate, so unentbehrlich sie sind, erst sinnvoll anwenden nach subtiler Anamnese und Untersuchung am Krankenbett, und den hier wahrzunehmenden Phänomenen habe ich mehr als anderen meine Aufmerksamkeit geschenkt.

Im Mai 1957   Max Bärschneider

Vorwort zur 10. Auflage

Der rasche Absatz des Buches und fast unzählige begeisterte Zuschriften aus dem In- und Ausland beweisen das alte echte Bedürfnis nach prägnanten, übersichtlichen Darstellungen auf der dem Handeln des Arztes adäquaten prospektiven Basis. Damit erfahren zugleich die von den Organkrankheiten ausgehenden Lehrbücher die in der Praxis anwendbare Belebung. Nach Volhard beruhen die häufigsten diagnostischen Irrtümer auf dem „Nicht-daran-denken", so daß die hier geübte Betrachtungsweise Beruhigung und Sicherheit verleihen kann.

Durch weiteren Ausbau vornehmlich der mit den Sinnen unmittelbar faßbaren Erscheinungen und der modernsten Untersuchungsmethoden sowie durch Einbau einiger neuer Kapitel ließ sich eine beträchtliche Umfangsvermehrung der Neuauflage leider nicht vermeiden.

Im April 1954   Max Bärschneider

Vorwort zur 1. Auflage

Vorliegendes Buch vereinigt die Differentialdiagnose klinischer Symptome aller Disziplinen, womit es eine umfassende Schau der am Kranken wahrgenommenen Erscheinungen vermitteln soll. Die alphabetische Reihenfolge der numerierten Symptome und die scharfe Gliederung ihrer Ursachen mit kurzen diagnostischen und pathophysiologischen Hinweisen sowie Untersuchungsmethoden erlauben einen raschen, erschöpfenden Überblick.

Eine Krankheit „auf Anhieb" zu erkennen, erfordert neben der intuitiven Fähigkeit des künstlerisch begabten Arztes auch die Erfahrung. Diese „Erfahrung aus theoretischer Basis" zu erwerben, ist das Ziel. Die Ursachen z. B. eines Koma zu finden, gelingt relativ leicht, wenn alle Möglichkeiten bekannt sind, die dazu führen können. Diese Kenntnis gestattet, per exclusionem zur richtigen Diagnose zu gelangen.

Die in langjähriger Arbeit an verschiedenen Kliniken gewachsene Zusammenstellung soll in der beabsichtigten Kürze nur ein schnell orientierender Wegweiser zum eigenen Wissen oder zum Lehrbuch sein. Zahlreichen Kollegen aller Fachgebiete sage ich für die Anregungen und Durchsicht meinen aufrichtigen Dank.

Nordseeklinik Westerland, im Oktober 1951   Max Bärschneider

1. Abdomen

A. Inspektion

1. **Diffus vorgewölbt:**
   a) Meteorismus (s. d.): Kugelform des Bauches
   b) Aszites (s. d.): überhängende Flanken
   c) Gravidität, Ovarialkystome usw.
   d) Adipositas

2. **Partiell vorgewölbt:**
   a) Tumoren, Abszesse
   b) Meteorismus einzelner Darmschlingen und des Magens
   c) Bauchwandhernien, Rektusdiastase (beim Aufsetzen) als Zeichen sehr schwacher Bauchmuskeln

3. **Eingezogen:**
   a) Magersucht, Diarrhöen, kachektische Zustände
   b) Bauchdeckenkontraktion: Meningitis

4. **Sichtbare Darm- und Magenbewegungen:**
   a) Mechanischer Ileus, chronische Darmstenosen
   b) Dünne Bauchdecken: physiologisch bei Asthenikern. Bei abnormer Peristaltik infolge akuter Enterokolitis

5. **Abdominelle Atembewegung eingeschränkt:**
   a) Lokale Entzündung: Appendizitis usw.
   b) Diffus: Peritonitis

6. **Venenstauung:**
   a) Medial = Caput medusae: Pfortaderstauung
   b) Symmetrisch lateral: Stauung der V. cava inferior

7. **Striae:**
   a) Striae distensae = Striae cutis atrophicae: Bei und nach raumfordernden Bauchprozessen (Gravidität, Adipositas)
   b) Blaurot: Cushing-Syndrom. Oder frische Striae bei 7a, c
   c) Im Rücken (meist horizontal verlaufend): Bronchiektasen, Wirbelsäulenprozesse (= segmentale Fettgewebsatrophie)

8. **Behaarung:** (s. Nr. 63)

B. Palpation

I. Straffe Bauchdecken:

1. *Reflektorische* Abwehrspannung:
   a) *Entzündlich* = Peritonitis (s. d.), diffus oder lokal: Ulkus mit Serositis, Perforation, Appendizitis u. a.
   b) *Nicht entzündlich* = Peritonismen (s. d.: z. B. bei Meningitis, Tubarruptur, Stieldrehung)
2. *Willkürliche* Spannung: aus Angst usw.
3. *Passive* Spannung: Meteorismus, Aszites

II. Schlaffe Bauchdecken: Abmagerung nach Adipositas, nach raumfordernden Bauchprozessen (Geburt usw.)

III. Lokales Ödem der Bauchdecken: Bauchprozesse, bes. Pfortaderstauung (s. Nr. 115)

IV. Resistenzen, meist mit Druckschmerz. (Beachte physiolog. Druckschmerz am Ganglion coeliacum, an präaortalen Ganglien und am Plexus solaris):

1. Magen: Karzinom, Ulcus callosum mit Perigastritis, malignes Lymphom des Magens, Fremdkörper, Pylorospasmus
2. Gallenwegskarzinom; Cholecystitis (evtl. mit Hydrops oder Empyem), Gallensteine; Leber (s. Nr. 89)
3. Pankreastumor (s. Nr. 27 II, 6.)
4. Milztumor (s. Nr. 103)
5. Nierentumor (s. Nr. 165)
6. Darmtumor, Ileus (s. d., besonders bei Invagination), Skybala, Netztumor
7. Abszesse: perityphlitische, Senkungs-A. bei Wirbel-Tbc., Ulkusperforation usw.
8. Lymphdrüsen: z. B. retroperitoneale bei Metastasen und Lymphadenosen, Mesenterial-Lymphadenitiden
9. Meteorismus (s. d.), Aszites (s. d.)
10. Aortenaneurysma
11. Gefüllte Blase
12. Adnextumoren (z. B. Ovarialkystom), Uterusmyom, (Extra-uterin-)Gravidität usw.

13. In der Bauchwand = Oberflächl. Sitz, sich abgrenzend, hervortretend beim Aufsetzen oder Husten. Die passive Beweglichkeit ist bei entspannter Muskulatur viel besser als bei angespannter, außer bei kutanen Tumoren. Bei der Atmung gleitet die tastende Hand nach vorn: Hernien, Tumoren (z. B. Lipome), Abszesse
14. Ptotische Organe können mitunter als Tumoren imponieren.

C. Perkussion

1. **Dämpfung:** Aszites (s. d.), Blutung, Tumor, Leber, Milz u. a.

2. **Tympanie:**
   a) laut, tief: Meteorismus, Pneumoperitoneum
   b) lokal: lokaler Meteorismus, besonders bei Ileus, abnorme Kolonlage (prähepatisch = Chilaiditi-Syndrom)

D. Auskultation

1. Normale Darmgeräusche
2. Gurren im Colon descendens beim Palpieren: Diarrhöen
3. Plätschern über Magengegend: Pylorusstenose, Gastrektasie. Aber auch kurz nach reichlichem Trinken
4. Laute Geräusche: vermehrte Peristaltik (z. B. Enterokolitis), Hunger
5. Spritzgeräusche: hochgradige Darmstenose
6. Metallische Geräusche: mechanischer Ileus
7. „Totenstille": paralytischer Ileus
8. Reibegeräusche: fibrinöse Peritonitis, z. B. Perihepatitis
9. Pulssynchrone Geräusche: Gefäßstenose, Aortenaneurysma

2. Abort

Normaler Geburtstermin (Naegle-Regel) = 1. Tag der letzten Regel minus 3 Monate plus 7 Tage bei 28 tägigem Zyklus (L. R. − 3 Mo. + 7 Tage).

Abortus imminens: Muttermund noch geschlossen, Blutungen. – In allen Stadien Klinikeinweisung.
A. incipiens: Blutungen stärker. Mm. öffnet sich. Abgang von Fetzen. Wehenartige Schmerzen.
A. incompletus: Andauernde Blutungen nach Abgang von Frucht und Plazenta. Uterus spricht auf Wehenmittel nicht an.

1. Allg. Leiden: Nephropathie, Leberkrankheiten, Diabetes, Herzfehler, Intoxikationen (Chinin, Drastika, P, Blei, Nikotin, Alkohol u. a.)
2. Infektionskrankheiten: schwere Allgemeininfektionen (z. B. Sepsis, Pneumonie, Malaria, Typhus), diaplazentare Virusinfektionen (z. B. Röteln, Herpes simplex Typ II, Zytomegalie), diaplazentare bakterielle (z. B. Lues, Brucellosen, Listeriose) und parasitäre (z. B. Toxoplasmose) Infektionen
3. Nach tiefergreifender Abrasio, abgelaufener Endometritis, bei Adnexitis, Myom, Retroflexio aut -versio uteri
4. Vom Ei aus: Erkrankungen oder Degenerationen des Eies, Implantation an ungünstiger Stelle des Uterus. Plazentastörungen
5. Traumen: forcierte Kohabitation, Sturz
6. Kriminelle Eingriffe am Uterus
7. Allg. Hypoplasie; Unterernährung, Avitaminosen
8. Psychische Belastungen
9. Habituell: ohne nachweisbare Ursache
10. Blutgruppeninkompatibilitäten (RhD, ABO, andere)

3. Adnexitis, Salpingitis

Spontan- und Druckschmerz in tiefen Seitenpartien des Unterleibes, oft wehenartige Schmerzen beim Koitus. Mittleres Fieber. Fluor. Oft Metrorrhagien, Dysmenorrhöen, Defäkationsbeschwerden, Brechreiz, Appetitmangel, BSR, Leukozytose.
Vaginaler Tastbefund: Tuben druckschmerzhaft, rosenkranz-, girlanden-, posthornförmig, längsoval. Oft Tumor im Douglas-Raum

1. *Aszendierende* Endometritis puerperalis, gonorrhoica (beide Seiten abwechselnd stärker schmerzempfindlich, Abstrich); Trichomonaden
2. *Deszendierend* vom kranken Peritoneum aus: Peritonitis (s. d., bes. bei Tbc., Appendizitis)
3. *Fortgeleitet* von Nachbarorganen zum Genitale: Parametritis, Appendizitis, Typhus, Tbc. (Knötchen im Douglas-Raum, häufig Aszites)
4. *Metastatisch:* Hämatogen (Pyämie) oder lymphogen

4. Agranulozytose, Panmyelophthise

Hochgradige Granulozytopenie bei gestörter -poese (< 2000/ mm^3). Plötzlich hohes Fieber, Sepsis, Schüttelfrost, Kopfschmerzen, Appetitlosigkeit, Schleimhautulzera, hämorrhagische Diathese, septische Erscheinungen, Blässe, meistens Milztumor. – Nicht die Quantität der Noxe entscheidet, sondern die allergische Reaktion des Knochenmarks.

1. **Medikamente** mit **myelotox.** oder **allerg.** Wirkung: Analgetika u. Antirheumatika (Metamizol, Pyrazolone, Acetylsalicylsäure, Chinin), Antibiotika, Sulfonamide, Tuberkulostatika, Hypnotika (z. B. Barbiturate), Sedativa, Psychopharmaka, Thyreostatika, Zytostatika, Jod, Gold, Antidiabetika, Diuretika, Hydralazin, Beta-Blocker, Malariamittel, Wismut u. a.
2. **Gewerbe- und Umweltgifte:** Benzol, Blei, Hg, Anilin u. a.
3. **Infektionen** (s. a. Nr. 90) = Markerschöpfung:
   a) Toxisch: Typhus, Malaria, Grippe, Sepsis, Tbc. usw.
   b) Allergisch: Rheumatismus, Kollagenosen
4. Röntgen- und Radiumstrahlen, radioaktive Substanzen
5. Aleukämische Leukämien = Ausschwemmungsblockade
6. Knochenmarkverdrängung: Metastasen, maligne Lymphome (M. Hodgkin, Non-Hodgkin-Lymphome u. a. Malignome des retikulohistiozytären Systems), myeloproliferative Syndrome (z. B. Osteomyelofibrose), Speicherkrankheiten

7. Bei Milztumoren: splenogene Markhemmung
8. Essentiell: Markschwund ohne nachweisbare Primärerkran-
   kung

5. Akkommodationsstörungen

Lähmung des M.ciliaris (Lähmung des N.oculomotorius mit
kompletter oder innerer Ophthalmoplegie). Akkommodation
(A.) ist mit Konvergenz gekoppelt. – Die A.-Breite beträgt bei
Jugendlichen 14 Dptr. und nimmt im Alter ab bis auf 0 (Presbyo-
pie, Korrektur durch Konvexgläser). – Die A.-Zeit (Umstellung
von Fern- auf Nahsehen) ist verlängert durch Ermüdung, Elastizitätsverlust der Linse (Alter) oder erhöhten Ziliarmuskeltonus
(ton. A., Pupillotonie).
1. *Mit* Pupillenstörung: s. Pupillenstarre (Nr.135)
2. *Ohne* Pupillenstörung: Diphtherie, Botulismus, Grippe, Encephalitis epidemica, selten Diabetes

6. Alopezie (Alopecia)

Der gesunde Mensch verliert täglich etwa 40 Haare. Wichtig ist
die Anamnese: Seit wann besteht der Haarausfall, und wo ist er
am stärksten? Wie oft wird das Haar gekämmt und gebürstet,
und wie viele Haare bleiben dabei zurück? Frage nach Waschmitteln, Pomade, Färbemitteln, nach Dauerwelle (Kaltwelle) sowie
Kurzwellen- und Röntgenbestrahlungen? Überstandene Infektionskrankheiten? Furunkulose? Medikamente oder Chemikalien? Zusammensetzung der Nahrung? Angaben über Schuppen
und Jucken, über trockene oder fettige Haare und Haut, über
leicht brechende Fingernägel? Menses? Gravidität durchge-
macht? Aufregungen in der letzten Zeit?

1. Vorwiegend *hereditär:* ohne Krankheitsbefund; mit zunehmendem Alter sich ausprägend (A. senilis = physiol.), therapeut. nicht zu beeinflussen
2. *Lues II:* bei Männern meist umschrieben, „wie gerupft"; bei Frauen diffus. Seitl. und hintere Partien des Kopfes, auch Bart- und Körperhaare befallen. – Bei Lues III örtl. Entzündung mit vernarbender Hautatrophie
3. *A. areata:* scheibenförmig, rasch auftretend, in 90 % gutartig. Ät.: trophoneurotisch, Fokalinfektion, endokrin (z. B. Diabetes mell., M. Addison), Autoimmunkrankheiten u. a.
4. Nach schweren *Infektionskrankheiten:* Typhus, Scharlach u. a.
5. Bei schweren Ernährungsstörungen und Kachexie. Schwerer Eisenmangel
6. *Dermatosen,* die mit Entzündung und Verhornungsanomalien der Kopfhaut einhergehen und zu narbiger Hautatrophie neigen: *Seborrhoe* = A. pityrodes: familiär, Kopfhaut leicht gerötet, juckend. – Dermatitiden, Lichen planus, Erysipel, Furunkulose, Pityriasis rubra, Psoriasis vulg., Lupus vulg., L. erythematodes, Sykosis vulg., Favus, Ichthyosis, Sklerodermie. Pilzerkrankungen: z. B. Trichophytie, Mikrosporie (Kinder, meldepflichtig)
7. A. atrophicans: geringe perifollikuläre Entzündungen, die zu Atrophie führen, selten, Ät. unbek.
8. *Vegetativ-hormonell* (= diffuser geringgradiger Haarausfall): Diabetes mell., Hyperthyreose (Stirn-Haar-Grenze wandert nach oben, Haar fein, brüchig, früh ergraut), Myxödem, hypophysäre Erkrankungen (M. Simmonds), Gravidität, Klimax, Tetanie, Enzephalitis, Polyneuritis, Migräne, schwere Schädeltraumen, psych. Traumen
9. Diffuser rascher Haarausfall: Thallium, Hg, As
10. Röntgen- und Radium-Noxe, Kurzwelle
11. *Medikamentös:* nach Antikoagulanzien (Marcumar, Heparin u. a.), Folsäure, Zytostatika, auch nach Vitamin A und C
12. *Traumatisch:* bei narbig verheilenden Hautwunden. Scheuern am Hinterkopf bei Kleinstkindern. Zug und Druck an den Haaren. Trichotillomanie = Ausrupfen von Haaren als Zwangshandlung bei Hysterie und Psychosen

13. Durch fehlerhafte *Haarkosmetika:* unsachgemäße Kaltwelle, zu starke (70 %) dauernde Alkoholeinwirkung u. a.
14. Angeborene Kahlheit, umschrieben oder allgemein, mit anderen Entwicklungsstörungen. Als Sonderform erst im Pubertätsalter in Erscheinung tretend, lokalisiert in Bartgegend und Achsel.

7. Amblyopie (Sehschwäche) Amaurose (Blindheit)

(s. auch Nr. 62 und 155)

1. Einseitig

a) **Angeborene** A. (Anamnese): Myopie, Astigmatismus u. a.
b) Keratitis, Iritis (s. d.), Star (s. d.), Glaskörpertrübung, Glaukom
c) *Gefäßprozesse:* Arteriosklerose, Thrombose der A. oder V. centralis retinae, Embolie der A. centr. ret., Spasmen, Arteriitis temporalis u. a.
d) *Netzhautblutung:* Alle Gefäßprozesse wie Arteriosklerose, Hypertonie, hämorrhagische Diathese; chron. Nephritis, Diabetes
e) *Netzhautablösung:* Beginn mit Funkensehen und Verzerrtsehen, schwarzer Vorhang im Gesichtsfeld. Rapid sich verschlechterndes Sehvermögen. Beim Spiegeln graugrüner Reflex, Retina flottierend. Ät.: Traumen, Eklampsie, Blutungen, Augen-Tbc. und -Lues, hochgradige Myopie, Senium; Gliom, Melanosarkom oder Tumormetastasen der Chorioidea
f) Retinochorioiditis
g) Traumen des Bulbus
h) Mech. Läsion des N. opticus: Schädelbasisbruch, Schuß, Tumor oder Hämatom der Orbita
i) *Optikusatrophie* (s. d.), Retrobulbärneuritis
k) Plötzliche Sehverschlechterung: Embolie und Thrombose der A. centralis retinae, Ablatio retinae, Glaukom usw.

l) Schielstellung (s. Strabismus)
m) Simulation

2. Doppelseitig

a) s. 1. beiderseits
b) *Vergiftungen:* Methylalkohol, Eklampsie, Urämie bzw. chron. Nephritis (Retinitis albuminurica s. angiospastica) u. a. präkomatöse Zustände, Diabetes, Botulismus, Chinin usw.
c) Nach profusen *Blutungen*
d) *Funktionell:* Hysterische Reaktion, Simulation
e) *Hypophysentumor:* Blockierung des Chiasma opticum
f) Zerstörung beider Hinterhauptlappen = Rindenblindheit

Anhang: *Mouches volantes* („Mückensehen"): bei Augenkrankheiten, aber auch bei physiolog. Trübungen, die nicht behandlungsbedürftig sind.
Flimmern vor den Augen: vegetative Dystonie, Kollaps, Migräne, Arteriosklerose, M. Basedow, Taboparalyse, Chorioiditis, Melanosarkom usw.
„Schwarzwerden" vor den Augen: Orthostase, Kollaps, Arteriosklerose, Nephritis, Diabetes usw.

8. Anämien

Das Symptom ist definiert durch eine Verminderung der Erythrozytenzahl und/oder der Hämoglobinkonzentration oder des Hämatokrits (Hk). Die *Anämie* ist Resultante der Erythrozytenproduktion, der Hämoglobinsynthese, des Erythrozyten- und Hämoglobinmetabolismus und evtl. eines akuten oder chronischen Blutverlustes.
Anämie ist Symptom, nicht Diagnose!
Erythrozytenzahl unter 4,0 Mio. bei Frauen (normal: 4,2–5,4 Mio.) und unter 4,5 Mio. bei Männern (normal: 4,6–6,2 Mio.) oder Hämoglobin (Hb) unter 12 g/dl Blut bei Frauen (normal:

12–16 g/dl) und unter 14 g/dl Blut bei Männern (normal: 14–18 g/dl). – Der Färbeindex, Fl, ist überholt durch:

$$\text{MCH} = \text{Hb}_E = \text{Hb-Gehalt des Ery.} = \frac{\text{Hb (g/dl)} \times 10}{\text{Ery (Mio./mm}^3)}$$

(normal: Erwachsene 28–32 pg)

$$\text{MCV} = \text{Erythrozytenvolumen} = \frac{\text{Hk (\%)} \times 10}{\text{Ery (Mio./mm}^3)}$$

(normal: Erwachsene 90 ± 5 fl)

$$\text{MCHC} = \text{mittl. korpuskuläre Hb-Konz.} = \frac{\text{Hb (g/dl)} \times 100}{\text{Hk (\%)}}$$

(normal: Erwachsene 33 ± 2 g/dl)

Hk: Neugeborene 45–65 %, Frauen 37–47 %, Männer 40–52 %

– Eine pathogenetische Systematik muß berücksichtigen, daß sich z. B. häufig toxisch bedingte Reifungsstörungen der Erythroblasten mit hämolytischen Prozessen und Eisenmangel kombinieren. –

Nach der Erythrozytenmorphologie und dem Hb-Gehalt unterscheidet man

- **normozytäre und normochrome Anämien:** MCV, MCH und MCHC normal
- **mikrozytäre und hypochrome Anämien:** MCV, MCH erniedrigt, MCHC niedrig oder normal
- **makrozytäre und hyperchrome Anämien:** MCV und MCH erhöht, MCHC normal

A. Normozytäre und normochrome Anämien

Erythrozyten und Hämoglobin sind im gleichen Maße vermindert.

1. **Akute Blutungsanämie:** Blässe, im übrigen stehen die Kreislaufsymptome bis hin zum Blutungsschock im Vordergrund. Das volle Ausmaß des Blutverlustes ist erst nach 3–5 Tagen beurteilbar, wenn der Flüssigkeitsverlust aus dem Extravasalraum substituiert ist. Bei unbekannter Blutungsquelle steht deren Suche im Vordergrund (stumpfes Bauchtrauma? Retroperitonealraum? Beckentrauma? Magen-Darm-Blutung?) – Sonographie, CT, Endoskopie. Chronische Blutung s. B 1. *Eisen-*

mangelanämie (s. B). Anämien durch akute und chronische
Blutungen sind die häufigsten.

2. **Hämolytische Anämien** infolge einer verkürzten Erythrozyten-
überlebenszeit (normal 120 Tage).
Kautelen bei der *Blutentnahme:* Beim Ziehen kein starker Unterdruck, günstig Vakuumröhrchen oder tropfen lassen. Längere Stauungen vermeiden. Blut aus der Spritze nicht durch die
Kanüle und ohne starken Druck an der Röhrchenwand herun-
terlaufen lassen. Entommenes Blut soll erst etwa 30 min ruhig
stehen vor Zentrifugieren oder Transport.
Es besteht oft ein *(Rubin-)Ikterus:* Serum ikterisch, indirektes
Bilirubin im Serum, Urobilirubin im Harn vermehrt, Bilirubin
im Urin neg., Stuhl gefärbt. Die Serum-LDH ist abhängig
vom Grad der Hämolyse erhöht, das S-Haptoglobin vermindert. Kompensationszeichen bei einer erhaltenen Erythropoese ist die Erhöhung der *Retikulozytenzahl* (normal 5–15‰),
evtl. die extramedulläre Blutbildung in Leber und Milz (kern-
haltige rote Vorstufen im peripheren BB).

a) **Korpuskuläre hämolytische Anämien** (angeb. hereditär,
chron.): Kugelzellanämie (Splenomegalie, vermind. osmot.
Resistenz, kleine Erythrozyten in der *Price-Jones-Kurve*);
Elliptozytose; Stomatozytose; paroxysmale nächtliche Hämoglobinurie (*Marchiafava,* erworbener Membrandefekt,
oft mit Leuko- u. Thrombopenie); Enzymopathien und andere metabolische Defekte.

b) **Hämoglobinopathien** (angeb. hereditär, chron.): Normal
beim Erwachsenen 4 Polypeptidketten (α, β, γ, δ) und
3 Hämoglobine (97% HbA1, 1–3% HbA2 und 1–2%
HbF. – Differenzierung mittels Hb-Elektrophorese und
Spezialfärbungen). *Thalassämien* (α, β, δ) bei verminderter
Bildung der Polypeptidketten, gehäuft im Mittelmeerraum,
homozygote Formen schwergradig, stark hypochrom mikro-
zytär („Th. major", Cooley-Anämie), heterozygote Formen
mit guter Prognose („Th. minor", auch hypochrom und mi-
krozytär) – Thalassämie kann mit Hämoglobinopathien im
engeren Sinn (HbC, HbS, HbE, Hb-Lepore-Sy.) kombiniert sein. – Sichelzellanämie.

c) **Erythropoetische Porphyrie**
d) **Autoimmunhämolytische Anämien** erworben durch zirkulierende mit Erythrozyten reagierende Immunglobuline – direkter u. indirekter *Coombs-Test:*
   α) durch komplette od. inkomplette *Wärmeantikörper* im Verlauf von Hämoblastosen, Kollagenosen, selten bei Karzinomen, auch toxisch induziert (s. f)
   β) durch *Kälteagglutinine* (IgM): chron.-idiopath., sek. bei Lymphoblastosen, Mykoplasmainfektion oder infektiöser Mononukleose
   γ) durch Hämolysine vom *Donath-Landsteiner*-Typ
e) **Hämolyt. Anämien** durch *Isoantikörper,* meist als Transfusionszwischenfall infolge ABO-Inkompatibilität, C-, D- *(= Rh-Faktor),* E-Antikörper oder als *fetale Erythroblastose* nach Antikörperbildung der Rh-negativen Mutter gegen die Rh-positiven Erythrozyten des Kindes (Anti-D-Prophylaxe, Ak-Bestimmung als Vorsorge), selten auch bei ABO-Inkompatibilität
f) **Toxische hämolyt. Anämien:**
   α) mit Antikörperbildung (*immunhämolyt.*, Coombs-Test positiv) bei Chinin, Chinidin, Antistine, Sulfonamide, Chlorpromazin, Pyrazolone, Isoniacid, α-Methyldopa, L-Dopa, Mefenaminsäure u. a.
   β) durch chemische Erythrozytenbeschädigung (mit Bildung v. *Innenkörpern, Met- u. Sulfhämoglobin*) bei Blei, Sulfon, Benzol, Toluol, Arsenwasserstoff, Anilin, Azetanilin, p-Amidophenol, Anaesthesin, Phenylhydrazin, Pyrodin, Kryogenin, Dinitrobenzol, Nitrobenzol, Erythroltetranitrat, Phenol, Pyrogallol, Schlangen- und Pilzgiften
g) Bei **Infektionen,** insbes. Mycoplasma pneumoniae und Mononucleosis infectiosa, seltener bei Masern und Hepatitis, bei Erythrozytenbefall durch Plasmodien oder Bartonellen *(Malaria, Oroyafieber),* auch bei *septischen* Prozessen und *Gasbrandinfektion*
h) Bei **metabolischen Störungen,** insbes. bei *renaler* Anämie (s. 3 a) infolge *Phenacetinabusus,* als *hepatische* Anämie od. infolge Alkoholschädigung als *Zieve-Syndrom* (Ikterus,

Hämolyse, ausgeprägte Hyperlipidämie, Retikulozytose);
Akanthozytose

i) Bei **Hypersplenismus:** Jede Form der Milzvergrößerung
kann zur Hämolyse führen – Nachweis mit ^{51}Cr-markierten
Ery. möglich

3. **Normochrome Anämien bei gestörter Erythropoese:**
   a) **Renale Anämie** infolge *Erythropoetin* mangels bei vor allem
   chron. Niereninsuffizienz. – Grad der A. korreliert nicht mit
   Schwere der Niereninsuff.
   b) **Eiweißmangelanämien** nur unter extremen Bedingungen
   c) **Infekt-, Tumoranämien** bei schweren und chron. Infektionen (z.B. Pneumonie, bakt. Endokarditis, Abszesse),
   chron. entzündlichen Erkr. (PCP, M.Crohn, Kollagenosen),
   malignen Systemerkr. (Lymphogranulomatose, Bronchialkarzinom u.v.a.). – Trotz des erniedrigten Serum-Fe ist der
   Körpereisengehalt meist nicht vermindert (S-Ferritin!), die
   A. ist anfangs normochrom, tendiert aber zur Hypochro-
   mie und Mikrozytose – auch Komb. mit Eisenmangelanämien (z.B. Colitis ulcerosa, Magen-Darm-Malignome, s.u.
   B1)
   d) Anämien bei **Endokrinopathien:** Hypothyreose, HVL-Insuffizienz, M.Addison

B. Mikrozytäre und hypochrome Anämien

Eisenmangelanämien: Blasse Gesichtsfarbe, für die jedoch die
Kapillarweite maßgebend ist, daher beweisend Zahnfleischblässe. Bläuliche Skleren sicherer als blasse Konjunktiven. Serumei-
senspiegel < 7–28 µmol/l oder 60–150 µg/dl, S-Ferritinspiegel erniedrigt, S-Transferrinspiegel oft erhöht. Ery. im Ausstrich farb-
stoffarm, MCH kleiner als 28 pg. Oft Frauen durch Menses und
Gravidität, auch in der Wachstumsphase Jugendlicher. Chron. Eisenmangel bewirkt durch gestörten Aufbau der Zellhämine Ge-
websschäden wie Mundrhagaden, Zungenatrophie und -brennen,
Ösophagusmembranen mit Schmerzen und Spasmen, Anazidität,
Dyspepsien, brüchige sowie Platt- und Hohlnägel. – Allg. Zeichen: Müdigkeit, Adynamie, veget. Dystonie, Appetitmangel,
Kopfschmerzen, Herzklopfen.

1. **Blutungen:** Traumen, Ulkus, maligne Tumoren (z. T. auch toxisch), Genitalblutungen, Hämothorax, blutsaugende Parasiten (Ankylostomum, Bilharzia, Filaria, Lamblien), schwere Refluxkrankh. d. Speiseröhre. S. auch Nasenbluten, Blutstuhl, Hämatemesis, Hämoptyse, hämorrhagische Diathese usw.

2. **Infektiös-tox.** (z. T. auch unter A 3 c) gehörig): Chron. bakt. Infekte (s. o.), rheumatoide Arthritis, Leberinsuffizienz, Hämoblastosen, Scharlach, Lues, Tbc., Malaria, Pneumonie, Typhus, Ruhr, Gasödem, M. Bang, Kala-Azar, Schwarzwasserfieber u. a.

3. **Maligne Tumoren:** infolge tox. Knochenmarkschädigung oder -infiltration und Blutverlusten

4. **Resorptionsstörungen** nach Magenresektionen (= agastrische A. – s. a. C 1.), bei Magen-, Darm- und Pankreaserkrankungen

5. **Alimentär:** Unter- und einseitige Ernährung, vor allem bei Säuglingen und kleinen Kindern (z. B. Kuh- und Ziegenmilch)

6. Idiopathisch (z. Z. fraglich): ess. hypochrome Anämie *(Schulten)*

7. **Schwangerschafts-A.** bei entleerten Eisenspeichern (Multipara) oder unzureichender Fe-Zufuhr.

8. Thalassämien (s. o. A 2 b)

9. **Sideroblastische Anämien,** v. a. sideroachrestische A.: Fe wird nicht ins Hb-Molekül eingebaut. Selten, pathogenet. uneinheitl., überw. hereditär. Berliner Blau-Reaktion

C. Makrozytäre und hyperchrome Anämien

1. **Vitamin-B$_{12}$-Mangel** – Vit. B$_{12}$ wird ausschließlich von Mikroorganismen synthetisiert, ist in der animalischen Nahrung stets ausreichend vorhanden, bedarf für die Resorption eines Glykoproteins des Magensaftes *(Intrinsic factor)* und wird im terminalen Ileum resorbiert. Der Mangel betrifft alle Wechselgewebe *(rotes* und weißes BB, Thrombo., Haut, Schleimhäute) und die Nerven *(funikuläre Myelose).* Die Speicherkapazität der Leber reicht für ca. 3 J. –

   a) **Fehlen des Intrinsic-Factors (IF):**

      α) **Perniziöse A. (M. Biermer):** IF-Mangel infolge chronischer Gastritis (Typ A) mit Atrophie der Parietalzellen

und Antikörper gegen Parietalzellen (90 %) od. gegen
IF (60 %): histaminrefraktäre Achlorhydrie, sek. hohes
Gastrin, meist nach dem 45. Lebensjahr, lange resistenz-
geschwächt, strohgelbes Kolorit, Hunter-Glossitis (mit
Zungenbrennen), unbest. Oberbauchbeschwerden (Inappetenz, Erbrechen, Durchfälle), oft leichtes Fieber,
Ödeme. Funikuläre Myelose (Schmerzen, Par- und Hyp-
ästhesien, Ataxie, Hyporeflexie mit path. Reflexen, Paresen); psychische Störungen. Erhöhtes MCH (> 35 pg),
Anisozytose, Polychromasie, Makrozytose (MCV
> 100 fl), Poikilozytose, rechtsverschobene und breitba-
sige Price-Jones-Kurve; Granulopenie mit rel. Lymphozytose; BSR oft stark beschl., ind. Bilirubin i. S. vermehrt; Urobilinogenurie, Urin- und Stuhlfarbstoffwerte
sowie Serumeisen erhöht. Sternalpunktat mit Megalo-
blasten. Risikopat. für Magenkarzinom!

   β) Status nach *Gastrektomie*

   γ) kongenitaler Defekt der IF-Produktion (selten)

b) Erregerbedingte Vit.-B_{12}-Resorption im Darmlumen:

   α) Fischbandwurm

   β) Bakt. Überwucherung des Dünndarms

c) **Malabsorption von Vit.-B_{12}** im Ileum:

   α) *Glutensensitive Enteropathie (Zöliakie, Sprue)*

   β) *M. Crohn* (Befall oder Resektion des terminalen Ileums,
Fistel)

   γ) Schwere Pankreasinsuffizienz, Zollinger-Ellison-Syn-
drom (selten)

   δ) Gräsbeck-Syndrom: familiär (selten)

   ε) Ther. mit Neomycin

d) Verminderte alimentäre Zufuhr; sehr selten, nur bei extremen Vegetariern

2. **Folsäuremangel:**

a) *Alimentär,* selten

b) *Malabsorption* (im Jejunum): glutensensitive Enteropathie,
Kurzdarmsyndrom, auch kongenital beschrieben

c) *bei Alkoholismus*

d) Vermehrter Bedarf: Schwangerschaft, Hämolyse

e) *Folsäureantagonisten:* Methotrexat, Diphenylhydantoin, Trimethoprim, begünstigt durch Barbiturate, Ovulationshemmer.

3. Megaloblastäre Schwangerschaftsanämie bei komb. Vit. B_{12}- und Folsäuremangel

4. **Aplastische Anämien** – im angelsächsischen Sprachgebrauch Störung der gesamten Hämopoese *(Panzytopenie, Panmyelophthise)*, reine Störung der Erythropoese *(Erythroblastophthise)* sehr selten:

a) *Idiopathisch*
b) *Knochenmarkinfiltration* bei Leukämien, Lymphomen, multiplem Myelom, M. Waldenström, Karzinomen
c) *Myeloproliferatives Syndrom* (Osteomyelofibrose, -sklerose)
d) *Physikalische oder chemische Noxen:* ionisierende Strahlen, Zytostatika, Chloramphenicol, Phenylbutazon, Hydantoin, Arsen, Gold u. a.
e) *Infekte:* Miliartuberkulose, Septikämie
f) *Immunologisch:* Lupus erythematodes, Evans-Syndrom
g) *Fanconi*-Anämie (Panmyelopathie Fanconi): hereditär, schlechte Prognose

Untersuchung: Facies, Serumfarbe, *Blutbild,* Innenkörper bei tox. Anämien, Price-Jones-Erythrozytenverteilungskurve, Retikulozyten (normal 5–15‰), Hämatokrit (normal ♂ 38–52, ♀ 37–46 Vol%), Thrombozyten (normal 150000–400000/mm³; reaktive Thrombozytose nach Blutung, Op., Splenektomie). Erythrozytenresistenz. *Serumeisen:* normal Männer: 10–28, Frauen: 6,6–26 µmol/l. Serum-Ferritin-, evtl. Transferrin-, Vit.-B_{12}-, Folsäure-Bestimmung. Direktes und ind. Bilirubin. Coombs-Test (Hämolysine?), Blutungs- und Gerinnungszeit, Urinfarbe, Urobilinogen, Stuhlfarbe, Leberteste, Sternalpunktion. Milztumor?, Leberleiden?, Lymphdrüsen?, Mundhöhle (s. d.), Pigmentationen? ZNS (funikuläre Myelose?), Knochen (Rö.: Karzinom, Tbc., Leukämie, Myelom u. a.), Gastroskopie, Darmkrankheit?, hereditär?, Therapieeffekt?

9. Anazidität

Nachweis mittels Magensekretionsanalyse (Pentagastrin-Test)
Definitionen: Basalsekretion (BAO), Maximalsekretion (MAO),
Gipfelsekretion (PAO).
Bedeutung dieser Untersuchung ist heute zugunsten der Gastro-
skopie mit Biopsie stark eingeschränkt. Etwa die Hälfte aller
Menschen nach dem 50. Lebensjahr weist einen Azidität- und
Fermentschwund (Achylia gastrica) infolge einer chron. atrophi-
sierenden Gastritis auf. Der Nachweis einer Anazidität hat Be-
deutung nurmehr für die perniziöse Anämie (s. a. Nr. 8 C).

10. Anfälle, Krämpfe

Wichtig ist die Unterscheidung zwischen epileptischen und anderen Formen kurzdauernder Bewußtlosigkeiten.

A. Epilepsie

Chronisch rekurrierende paroxysmale Funktionsstörung des Gehirns infolge einer abnormen elektrischen Gehirnaktivität, häufig, Prävalenz 0,5–2 %. Anfälle können *konvulsiv,* d. i. mit motorischen Erscheinungen, oder durch andere neurolog. Ausfälle gekennzeichnet sein (z. B. sensibel, sensorisch, kognitiv, emotional). Genese *symptomatisch* oder *idiopathisch* (genuin) möglich.
Symptomatische nicht rekurrierende Anfälle zählen nicht zu den
Epilepsien.

1. **Primär generalisierte** Anfälle – bereits in den ersten Manifestationen generalisiert:
   a) **Tonisch-klonisch** *(= Grand mal):* häufigste Anfallsart, ge-
      wöhnlich ohne Aura, Beginn mit plötzl. Bewußtseinsverlust
      u. tonischer (opisthotoner) Muskelkontraktion, Schrei infol-
      ge forcierter Exspiration, Sturz oft mit Verletzungen, Zya-
      nose, nachfolgend rhythmische Kontraktionen aller Extre-

mitäten. Diese klinische Phase endet mit Muskelerschlaffung, nachhängender Bewußtlosigkeit, oft Desorientierung in der Erholungsphase, Amnesie für den Anfall, manchmal auch retrograd, oft Zungenbiß, Harn- und Stuhlinkontinenz, Nachwehen wie Kopfschmerzen und Benommenheit. EEG mit schneller Aktivität, scharfen Wellen, meist auch im Intervall paroxysmale EEG-Anomalien.

b) *Tonisch:* seltener, Streckstarre ohne klonische Phase, oft Kopf- und Augendrehung zur Seite, kürzere Anfallsdauer

c) *Absencen (= Petit mal):* Plötzliche Unterbrechung bewußter Tätigkeit ohne konvulsive Muskelaktivität und ohne Verlust des Haltetonus, oft kurz (10–30 Sek.), unbemerkt, geringgradige mot. Erscheinungen u. Automatismen möglich (Lidflattern, Kaubewegungen, Zuckungen o. ä.), schnelle Wiederkehr von Bewußtsein u. Aufmerksamkeit, Beginn i. d. R. im Schulkindalter ohne sonstige neurologische Auffälligkeit, hohe Anfallsfrequenz möglich, gutes Ansprechen auf antikonvulsive Ther.–Typ. EEG!

d) *Atypische Absencen:* wie c), aber kombiniert mit anderen Formen generalisierter Anfälle u. neurologischen Störungen. EEG weniger einheitlich. Schwerer behandelbar

e) *Myoklonisch:* plötzl. kurze einzelne oder wiederholte Muskelkontraktionen eines Körperteils oder des ganzen Körpers, im letzteren Fall Sturz ohne Bewußtseinsverlust, oft Komb. mit anderen Anfällen, aber auch isoliert, oft symptomatisch (s. u.)

f) *Atonisch:* kurzer Verlust von Bewußtsein und Haltetonus ohne tonische Muskelkontraktionen, Sturz ohne Grund, i. d. R. bei Kindern, oft zus. mit anderen Anfallsformen

g) *Säuglingskrämpfe:* s. E.

2. **Partielle** oder **fokale Anfälle** = Ausgang von einem lokalis. Kortexgebiet, lokalisiert bleibend o. sekundär generalisiert – oft postnatal infolge Geburts- o. a. Trauma, Tumor, Abszeß, Infarkt, Narbe, Gefäßmißbildung, Ausgangspunkt auf Grund der initialen Symptomatik und EEG lokalisierbar:

a) Einfache partielle Anfälle: mit motorischen, sensiblen, vegetativen oder psychischen Symptomen **ohne** Bewußtseins-

veränderung: bei Ausbreitung, z.B. Finger-Hand-Arm-Gesicht: „Jackson"-Anfall. Sek. bis Min.
b) Komplexe partielle Anfälle: Psychomot. oder Temporallappenanfälle **mit** Bewußtseinsveränderungen, Kontaktverlusten, Sinnestäuschungen: initial Aura möglich, Beginn oft mit motorischer Aktivität, Automatismen (Schmatzen, Schlucken, Zupfen u.ä.). Komplexe Bewegungsabläufe bleiben möglich, Amnesie für den Anfall (Min. bis Stunden), Ausgang meist von den Schläfenlappen o.a. Teilen des limbischen Systems
c) Sekundär generalisierte partielle Anfälle: Generalisation des initial fokalen Anfalls nach einigen Sek. bis Min. – partielle A. sind auch *neben* primär generalisierten A. möglich

3. **Status epilepticus** = lang anhaltende, sich kurzfristig wiederholende Anfälle:
   a) Tonisch-klonischer Status, lebensbedrohlich!
   b) Absencenstatus, manchmal schwierig erkennbar
   c) Epilepsia partialis continua = Status eines partiellen, auch komplex-partiellen Anfalls
   Auftretensmuster:
   a) Sporadisch: regellos, ohne erkennbar auslösendes Moment,
   b) Zyklisch: z.B. gebunden an Schlaf-Wach-Rhythmus, Menstruations-Zyklus
   c) Reflektorisch (photomyoklonisch, somatosensibel, musikogen, Leseepilepsie): seltene Auslösung durch spezifische Reize wie Licht-, taktile Stimuli, bestimmte Melodien. Bei der Leseepilepsie können sich beim stillen wie lauten Lesen myoklonische Zuckungen von Kiefer, Wange und Zunge zu einem generalisierten Anfall entwickeln.

B. Symptomatische Anfälle

1. Perinatale Hypoxie und Ischämie: bei Säuglingen häufigste Krampfursache
2. Zerebrales Geburtstrauma
3. Akute Infektion: Meningitis, Enzephalitis, Lues connata, Hirnabszeß

4. *Metabolische Störungen:*
   a) Urämie im späten Stadium, Eklampsie = Schwanger-
      schaftstoxikose (EPH-Gestose) mit Ödemen, Proteinurie
      und Hypertonie, verursacht Kopfschmerzen, Ohrensau-
      sen, Sehstörungen sowie tonisch-klonische Krämpfe und
      Bewußtlosigkeit,
   b) Störungen im Wasser- und Natriumhaushalt mit Hirnödem
      oder Dehydratation der Hirnzellen,
   c) Hypochlorämie, meist infolge rezidiv. Erbrechens oder
      Magensaftdauerabsaugung
   d) Hypoglykämie verursacht adrenerge Symptome (Schwit-
      zen, Zittern, Tachykardie, Angst, Hunger) *und* eine Funk-
      tionsstörung des ZNS (Schwindel, Kopfschmerz, Sehstö-
      rung, Denkstörung, Verwirrtheit, Verhaltensstörungen,
      Krämpfe und Bewußtseinsverlust). Bei allmählichem Ein-
      tritt stehen die Symptome des ZNS im Vordergrund.
   e) Hypokalzämie verursacht meist nur *Tetanie* (s. C), im
      Säuglingsalter auch general. Krampfanfälle
   f) Hypomagnesiämie
   g) Leberinsuffizienz
   h) Andere metabolische Störungen: Thyreotoxikose, Hypo-
      parathyreoidismus mit Hypokalzämie, Hyperparathyreoi-
      ditis mit Hyperkalzämie, Hyperkaliämie, M. Cushing, aku-
      te intermitt. Porphyrie, Pyridoxinmangel. Hitzschlag, Son-
      nenstich, Erstickung
5. Kongenitale Mißbildungen des Gehirns
6. Fieberkrämpfe (s. a. E): bei kleinen Kindern (3 Mon. bis 5 J.)
   häufig bei fieberhaften Infektionen mit raschem Fieberanstieg, kurze general. tonisch-klonische Krämpfe (< 5 min),
   Wahrscheinlichkeit einer Epilepsie gering, oft familienana-
   mnest. Hinweise
7. Traumatisch: nach jedem Schädel-Hirn-Trauma möglich, häufiger nach Hirnkontusion, Trauma mit Duradurchtrennung
8. Medikamentös, toxisch: Alkoholentzug (häufigste Ursache
   general. Krämpfe des Erwachsenen), Medik.-Entzug (Barbiturate), Vergiftungen mit Schlafmitteln, CO, Pilzen, Blei, Arsen, Thallium, Ergotamin, Novocain, Strychnin, Atropin, Koffein, Insulin, Cocain, Nikotin, Antabus, Säuren (HCN), Äther,

Benzin, Kresol, Cicutoxin (im Schierling), Cytisin (im Goldregen), Kreuzottergift u.a.

9. Gefäßprozesse: Arteriovenöse Mißbildungen manifestieren sich oft als fokale Anfälle beim Adoleszenten oder jungen Erwachsenen. Arteriitiden (LED, Panarteriitis nodosa, Endangitis oblit., Endarteriitis bei Lues), Sinusthrombose

10. Hirntumor oder -metastasen: Häufige Anfallsursache beim Erwachsenen mit neu auftretenden fokalen Anfällen: EEG, CT, MRT

11. Zerebrovaskuläre Störungen (Embolie, Blutung, stumme Hirninfarkte – akut oder als Spätfolge) sind häufigste Ursache neu auftretender fokaler oder genereller Anfälle jenseits des 50. Lj. – Hierher auch vasomot. Anfälle mit Hirnanämie: Kollaps, Ohnmacht, Synkope; Mitralstenose, Aortenstenose; Adams-Stokes-Syndrom. – CT, Angiographie

C. Tetanie

= nur *Syndrom* zentralvenöser Übererregtheit. Die latente bzw. larvierte = anfallsfreie Tetanie wird meist verkannt, da die folgenden Erscheinungen unabhängig vom „Anfall" als Äquivalente auftreten können:
Krämpfe der quergestreiften Muskulatur: schmerzhafte tonische Krämpfe (gewöhnlich ohne Koma), insb. Arme,
Pfötchenstellung; Equinovarusstellung der Füße. Spannungs- und Steifigkeitsgefühl der Extremitäten. „Karpfenmaul", Trismus, Zähneknirschen der Kinder.
Akroparästhesien mit Taubheitsgefühl und Einschlafen von Händen und Füßen sowie der Mundpartie.
Dyspnoe durch Krampf der Zwerchfelle sowie der Thorax- und Bauchmuskulatur: Gefühl, nicht durchatmen zu können. Asthma. Laryngospasmus (bes. der Kinder).
Herz-Kreislauf: Stenokardien (nitratresistent). Paroxysmale Tachykardie; Extrasystolie. Im EKG oft nur QT-Verlängerung.
Angiospasmen der Extremitäten. Hypotonie, Schwindel, Schweißausbrüche.
Bauchkoliken: Magen-Darm-Kanal, Gallenblase, Ureter. Polyurie. Erbrechen, spast. Obstipation, Diarrhoen.

Hautreaktionen: Quincke-Ödem, Urtikaria.
Troph. Störungen: Haarausfall. Brüchige oder ausfallende Nägel, teils mit Quer- oder Längsrillen, Zahnschmelzdefekte, Katarakt.
Psyche: sprunghaft, labil, kapriziös, reizbar, nervös; depressiv, „Tränen sitzen locker", mißtrauisch, scheu; ängstlich bis phobisch. Antrieblos, rasch erschöpfbar, konzentrationsschwach.

Ät.: oft mischen sich verschiedene Ursachen bzw. auslösende Faktoren:
1. *Hypokalzämisch:*
   a) *Vit.-D-Mangel* alimentär mit mangelhafter Sonnenexposition (*Rachitis* des Kindes, *Osteomalazie* des älteren Menschen) oder sekundär bei Malassimilation (z.B. Sprue, exokrine Pankreasinsuffizienz, chron. Cholestase)
   b) *Chron. Niereninsuffizienz* mit gestörtem Vit.-D-Stoffwechsel
   c) *Leberinsuffizienz* mit gestörter Hydroxylierung des Cholecalciferols
   d) Therapie mit *Antikonvulsiva* (Barbiturate, Diphenylhydantoin)
   e) *Hypoparathyreoidismus* = Unterfunktion der Epithelkörperchen (mit Hyperphosphatämie) nach Strumektomie mit Entfernung der Nebenschilddrüsen; bei Magnesiummangel; idiopathisch
   f) *Pseudohypoparathyreoidismus* = gestörtes Ansprechen der Zielorgane auf das (meist erhöhte) Parathormon
   g) *Spasmophilie:* „Kindertetanie" z.B. in der Rekalzifizierungsphase der behandelten Rachitis oder bei Malassimilation, Gefahr des Laryngospasmus
2. *Normokalzämisch:*
   a) *Zentralvenöse* Tetanie = anlagebedingte Krampfbereitschaft. Auslösend sind seelische und körperl. Dauerbelastungen, Infekte, Vergiftungen (z.B. Alkohol, Koffein, Methan), hormonale Dysfunktion (Schilddrüse, Hypophyse, Ovar) usw. Selten bei organ. Hirnprozessen wie Degeneration, Blutung, Tumor, Enzephalitis
   b) *Hypokaliämische Alkalose* (z.B. Conn-Syndrom)
   c) *Respiratorische Alkalose:* Funktionell: *Hyperventilationssyndrom;* medikamentös: Salizylate, Sulfonamide; toxisch:

gramneg. Sepsis; hypoxisch: durch Anämie, Fieber, Höhen-
aufenthalt, Lungenkrankh., Shuntvitien; zentralvenös:
durch Irritation und Stimulation des Atemzentrums z.B.
nach Trauma; iatrogen: durch künstl. Beatmung
d) *Alkalose* durch häufiges *Erbrechen:* z.b. Pylorusstenose

Untersuchung:
Hyperreflexie
Chvostek-, Trousseau-, Schlesinger-, Erb-Phänomen
Hyperventilationsversuch: Trousseau bei Tetanikern nach 2–5′
pos., bei Gesunden nach 10–15′

D. Nichtkonvulsive Epilepsieformen

Etwa $^1/_3$ aller epileptischen Anfälle geht ohne Krämpfe einher:

1. *Pyknolepsie* = nur wenige Sekunden dauernde Absencen mit
   leichten motorischen Erscheinungen bei Kindern. Kein Tonus-
   verlust, keine Bewußtseinslücken, kein seelisch-geistiger Ver-
   fall. Auslösung durch Hyperventilation.
2. *Psychomotorische Anfälle* (= Temporrallappenepilepsie): Als
   Aura gastrische Mißempfindungen und diverse Halluzinatio-
   nen. Kurzdauernde Anfälle traumhafter Verwirrtheit oder
   Somnolenz (schwer abgrenzbar von den epileptischen Absencen) mit Angstgefühl, Wutausbrüchen, automatischen inkoor-
   dinierten Bewegungen der Lippen und Hände, sinnlosen Tätig-
   keiten und Amnesie. *Ät.:* Narben nach stumpfen Schädeltraumen, Enzephalitis, Tumoren und Gefäßprozesse der vorderen
   Temporalgegend.
3. *Thalamische* und hypothalamische Anfälle: verschiedene af-
   fektive und vegetative Symptome: Ät.: meist Hirntrauma.

E. Vasomotorische Anfälle

Mit zerebralen Durchblutungsstörungen (= Hirnanämie), keine
Krämpfe, meist zu Beginn Benommenheit und Schwindel.
(s. Nr. 82 I 2. u. 83, 11.)

1. Vaskuläre Synkopen: Kollaps, Ohnmacht, Schock
2. Primär kardiale Synkopen: Adams-Stokes-Anfall. Mitral- u.
   Aortenstenose u. a.

3. Drop-Attacke od. -Anfall: plötzliches Einknicken oder Umfallen ohne Koma infolge intermitt. Insuffizienz der A. basilaris

F. Anfälle bei Säuglingen und Kleinkindern

(bei ihnen große Krampfbereitschaft)

1. *Intoxikationen* (meist mit Diarrhoen und Somnolenz): Dyspepsie, Gastritis ac., Askariden, Taenien, s. B 8.
2. *Initiale Fieberkrämpfe* (parainfektiöse Enzephalitis). Anstiegstempo ist entscheidender als Höhe des Fiebers: Grippaler Effekt, (Broncho-) Pneumonie, Masern, Scharlach, Pyelonephritis, Otitis med., Erysipel, Angina, Ruhr
3. *Terminale Krämpfe* (infaust): im Verlauf von fieberhaften Krankheiten oder sub finem
4. *Tetanie:* gegen Ende des 2. Lebensmonats bis Ausgang des 2. Lebensjahres auftretend = *Spasmophilie,* vorzüglich als Laryngospasmus und Karpopedalspasmen. Fast nur bei rachitischen Kindern (in deren Heilphase das zum Knochenaufbau benötigte Calcium dem übrigen Körper entzogen wird, damit Hypokalzämie).
   Floride **Rachitis:** Allgemeinsymptome: Schwitzen, bes. am Hinterhaupt, Unruhe oder Apathie, Blässe; Skelett: Caput quadratum, Offenbleiben der großen Fontanelle, Kraniotabes, Hühner- oder Trichterbrust mit nach außen gebogener unterer Thoraxapertur, Rosenkranz, Epiphysenverdickungen, Beinverbiegungen, Plattfuß, Kyphoskoliose, Minderwuchs, Froschbauch, Muskelatonien, verzögertes und unregelmäßiges Zahnen. Ammoniakalischer Uringeruch. Rö.: exkavierte, verschwommene, breite Epiphysenlinien
5. *Genuine Epilepsie*
6. Meningitis (Fontanellenspannung!), Enzephalitis
7. Lues connata
8. Geburtstrauma, Schädeltrauma (bes. Blutungen). Angeborene zerebrale Mißbildungen (z. B. Mikrozephalie, Porenzephalie) oder Entwicklungshemmungen (z. B. Unreife des Säuglings)
9. Coma diabeticum und Hypoglykämien
10. Vasomotorische Anfälle, bei Neuropathien. – Pyknolepsie

11. Tetanus
12. Toxoplasmose: Erreger: Protozoon Toxoplasma gondii, angeb. (meist) oder erworben (von Katzen, Hunden, Kaninchen). Nachweis: ELISA, KBR, Immunfluoreszenztest (IgM). Bei Erwachsenen meist chron.-latentes, bei Kindern meist ak. zerebrales Bild: Enzephalitis, Meningitis, Apathie oder Unruhe, epileptische Anfälle, Spasmen, Rigor, Reflexdifferenzen, Ataxien, Tremor, Athetose. Hydrozephalus, Mikrozephalie. Chorioretinitis, Optikusatrophie, Strabismus div., Nystagmus, Star, Schwachsichtigkeit. Fieber, basale Bronchopneumonien, Sepsis, Enteritis, Erbrechen, Hepatitis, makulo-papulöses Exanthem. Liquor xanthochrom
13. Blitz- oder Ruckkrämpfe = Blitzartige Zuckungen durch den ganzen Körper oder Gruß-, Nick- oder Salaam-Krämpfe = kurze krampfartige Serien von Beugen und Erheben von Kopf und Rumpf sowie Armbewegungen: intelligenzgestörte Säuglingen bis zum 12. Monat, meist mit neurolog. Grundkrankheit, ernste Prognose, oft andere Anfallsformen folgend
14. Drehkrämpfe = Jactatio capitis = Spasmus rotatorius (nutans) = dauerndes Hin- und Herwerfen des Kopfes: bei Neuropathen, auch als neurovegetat. Äquivalent von epileptischen Typen, aber auch bei rachit. Kindern, Vit. B_6-Mangel und Otitis med. Selten bei organ. Nervenkrankheiten oder geistiger Minderwertigkeit
15. Respiratorische Affektkrämpfe (Ibrahim) = Wutkrämpfe = „Wegbleiben" = Schreien mit Atemstillstand und Zyanose und Um-sich-Schlagen bei neuropathischen und eigensinnigen 2–4 jährigen Kindern

Differentialdiagnose:

1. *Transitorische ischämische Attacken:* vorübergehende neurologische Funktionsstörung vaskulärer Genese, gewöhnlich ohne Bewußtseinsverlust. Passagere Defektsymptome: Verlust des Gefühls, eingeschlafenes Gefühl, Gesichtsfelddefekt, Lähmung. Risikofaktoren (Emboliequelle, Diabetes, Hypertonie)? Befund an den hirnversorgenden Arterien?
2. *Migräneanfall:* Klass. Migräneanfall leicht unterscheidbar. Schwierige Diff.-D. bei „Migräneäquivalenten" wie Hemipare-

sen, eingeschlafenem Gefühl oder Aphasie ohne nachfolgende Kopfschmerzen. Langsamere Symptomentwicklung beim M.

3. *Narkolepsie* = anfallsweiser REM-Schlaf tagsüber, inmitten einer Tätigkeit oder beim Gespräch, in ca. 80 % mit anfallsweisem Muskeltonusverlust *(Katalepsie)*, ohne Krämpfe: idiopathisch mit genetischer Prädisposition, Beginn in der Adoleszenz; symptomatisch nach Schädel-Hirn-Traumen, Enzephalitiden, bei Gefäßprozessen und Tumoren im hinteren Hypothalamus.

4. *Psychogene* („hysterische") Anfälle oft unter dem Bild bizarrer psychomotorischer Anfallsvarianten, z. T. mit unphysiologischen Erscheinungen (z. B. demonstratives Aufbäumen, Herumwälzen, Strampeln, Zuckungen aller Extremitäten). Schreien, Publikum. Keine Verletzungen während der Muskelkrämpfe (!), kein Koma, keine Blässe oder Zyanose. Pupillen- und Konjunktivalreflexe auslösbar. Pat. kennen Anfälle aus eigener Vergangenheit oder Beobachtung, durch suggestiven Zuruf beeinflußbar. Dauer oft stundenlang. Normales EEG.

Wichtigste **Untersuchungen:**

Blut: Ca^{2+}, Mg^{2+}, P^{3+}, Kreatinin, Blutgruppen, Blutfaktoren u. a.
Rö. Schädel
Herzdiagnostik: s. Nr. 69
Hyperventilation u. a. Phänomene b. Tetanie
Neurologe, Augenarzt, Liquorpunktion, EEG

11. Angina (tonsillaris)

Klinische Diagnose unabhängig vom bakt. Befund stellen! Denn ein neg. Ergebnis kann vorgetäuscht sein durch unsachgemäßen Abstrich, durch Beschädigung der Bakterien oder Viren auf langem Transport, durch fehlerhafte Laboruntersuchung und durch Bakterienschädigung durch Gurgeln mit lokalen Antiseptika. Die Angina eines sonst gesunden Keimträgers kann einen pos. Diphtherie-Bakterienbefund aufweisen!

1. *A. lacunaris, follicularis, simplex s. catarrhalis:* Erreger meist betahämolysierende Streptokokken der Gruppe A, seltener Staphylokokken, Pneumokokken oder Viren im Rahmen eines *grippalen Infektes* (Konjunktivitis, Rhinitis, Pharyngitis, Otitis). Granulozytose, BSG- und CRP-Erhöhung, Druckschmerz der Kieferwinkellymphome und höheres Fieber sprechen für Streptokokkeninfekt, mäßiggradiges Fieber für 1–2 Tage für Virusinfekt. Leukopenie schließt Streptokokkenangina weitgehend aus. Streptokokkenantigen-Schnelltest aus dem Abstrich möglich, aber bis zu 15 % negativ. *Penicillintherapie* für mind. 7 Tage zur Prophylaxe gefürchteter Folgekrankheiten (rheumatisches Fieber, Karditis, Glomerulonephritis)

2. *Scharlach-A.:* durch toxinbildende *A-Streptokokken* mit toxischem Exanthem (s. Nr. 49 1 a)

3. *(Peri-) Tonsillarabszeß:* Mischinfektion durch aerobe und anaerobe Bakterien (Streptokokken, Staphylokokken, Bacteroides u. a.). Gewöhnlich nach rezidiv. Angina. Immobilisierung des weichen Gaumens, kloßige Sprache, Uvula verdrängt, ins Ohr ausstrahlende Schluckschmerzen, Foetor ex ore, vermehrte Schleimsekretion, Trismus, Kieferwinkellymphome, Schiefhaltung des Kopfes zur Schmerzlinderung. Gefahr des Glottisödems und der postanginösen pyämischen Thrombophlebitis (V. jugularis).

4. *Diphtherieangina:* schmutzig-weiße Membranen, auch nur einseitig, die beim brüsken Abheben Blutungen bewirken; Rachen ödematös, periglanduläres Ödem am Kieferwinkel, Halslymphknoten nicht vergrößert, süßlich-fauliger Foetor ex ore. Blässe. Schick-Test. Abstrich (dreifach nach Ablösen der Pseudomembranen)

5. *Plaut-Vincent-Angina:* einseitiger Ulkuskrater, weiß belegt. Foetor ex ore. Regionale Lymphome. Kaum Fieber. Vorzugsweise Männer; bei Kleinkindern rel. häufig. Mischinfektion von Borrelien und fusiformen Stäbchen. Penicillin

6. *Monozytenangina* = Pfeiffer-Drüsenfieber = infektiöse Mononukleose: Infektion durch das *Epstein-Barr-Virus* (EBV). Meist Kinder, Jugendl. oder junge Erwachsene, epidemisch. Fieber, Angina, Petechien am Gaumen, generalisierte Lympho-

me, vorw. am Hals; Leber- und Milzschwellung. Mittlere Leuko-
zytose mit oft massenhaft großen monozytoiden Lymphozyten.
EBV-IgM-Antikörper mit besserer Sensitivität als Schnellteste
(Hanganatziu-Deicher- bzw. Paul-Bunnel-Reaktion)

7. *Ulzerös-nekrotisierende* Anginen bei Leukämien (Tonsillen
   groß, weißgrau), Agranulozytose, Lymphogranulomatose
8. Maligne Tumoren der Tonsillen und des Rachens: einseitig,
   geschwüriger Zerfall mit derbem Wall und Infiltration. Jauchiger Foetor. Neuralgien. Gaumenparese
9. Lues I–III: immer indolente Submandibular- und Nackenlym-
   phome. L I: ulzerierender Primäreffekt. L II: dünner weiß-
   grauer Schleier. L III: geschwürig zerfallendes Gumma
10. Tuberkulose: knötchenförmige Infiltration mit Ulzeration,
    später Narben und Verwachsungen. Neuralgien
11. Typhus-Angina
12. Membranen nach Tonsillektomie
13. Keratose = verhornte festhaftende Stacheln
14. Seitenstrangangina = parapharyngeale Lymphadenitiden, bes.
    bei chron. Tonsillitis und nach Tonsillektomie
15. Retropharyngealabszeß: fluktuierende Vorwölbung an der
    Rachenhinterwand, auch intraoral zu tasten, Ät.: ak.: entwik-
    kelt aus einer lakunären Angina (ähnl. 3.); chron.: Tbc der
    HWS mit Schonhaltung und Stauchungsschmerz
16. Entzündung der Zungengrundtonsille, Zungengrundabszeß:
    Zunge kann nicht herausgestreckt werden. Starke Schmerzen
    beim Schlucken und Sprechen. Gefahr des Kehlkopfödems
17. *Chron. Tonsillitis:* Fernsymptome s. Nr. 45 (3.). Indikationen
    zur Tonsillektomie:
    a) Rezidivierende oder komplizierende Angina (Abszeß)
    b) Eitriges Exprimat
    c) Hypertrophische, sehr weiche, stark zerklüftete Tonsillen
    d) Kleine, sehr derbe, tief in den Nischen haftende und nicht
       zu luxierende Tonsillen

Untersuchung: Epidemien? Alter, Teint, AZ, Lokalbefund, Beläge?, periglanduläres Ödem am Kieferwinkel?, Foetor, schmerzhaft?, Temperatur, Exantheme?, Milztumor?, Affektion von
Herz, Lungen, Nieren, Gelenken?, Blutbild, ggf. Sternalpunktion

12. Angina pectoris, Koronarinsuffizienz, Herzinfarkt

1. Koronarinsuffizienz

Die mangelhafte Durchblutung der Herzkranzgefäße kann sich manifestieren als Angina pectoris, Herzrhythmusstörungen bis zum Kammerflimmern und Myokardinfarkt. Zugrunde liegt ein Mißverhältnis von Blutzufuhr zu Blutbedarf des Herzmuskels, wodurch ein Mangel an Sauerstoff und energieliefernden Substraten hervorgerufen wird. Der *primären* Koronarinsuffizienz liegen Stenosierungen der Gefäße (Koronarsklerose, -spasmen, -angiitis) zugrunde. Sie kann latent-chronisch mit verminderter Koronarreserve, ischämisch bedingter Herzmuskeldegeneration und zunehmender Herzinsuffizienz einhergehen. Ihr akutes Auftreten (arteriosklerotische Obliteration, Koronarthrombose, -embolie) führt zu einer ausgeprägten Herzmuskelischämie *(Angina pectoris)*, zu einer Herzmuskelnekrose *(Herzinfarkt)* oder zu lebensbedrohenden *Rhythmusstörungen* einschl. plötzlichem Herztod. Klinisch spricht man von koronarer Herzkrankheit (KHK).

2. Angina pectoris

Plötzliche Anfälle von Beklemmungsgefühl mit Schmerzen – häufig mit Vernichtungsgefühl, Todesangst einhergehend – unter dem oberen Sternum li., die in Hals und Kinn bis in den li. Arm oder Oberbauch (sub Proc. xiphoid. = Angina abdominalis), selten in die re. Schulter und den re. Arm ausstrahlen können. Kleiner, meist bradykarder Puls, Dyspnoe mit Neigung zu Asthma cardiale und Lungenödem. Ängstliche Ruhelage. Besserung auf Nitrate nach 2–5 min bei sublingualer Verabfolgung.

Klinische Formen:

a) *Stabile Angina pectoris* = Belastungsangina, ausgelöst durch körperliche und seelische Belastung, Lagewechsel, Nikotinabusus, Kältereiz, Hyperglykämie, Magenüberfüllung, Schlafmangel, sexuelle Erregung, schwierige Defäkation oder auch schmerzhafte Wirbelsäulenaffektionen

b) *Instabile Angina pectoris:* Steigerung der stabilen Angina pectoris, Anfälle häufiger, intensiver, länger, leichter auslösbar, schlechter auf Nitroglyzerin ansprechbar (Synonyme: Crescendo-Angina, Präinfarktsyndrom)
c) *Prinzmetal-Angina* = Koronarspasmen im Bereich exzentrischer Stenosen, unter Ruhebedingungen auftretend, heftiger, höhere Schmerzintensität. ST-Elevation, monophasische QRS-Deformierung, ggf. R-Reduktion.

Jeder Angina pectoris-Anfall, der länger als 20 min anhält und nicht auf Glyceroltrinitat anspricht, ist herzinfarktverdächtig.

3. Myokardinfarkt

Nekrose eines umschriebenen Herzmuskelareals als Folge einer Myokardischämie durch vollständige oder subkritische Reduktion der Koronardurchblutung (Koronarinsuffizienz). Als Ursache kommt meist ein thrombotischer Koronararterienverschluß bei KHK in Frage. Man unterscheidet den *transmuralen* vom *nichttransmuralen* (subendokardialer) Infarkt.

Risikofaktoren: KHK: Heredit. Neigung, erhöhte Blutfettwerte (Cholesterin über 200 mg/dl, Triglyzeride über 150 mg/dl), Tabakkonsum (bei Zigarettenrauchern steigt das Risiko mit der Anzahl der gerauchten Zigaretten und Jahre) und arterielle Hypertonie; geringgradiger Adipositas, Diabetes mellitus, Bewegungsmangel, psychische Belastungen („Superstreß"), Arteriitis, Hyperurikämie, Polyglobulie, Wettereinflüsse u.a.

Diagnostik. Definitiv ist der Infarkt, wenn 2 der 3 Kriterien zutreffen: Typ. Beschwerden, typ. EKG, typ. Enzymverhalten. –
Klinik: Leitsymptom ist der auf Glyceroltrinitat refraktäre Thoraxschmerz (bei 15–20% der Patienten verläuft der Infarkt schmerzlos: stummer Myokardinfarkt, insbesondere bei Diabetikern, älteren Patienten). Der Schmerz manifestiert sich retrosternal oder präkordial und strahlt in die li. Schulter, den li. Arm aus. Hinterwandinfarkte verursachen Schmerzen im epigastrischen Winkel. Initial steigt der Blutdruck, später sinkt er unter die Norm, so daß ein kardiogener Schock droht mit blasser feuchter Haut, schlecht durchbluteten Extremitäten, Bewußtseinstrübung, Schwäche, Oligurie, metabolischer Azidose. Die Herzfrequenz

ist initial langsam (bes. beim Hinterwandinfarkt), später schnell zwischen 100 und 150/min, häufig Ausdruck der Linksherzinsuffizienz. Rhythmusstörungen stellen eine Komplikation dar. Am 2. Tag der Erkrankung tritt meist ein „Resorptionsfieber" um 38 °C auf, das einige Tage anhält.

EKG: Erstickungs-T (hochpositives T). 15 % der Herzinfarkte gehen nicht mit EKG-Veränderungen einher, vorwiegend im Hinterseitenwandbereich: der *transmurale* Infarkt hat eine ST-Elevation mit anschließender R-Reduktion und pathologischer Q-Zacke, die beim *nichttransmuralen* Infarkt fehlt.

Enzyme: Steiler Anstieg 4–8 h nach Infarkt von HBDH (normal 55–140 U/l, nur bei ak. I. erhöht, Maximum nach 24 h), CK (n. < 55 U/l, Max. nach 18 h) u. GOT (n. 4–22 U/l, Max. nach 24 h), später LDH (n. < 195 U/l, Max. nach 36 h).

I. m. Injektionen können die Enzymdiagnostik verfälschen, daher sind sie bei Infarktverdacht kontraindiziert.

Unspezifische Zeichen der Gewebsnekrose: Leukozytose mit Linksverschiebung für 3–7 Tage. BSR 1–2 Wochen erhöht. Hyperglykämie u. Glykosurie infolge gesteigerter Katecholaminausschüttung.

Weitere Unters.: s. Nr. 69

Komplikationen: Die gefährlichsten nach der Häufigkeit sind:

1. *Reinfarkt,* der in 95 % innerhalb der stationären Beobachtungszeit auftritt.
2. *Kardiogener Schock* bei ausgedehnten transmuralen Infarkten, etwa bei 14 %.
3. *Asystolien* in etwa 8 %.
4. *Kammerflimmern* durch vorzeitig einfallende Extrasystolien, etwa 5 %.
5. *Embolien* infolge der veränderten Hämodynamik mit Herzwandeurysmen, etwa in 5 %.

DD:

1. *Kardial:* prolongierter Status anginosus (Angina pectoris-Anfall). Hier helfen EKG und Enzymkontrollen in 4 bis 6 stündigem Abstand. Weiter: Myokarditis, Perikarditis, Aneurysma dissecans der Aorta ascendens, Asthma cardiale, paroxysmale Tachykardie. Herztraumen und -tumoren.

Der Perikarditisschmerz ist meist lageabhängig und tritt beim Ein- und Ausatmen sowie Husten verstärkt auf. Perikarderguß im Echokardiogramm nachweisbar.

2. *Pulmonal:* Lungenembolie. Leitsymptom ist hier die Dyspnoe mit Tachykardie bzw. die Hämoptoe bei Lungeninfarkt.
   Pleuritis: atemabhängige Schmerzen mit Reibegeräusch. Spontanpneumothorax: jüngere Patienten, Hustenanfall, Dyspnoe. Bronchialtumoren.

3. *Gastrointestinal:* Zwerchfellhernie: Beschwerden meist nachts, im Liegen. Epigastrische Beschwerden wie beim Hinterwandinfarkt verursachen auch Ulkusperforation, Cholelithiasis, Pankreatitis, Ösophagitis, Ileus, Milzinfarkt, Ösophaguskarzinom, -divertikel, Mesenterialembolie.

4. *Thoraxwand:* Schulter-Arm-Syndrom. Spondylose, Tietze-Syndrom, Rippenfraktur, Bornholmer-Krankheit (Pleurodynie).

5. *Neurogen:* Interkostalneuralgie, Zoster, Neuritis brachialis.

---

13. Anisokorie

Eine Herdseitenlokalisation läßt sich nicht sicher ermitteln, da die Pupille auf der kranken Seite weit *oder* eng sein kann infolge Reizung oder Lähmung des Sympathikus.

1. Progressive Paralyse, Tabes, Hirnlues
2. Meningitis, Syringomyelie (Halsmark) usw.
3. Apoplexien (s. d.): vorübergehende Mydriasis auf der Herdseite
4. Sympathikusläsion (Horner): Halstraumen, Druckwirkung von Mediastinal- oder Halstumoren (z. B. Drüsen-Tbc.), Spitzen-Tbc.
5. Viszeroreflektorisch: einseitige Erkrankungen innerer Organe (hier Mydriasis): z. B. Angina pectoris, Cholelithiasis, Lungen-Tbc., Lungeninfarkt, Pleuritis
6. Lähmung eines N. oculomotorius
7. Migräne (Miosis), vegetative Dystonie, Hysterie?
8. Brechungsfehler eines Auges

9. Synechien nach Iritis (s. d.)
10. Glaukomanfall (auf dieser Seite Mydriasis)
11. Angeboren bei ca. 4 % unserer Population
12. Medikamentös

14. Anosmie, Hyposmie

= Olfaktorius- und Trigeminusläsion. Getrennte Prüfung beider
Nasenlöcher mit Tabak, Parfum, Terpentin, Kaffee, Zimt usw.

1. **Rhinogen:** s. Rhinitis, bes. Rhinitis ac., Ozaena, Hyperplasie,
   Verlegung der Choanen. Zerstörung des Riechepithels; Tabak-
   noxe

2. **Zerebral:**
   a) Schädel-Hirn-Trauma, Frakturen an der vorderen Schädel-
      grube
   b) Meningitis, multiple Sklerose usw.
   c) Tabes, progr. Paralyse
   d) Angeboren, z. B. bei Albinos
   e) Einseitig: Tumoren in Stirnhirn, Olfaktorinsrinne, Sella
      turcica

Anhang:

Hyperosmie: bei erweiterten Nasengängen mit großem Luftstrom
zur Riechspalte; bei Gravidität, Hysterie, in epileptischer Aura.
Parosmie: = Geruchstäuschung: bei Läsion der Riechbahn bis zu
den Zentren. Nach Grippe. Bei Schwangeren und Alten. Vor
und nach epileptischem Anfall. Geruchshalluzinationen bei Psy-
chotikern.
Kakosmia objectiva = Riechen über körpereigener Stoffe: bei
Fremdkörper in der Nase, Ozaena, Sinusitis, Tonsillitis, Parodontose usw.

15. Anurie

= Harnproduktion < 100 ml/24 h infolge Nierenversagens.
Vorstufe: Oligurie = verminderte Harnproduktion, < 500 ml/24 h.

Akutes Nierenversagen (ANV):

a) *Prärenales* ANV durch glomuläre Minderperfusion infolge Hypovolämie: Exsikkose, Blutung, Diuretikaüberdosierung, antihypertensive Therapie, Herzinsuffizienz, Vasodilatation, Sepsis

b) *Renales* ANV infolge akuter Tubulusnekrose, zirkulatorisch (Schock), toxisch (Hämolyse-, Antibiotikabehandlung), renale Erkrankungen (Glomerulonephritis)

c) *Postrenales* ANV infolge Obstruktion: intrarenal (Harnsäure, Oxalsäure), postrenal (Nierensteine, Prostatahyperplasie).

1. *Schwere Nephritis,* Schrumpfniere. Extrarenales Nierensyndrom, unterteilt in hepatorenales Syndrom bei Allgemeinleiden und bei Hypochlorämie
2. Toxische Nierenerkrankungen: Diphtherie, Hg, Verbrennungen usw.
3. *Nephrolithiasis,* kombiniert mit reflektorischer Anurie der anderen Seite
4. *Reflektorisch:* bei Erkrankungen der Niere oder anderer Organe oder rein funktionell (z.B. operativer oder traumatischer Schock)
5. *Hydronephrose,* Zystenniere
6. *Verstopfung* der Harnkanälchen durch Erythrozyten, geronnenes Blut (z.B. fehlerhafte Bluttransfusion), Zylinder, Epithelien, Sulfonamide
7. *Kompression* oder Verlegung der Ureteren und Urethra durch Prostata-, Blasen-, Uterus-, Darmtumoren, Steine, Strikturen
8. Kompression oder Thrombose beider Nierenvenen oder -arterien
9. Nach schneller Katheterung bei Urinretention infolge Prostatahyperplasie
10. Exsikkose, z.B. bei profusen Diarrhoen, Diabetikern

11. *Oligurie:* außerdem bei Fieber, Schwitzen. Herzdekompensation, Bildung von Trans- und Exsudaten

12. *Primäre Oligurie* mit Oligodipsie: hervorgerufen durch Ausfall der diuretischen Funktionen des HVL durch Tumoren, Traumen, Tbc., Lues

Streng *abtrennen* **akute Harnsperre, -verhaltung** (Ischurie, Retention): Seit wann nicht Wasser gelassen? Es gehen höchstens einzelne Urintröpfchen ab, aber anhaltender, heftiger Miktionsdrang. Schmerzen über dem Schambein und entlang der Peniswurzel. Blase übervoll (im Zweifel Ultraschall).

1. Prostatahyperplasie, -karzinom, -abszeß, ak. Prostatitis

2. Sphinkterstarre = Sphinktersklerose: derbe Platte fühlbar, kein Prostataadenom

3. Urethra: Striktur (z.B. durch Go.), akute Go. der hinteren Urethra, Trauma (z.B. Abriß bei Beckenbrüchen), Steineinklemmung. Phimose. Persistierendes Quincke-Ödem der Urethra

4. Blase: verstopfende Blutgerinnsel, die bei massiver Hämaturie durch Blasenkarzinom, Nierentumor oder Prostatarandblutung entstehen können

5. Neurogen: (z.B. Apoplexie, Koma, MS, Bandscheibenvorfall): schlaffer, ohne reflektorischen Widerstand nachgiebiger Sphincter ani

6. Bei Frauen: in der Urethra eingeklemmter Stein. Urethrakarzinom. Druck von abnorm liegendem graviden Uterus, Myom usw.

7. Auslösung oft durch Unterkühlung, Trinken kalter Getränke, alkoholische Exzesse, akut verstärkte Diurese und willkürliche Unterdrückung des Miktionsdranges

16. Aphasie

s. Nr. 150, I (Sprachstörungen)

17. Aphonie, Phonasthenie, Dysphonie

Aphonie = Stimmverlust, Phonasthenie = Stimmschwäche und Dysphonie = Stimmbildungsstörung, vorw. als Heiserkeit, sind zu unterscheiden, obwohl verwandt, u. sich überschneidend.

Laryngoskopie! Pat. mit einer in 3–4 Wochen nicht abklingenden Heiserkeit gehört zum HNO-Arzt.

I. Laryngitis:

1. *Akut:* plötzlich auftretend, mit Hustenreiz und Kitzelgefühl. Schleimhaut diffus geschwollen, stark gerötet, zähes Sekret.
   a) Infektionskrankheiten: Schnupfen, Grippe, Röteln, Sepsis, Masern, Scharlach, Typhus usw.
   b) Affektionen der Bronchien, Lungen, Nase und Nebenhöhlen
   c) Gase und Gifte
   d) Allgemeinerkrankungen: Karzinom, Urämie usw.
   e) Pseudokrupp
2. *Chronisch* = vielfach keine Entzündung, sondern **chron. Laryngopathie:** Intensität der Heiserkeit wechselnd; Stimm- und Taschenbänder graurot, walzenförmig verdickt und induriert, zähschleimiges Sekret.
   a) Aus 1. hervorgegangen (relativ selten)
   b) Bei chron. Tonsillitis, Sinusitiden, behinderter Nasenatmung
   c) Spezifisch: Tbc. und Lues: (anfangs) asymmetrisches Spiegelbild. Larynx-Tbc. gewöhnlich bei Lungenprozeß. Lues fast nur im Tertiärstadium
   d) Inhalation von Staub und Benzin: Bergleute, Steinbrucharbeiter, Bäcker, Tankstellenwärter u. a.
   e) Alkoholismus, Tabakabusus
   f) Allergisch-tox. Vorgänge

II. Tumoren des Larynx, zunehmende Heiserkeit:

1. *Gutartig:* Polypen, Papillome (häufig bei Kindern), Fibrome, Chondrome
2. *Bösartig:* Karzinom, Sarkom: Schluckbeschwerden, Foetor ex ore, Arrosionsblutung (Hämoptyse), Aspirationspneumonie, zunehmende Atemnot. BSR häufig normal

III. **Angina,** Diphtherie

IV. **Lähmung der motor. Kehlkopfnerven** = N. laryngeus superior und N. laryngeus inf. des Vagus (= N. laryngeus recurrens), ein- oder doppelseitig, obere oder untere Nerven: Starker inspirat. Stridor, Husten und Pressen unmöglich; das bei tiefer Phonation tastbare Schwirren des Kehlkopfes fehlt auf der Seite der Recurrenslähmung.

1. **Recurrenslähmung:**
   a) *Mediastinalprozesse* (s. d.): bes. nach Strumektomie, Struma maligna, verkalkende Strumaknoten, Ösophagus- und Bronchialkarzinom, Drüsentumoren, Aortenaneurysma, Mitralstenose, Schwarten
   b) *Lungen*-Tbc. (zirrhot.), Pleuraerguß, Pneumothorax, Relaxatio diaphragmatica
   c) Rekurrens*neuritis:* Rheumatismus, postdiphtherisch, Grippe, Alkohol, Thallium u. a.
   d) *Zentral:* Apoplexie, Lues (Tabes), progr. Bulbärparalyse, Syringobulbie
2. Vagusläsion durch Schädelbasisbruch, Halstumor, multiple Sklerose usw.
3. Innervationsschwäche infolge schwerer Allgemeinerkrankungen (z. B. Myxödem)

V. **Muskelschwäche** des Kehlkopfes, vor allem der Stimmbänder (M. internus): Stimme unrein, scharf: Überanstrengung bei Laryngitis; bei Tumoren, allg. Kachexie; bei Jünglingen, alten Leuten und Eunuchen

VI. **Phonasthenie,** funktionelle = Räuspern, Kitzel- und Hustenreiz, Druckgefühl, Stimme rasch ermüdbar, evtl. Stimmbandknötchen: infolge Überanstrengung bei Rednern und Sängern, insbes. bei schlechter Sprech- und Singtechnik und bei falsch gewählter Stimmlage

VII. **Psychogen** (funktionelle A.): Tonloses Flüstern trotz demonstrativer Sprechbemühungen, z. B. bei heftigen Emotionen. Husten (evtl. künstlich ausgelöst) klingt aber sonor

VIII. Beim *Stimmwechsel,* der physiol. Knaben und Mädchen in der Pubertät betrifft, ist die Stimme belegt bis heiser und

schlägt spontan in hohe und tiefe Töne um. Durch leichten
Druck gegen den Kehlkopf senkt sich die Stimme.

IX. Bei **Kindern** (häufig mit Atemnot): Pseudokrupp, Krupp,
Fremdkörper, Papillome, Schreiknötchen u. a.

X. Asymmetrie des Kehlkopfes

18. Apoplexie = Schlaganfall

Der Schlaganfall (apoplektischer Insult) ist eine akut auftretende,
vaskulär bedingte Funktionsstörung des Gehirns, die verursacht
wird durch: Hirninfarkte (mehr als 62%), Hirnblutungen (ca.
16%), Subarachnoidalblutungen (ca. 12%), andere Hirngefäß-
störungen (ca. 10%).
Nach Herzkrankheiten und bösartigen Tumoren nehmen Schlaganfälle in der Todesursachenstatistik die dritte Stelle ein. Haupt-
risikofaktor für die zerebrale Ischämie oder Blutung ist die arterielle Hypertonie mit Zerebralsklerose. Weitere Risikofaktoren
sind das Alter („physiologischer Risikofaktor"), Herzerkrankungen, Diabetes mellitus, orale Kontrazeptiva, hämorrheologische
Faktoren.
Zerebralen Zirkulationsstörungen liegen folgende Ursachen zugrunde:

1. Art. Stenose oder Verschluß im Kopf-Hals-Bereich:
   a) intrakraniell: A. cerebri med. am häufigsten, A. basilaris
   b) extrakraniell: A. carotis int. am häufigsten, A. vertebralis
      (teils durch HWS) u. a., z. B. Aortenbogen-Syndrom
2. Kardial: Adams-Stokes-Anfall, Herzinsuffizienz, -infarkt, Aortenstenose, Fallot u. a.
3. Peripher = verringertes Blutvolumen: s. (orthostat.) Kollaps u.
   path. Hypotonie

Die wichtigsten Vorboten des Hirninfarktes sind transitorische
(cerebral-)ischämische Attacken = *TIA* = flüchtig, Minuten bis
24 Stunden anhaltend, reversibel – und der prolongierte ischämische neurolog. Defekt = *PRIND* = länger als 24 Stunden bis

3 Tage anhaltend mit ebenfalls vollständiger Rückbildung der Symptome.

1. **Enzephalomalazien** (~ 80 %): Der thromboembolische Hirninfarkt ist der häufigste Schlaganfalltyp.

a) *Thrombosen:* Alter vorw. über 60 J. Meist auftretend im Schlaf oder kurz nach dem Erwachen. Vielfach sind bereits zerebrale Insulte vorausgegangen. Allmähl. Beginn, nur kurzdauernde Bewußtseinstrübung, kein Koma, Blässe, keine erhebl. Hypertonie. Neurolog. Ausfälle entwickeln sich in Stunden bis Tagen. Krit. Zeit erst nach 6–10 Tagen. Liquor meist klar, von normalem Druck, ohne Zellvermehrung, jedoch kann er blutig bzw. xanthochrom sein. Ät.: Sklerose der Hirnarterien oder der Karotis, weiterhin rheumatische Endarteriitis und Lues, Endangitis obliterans

b) *Embolien* (~ 12 %): häufig bei jüngeren Personen. Plötzliches Eintreten. Koma in $1/3$ der Fälle. *Ät.:* Arteriosklerotische Plaques (Cholesterinmaterial, Thrombusfragmente), Plättchenaggregate, Mitralstenose, Endocarditis lenta, Myodegeneratio cordis, Diphtherie und Scharlach (Kinder). Z. Z. der Gravidität und im Wochenbett, Hirnfettembolie (nach schweren Frakturen). Hirnluftembolie (Pneumothorax, Caisson-Krankheit)

c) *Funkt. Durchblutungsstörungen:* als Prodrome häufig Schwäche und Schwindelanfälle, Nachlassen der geistigen Leistungsfähigkeit. Nur leichterer Bewußtseinstrübung, Paresen. Reflexe uncharakteristisch. *Ät.:* Angiospasmen, Hypertonie, Arrhythmien, Hypoxämie, erhöhte Permeabilität, Polyglobulie, Thrombozytose, exogene Toxine usw.

2. **Enzephalorrhagien** (Blutungen, ~ 25 % aller Schlaganfälle):

a) *Massenblutungen* (~ 12 %): bei 40–70jähr. Hypertonikern ohne wesentl. Arteriosklerose; nicht auf den vollblütigen „apoplektischen" Habitus beschränkt. Vorw. am Tage nach Bücken, Pressen, Heben, Husten usw. plötzlich einsetzendes tiefes Koma, doch bestimmen Ausdehnung und Lokalisation der Blutung den Grad des Bewußtseins. Atmung tief, langsam, schnarchend, öfter vom Cheyne-Stokes-Typ. Auf der Seite der Lähmung Gesichtshälfte schlaff und Ausblasen von Luft aus dem herabhängenden Mundwinkel infolge Fazialislähmung (s. d.). Erbrechen.

Neurolog. Ausfälle schlagartig: Nach anfänglicher schlaffer Hemiplegie auf der Herdgegenseite entwickeln sich spast. Hemi- und Monoplegien mit entsprechenden Reflexen und Pyramidenzeichen (s. Nr. 87, I). Arm und Bein der kranken Seite schwer, schlaff, breit aufliegend, Bein außenrotiert. Meningeale Reizerscheinungen. Bauchdeckenreflexe auf gelähmter Seite neg. Auf der Herdseite oft fehlender Cornealreflex, Mydriasis, Entrundung, Lichtstarre, evtl. Déviation conjugée. Evtl. frische Netzhautblutungen. Inkontinenz. Häufiger und rascher (meist in den ersten beiden Tagen) letal als Malazien.

Leukozytose. Liquor: Druck erhöht, sonst normal bis meningit. Reaktion; bei Ventrikeldurchbruch blutig.

Ät.: essentielle Hypertonie, Arteriosklerose, luetische u. rheumatische Endarteriitis, traumatische Spätapoplexie

b) *Subarachnoidalblutung* (= Meningealapoplexie = Leptomeningitis haem. int.): jüngere Leute, plötzlich heftige Kopf- und Nackenschmerzen, Erbrechen, meningitische Zeichen, Sopor bis Koma, evtl. epileptische Anfälle vom Jackson-Typ, häufig lautes Systolikum über der Schädelkapsel, Netzhautblutungen, Stauungspapille, Liquor blutig bzw. xanthochrom, Fieber, retrograde Amnesie. *Ät.:* konst. Gefäßschwäche und -mißbildungen, vor allem basale Aneurysmen; Infektionen, Intoxikationen, hämorrhagische Diathese, körperliche und seelische Belastungen, Sonnenstich

c) *Pachymeningitis haemorrhagis int.* = chron. subdurale Blutung infolge Alkoholismus, bei alten Leuten, Zerebralsklerose, Hirnatrophie, progr. Paralyse, Infektionen, häm. Diathese (wichtig Mangel an Vit. K), Trauma, Sonnenstich. Bei Säuglingen Fontanellen gespannt. Schädelnähte weichen auseinander. Liquor xanthochrom, sonst o. B.

d) *Blutungen* aus Aneurysmen, aus Tumoren (vor allem Angiomen), bei Syringomyelie, Meningitis, Periarteriitis nodosa u. a.

e) *Hämorrhagische Diathese* (s. d.)

f) *Encephalitis haemorrhagica:* Grippe, Sepsis, Typhus, Hirnabszeß, Intoxikationen

3. Mitunter könnten sich Hirntumor, progr. Paralyse, Enzephalitis, multiple Sklerose als apoplektischer Insult manifestieren.

DD: Herzinfarkt. Status epilepticus. Koma bei Diabetes, Leber-
und Nierenleiden, Typhus, ak. Vergiftungen mit Schlafmitteln,
Alkohol usw., hypoglykämischer Schock. Addison-Krisen usw.

Untersuchung:

Anamnese, Grundleiden, neurolog. Status (s. Nr. 133), RR, Herzdiagnostik, Blut, LP, Rö., Doppler-Sonographie, EEG, Szintigraphie, kraniale CT, zerebrale Angiographie, ggf. PET, SPECT

19. Appendizitis

Die Entzündung des Wurmfortsatzes ist die häufigste Abdomi-
nalerkrankung, insbesondere im Kindes- und Jugendalter (vor
dem 5. Lj. selten, aber gefährlich). Sie tritt aber auch als „Alters-
appendizitis" auf.

Akute Appendizitis
Klinik: unvermittelter Beginn mit ziehenden, krampfartigen
Spontanschmerzen, anfangs diffus, später im re. Unterbauch,
Übelkeit, Erbrechen, belegte Zunge, leichtes Fieber mit Tempe-
raturdifferenzen von 0,8 bis 1,5 °C axillar/rektal.
Diagnose: Druck- und Klopfschmerz im re. Unterbauch – oft
kann die Appendix verlagert sein – mit lokaler Abwehrspannung:

McBurney-Punkt: Mitte zwischen Nabel und Spina iliaca anterior superior re. Dort BDR neg.
Blumberg-Zeichen: Loslaßschmerz, bei Druck und Loslassen der Bauchdek-
ke auf der kontralateralen Seite entstehen Schmerzen im Appendixgebiet
Lanz-Punkt: Zwischen äußerem und mittlerem Drittel rechts auf einer Linie zwischen beiden Spinae iliacae gelegen
Rovsing-Zeichen: Dickdarm wird retrograd ausgestrichen, dabei entstehen Schmerzen im Zäkumbereich.

Psoaszeichen: Schmerz im Psoasgebiet beim Heben des re. Beines gegen Widerstand.
Schmerz beim Strecken des re. Beines, das gern angezogen wird.
Gebeugte Haltung
Beachte die atypische Schmerzlokalisation bei Schwangeren!
Oft typischer sonographischer Befund.

Die rektale Untersuchung ist obligat. Dabei häufig Druckschmerz und Vorwölbung im Douglas-Raum. Leukozytose 10 000–15 000, im Harnsediment gelegentlich Erythrozyten, Leukozyten.

Chronisch-rezidivierende Appendizitis
Uncharakt. Bild. Meist Folgezustände nach akut abgelaufener A., die zu Vernarbungen, Verwachsungen geführt haben und mit intermittierenden Beschwerden im re. Unterbauch einhergehen: dumpfer Druck, leichtes Ziehen, Ausstrahlung in den Oberschenkel.

Die Röntgendarstellung der Appendix mit oral verabreichtem Bariumsulfat ist heute verlassen.

Ät.: Infektion, meist enterogen, selten hämatogen (nach Angina usw.). Begünstigend wirkt Stauung des Appendixinhaltes durch Spasmen, Abknickungen, Narbenstränge, Obstipation, Kotsteine, Fremdkörper, Würmer

DD: Folgende Abgrenzungen sind erforderlich gegen lokale Prozesse od. Schmerzprojektionen dort:
1. Peritonismen (s. d.): Herzinfarkt, Pneumonie und Pleuritis diaphragmatica re., Meningitis, Spondylitis, Tabes, Poliomyelitis, Angina, Bleikolik, M. Addison usw.
2. Cholelithiasis, Cholezystitis (Perforation?)
3. Nieren- und Ureterkoliken (s. Nr. 165); Pyelonephritis ac.; Wanderniere
4. (Perforiertes) Ulcus ventriculi aut duodeni
5. Ak. Pankreatitis
6. Mech. Ileus (s. d.), vor allem Invagination
7. Karzinome
8. Chron. Ileozäkalaffektionen: Ileitis terminalis Crohn, Colitis ulcerosa, Meckel-Divertikulitis, unspezifische Gastroentero-

kolitis, z. B. Yersiniosen (s. 10 b, „*Pseudoappendicitis*"), Tbc., (Para-)Typhus, Ruhr, Reizkolon, Caecum mobile
9. Kolonspasmen (bei Neuropathie oder Psychoneurosen) oder Blähung und Obstipation (evtl. mit Skybala) im Colon ascendens. Nabelkoliken. Schmerzhafte Sphinkter- oder Gefäßspasmen durch Nervenreizung auch am anatom. gesunden Wurmfortsatz, die dann mitunter eine echte Appendizitis bewirken können; ausgelöst durch mech., tox. oder allerg. Faktoren.
10. Mesenterialknotenerkrankungen, meist im Ileozäkalwinkel lokalisiert:
    a) Tbc.: ak.(selten): Kolikschmerz, Fieber. – Chron.: periodische Schmerzattacken. Druckpunkt im re. Unterbauch. Rö. verkalkte Lymphknoten.
    b) Unspezif. Lymphadenitis mesenterialis: ak. oder chron. Vorw. Kinder, häufig Yersinien-Infektion.
    c) M. Hodgkin
    d) Lymphangiom
11. Abszesse, bes. paranephritische
12. Gynäkologische Leiden: Pelveoperitonitis, Parametritis, Adnexitis, Tubarabort, Stieltorsion, Follikelsprung mit starker Blutung, Dysmenorrhoe: meist Fluor und menstruelle Verschlimmerung. Gravidität trifft mit A. nur selten zusammen.
13. Eingeklemmte Hernia linae albae. Leisten- und Schenkelhernien. Netztorsionen (meist bei Leistenhernien)
14. Ak. Prostatitis
15. Gefäßprozesse, z. B. der A. und V. iliaca dextra: Phlebitis, Aneurysmen, Thrombose, Embolie
16. Purpura abdominalis (Schönlein-Henoch): sehr appendizitisähnlich, Fieber, Abwehrspannung, heftige Bauchschmerzen, meist Darmblutungen, Meteorismus
17. Koxitis, Osteomyelitis ac. des re. Femur

20. Appetitmangel

1. Refluxkrankheit der Speiseröhre, Gastritis, Ulkus, nach Magenresektion, Karzinome (jeder Lokalisation)
2. Fieberhafte Erkrankungen, Tbc.
3. Herzinsuffizienz
4. Urämie: manchmal Frühsymptom des Übergangs der essentiellen Hypertonie in die arteriosklerotische Schrumpfniere
5. Leberzirrhose, Hepatitis u. a. Lebererkrankungen
6. Chron. Intoxikationen, bes. Digitalisüberdosierung (wobei Brechreiz, Flimmern vor den Augen, Farbensehen usw. dem A. vorangehen), Zytostatika-, Strahlentherapie, auch Abusus von Alkohol, Tabak, Kaffee, Opiaten, Appetitzüglern. Bei Diabetes mellitus als Zeichen des Präkomas. Würmer (A. abwechselnd mit Heißhunger)
7. Anämien: perniziöse und Eisenmangelanämien
8. Endokrin: M. Addison, HVL-Insuffizienz, Hyperparathyreoidismus
9. Schmerzzustände
10. Oft psychisch bedingt: z. B. Psychosen. Anorexia mentalis s. nervosa: vorw. bei jungen Mädchen
11. Milieuwechsel

21. Arrhythmie = Herzrhythmusstörungen

Herzrhythmusstörungen sind physiologisch (z. B. inspiratorische Sinusarrhythmien, vereinzelte harmlose Extrasystolen) oder lebensbedrohlich, z. B. anhaltende Tachykardien oder längere Asystolie mit Minderperfusion von Gehirn und Herz, die im Notfall eine Kardioversion bzw. Defibrillation erfordern.
Bei anormaler Frequenz unterscheidet man *Tachyarrhythmien* (> 100 Schläge/min) von *Bradyarrhythmien* (< 60/min).
Nach ihrem Ursprungsort differenziert man tachykarde Rhythmusstörungen in *supraventrikuläre* und *ventrikuläre* (s. Nr. 157).

Im 24-Std.-Langzeit-EKG haben etwa 90 % gelegentlich supraventrikuläre und ca. 80 % einzelne ventrikuläre Extrasystolen.

1. **Störungen im Bereich des Sinusknotens** (meist ohne A.):
   a) *Sinuatrialer Block:* Ausfall des Sinusknotens *(Sinusarrest)*
      von SA-Block III.° nicht unterscheidbar, SA-Block I.° im
      EKG nicht diagnostizierbar, SA-Block II.° aus P-P-Inter-
      vallen ableitbar (analog AV-Block).
   b) *Sinusbradykardien:* bei gesteigertem Vagustonus, Hochlei-
      stungssportlern, Hypothyreose, unter β-Blockern
   c) *Sinustachykardien:* selten kardial bedingt, meist physiolo-
      gisch als Mobilisation der Frequenzreserve bei Arbeit;
      sonst bei Fieber (typische Ausnahmen, z.B. Typhus): bei
      herabgesetztem Herzschlagvolumen, bei Cor pulmonale,
      Lungenembolie, Hyperthyreose; bei β-Sympathikomimeti-
      ka (Adrenalin, Fenoterol u.ä.); paroxysmal als *Sinuskno-
      ten-Reentry-Tachykardie* (durch programmierte atriale Sti-
      mulation auszulösen und zu unterbrechen, selten > 120/
      min, nachfolgend polyurische Phase); psychovegetativ
   d) Das Syndrom des *kranken Sinusknotens:* Bradykardie-Ta-
      chykardie-Syndrom: Hinweise im Langzeit-EKG mit SA-
      Blockierungen und Sinus-Bradykardien (Bestimmung der
      korrigierten Sinusknotenerholungszeit), Risiko für Ekto-
      pien (Extrasystolen) und Asystolien, klinisch Schwindel
      und Adams-Stokes-Anfälle. Ursachen: Myokarditis, rheu-
      matisches Fieber, Hyperthyreose, koronare Herzkrankheit
   e) *Sinusarrhythmie:*
      α) *Respiratorisch:* Frequenzanstieg bei Inspiration, -abfall
         bei Exspiration, physiologisch, ausgeprägt bei Jugendli-
         chen, Vagotonikern oder postinfekiös
      β) *Atemunabhängig,* selten, vor allem bei Koronarsklerose
         oder zerebral

2. **Tachykarde Vorhofrhythmusstörungen:**
   a) *Vorhofflimmern:* häufig; unkoordinierte hohe Frequenz
      (300–600/min). Unregelmäßige Überleitung zu den Kam-
      mern verursacht *Arrhythmia absoluta s. perpetua.* Bei par-
      oxysmalem Auftreten kann die Pulsfrequenz hoch sein:
      Schwindel, Urina spastica. Bei günstiger Ventrikelfrequenz

(70–90/min) Minderung des Herzauswurfvolumens nur um 10–15 % in Ruhe, bei steigendem peripheren Pulsdefizit Herzinsuffizienz möglich. Ursachen: Überdehnung des li. Vorhofs, insbes. bei Mitravitien, koronare Herzkrankheit, insbes. frischer Myokardinfarkt, Infarktnarben, Hyperthyreose, Peri-, Myokarditis, Kardiomyopathien, Sinusknotensyndrom, Hypertonie, idiopathisch

b) *Vorhofflattern:* Vorhoffrequenz regelmäßiger und weniger frequent als a) (250–300/min, „Sägezahnkurve"). AV-Überleitung kann regelmäßig in einem fixen Verhältnis erfolgen (z. B. 2:1, 3:1) mit regelmäßigem peripheren Puls; bei unregelm. Überleitung auch *Arrhythmia absoluta.* Unter Karotisdruck oder Verapamil i.v. oft Demaskierung durch ein höheres Überleitungsverhältnis. Ursachen: ähnlich a)

c) *Paroxysmale atriale Tachykardien:* ektope Vorhoferregung mit und ohne erkennbare AV-Blockierung, deutl. P-Wellen, Frequenz 150–200/min. Häufig. Ursachen teils wie a), auch Digitaliskumulation, Hypokaliämie

d) *Atriale Extrasystolen:* Vorläufer aller Vorhofrhythmusstörungen, häufig. Regelmäßiges Kopplungsverhältnis möglich (1 + 1 = *Bigeminus,* 1 + 2 = *Trigeminus*), auch nicht übergeleitete Vorhoferregungen bei noch refraktärem Ventrikel, schenkelblockartig deformierter QRS-Komplex bei noch teilrefraktärem Ventrikel (gleicht ventrikulärer ES)

3. **Bradykarde Rhythmusstörungen durch AV-Blockierung:**
   a) *AV-Block I. °:* verlängerte PQ-Zeit (> 0,21 sec), funktionell bedingt, wenn sich das PQ-Intervall unter Belastung frequenzentsprechend verkürzt
   b) *AV-Block II.°:* vereinzelt oder regelhaft folgt einer P-Welle kein QRS-Komplex
      α) Typ I *(Wenckebach, Mobitz I):* das PQ-Intervall nimmt zu, bis eine Vorhofaktion nicht übergeleitet wird. – Auch gelegentlich bei Gesunden mit Vagotonie
      β) Typ II *(Mobitz II):* regelmäßig intermittierender Ausfall der Überleitung (z. B. 2:1 od. 3:1 Block), dadurch Bradyarrhythmie

c) *AV-Block III.* °: völlige Unterbrechung der AV-Überleitung. Bei einem Zentrum für den Kammerersatzrhythmus *oberhalb* der Bifurkation sind die Kammerkomplexe regelrecht, bei einem *tiefer* gelegenen Zentrum schenkelblockartig konfiguriert. (Weitere Differenzierung mittels *His-Bündel-EKG* möglich).
AV-Blöcke können angeboren sein, hämodynamische Auswirkungen je nach Frequenzverhalten. Weitere Ursachen: Myokarditis, kongestive Kardiomyopathie, koronare Herzkrankheit, Herzinfarkt (bei Vorderwandinf. prognostisch ungünstig), Digitalis, selten bei Herzbeteiligung bei M.Boeck oder rheumatoider Arthritis. Oft Ursache eines Adams-Stokes-Anfalls

4. **Tachykardien des AV-Knotenbereichs:** (s. Nr.157)

5. **Heterotope Erregungsbildung im AV-Knotenbereich:** aktive Heterotopien des AV-Knotens, die den Sinusrhythmus in bradykarden Phasen überholen können, den Vorhof entweder antegrad oder retrograd erregen (neg. P-Welle) oder bei evtl. Ausfall des Sinusknotens als sekundärer Schrittmacher einspringen (AV-Ersatzrhythmus), meist funktionell oder infolge 1d)

6. **Wettstreit zweier Erregungszentren** (Parasystolien), selten:
   a) *Einfache AV-Dissoziation:* Sinusknoten und ein Ersatzzentrum aus der AV-Region konkurrieren um die Schrittmacherfunktion, der Vorhof kann von beiden stimuliert werden (teils negative P-Wellen nach dem QRS-Komplex)
   b) *Interferenzdissoziation:* ähnlich a), jedoch ist die retrograde Leitung des tiefergelegenen Zentrums blockiert
   c) *Parasystolie:* Wechsel zwischen Sinus- und tiefergelegenen (Kammer-)Erregungen.

7. **Ventrikuläre Rhythmusstörungen, nicht tachykard:**
   a) *Schenkelblock:* als Links- oder Rechtsschenkelblock, häufig, vorangehende P-Welle. Keine Behinderung der Hämodynamik, kann frequenzabhängig sein, dann oft Vorläufer eines permanenten Blockbildes; auch als Vorläufer einer totalen atrioventrikulären Überleitungsstörung möglich. Nach Myokarditis, bei Kardiomyopathie, koronarer Herzkrankheit, durch Herzschrittmacherimpulse, idiopathisch

b) *Allgemeine intraventrikuläre Erregungsausbreitungsstörun-*
gen mit Verbreiterung von QRS, können Erregungsrückbil-
dung stören (QT-Verlängerung) und Ventrikelmuskulatur
für zusätzliche elektrische Erregungen empfänglich machen
c) *Ventrikuläre Extrasystolen,* häufig, aus aktiven Heterotopien des His-Purkinje-Systems, oft mit fixer Kupplung an
Normalerregungen (Bigeminus, Trigeminus, 2:1, 3:1 usw.),
Couplets, Triplets, Salven möglich, monotope oder polyto-
pe VES. Bei frühem Einfall hämodynamisch ineffektiv; gefährlich: R- auf T-Phänomen. Ursachen: entzündliche und
koronarsklerotische Herzerkrankungen, Ventrikelüberdeh-
nung (Herzinsuffizienz, Cor pulmonale), Hypoxie, mechanische Irritation (Katheter), vegetativ, toxisch (Digitalis, auch
Antiarrhythmika u. a.)
8. **Tachykarde ventrikuläre Rhythmusstörungen** (s. Nr. 157):
a) *Ventrikuläre Tachykardie:* verbreiterte QRS-Komplexe, die
retrograd die Vorhöfe erregen können, oft von supraventri-
kulärer Tachykardie schwer zu unterscheiden. Bei Myokardinfarkt, Herzwandaneurysma
b) *Idioventrikulärer Rhythmus* = benigne ventrikuläre Tachykardie, komplette Dissoziation zwischen Kammer- und
Vorhoferregung; meist während Stabilisierungsphase eines
Myokardinfarktes, Frequenz 120–150/min
c) *Kammerflattern, Kammerflimmern:* Kammererregung
schnell, beim Flimmern auch unregelmäßig und unkoordi-
niert, Frequenz des Kammerflatterns 180–250/min, Flim-
merwellen 250–400/min. Kein Herzauswurfvolumen. Komplikation meist bei Myokardinfarkt. Bei kurzfristigem Flat-
tern Schock, Adams-Stokes-Anfall. Ursache des Sekunden-
herztodes.
d) *Torsade de pointes:* undulierende Flatter-Flimmerwellen mit
ständigem Amplitudenwechsel, oft kurzfristig, etwas besse-
re Prognose, meist infolge Elektrolytstörungen oder toxisch (Chinidin, Lidocain, Procainamid, trizykl. Antidepressiva), selten bei Myokarditis oder Infarkt

22. Arthritis

I. Entzündlich-rheumatische Erkrankungen

Ihnen liegt keine einheitliche Nosologie zugrunde. Gemeinsames Merkmal ist, daß sie sich am Stütz- und Bindegewebe des Bewegungsapparates unter häufiger systemischer Beteiligung des Bindegewebes innerer Organe manifestieren. Alle diese Erkrankungen haben entzündliche Immunreaktionen des Mesenchyms, z. B. Autoimmunphänomene.

1. *Rheumatisches Fieber (Polyarthritis acuta):* meist asthen. Kinder. Zweiterkr. nach Streptokokkeninfektion mit plötzlichem remitt. Fieber, Schweißausbruch. Sprunghaft werden einige große und kleine Gelenke befallen, die rot, geschwollen, heiß, sehr schmerzhaft sowie druck- und bewegungsempfindlich sind; gebeugte Haltung. Gleichzeitig spielt sich der Rheumatismus an anderen Organen ab: Karditis, Chorea minor, Erythema anulare (Haupt- und Nebenkriterien nach *Jones*). Ursache ist ein Infekt mit β-hämolysierenden Streptokokken der Gruppe A, dessen Nachweis für die Diagnose unerläßlich ist. Andere Infektionen (s. u.) sind auszuschließen.

2. **Rheumatoide Arthritis** *(RA = primär chron. Polyarthritis = PcP, Polyarthritis chronica):* Ab etwa 4. Lebensjahrzehnt schleichender symm. Befall der Finger- und Zehengrund- und Mittelgelenke, auch größerer Gelenke (Handwurzel, Knie-, Sprunggelenke), zunehmende Gelenkdeformierung (-destruktion), Beteiligung der Sehnenscheiden (Sub-, Luxation), Muskeln (Atrophie) und Knochen (gelenknahe Osteoporose). Subkutane Rheumaknoten, Morgensteifigkeit. Ankylosen im Verlauf möglich. Stets allg. Entzündungszeichen (BSR erhöht), Organbeteiligungen möglich (Auge, Haut, Herz, Lunge, Amyloidose an Nieren und Gastrointestinaltrakt). Rheumafaktoren finden sich in 80–90 % (seropositive RA), Klassifizierung gemäß Kriterien der Amerikan. Rheumagesellschaft („*ARA*"), Schweregrad nach *Steinbrocker*. ♀ : ♂ = 3 : 1.
Rheumafaktoren: Antiglobulin-Makroglobuline vom Typ IgM 19S oder IgG 7S, die mit verändertem IgG-Immunglobulin

Komplexe bilden, werden gehäuft bei der RA, mit zunehmendem Alter (30–60%) aber auch bei Menschen ohne Arthritis
gefunden; Nachweis mit Latex-, Waaler-Rose-Test, Nephelo-
metrie. –
Sonderformen:
a) *Juvenile rheumatoide Arthritis:* oft seronegativ, beginnend
   als Mono- oder Oligoarthritis, gehäuft Iridozyklitis, nicht
   häufiger beim weibl. Geschlecht. Erstmanifestation ab dem
   15. Lj. mit Angleichung an Erwachsenentyp der rheumatoiden A.
b) *Still-Syndrom:* – uneinheitlich verwendeter Begriff: in Eng-
   land alle kindl. Erkrankungsformen der rheumatoiden A.
   (s. a), dt. Sonderform bei Kindern mit hochfieberhafter akuter Systemerkrankung mit viszeraler Beteiligung (Leukozytose, Spleno-Hepatomegalie, Lymphome, Karditis, Polyserositis).
c) *Felty-Syndrom:* destruierende Polyarthritis des Erwachsenen (überw. Frauen) mit remitt. Fieber, Splenomegalie und
   Leukopenie (Granulozytopenie) bei gesteigerter Granulo-
   zytopoese im Knochenmark (evtl. Trombopenie u. Anämie).
d) *Caplan-Syndrom:* seronegative chron. Polyarthritis bei Silikose mit bis 5 cm gr. Lungenrundherden.
e) *Sjögren-Syndrom (= Sicca-Sy.):* Meist postklimakterische
   entzündliche Drüsendegeneration. Xerophthalmie mit
   „trockener" Kerato-Konjunktivo-Blepharitis (Schirmer-
   Test!), Xerostomie mit Schluckbeschwerden und Heiserkeit. Splenomegalie möglich. Chron. Polyarthritis. Oft
   Übergänge zum Lupus erythematodes und zur progr. Sklerodermie (dann „Überlappungs"-Syndrom), BSR stark erhöht.
f) *Palindromer Rheumatismus:* Chron. episodische Polyarthritis (jeweils schmerzh. Schwellung für einige Tage) ohne Progredienz.
3. **Psoriasis-Arthritis:** Die progredient destruierende Polyarthritis bei *Psoriasis vulgaris* zeigt neben den typischen Haut- und
   Nagelveränderungen gegenüber der rheumatoiden A. einen
   asymmetrischen Verteilungstyp, an den Händen einen bevor-

zugten Befall distal oder im Strahl. Sie ist i.d.R. seronegativ. Eine zeitliche Korrelation von Haut- und Gelenkmanifestation ist nur in ca. 50% gegeben. Der Verlauf ist oft weniger progredient, die Tendenz zur *mutilierenden Arthritis* stärker.

4. *Arthritis bei entzündlichen Darmerkrankungen* (M. Crohn, Colitis ulcerosa, M. Whipple) kann sowohl periphere Gelenke (2–22%) wie das Achsenskelett betreffen (Sakroileitis 4–20%, ankylotische Spondylitis 2–9%). Rheumafaktoren gewöhnl. negativ, HLA-B27 in hohem Prozentsatz nachweisbar. Im Gegensatz zur rheumatoiden A. keine Knorpelschädigung an den peripheren Gelenken.

5. *Spondylitis ankylosans (Spondylarthritis ankylopoetica s. M. Pierre Marie-Strümpell s. M. Bechterew):* außer Sakroileitis Befall anderer stammnaher Gelenke typisch (Kostovertebralgelenke, Sternoklavikulargel., Symphysis), in 30% Schmerzen an Hüft-, Knie-, Schulter- und Handgelenken, Kalkaneodynie, Augensymptome in 3% *vor* WS- und Gelenkschmerz

6. *Reiter-Syndrom:* Klassische Trias von Urethritis, Konjunktivitis und (Poly-)Arthritis (oft wandernd, asymmetrisch, alle Gelenkbereiche möglich). Auch Tendosynovitiden, Faszienentzündungen. In ca. 50% Auftreten einer (meist einseitigen) Sakroileitis. Vorw. jüngere Männer. HLA-B27 in ca. 75% nachweisbar. Infektiöse (?) Ätiologie unklar.

7. *Yersinia-Arthritis:* Wahrscheinlich postinfektiöse Mono- oder Oligoarthritis (s.u.) nach Infektionen mit *Y. enterocolitica* und *Y. pseudotuberculosis.* HLA-B27 häufig nachweisbar (bis 88%).

8. *Kollagenosen:* Zusammenfassende Beschreibung einiger seltener autoimmunologischer Systemerkrankungen mit Einbezug des kollagenen Bindegewebes: Systemischer Lupus erythematodes (disseminatus, SLE = LED), progressive Sklerodermie, Dermato-/Polymyositis, Panarteriitis nodosa, Mischkollagenose (= mixed connetive tissue disease = Sharp-Syndrom). Periphere Arthritiden, teils Überlappungen zur rheumatoiden A. Teils typische Serologie und/oder Histologie (s.a. Nr.39, 55)

9. *Infektionsbedingte Arthritiden:*
   a) *Infektiöse Arthritis* = Gelenkinfektion durch Bakterien, Mykoplasmen, Pilze, selten durch Injektion, meist metasta-

tisch: Erregerspektrum altersabhängig (Staph. aureus, Go.,
Streptokokken der Gr. B, Haemophilus influenzae, Entero-
bakterien u. Pseudomonas aeruginosa, Tbc., Lues). Meist
Mono-, seltener Oligo- oder Polyarthritis, begünstigt durch
Gelenkvorerkrankung u. Immundefekte
Tbc.: meist lokal. Tumor albus, mit starker Schwellung u.
Kapselverdickung. Punktat
Go.: meist Gonarthritis am Knie oder an der Handwurzel.
Sehr schmerzhaft. Schlagartiger Penicillineffekt
Lues: meist beide Kniegelenke; nächtl. Schmerzen

b) *Reaktive (postinfektiöse) Arthritis („Rheumatoid"):* Nach
überw. bakteriellen *urogenitalen, enteralen und nasopharyn-
gealen* Infekten (Chlamydien, Yersinien (s. o.), Brucella,
Borrelia burgdorferi = *Lyme-Borreliose,* Salmonellen, Campylobacter jej., Shigellen) infolge einer genetisch definier-
ten lokalen zell. Immunreaktion auf durch den Erreger induzierte Ag-Ak-Komplexe, hohe Assoziation mit HLA-B27,
asymmetr. nicht defomierende Oligo-/Polyarthritis, in 10–
20 % auch Sakroileitis, Kombination mit Augen-, urogenitalen (s. *Reiter-Sy.,* 6.) und kardialen Symptomen; Verlauf gutartig mit Rückbildung der A. nach Monaten bis 1–2 Jahren
– Das Rheumatische Fieber (s. 1.) ist heute nosologisch hier
einzuordnen. –

c) *(Parainfektiöse) virusbedingte Arthritis* oft als Prodromal-
syndrom bei Hepatitis B, Röteln (einschl. Impfung), Ringel-
röteln, Mumps, Windpocken, Varicella-Zoster-Virus, Adeno-
virus Typ 7, Herpes simplex Typ 1, Epstein-Barr-Virus (infektiöse Mononukleose), Zytomegalie-, Coxsackie-, ECHO-
Virus. Arthritis rasch abklingend ohne Gelenkdestruktion.

d) A. purulenta: Penetrierende Wunde. – Aus Umgebung fortgeleitete Entz. – Hämatogen: Sepsis usw.

II. Symptomatische Arthritiden

1. *Allergisch:* z. B. nach Seruminjektion
2. *Endokrin:* Klimakterium, Menses, Gravidität, Hyper- und Hypothyreose, M. Addison
3. *Paraneoplastisch:* Hämoblastosen, maligne Lymphome, Karzinom

4. *Bei Gicht („Arthritis urica"):* anlagebedingte kristallinduzier-
te Arthritis: Fast immer Männer, ♂ : ♀ = 20:1, begünstigt
durch purinreiche Kost (Bouillon, Innereien u. a.). Etwa
6 % der Bevölkerung haben eine *Hyperurikämie.* Diese verläuft in 80 % der Fälle symptomlos, und nur $^1/_5$ manifestiert
sich in klin. Gicht. Kombination bzw. Schrittmacher sind:
Übergewicht, Fettleber, Hyperlipidämie, Hypertonie, Arteriosklerose, Diabetes mellitus, Alkoholabusus, Niereninsuffizienz.
Monoartikuläre rekurrierende Schmerzen, häufig nächtlich
anfallsweise Rötungen und Schwellungen vor allem am
Großzehengrundgelenk (= Podagra), weiter an Fingergrund-,
Knie- und Sprunggelenken. Tophi = Uratablagerungen, z. B.
als weiße harte Knötchen in der Ohrmuschel. Bei 90 % der
Gichtkranken Nierenschädigungen: Uratablagerungen, interstitielle Nephritis, Pyelonephritis, Nephrosklerose oder Urolithiasis (Rö.). Pruritus durch Harnsäureablagerung. Herzin-
farktrisiko. Probatorisch rasches Ansprechen auf Colchici-
num, Allopurinol und Urikosurika.
Harnsäure = Endprodukt des Purinstoffwechsels: normal ♂
3,4–7,0, ♀ 2,4–6,0 mg/dl. Erhöht auch bei Niereninsuffizienz
und gesteigertem Nukleinsäurenstoffwechsel (z. B. Hämoblastosen, Polycythämia vera, metast. Karzinom); erniedrigt bei
urikosurischer Medikation, Sprue, M. Wilson, Fanconi-Syndrom. Auch Kreatinin oder Harnstoff bestimmen. Mikrosko-
pie (Gelenkpunktat, Tophus-Abstrich): Harnsäurekristalle
sind doppelbrechend im polarisierten Licht.
5. *Chondrokalzinose:* Ablagerung von Calciumpyrophosphatdi-
hydrat im Gelenkknorpel mit gichtähnlichen Kristallarthriti-
den („Pseudogicht") bei Hyperparathyreoidismus, Hämochromatose, Gicht (s. 4.), Hypothyreose, Hypophosphatasie,
Hypomagnesiämie und idiopathisch. (Rö.)
6. *Ochronose:* schwärzl. Pigmentablagerung von Homogentisinsäure in der Grundsubstanz des Knorpels und der Synovia
(erworben durch längere Phenolzufuhr od. bei der rez. erbl.
Alkaptonurie, gichtähnl. Arthropathie
7. *Xanthomatose:* mit Einlagerung von Lipiden in Gelenke und
Sehnen

8. *Amyloidarthropathie* im Rahmen einer Amyloidose
9. *Arthropathien bei hämatologischen Erkrankungen:* bei akuten Leukämien, hämolyt. Ikterus
10. *Ak. Hämarthros* = Gelenkblutung:
    a) Traumen, auch innere Gelenktraumen
    b) Hämorrhag. Diathese: Skorbut, Hämophilie A, B
    c) Tumoren: Metastasen, multiples Myelom u. a.
11. *Neurogene Arthropathien* (Gelenkfunktionsstörungen mit erheblichen schmerzlosen Deformierungen): Tabes, Rückenmarksprozesse, multiple Sklerose; Poliomyelitis, Syringomyelie u. a.

23. Asthma-Anfälle

(s. Nr. 41 Dyspnoe)

1. **A. bronchiale:** (Ausschluß von chron. Bronchitis, Keuchhusten, Tbc.). Anamnese (oft seit Jugend, familiäre Disposition für *Atopie* = Milchschorf, Neurodermitis, Heuschnupfen, Asthma je nach Typ unterschiedlich, s. u.). Im Anfall erschwertes, verlängertes Exspirium mit Stridor und trockenen RG (Hypersekretion), im ganzen diffuser und stärker als bei 2. (Orthopnoe). Eosinophilie? Ekzeme?, Urtikaria? Bei Beginn in der Kindheit erworbene ringförmige Einziehung am unteren Thorax durch Zwerchfellzug.
Im allg. sind allerg. Reize nicht vorrangig; dabei sind die Verkrampfungen der Bronchialmuskulatur meist nur kurzfristig. Als eigentl. Grundlage des chron. Asthma bronchiale gilt die chron. Entzündung der Luftwege; diese bedingt Hyperreaktivität mit der Trias Bronchospasmus, Schleimhautschwellung u. Dyskrinie. Gelbl. Sputum?, mikroskop. Unters. Kortikoide als Aerosol oder oral kausal wirksam.
   a) *Exogenes, allergisches („extrinsisches") A.* = Typ-I-A.: Beim Allergiker mit Bildung zellfixierender IgE-Antikörper, Histaminfreisetzung aus den Mastzellen führt zu Bronchospasmus, Entzündung und Hypersekretion. Beginn im Kindes-

und Jugendalter, Atopieanamnese bei Patient und Blutsver-
wandten häufig. NNH-Infekte ohne Bedeutung. Symptome
akut, selten tagelang, selten chronisch. Serum-IgE oft erhöht. Inhalativer Provokationstest positiv. Hyposensibilisie-
rung oder Allergenkarenz wirksam.

b) *Exogenes, nichtatopisches A.* (vom *Arthus-*Typ) = Typ-III-
   A.: Auch bei nicht-atopischen Patienten, vermittelt durch
   IgG-Antikörper *(Präzipitine),* sonst ähnlich a)

c) *Kombinationsform* = Typ-I- und Typ-III-A.: Bei empfindli-
   chen Patienten infolge IgE- und IgG-Antikörpern, z.B. bei
   Aspergillose, Gasen, Dämpfen (Tuluoldiisocyanat u.a.)

d) *Endogenes („intrinsisches"),* infektbedingtes A.: = Typ-II-
   A.: Selten allergische Disposition und Atopieanamnese,
   meist im Kleinkindesalter oder nach dem 30. Lebensjahr,
   häufig verbunden mit respiratorischen Infekten (NNH, Polyposis, Riechminderung), Klimaschwankungen, Streß, Medikamenten (Acetylsalicylsäure, andere Analgetika). Anti-
   körpersuche, Provokations- und Hautteste negativ. Hypo-
   sensibilisierung unwirksam. Symptome oft tagelang, Verlauf eher chronisch, Prognose weniger günstig

e) *Anstrengungsasthma:* Ca. 5–10 Minuten nach körperlicher
   Anstrengung, spontane Rückbildung nach 30–60 Minuten.
   Kombination mit a)–d) möglich, oft einzige Manifestation
   mit guter Prognose

f) *Berufsbedingtes Asthma* mit Beginn im Erwachsenenalter:
   α) in Kombination mit a)–c) infolge Mehlstäuben, Protea-
   sen, Platinsalzen, Epoxyharzen, Formaldehyd, Isozyanid
   β) infolge physikalischer oder chemischer Reize wie Wärme, Kälte, inerte Stäube, Chlor, So_2, Naphthochinon,
   Vanadiumpentoxid u.v.a.

g) Chronisch obstruktive (Emphysem-) Bronchitis

Die Existenz eines allein *psychogenen* A. wird heute verneint,
allerdings können Angst und Hyperventilation beim Asthmati-
ker Bronchospasmen auslösen oder verstärken.

2. **A. cardiale:** Anamnese, Herzdekompensation, inspirat. Stridor,
In- und Exspirium gleichlang, feuchte RG (bes. basal dorsal),
Dyspnoe bei Anstrengungen, Puls klein, Neigung zu Lungen-

ödem. Auftreten oft nachts im Liegen. Im Sitzen Erleichterung.
– Beschwerdefreie Intervalle beim Bronchialasthma als Unterscheidung gegen kardiale Dyspnoe
3. **A. cerebrale:** z. B. A. hypertonicum, A. uraemicum
4. Vegetativ Labile: Tachypnoe bis 60/min

24. Aszites

Leib mit überhängenden Flanken. Nabel verstrichen, Fluktuation, durch „Knipsen" ausgelöster Wellenanschlag an der flach aufgelegten Hand fühlbar. Lageverschiebliche Dämpfung (bei Seiten- und Knie-Ellenbogen-Lage). Ultraschall: bei kleinen Mengen im Sinus hepatorenalis u. kl. Becken, Aszitespunktion zur Diagnostik.

I. **Transsudat** (nichtentzündlich) = Stauung: serös, gelblich-grünlich, kein Sediment, mikroskopisch o. B., spez. Gewicht unter 1015, Eiweiß unter 3 %, Rivalta neg.:

1. **Kardial:** vorher meist Beinödeme. Vor allem bei schweren Mitralfehlern kann sich eine Stauungsinduration der Leber = *Cirrhose cardiaque* (= Muskatnußleber) entwickeln
2. **Pfortaderstauungen** (Aszites geht Beinödemen voraus):
   a) **Pfortaderkompression** = *chron. Stauung* im Pfortaderbereich durch *Leberzirrhosen* (s. Nr. 89) oder Tumoren an der V. portae (Leberkarzinom, Leberlues, Lymphadenome bei Leukämie)
   b) **Pfortaderthrombose** durch *Entzündungen* (Pyelophlebitis, Perityphlitis, Pankreatitis, Periproktitis, Hämorrhoiden, Mesenterialdrüsen-Tbc, Lues, Traumen, Nabeleiterungen der Neugeborenen) oder chron. *Stauung* (s. 2a: Leberzirrhose, Tumor) im Pfortaderbereich. Bei ak. Formen Bild schwerer Sepsis und rascher Aszites. Bei *chron.* Formen außer evtl. Aszites Splenomegalie, Blutungen aus dem Gebiet der V. portae (Melaena, Hämatemesis, Blutungsfieber, Anämie infolge Ösophagus- od. Magenvarizen), Rektumvari-

zen, Kollateralkreislauf, Oberbauchschmerz, Meteorismus, Stauungsgastritis, Inappetenz, Erbrechen, Diarrhoen, keine Leberinsuffizienz (selten Ikterus)

c) Endophlebitis obliterans hepatica = primäre Lebervenenentzündung mit Thrombenbildung und Stauungen in der Leber (häufigste Ursache des *Budd-Chiari*-Syndroms)

3. **Einschnürung** der V. cava inf. durch Pericarditis adhaesiva (s. d.)

4. **Nephrogen:** Nephrosen, Nephritis

5. **Mech. Ileus** (Strangulation, Obturation, Kompression): Transsudationen in den Darm und in die freie Bauchhöhle, die sich bald entzündlich umwandeln können

6. *Hungerödem*

7. *Meigs*-Syndrom (selten) = Fibrome oder Kystome des Ovars, die langsam bis Walnußgröße heranwachsen. Sollten sie größer werden, ist maligne Degeneration anzunehmen. Hydrothorax.

II. **Exsudat** (entzündlich) = meist chron. Peritonitis = wenig verEschieblicher Erguß (Exsudatunters. s. Pleuritis II.):

1. **Tuberkulose:** vorwiegend Lymphozyten. Ursprung: meist hämatogen, seltener fortgeleitet von Pleura, Adnexen, Darm, mesenterialen oder retroperitonealen Drüsen. Neben dem peritonealen Befall häufig gleichzeitig Mesenterial-, Adnex- und Darm-Tbc. Da der Tuberkelnachweis direkt nur selten gelingt, sind Kultur oder Tierversuch notwendig. Vorzugsalter 15–30 J.

2. **Karzinose** oder **Sarkomatose** des Peritoneums, ausgehend von Magen, Darm, Leber, Pankreas, Genitale oder metastatisch: Konglomerate von Endothel- und Tumorzellen mit starker fettiger Degeneration, häufig Mitosen, Siegelringzellen

3. **Polyserositis** als immunologische Reaktion auftretend vorw. bei der juvenilen chron. Polyarthritis (*Still*-Syndrom, s. Nr. 22 I 2 b), bei Kollagenosen (insbes. LED s. Nr. 22 I 8.), beim Postinfarkt-, Postkardiotomie-*(Dressler-)* Syndrom. Infolge der fibrös-plastischen Perihepatitis mit Pleuroperikarditis kann sich durch Strangulation der V. cava inf. mit folgender Leberstauung und Parenchymschädigung eine *perikarditische Pseudoleberzirrhose* (= *Pick*-Zirrhose = Zuckergußleber) entwickeln

4. *Luetische* Peritonitis

5. *Ak. eitrige* Peritonitis (s. Nr. 120)
6. *Leukämie*
7. *M. Hodgkin*
8. Selten bei *Hepatitis ep.* (frühzeitiger Aszites)
9. Exsudate können sich mit der Zeit **aus Transsudaten** (s. I) entwickeln

III. **Blutig:** Bei frischer Blutung setzen sich durch Zentrifugieren die Ery. unter Aufhellen des Aszites ab, während ein älterer hämorrh. Aszites seine Farbe behält: Karzinome, Tbc, häm. Diathese, Traumen (z. B. Milzruptur), durch Punktion (Anstich eines Gefäßes oder zu schnelles Ablaufenlassen) usw.

IV. *Chylöse* Ergüsse: entzündliche oder traumatische Läsion eines Chylusgefäßes oder Stauung im Bereich des D. thoracicus infolge Kompression durch Lymphome und Karzinom. Filariosen.
Pseudochylöse Ergüsse: durch Fettbeimengung aus fettig degenerierten Zellen sowie durch Lipoide und Mukoidsubstanzen

V. *Myxomatöse* Ergüsse: bei Myxom.
Pseudomyxomatöse Ergüsse: durch geplatzte Ovarialzyste

Abgrenzung des A. gegen: Zysten (Ovar, Netz, retroperit.), Tubarruptur, Hydronephrosen, mit Flüssigkeit erheblich gefüllte Darmschlingen (Plätschern) usw.

25. Ataxie

= Störungen der Koordination

1. **Spinal:** epikritische Sensibilität (Berührung) u. bes. Tiefensensibilität gestört (s. Nr. 145)
   a) *Hinterstränge:* Tabes, funikuläre Myelose, Friedreich-Ataxie, multiple Sklerose
   b) *Hintere Wurzeln:* Tumoren im Wirbelkanal, deformierende Wirbelsäulenerkrankungen, Arachnitis adhaesiva, Meningitis luet., Toxoplasmose
   c) *Peripher:* (Poly-)Neuritis, Peroneuslähmung, Ischias (s. d.)

2. **Zerebellar:** vor allem Romberg pos.

   a) *Kleinhirn* affektionen: Tumor, Abszeß, Atrophie, Blutung,
   Entzündung, Commotio cerebri, Intoxikationen

   b) Erkrankungen des *Vestibularapparates:* z. B. Alkoholabusus,
   Menière-Krankheit (s. Schwindel 1.)

3. **Zerebral** (= ähnlich 2.) = meist Halbseitenataxie auf der Herdgegenseite: Tumor, Blutung, Malazie, Entzündung, Trauma,
   überwiegend des Stirn- und Schläfenhirns

Untersuchung:

a) *Statische A.:* Romberg-Versuch + (bes. bei 2.) mit Schwanken
   nach der Herdseite. Pos. aber auch bei Neuropathien, Psychopathien und Simulanten, bei denen durch ärztliche Unterstüt-
   zung sich das Schwanken – im Gegensatz zu organ. Kranken
   – nicht vermindert, jedoch durch konzentrative Ablenkung
   bessert. Verstärkt durch Schließen der Augen? Stehen auf einem Bein, Ruhigstehen nach Kehrtwendung. Vorgestreckte
   Arme in konstantem Abstand halten.

b) *Lokomotorische A.:* Stampfendes Aufsetzen der Füße, breit-
   beiniger Gang mit seitlichem Abweichen, erschwertes Trep-
   pensteigen im Dunkeln, schleudernde, überschüssige Bewegungen, „wie Betrunkene" torkelnd. Augen blicken zur Kontrolle des Ganges auf den Boden. Strichgang, Gehen auf den
   Fußspitzen, auf Anruf stoppen, Gehen – Kehrtwendung – sofort weitergehen, Rückwärtsgehen, Streichholz aufheben,
   Rock auf- und zuknöpfen, Knoten lösen, volles Glas Wasser
   halten. Spiralen, Kreise, Zahlen mit Händen und Füßen in
   die Luft schreiben. Zwangsgreifen = Drang, einen Gegenstand lange festzuhalten. Linienziehen, Finger-Nase-, Finger-
   Finger- und Knie-Hacken-Versuch sowie Barany-Zeigever-
   such (bei 2., 3.) zielunsicher

c) Adiadochokinese

d) Handschrift groß und ausfahrend

26. Babinski pos.

Dorsalflexion der Großzehe beim Bestreichen der Fußsohle = Pyramidenbahnläsion. Von gleicher Bedeutung weitere spast. = path. Reflexe: Oppenheim (Schienbeinstrich), Gordon (Wadenkneten), Rossolimo bzw. Mendel-Bechterew (Schlag auf Zehenballen bzw. auf lat. Fußrücken bewirkt Dorsaflexion der 2.–5. Zehe); Knipsreflex (= ruckartige Beugung der Finger); Mayer-Grundgelenkreflex fehlt (= Beugung des Mittelfingers im Grundgelenk bewirkt keine Adduktion und Opposition des Daumens; nur einseitiges Fehlen beweisend). Auch die Dauerstellung der Großzehe in Dorsalflektion oder die fehlende Plantarflektion der Fußsohle beim Bestreichen sind wie ein Babinski zu bewerten. Dieser kann beim Drehen des Kopfes nach der gesunden Seite deutlicher werden.

1. *Apoplexien* (s. d.), Hirntumor, Trauma
2. *Spastische Spinalparalyse:* vererbbare, von Jugend an sehr langsam fortschreitende spast. Beinlähmung (mit Hyperreflexie)
3. *Amyotrophische Lateralsklerose:* zuerst Parese der Hände mit folgenden Armmuskelatrophien (wie progressive spinale Muskelatrophie), dann spast. Beinparesen (wie 2.), zuletzt Bulbärparalyse. Familiär, mittleres Lebensalter
4. *Multiple Sklerose:* Beginn fast immer vom 20. bis 40. Lebensjahr. Assoziation mit HLA-DR, HLA-DW. Schwäche einer oder mehrerer Extremitäten mit Parästhesien (als häufiges Frühsymptom, anfangs flüchtig und remittierend), Sehstörungen (Augenmuskelparesen mit Doppelbildern, Retrobulbärneuritis mit zentralen Skotomen, Mydriasis mit abwechselndem Befall der Pupillen, Amblyopie), fehlende Bauchdeckenreflexe bei bis zum Klonus gesteigerten Muskeleigenreflexen, spast. Beinparesen, fehlende Vibrationsempfindung, Stereoagnosie, spinale und zerebellare Ataxie, Psycholabilität, Euphorie, Incontinentia urinae; evtl. apoplektische Insulte, epileptische Anfälle u. Demenz. Charcot-Trias (jedoch nur bei einem Teil der Fälle) = Nystagmus, Intentionstremor, skandierende Sprache

5. *Friedreich-Ataxie:* Heredität, Areflexie, intakte Pupillenreaktionen, Nystagmus, Schwachsinn, Pes equinovarus mit extendierter Großzehe, Jugendliche
6. *Urämie* (oft Frühzeichen), Pseudourämie
7. *Koma* (s. d.), epileptischer Anfall (s. Anfälle). In und nach Narkose. Vergiftung mit Morphin, Scopolamin, CO usw. Im tiefen Schlaf
8. *Kinder* bis 2 Jahre = physiologisch, da Pyramidenbahn noch nicht funktionstüchtig ist.

27. Bauchschmerzen

(siehe auch Nr. 1, 19, 77 und 89)

= Reizung sensibler (im Peritoneum parietale) oder vegetativer Nervenendigungen.

I. **Vorwiegend spastisch**
Rhythmisch bis zur Kolik sich steigernd und nachlassend, Pat. drücken oft die Hände auf die Stelle. Spasmolytika i. v. kupieren Bauchkoliken, sofern dabei keine peritonitischen Zustände bestehen. Steinkoliken können verschwinden nach Anlegen von schmerzhaften i. c. Quaddeln.

1. **Peritonismus** (s. d.) = viszero-, kutano-, spinoviszerale Reflexe, z. B. bei Pneumonie, Pleuritis diaphragmat., Stenokardien, Spondylosis
2. **Ulcus pepticum** (ventriculi et duodeni) – teils spastisch, teils atonisch: überwiegend Männer, $\male : \female = 4:1$. Streng lokalisierter Spontan- und Druckschmerzpunkt; Schmerzen strahlen oft gürtelförmig in den Rücken aus, verstärken sich bei Lagewechsel und lassen bei Schieben der Hand unter den Rippenbogen nach (im Gegensatz zu Cholezystopathien); Husten, Niesen und tiefe Inspiration wirken nicht verschlimmernd, Erbrechen, evtl. sanguinolent („Kaffeesatz"), evtl. Blutstuhl, Beziehung zum Essen, indem beim Ulcus ventr.-Kranken die Beschwerden kurz danach exazerbieren, woraus Scheu vor

der Nahrungsaufnahme und Erbrechen und damit Gewichtsabbau resultieren. Dagegen pflegen beim Ulcus duod.-Träger
die Schmerzen erst bei entleertem Magen aufzutreten (Nüchternschmerz); ihm bringt das Essen Linderung, so daß – sofern sich keine Magenausgangsstenose entwickelt – sich das
Gewicht hält. Nächtliche Schmerzen des Ulcus duod.-Kran-
ken können denen bei *Refluxkrankheit der Speiseröhre* (s. u.)
ähneln. Im übrigen ist das periodische An- und Abschwellen
der Beschwerden charakteristisch. – In 70–95 % Nachweis
von Helicobacter pylori; es gibt versch. Stämme. Von ihrer
Art, der Säurephysiologie des Magens und der Abwehrkraft
des Pat. hängt es ab, ob er (schwerer) krank wird. Ohne Helicobacter u. Säure kann kein Ulcus entstehen.
Zu beachten ist die *Ulkusperforation:* Häufig fallen ihr Kranke mit kurzfristigen Bauchschmerzen, die noch nicht als Ulkus erkannt waren, und sich bisher wohlfühlende Menschen
anheim! Blitzartiger krampfender oder reißender Schmerz
(Magen li., Duodenum re.), reflektorische Behinderung des
Atmens und Sprechens, bald darauf heftiger Druckschmerz
mit diffuser Abwehrspannung (bretthart Bauch) aufgrund
der sich entwickelnden Peritonitis, die zunächst chemisch ist
und nach 6–12 Stunden bakteriell wird. Kollaps, Facies abdominalis, Schweißausbruch, Schmerz unter den Schulterblät-
tern re. (bei U. duod.) oder li. (bei U. ventr.). Entscheidend
ist die sofortige Diagnostik und Operation, da nach der 6-
Stunden-Grenze die Letalität rasch zunimmt.
Anhang: Dumping-Syndrom = bei Magenresezierten (bes. bei
Billroth II) nach den Mahlzeiten auftretender Beschwerde-
komplex mit Kreislaufstörungen (= Frühsyndrom) oder 2–
3 Stunden p. c. einsetzende Hypoglykämie (= Spätsyndrom,
seltener). Völlegefühl, Druck im Epigastrium schon am Ende
der Mahlzeit, Nausea, mitunter Erbrechen, Herzklopfen,
Schweißausbrüche. In schweren Fällen Schwindel mit Kollaps, Schwarzwerden vor den Augen, Blässe. Bevorzugt ausgelöst durch süße, heiße und kalte Speisen, Mehl- und Milch-
speisen, Kaffee, große Nahrungsmengen usw. – Durch Änderung der Operationsverfahren ist dieses Syndrom heute seltener.

3. **Darmkoliken** = infolge von Entzündungen oder als Reizzustand im vegetativen NS:
  a) *Enterokolitiden* (zu II. gehörig; s. Kap. Diarrhoen)
  b) *Reizkolon: Vegetativ* als Kolonspasmen („Reizdarm-Syndrom" – ältere Synonyma: Colon irritabile, Colica mucosa), häufig kombiniert mit spastischer Obstipation oder periodischen Durchfällen – typische pathognomonische Motilitätsmuster konnten manometrisch bisher nicht nachgewiesen werden. Kolon ist häufig als schmerzhafter Strang
     palpabel.
  c) *Allergisch* = Schmerzrezidive auf bestimmte Speisen, meist
     in Kombination mit Durchfall (teilw. heller glasiger
     Schleim), auch Erbrechen, z. B. Colica mucosa.
  d) *Psychogen* als „funktionelle Bauchschmerzen", oft kombiniert mit chronischer spast. Obstipation (wohl identisch
     mit b)
  e) *Nabelkoliken* bei (insbes. schlankwüchsigen, vegetativ labilen) Kindern, gern rezidivierend bei Unlust. Kurzdauernde
     heftige Schmerzen, ohne Druckschmerz, ohne Abwehrspannung, öfter obstipiert als dyspeptisch, häufig Erbrechen, Meteorismus, Appetitlosigkeit, Blässe, Schweißausbruch, kühle Akren, Kopfschmerzen. BSR und Blutbild
     normal. – Bei älteren Kindern auch an pept. Ulkus denken!
  f) *Intoxikationen:* Blei (Beruf, Zahnfleischsaum, Bleikolorit,
     Obstipation, Neuritis, bes. Streckerschwäche durch Radialis-Neuritis, Gefäßerkrankungen, Hypertonie, Anämie, basophil getüpfelte Ery., Blut- u. Urin-Bleispiegel, Porphyrinurie), Nikotin, Hg, As, Zink, Barium, Thallium, Säuren, Laugen, Methylalkohol, Organophosphate (Herbizide, Insektizide), Giftpilze, Lebensmittelvergiftungen, Genuß großer Mengen Senf, bei acetonämischem Erbrechen
     neuropathischer Kinder
  g) *Nerven*erkrankungen: Meningitis, Tabes, Tetanus u. a.
  h) Auf der Basis *mechan. Reize:* Kotsteine, Fremdkörper,
     Würmer, große (ins Darmlumen perforierte) Gallensteine
4. *Pylorusstenose:* Ulkus, Karzinom, Pylorospasmus
5. *Gallenwegskoliken* (s. Nr. 89, A IV)

6. *Nieren-* und Ureterspasmen (s. Nierenkolik)
7. Gastrische Krisen der *Tabes*
8. Krisen beim *hämolytischen Ikterus*
9. **Gynäkologische** Leiden: z. B.
   a) *Abort*
   b) *Extrauteringravidität:* wehenartige oder ziehende Schmer-
      zen, Genitalblutungen (nicht immer), Anämie, Aszites?,
      Diarrhoen, Leukozytose, Schulterschmerz. Periode meist
      einmal ausgeblieben. Intra- und Extrauteringravidität kön-
      nen gleichzeitig vorkommen. Uterus nicht vergrößert; eine
      Tube verdickt, weich. Schwangerschaftstest, Ultraschall,
      evtl. Douglas-Punktion, Laparoskopie
      DD: Abort, Endometritis post abortum. Uteruskarzinom,
      Adnextumor (entzündlich?), Ovarialtumor, Appendizitis.
      Bei *Tubenruptur:* plötzlich heftiger Unterleibsschmerz,
      Bauchdecken druckempfindlich, aber nicht verspannt,
      Dämpfung oberhalb der Symphyse, aber ohne Fluktuati-
      on. Puls klein und frequent, zunehmende Blässe, Gähnen,
      Angstgefühl. Zuweilen im Beginn Harndrang mit folgen-
      der Anurie
   c) *Drohende Uterusruptur:* Wehensturm bis Tetanus uteri.
      Kontraktionsring steigt schräg über den Bauch verlaufend
      höher, darunter halbkugelige Wölbung. Fundus uteri
      weicht nach der Seite ab. Bauchdecken unterhalb des Na-
      bels druckschmerzhaft, Ligg. rotunda meist fühlbar. Vor-
      liegender Kindsteil steht fest über dem Beckeneingang.
      Motorische Unruhe, Tachykardie, Durstgefühl
   d) *Parametropathia spastica*
   e) Schmerzen bei *Menses* (bes. Menarche) und Follikel-
      sprung. Hämatokolpos
10. **Magenneurose:** zuvor Organkrankheit ausschließen! Dürfti-
    ger objektiver Befund. Appetitstörungen, Übelkeit, Erbre-
    chen, Magendruck bis uncharakteristische Schmerzen, Aero-
    phagie usw. Seitz: „Der Geschwürskranke deutet mit dem
    Finger auf seine Schmerzstelle, der Gastritiker mit einer
    Hand, der Neurotiker macht eine kreisförmige Bewegung
    mit beiden Händen vom Schwertfortsatz bis zur Blase." Kon-
    fliktsituation aufdecken!

II. Entzündlich

Meist nicht krampfartig; anhaltend. Pat. liegt ruhig, erträgt keinen Druck, oft sogar die Bettdecke nicht. Palpation schmerzhaft. Pressen steigert Schmerz. Fieber (axillar-rektale Temperaturdifferenz > 0,5 °C), Leukozytose, BSR.

1. **Akute Peritonitis** (s. d.): Ätiologie erkunden!
2. **Appendicitis acuta** (s. d.)
3. **Chronische Peritonitis** (s. Nr. 24, II): Tbc, Karzinom u. a.
4. a) *Gastritis acuta,* Perigastritis bei Ulkus, (Peri-)Duodenitis
   b) *Enterokolitiden* versch. Genese: s. Diarrhoen
   c) *Nekrotisierende Enteritis* („Darmbrand") infolge Clostridium perfringens Typ C- oder Staphylokokkentoxin: Fieber, heftige Koliken, Zeichen oder Bestehen eines paralytischen Ileus
   d) *Darminfarkt*
   e) *Darmulzera* spezifisch (Tbc, Lues, Nephritis, Arteriitis, Typhus, Aktinomyzes) oder unspezifisch: solitäres Kolonulkus
   f) *Divertikulitis,* sog. Linksappendizitis: Spontan- u. Loslaßschmerz li. suprapubisch, iliakal.
5. **Leber** (s. Nr. 89): Cholezystitis, Cholangitis, Hepatitis, akute Leberdystrophie, Leberabszeß.
6. **Pankreas:** Schmerz durch Organödem, -nekrosen bzw. Umgebungsreaktion bei akuter u. chronischer Pankreatitis, bei Pankreatolithiasis, beim Pankreaskarzinom. Häufig nach fetter üppiger Mahlzeit auftretende Schmerzattacken im linken Oberbauch (bei biliärer Genese auch im rechten Oberbauch) mit Ausstrahlungen halbgürtelförmig in den Rücken (Head-Zone D 8-9) und in die linke Schulter oder Gefühl der Enge unter dem Proc. xiphoideus, Brechreiz, Erbrechen. Im akuten Schub oft Fieber 38–39 °C, Kollaps, Erhöhung d. Pankreasenzyme. Bei chronischen Formen nicht immer Linksschmerz. Aufstoßen, Blähungen, Fettaversion; auch rohes Obst, Obstsäfte, Hefekuchen, Süßigkeiten und Bohnenkaffee unverträglich, jedoch sehr wechselnd. Oberbauchbeschwerden meist erst 2–3 Stunden nach dem Essen, abends sich verstärkend. Abmagerung. Verzögerte Dunkeladaptation. Inspektion, Pal-

pation. Magen-, Dünndarmmeteorismus, Peritonismus. Prognose ernst.

Akute Pankreatitis meist alkoholischer oder, häufiger, biliärer Genese (Gallengangsstein). Weitere Urs.: Virusinfekte (z. B. Mumps, Hepatitis B), ins Pankreas penetrierendes Ulcus pepticum, seltener Toxine und Medikamente (Steroide, Thiazide, Azathioprin), primärer Hyperparathyreoidismus und Hyperlipidämien

Chronische (gelegentlich schmerzlose) *Pankreatitis* überwiegend durch Alkoholkonsum bedingt, auch bei Gangobstruktion, biliär, bei prim. Hyperparathyreoidismus, Hyperlipidämien, Mukoviszidose, familiär, evtl. Medikamente, in 20–30 % „idiopathisch". Entwicklung eines sekundären Diabetes mell. häufig.

Diagn.: Nachweis bei akuten Formen oder im Schub durch Enzymerhöhung (Amylase, Lipase) im Serum und Urin; Amylasevermehrung (normal: i.S. 30–155 U/l, i.U. 70–2000 U/l) auch bei Ileus, Ulkusperforation, Parotitis, Sialolithiasis, Trauma oder Neoplasma der Parotis. Enzymerhöhungen auch bei Pankreaskarzinom, Intoxikationen. Ultraschall, CT (Ödem? Nekrosen? Zysten? Abszeßstraßen?). Cave Hypocalcämie, Azidose, akute diabetische Entgleisung, spontane Hypoglykämie, Durchwanderungspleuritis (links) mit Pleurawinkelerguß, evtl. basalen Plattenatelektasen, ZF-Hochstand, Peritonitis, Schock!

Chronische P. oft mit Verkalkungen (Röntgen Oberbauch nativ, Ultraschall), Zysten und typischen Gangveränderungen im Pankreatogramm (ERPC).

Exokrine Insuffizienz gekennzeichnet durch Gewichtsabnahme, Steatorrhoe = Fettstuhl (path. > 7 g Fett/die), erniedrigtes Chymotrypsin im Stuhl (normal > 120 μg/g). Fehlerquellen: Z. n. Magenresektion, mangelhafte Nahrungsaufnahme, Verschlußikterus, endem. Sprue. Pathologische Funktionsteste (Pankreozymin-Sekretin-Test, PABA-, Pankreolauryl-, Lundh-Test). – Die *endokrine* Insuffizienz äußert sich in einem path. Glukosetoleranztest (OGTT) oder manifestem insulinpflichtigen Diabetes.

DD der akuten Formen: Perforationsperitonismus, Ulcus

ventr., Ileus, ak. Cholezystitis, Nephrolithiasis, Mesenterial-
infarkt, Pleuritis li., Myokardinfarkt.
7. Mesenterialdrüsen-Tbc und unspez. mesenteriale Lymphadenitis
8. Abszesse, z. B. Psoasabszeß. Subphrenischer Abszeß: meist
bei Baucherkrankungen wie Leberabszeß, Cholezystitis, Appendizitis, Paranephritis. Tiefstand der Leber oder Milz,
Zwerchfellhochstand. Vorwölbung im Oberbauch. Pleuritis?
– Ultraschall, evtl. mit Punktion!
9. Endometritis, Adnexitis, febriler Abort
10. Pyelonephritis, Nieren-Tbc
11. Osteomyelitis des Beckens
12. Inguinale Lymphadenitis, z. B. bei Entzündungen am Bein
13. Myositis infectiosa (Bornholmer Krankheit): – Durch Coxsackie-Virus (vorw. B 4 und B 3) hervorgerufene epidemische
Pleurodynie mit mittl. Fieber, Anfällen von heftigen Muskelschmerzen im Brust- und Bauchbereich, die sich beim Atmen verstärken.

III. **Ziehend, spannend** (mechanisch)

1. **Hernien** (inkarzeriert?, re- oder irreponibel): epigastrische
etwa 4 cm oberhalb des Nabels gelegen; Schmerzen gewöhnlich kurz nach dem Essen, Zug am Peritoneum sehr schmerzhaft; oft mit subserösen Lipomen kombiniert. – Leisten-,
Schenkel-, Nabel-, Hiatushernien: husten lassen! Bei *Einklemmung:* tastbare irreponible Resistenz an der Bruchpforte
oder in Op.-Narben. Ileuszeichen wie Darmsteifungen, Sistie-
ren von Stuhl und Winden, Erbrechen usw. In Zweifelsfällen
(auch nach Herniotomie): Peritoneoskopie, Laparoskopie.
2. **Mechanischer Ileus** (s. d.)
3. **Enteroptose:** häufig bei asthenischen Frauen mit schlaffen
Bauchdecken (Multipara?). Lästiges Völle- und Sättigungsge-
fühl, aton. Obstipation, Druck in der Magengegend (Ga-
stroptose). Unterernährung, Ultraschall, Rö.
4. **Adhäsionen** = Serosaläsion mechanischer (z. B. nach Operationen und Traumen), bakterieller, chemischer und thermi-
scher Genese. Anamnese. Lästig beim Bücken, Husten, Niesen, tiefen Atmen, gelegentl. postprandialer Schmerz; jedoch

verursachen die meisten Adhäsionen keine Beschwerden! Sicher nachzuweisen nur durch Laparoskopie, evtl. Röntgen, Laparotomie

5. Torsionen: Ovarialtumoren, Milzhilus u. a.
6. Akute Lebervergrößerung (Infektionen, Stauungsleber)
7. Akute Milzvergrößerung (s. Milztumoren)
8. Hydronephrosen, Pyelonephritis
9. Steinkoliken (auch spast., s. I)
10. **Meteorismus,** Aszites
11. *Abdominalkarzinome:*

Beim **Magenkarzinom** häufig kurze Anamnese (3–12 Mon.), insb. vielfach bisher Magengesunde: überwiegend Männer, belegte Zunge, Druck über der Magengegend, Schmerzen, Völlegefühl, Erbrechen (sanguinolent?), faules oder saures Aufstoßen, Appetitmangel, Mattigkeit, anfangs kein Gewichtsverlust. Okkultes Blut im Stuhl, Anazidität nur bei 60–90 %. BSR öfter normal, Leukozytose, Anämie; zuletzt trauriger Gesichtsausdruck, palpabler Tumor, fahles Kolorit, Kachexie. – Bei jedem Verdacht wie auch bei jedem anscheinend benignen Ulcus ventriculi: Gastroskopie mit Biopsie (evtl. mehrfach), Röntgen präoperativ.

Andere Magentumoren (selten): Ulkuskarzinom, Myom, Lymphom, Neurinom, Leukämie, Gumma.

Abzugrenzen von Magentumoren sind palp.: Lebervergrößerung, Gallenwegs-, Nieren-, Darm-, Netztumor, retroperitoneale Lymphome.

Beim **kolorektalen Karzinom** (s. Nr. 38 II 2 b) gehören Bauchschmerzen eher zu den späten Symptomen. Sie können stenosebedingt spastisch oder uncharakteristisch sein.

Dünndarmmalignome sind selten; ihr Anteil beträgt ca. 3 % der malignen Magen-Darm-Tumoren. Symptome können Blutungen, Bauchschmerzen, Fieber, Ileus (s. d.) und Diarrhoen sein. Kleine Tumoren können jahrelang durch Invaginationen zu intermittierenden kolikartigen Bauchschmerzen führen.

Beim **Pankreaskarzinom** ist der Schmerz in der Mehrzahl das häufigste Initialsymptom, oft als uncharakteristischer Oberbauch- oder Rückenschmerz (Plexus solaris), manchmal ein Ulcus duodeni oder Gallenkoliken imitierend bis zum Ver-

nichtungsschmerz, besonders heftig im Liegen, somit nachts, Linderung durch Kauerstellung und Pressen der Hand in den Bauch. Pankreaskopfkarzinome werden zumeist durch einen schmerzlosen Ikterus (s. d.) symptomatisch.
Leber- und Gallenwegskarzinome
Während primäre Tumoren des Peritoneums und des Netzes zu den Raritäten zählen, steht bei der **abdominellen Metastasierung** der o. a. und anderen Primärtumoren (Ovar) die *Aszites*bildung (s. d.) gegenüber dem Schmerz meist im Vordergrund.

12. (Extrauterin-)Gravidität, Ovarialtumor
13. Schmerzhaft gefüllte Blase (Harnverhaltung z. B. bei Prostataadenom)
14. Inkarzeration eines retinierten Hodens, Hodentorsion
15. Spontanes Bauchdeckenhämatom: bei Gefäß- und Muskelkrankheiten oder starker Beanspruchung, bei Antikoagulation. Mit Abwehrspannung und Peritonismus (Ultraschall!)
16. Bauchblutung: hochgradige Empfindlichkeit der Bauchdekken ohne brettharte Spannung (Ultraschall, Lavage, evtl. Laparoskopie)
17. Magenüberladung nach opulenter Nahrungsaufnahme: diffuse Leibschmerzen, Übelkeit, Erbrechen von Speisen mit Besserung danach
18. Würmer, bes. bei Kindern (mech.-tox.): Askariden, Trichocephalus, Ankylostomum, Oxyuren u. a.
19. Fremdkörpergranulom im Bereich von Op.-Narben

IV. Vasogene Schmerzen

1. Arterielle Verschlüsse durch Embolien, bes. der Aa. mesentericae = Darminfarkt (selten): bei Herzklappenfehlern und Thrombosen; plötzlich auftretende heftige Schmerzen, Meteorismus, Obstipation, Blutstuhl, Peritonitis (Angiographie, Laparoskopie, evtl. Koloskopie, Operation)
2. Angina abdominalis = Dyspragia abd. angiosclerotica
3. Peri-/Panarteriitis nodosa: Kollagenose mit seltener Dünn- oder Dickdarmbeteiligung in Form vaskulitischer Ulzera: chron. oder intermitt. Fieber bis septisches Bild, BSR erhöht, Leukozytose mit Eosinophilie, Hypertonie, Nephritis, Poly-

neuritis, Splenomegalie, Stenokardien, Adynamie, Marasmus;
Darmbeteiligung mit Durchfall (s. d.) und rez. Blutungen
(Nachweis an Resektaten, Muskelbiopsie)

4. Funktionelle intermittierende Angiospasmen (begünstigt durch
   Digitalis!)

5. Endangiitis obliterans

6. Aneurysma der Bauchaorta: Ausstrahlen zum Rücken

7. Venensystem: (ak.) Pfortaderthrombose, Mesenterial-, Milzvenenthrombose

V. Bei kleinen *Kindern* können sich fast sämtl. Erkrankungen,
insbes. Infektionen, als Leibschmerzen projizieren. Diese sind
häufig appendizitisähnlich; viele Inf.-Krankh. können auch
von passageren harmlosen Appendizitiden begleitet sein, und
natürlich kann das Grundleiden selten mit einer ak. echten
Appendizitis einhergehen. Vornehmlich ist zu denken an:

1. Darminfekt, Harnweginfekt, Hepatitis, Appendizitis, Peritonitis tbc., Pneumokokkenperitonitis

2. Nabelkoliken (s. I 3 e)

3. Pneumonien, Pleuritis. Grippale Infekte. Hilusdrüsenprozesse.
   Beg. Lungen-Tbc. Perikarditis

4. Masern, Anginen, infektiöse Mononukleose, Diphtherie,
   Scharlach, Röteln, Parotitis ep., Otitis med.

5. Meningitis, Poliomyelitis, Enzephalitis

6. Acetonämisches Erbrechen

7. *Säuglinge:* in den ersten 3 Monaten oft tgl. Schreien, das mögli-
   cherweise auf Leibschmerzen beruht („Blähungen", „3-Mo-
   nats-Kolik"), keine Gedeihstörung (!) – Davon abzugrenzen:
   Dyspepsien, Obstipation, Invaginationsileus (überw. Ende des
   1. Jahres), Pylorospasmus, Afterrhagaden.

Anamnese: Schmerz zum ersten Mal verspürt oder schon früher?
Schmerzfreie Intervalle? Kurzer oder anhaltender Schmerz? Abhängig vom Essen (z. B. Nüchternschmerz), von bestimmten
Speisen, von Bewegungen, von bestimmten Körperlagen? Lokal
oder diffus? Wohin ausstrahlend? Art: brennend, ziehend, spannend, bohrend, krampfartig, wehenartig, drückend, Spontanschmerz, Druckschmerz? Begleiterscheinungen: mit Obstipation,
Diarrhoen, Sodbrennen, Erbrechen, Übelkeit, Ikterus, blutigen

Stühlen, Genitalblutungen, Fluor, Hämaturie, Kopfschmerzen, hyperästhetischen Head-Zonen usw.? Evtl. Erfolg einer Therapie?: Diät, Wärme, Bettruhe usw.

28. Blässe

1. **Anämien** (s. Nr. 8), auch Skleren und Mundhöhle blaß. Bes. zu beachten: Innere Verblutungen. Perniziöse und hämolytische Anämien strohgelb. Karzinom, vor allem bei Magenkarzinomkachexie graugelbliche Blässe. Würmer. Leukämien
2. **Abnorme Blutverteilung** (Konjunktiven meist normal durchblutet):
   a) Vorübergehend bei Angioneuropathie, Ohnmacht, Kollaps, Angina pectoris-Anfall, Schreck, Schmerzen, Kälte, Übermüdung, Erschöpfung
   b) Kardial: Aortenfehler, Mitralstenose, Myokarditis, Endocarditis lenta (milchkaffeefarben), Pericarditis exsudativa, manche kongenitale Vitien (mit Zyanose)
   c) Nephrogen: Urämie (schmutziggelb). Nephrose. Nephritis (Hautgefäßkonstriktion + tox. Anämie + Hydrämie). Maligner Hochdruck (Gefäßspasmen)
   d) Hepatogen: schmutzig-fahlgelbliches bis -bräunliches Kolorit: Hepatitis, Cholangitis, Cholezystopathie
   e) Blässe trotz Fieber (tox. Kreislauflähmung): Diphtherie, Sepsis, Meningitis tbc., Typhus, Polyserositis, ak. Leukämie, im Schüttelfrost (bes. bei Malaria). Chron. Infekte (z. B. Foci)
   f) Vergiftungen: z. B. Nikotin, Alkohol, Schwermetalle
   g) Gravidität
   h) Myxödem: infolge verdickter Epidermis und Hautgefäßkompression durch das Ödem
   i) Wenig Sonne, frische Luft und Sport, bes. bei Kindern („Stubenhocker") und berufsbedingt bei Nachtwächtern, Bäckern, Bergleuten u. a.
3. **Angeborene Gefäßenge:** Lebenslängliche Blässe, auch bei Fieber; genetisch

29. Blutstuhl (Melaena, Hämatochezie) Bluterbrechen (Hämatemesis)

Im Gegensatz zur okkulten Blutung, die ambulant abzuklären ist (Haemoccult, Koloskopie), weisen die Leitsymptome Bluterbrechen und Blutstuhl auf eine *akute gastrointestinale Blutung* hin, die stationär erkundet und behandelt werden muß, da sie einen *Notfall* anzeigt.

Hämatemesis (s.d.): Erbrechen von entweder hellrotem oder schwarz-braunem (Einwirkung der Magensäure), „kaffeesatzartigem" Blut

Melaena = Abgang von schwarzem, glänzendem, klebrigem, meist nicht geformtem Teerstuhl von penetrantem Geruch. M. stellt sich ein, wenn mehr als 50 ml Blut aus dem oberen Darmtrakt mindestens 8 Std. im Darm stagnieren. Bei perakuter Blutung auch Abgang von Koageln u. dunkelrotem Blut

Bei mehr als 80 % liegt die Blutungsquelle im oberen Gastrointestinaltrakt. Diagnostisch wegweisend sind daher in erster Linie Notfallendoskopie (Ösophagogastroduodenoskopie), gefolgt von Szintigraphie und Angiographie.

Häufigste Blutungsursachen im oberen Magen-Darm-Kanal sind peptische Läsionen (Ulcera ventriculi et duodeni, Ulcus jejuni pepticum), Magenerosionen, Ösophagusvarizen, Refluxösophagitis, Karzinom, Polyp

Blutungsquellen des Dünn- u. Dickdarms sind besonders 6., 7., 9.

Hämatoschezie = hell- bis dunkelrotes Blut mit den Fäzes vermischt, aufgelagert oder als Koagel vorzugsweise aus dem Kolorektum, auch bei analen Quellen: s. bes. 8.

Anale Blutung = hellrotes Nachtropfen nach Defäkation; Blut am Toilettenpapier: s. 8.

Okkulte Blutung: pos. Suchtest verpflichtet zur Diagnostik!

Blutungsquellen im einzelnen:

1. **Ösophaguserkrankungen** (s. Nr. 139, 8.), z. B. Refluxösophagitis mit den pathognomonischen Symptomen bei axialer Hiatushernie: Sodbrennen, Aufstoßen von Säure ohne Übelkeit, retrosternales und pharyngeales Brennen, Schluckschmerzen.

2. **Magen-,** Duodenalkarzinom: häufiger Hämatemesis als Melaena; **kolorektales Karzinom:** Hämatochezie vorwiegend bei
   linksseitiger Lokalisation, oft nur okkulte Blutung
3. **Kolorektale Adenome** u. a. **Polypen,** als mögliche Karzinom-
   vorstufen abtragungspflichtig (meist endoskopisch möglich)
4. **Ulcus** duod. et ventr. aut pepticum jejuni
5. Selten bei anderen Magenkrankheiten: Erosive Gastritis und
   Duodenitis, benigne Tumoren (hyperplastische Polypen, Adenom, Myom, Fibrom, Neurinom), Magenschleimhautprolaps,
   Mallory-Weiss-Syndrom, Varizen
6. Blutungen meist aus **Darmgeschwüren** bei Colitis ulcerosa,
   M. Crohn, (Meckel-)Divertikulitis, aktinischer oder Diversionskolitis, Behçet-Colitis, solitärem Kolon- und Rektumulkus
   und bei *Infektionskrankheiten:* Salmonellosen, Yersiniosen,
   Shigellosen, Campylobacter, Tuberkulose, Aktinomykose,
   Candidiasis, Amöbiasis, Malaria, Schistosomiasis, Anisakiasis,
   Strogyloidiasis, Balantidiasis, Gonorrhoe, Lues, Lymphogranuloma venereum, Herpes simplex, AIDS
7. **Ileus** (s. d., bes. Invagination, Volvulus), Zwerchfellhernien
8. *Anorektale* Prozesse (s. Nr. 158 B): *Hämorrhoiden:* hellrote
   art. Sickerblutungen. Rektum- und Analkarzinom: Sickerblutungen mit Schleim. Rektum- und Analprolaps. Proktitis.
   Analfisteln. Analfissur
9. Abdominale *Gefäßprozesse* (s. Nr. 27, IV), z. B. Angiodysplasien, M. Osler, Mesenterialgefäßverschluß oder ischämische
   Kolitis infolge Infarktes bei älteren Menschen
10. Hämobilie, Gallensteindurchbruch, Blutungen aus dem Pan-
    kreas
11. Schwere Leberleiden, insb. *Ösophagusvarizen* bei Leberzir-
    rhose, Budd-Chiari-Syndrom
12. Blutungen aus Zahnfleisch, Nase, Zunge, Pharynx
13. *Häm. Diathese* (s. d.), bes. Purpura abdominalis (Schönlein-
    Henoch), Thrombopenie, Thrombopathie. Evtl. bei Antikoa-
    gulanzien u. Salicylaten
14. Teerstühle bei **Neugeborenen:**
    a) Melaena vera: Sepsis mit hämatogenem Ikterus
    b) Melaena spuria: durch verschlucktes Blut. (Dagegen Me-
       konium: spärlich, schwarz-grünlich, zäh, geruchlos)

---

c) s. 13.
15. Vergiftungen (Anamnese, Beruf): Blei, Hg, Cu, Thallium, Säuren, Laugen usw.
16. Parasiten (okkulte Blutung): Schistosomen, Entamoeba histolytica, Ankylostomum, Trichozephalus
17. Sondierungen, Fremdkörper, Traumen: Stoß usw.
18. S. Hämatemesis und Hämoptyse

Untersuchung: Stuhl inspizieren. Digitale Untersuchung. Hämoccult-Test, falls Blutung zweifelhaft (vorher absetzen: Cumarine, Heparin, Salicylate, Antirheumatika, Steroide, Alkohol). Rektosigmoidoskopie, evtl. Koloskopie. Gastroskopie. MDP, Kolonkontrasteinlauf. Sonographie. Angiographie (Angiodysplasien? Mikroaneurysmen?)

Abzugrenzen gegen folgende Stühle:

1. *Grün-schwärzlich:* nach Genuß von Spinat, Salaten, Kohl (Chlorophyll), Kalomel, Biliverdin (im Säuglingsstuhl nach längerem Stehen)
2. *Schwärzlich:* nach Eisen, Wismut, Mangan, Tierkohle, Blaubeeren, Brombeeren, Blutwurst, Mekonium
3. *Rötlich-schwarz:* nach rote Bete, reichlichem Fleischgenuß, Rhabarber, Senna (mehr dunkelgelb)
4. *Nachdunkeln* an der Luft durch Oxidation des Urobilinogens zu Urobilin

30. Blutungen während Gravidität und Wochenbett

(Klinikeinweisung!)

1. **Gravidität:**
   1. Hälfte: Abort (95%), incl. Tubarruptur und Blasenmole
   2. Hälfte, ab 20. SSW: Placenta praevia (95%): Plazentagewebe im Mm. zu fühlen, hellrotes Blut
   Beachte: Keine vaginale Tastuntersuchung (ambulant)!

2. **Geburt** (Eröffnung und Austreibung):
   a) meist Placenta praevia
   b) Zervixriß, Uterusruptur, Quetschung
   c) Vorzeitige Lösung der normal sitzenden Plazenta: kein Plazentagewebe im Mm. zu tasten
   d) Insertio velamentosa: Blutung beim Blasensprung, die nach Abfluß des Fruchtwassers anhält. Kindliche Herztöne werden rasch leiser

3. **Nachgeburtsperiode:** postpartale Blutungen bis 500 ml sind physiologisch:
   a) meist Uterusatonie (Placenta adhaerens)
   b) Riß: Uterus, Zervix, Vagina, Damm, Labien
   c) Placenta accreta, increta, percreta, incarcerata

4. **Wochenbett:**
   a) meist Plazentareste und -polypen: etwa 1 Woche p.p.
   b) Thrombenlösung im Bereich der Plazentawunde: Blutung nach der ersten stärkeren Anstrengung
   c) Endometritis post partum = Subinvolution des großen weichen Uterus, sofort nach Partus etwa 2 Wochen anhaltend, harmlos: durch Überdehnung des Uterus oder nach langdauernder Geburt

5. **Etwa 4–6 Wochen p.p.:** hormonale Störungen, z.B. als Follikelpersistenz. Verstärkte erste Periode nach Wochenbett

6. **Immer möglich:** Karzinom, Polyp, Varizen, häm. Diath.

31. Bradykardie

= Herzfrequenz < 60/min
= Vagusreiz (Sinusbradykardie, Karotissinus-Druckversuch) oder selten Herzblock

1. **Physiologisch:** Konstitution (Vagotonus); Schlaf, Greise, Rekonvaleszenten, Sportler
2. **Koronare Herzkrankheit (KHK):**
   a) Frustrane Kontraktionen: Arrhythmia absoluta s. perpetua, Extrasystolen

   b) Totaler AV-Block (= Kammerautonomie) mit Adams-Stokes-Anfall. Auch sinuatrialer Block

   c) Nach Myokardinfarkt (Vagusreiz)

   d) *Sick-Sinus*-Syndrom: B., wechselnd mit Tachykardie bzw. Brady- u. Tachyarrhythmie

3. *Aortenstenose* (selten B.)

4. **Ohnmacht** (= vasovagale Synkope), Blutungskollaps (später Tachykardie)

5. **Zentralnervös:**

   a) Hirndruck: Blutung, Tumor, Hirnödem, Schädel-Hirn-Trauma, Meningitis, Hydrozephalus

   b) Bulbus- und Karotissinus-Druckversuch, Mediastinaltumoren, Karotisstenose

   c) Erkrankungen des Nasen-Rachen-Raumes

   d) Vegetativ Labile (Schreck) – ähnlich 4.

   e) Kohlendioxidanreicherung

6. *Relative* B.: Typhus, Grippe, Masern, M. Bang, Psittakose, Pappatacifieber

7. *Ikterus:* durch Gallensäuren

8. *Medikamentös; toxisch:* β-Blocker, Digitalis, Morphin; Urämie, Blei

9. *Hypothyreose* (Myxödem), hypophysäre Kachexie, Gravidität

10. *Hungerödem,* Anorexia nervosa (s. d.)

32. Bronchitis, Bronchopneumonie, Pneumonie

A. Akute B., Tracheobronchitis

95 % der akuten Infektionen des oberen Respirationstraktes werden durch *Viren* verursacht, hauptsächlich: Influenza- s. Grippevirus = Myxovirus influenzae (Typ A u. B), ferner Paramyxo-, Adeno-, Picorna-, Cornaviren.

In wenigen Fällen sind *bakterielle Erreger* ursächlich: Mykoplasmen, Chlamydien, bei Superinfektion vor allem Haemophilus influenzae, Pneumo- u. Staphylokokken (s. Pneumonie)

Klinik: Nach einer Inkubationszeit v. 48–72 h Kongestion, Nasensekretion, Niesreiz, Halsschmerzen, Reizhusten, leichte Temperaturerhöhung 1–1,5 °C, mehr bei Kindern. Später können hinzutreten: Schluckbeschwerden, Kopfschmerzen, Lymphknotenschwellungen, Fieberanstieg, Glieder- u. Muskelschmerzen. Krankheitsgefühl. Häufung in kalter Jahreszeit.

Diagn.: Virusdiagnostik ist aufwendig u. hat kaum therapeutische Konsequenzen. Blut- und Differentialblutbild, BSR und ggf. C-reaktives Protein differenzieren zwischen viralem u. bakteriellem Infekt.

In 20 % dieser Influenzainfektionen ist mit einer *Pneumonie* zu rechnen: Röntgenaufnahmen des Thorax.

Für die *Larnygotracheobronchitis* des Kindes (Krupp) sind pathognomonisch: Stridor, spastischer Husten, Heiserkeit.

B. Exazerbation der chronischen Bronchitis

WHO-Definition d. B.: täglicher produktiver Husten über einen Zeitraum von mindestens 3 Monaten während 2 aufeinanderfolgenden Jahren.

Nach pathogenetischen, therapeutischen u. prognostischen Kriterien unterscheidet man 3 Formen der chronischen B.: *nichtobstruktive* (einfache B.), *chronisch obstruktive B.* mit *asthmatischer* oder *emphysematöser* Komponente. Die emphysematöse Form betrifft vor allem die kleinen Atemwege (Bronchiolitis), sie hat die schlechteste Prognose.

Für die *Exazerbation* sind in mehr als 80 % bakterielle Erreger nachzuweisen, wobei *H. influenzae* u. *Pneumokokken* dominieren. Seltener sind: H. parainfluenzae, Moraxella catarrhalis, Klebsiella, Staphylokokken, Pseudomonas aeruginosa, Enterobakterien.

Klinik: Leitsymptome sind Husten, Auswurf und Luftnot. Gelbes Sputum heißt eitrige Entzündung (Ausnahme: Der Eosinophilengehalt bei Asthmatikern verfärbt das S. ebenfalls gelb): Inspektion u. Gramfärbung sind unerläßlich! Schüttelfrost, Fieber, Pleu-

raschmerzen weisen eher auf eine Pneumonie hin. Giemen u.
Brummen sind obligat. Späterer Befund: Zyanose, Polyglobulie,
Uhrglasnägel, Trommelschlegelfinger.
Das purulente Sputum soll zur mikrobiologischen Untersuchung
morgens (tiefer Morgenauswurf) entnommen und nach 2–3 Stun-
den untersucht werden (Aufbewahrung, Versand gekühlt).
Im Keimspektrum des Sputums finden sich der Häufigkeit nach:
H. influenzae (40–90 %, Schwankung weist auf methodische Män-
gel hin), *Pneumokokken;* viel seltener: Staphylococcus aureus,
Enterobakterien, Proteus-, Klebsiella-, Pseudomonaskeime.

C. Pneumonien

Die Pneumonie ist eine akute, subakute oder chronische Entzündung vom Alveolarraum oder Interstitium. Sie ist die häufigste
Todesursache unter den Infektionskrankheiten in Industrieländern: 15–30 % der Erkrankten versterben.

Einteilung: Die bisherige Unterscheidung in primäre (keine eru-
ierbare Ursache) und sekundäre P. (Grundleiden, das die P. bedingt) ist ebenso zugunsten einer klinischen Einteilung verlassen
worden wie die früher übliche Klassifizierung nach morpholog.
u. röntg. Erscheinungen: Lobärpneumonie, Bronchopneumonie,
interstitielle P.
Heute bevorzugt man aus therapeutischen und prognostischen
Gründen die klinische Einteilung d. P. in *5 Formen,* wobei die
wahrscheinliche Ätiologie maßgebend ist (Erregernachweis gelingt nur in 45–60 %, ambulant noch seltener):
a) *Ambulant erworbene P.,* verursacht durch Pneumokokken,
H. influenzae, Mykoplasmen/Legionella u. a. In 50 % bleibt die
Ätiologie unklar.
b) *Pneumonien bei chronischer Lungen-* (chronisch obstruktive
Bronchitis, Bronchiektasen) oder anderer *schwerer Grundkrankheit* (Nieren-, Leber-, Herzinsuffizienz, Diabetes, Tumoren u. a.)
werden am häufigsten verursacht durch: H. influenzae, Klebsiellen, P. aeruginosa und Pneumo- u. Staphylokokken.
c) *Aspirationspneumonien* (Alkoholismus, ZNS- od. Ösophaguserkrankungen) sind hauptsächlich bedingt durch anaerobe Keime u. Staphylokokken.

d) *Pneumonien bei Immunsuppression* (Transplantation, HIV-Infektion, Zytostatika) werden verursacht durch opportunistische Erreger: Pneumocystis carinii, Pilze, Mykobakterien (M. tuberculosis u. a.), daneben die üblichen Erreger (bei ca. $^1/_3$ der Pat.) Pneumokokken, H. influenzae

e) *Nosokomiale Pneumonie* (Erkrankungsrate aller Krankenhauspatienten ca. 7%) besonders häufig (75%) postoperativ. Erreger: Enterobacteriaceae, Staphylococcus aureus, P. aeruginosa, Viren.

Diagn.: Die Diagnose gilt als gesichert, wenn Kriterium (1) und mindestens 3 weitere Kriterien von (2) hinzukommen:

(1) *Infiltration im Röntgenbild*
(2) *physikalische Befunde:*
    a) purulentes Trachealsekret (> 25 Granulozyten/Gesichtsfeld)
    b) Fieber (> 38,5 °C). Hypothermie (< 36,5 °C)
    c) Leukozytose (> 10000/μl)
    d) Leukopenie (< 4000/μl)
    e) Erregernachweis (typisch für Pneumonie)

Klinik der typischen u. atypischen Pneumonien:

Typische P. am Beispiel der *Pneumokokkenpneumonie:* Schüttelfrost, hohes Fieber, Husten, Auswurf (vorher meist Infekt des Respirationstraktes), Pleuraschmerzen. Schwerkranker Eindruck, gerötete Haut, Herpes labialis. Atmung hochfrequent, flach, Atemexkursionen eingeschränkt, Klopfschalldämpfung, Bronchialatmen, ohrnahe feuchte RG, Bronchophonie, Stimmfremitus verstärkt. In schweren Fällen: Nasenflügelatmung, Lippenzyanose, Akrozyanose, Trübung des Sensoriums.

Atypische P. (Erreger: *Legionella, Mykoplasmen, Chlamydia, Coxiella, Viren;* s. u.): Langsamer Fieberanstieg, kaum über 38,5 °C ohne Schüttelfrost, (unproduktiver) Husten, protrahierter Verlauf mit Arthralgien, Myalgien, Kopfschmerzen, mäßigem Krankheitsgefühl. Physikalischer Befund eher diskret: wenig klingende ohrnahe RG, Pleurabeteiligung selten.

Röntgenbild: Typisch ist die beiderseitige perihiläre interstitielle Verdichtung (Virus-, Mykoplasmenpneumonie), sonst sehr vielseitige Befunde. Gelegentlich eindrucksvolle Röntgenbefunde, im Kontrast dazu kaum klinische Erscheinungen.

Die **Schwere einer Pneumonie** bestimmen die respirat. *Partial*- (pO2 60 mm Hg) **und** *Kreislaufinsuffizienz* (Hypotonie, Tachykardie), *septische* Komplikationen sowie die Einschränkung des Sensoriums.

I. Bakterielle Pneumonien

1. Typische Pneumonien

a) *Pneumokokken* pneumonie durch Streptococcus pneumoniae (s. o. unter „Klinik"): bis zu 70 % der ambulant erworbenen Pneumonien.

b) *Staphylokkken* pneumonie durch St. aureus et epidermidis: bei 2–5 % ambulant erworbener und ca. 13 % nosokomialer Pneumonien. *Klinik:* s. Pneumokokkenpneumonie, eher noch foudroyanter verlaufend, in 50 % Pleuritis.

c) *Haemophilus influenzae*-**Pneumonie:** häufig bei chronisch obstrukt. Lungenerkr., tritt meist als Bronchopneumonie in Erscheinung. Im Kindesalter segmentale oder lobäre Infiltrationen.
Häufige *Komplikationen:* Bei Kindern Herde in anderen Organen (Otitis media 50 %, Meningitis 20 %). Bei Erw. in mehr als 20 % Meningitis.

d) **Pneumonie durch** *Enterobacteriaceae:* oft als Hospitalinfektion. Erreger: *Klebsiella pneumoniae* (Friedländer), *Escherichia, Shigella, Salmonella, Enterobacter, Serratia, Proteus, Yersinia.* Betroffen vor allem Ältere, Abwehrgeschwächte, Pat. mit Bronchitis, Emphysem od. Diabetes mellitus.
Klinisch meist lobäre Anschoppung bes. des re. Oberlappens. Schweres Krankheitsbild, in 50 % sind pulmonale Komplikationen zu befürchten.

e) *Postoperative* **Pneumonie** infolge Hypoventilation, Atelektasen, Inhalationsnarkose, resistente Staphylokokken, Klebsiella, Enterobacter- od. Pseudomonas-Arten, auch Pneumokokken, Haemophilus od. Anaerobier. Da meist nosokomiale Problemkeime, ist Erregerdiagnose mittels endobronchialer Aspiration od. Lavage sinnvoll (Bronchoskopie)

f) *Aspirations*pneumonie: anaerobe/aerobe Mischinfektion
bei Bewußtlosen, Schwerkranken, Epileptikern, Debilen,
Schluckstörungen, Tracheostoma; nach Schlafmitteln u.
Narkose; Kompl. bei der Gastroskopie. Häufig wird saurer
Magensaft aspiriert. Wechselnde Infiltrationen, nekrotisie-
rende Pneumonie, Lungenabszeß, Pleuraempyem können
Folgen sein.
Erreger: Anaerobe Keime (Peptostreptokokken, Fusobakte-
rien u.a.); *aerobe* Keime: Staphylokokken, Streptokokken
(außerhalb der Klinik); *nosokomiale* Keime: Klebsiellen,
Proteus, P. aeruginosa u.a.
Klinik: fötider bis fauliger Mundgeruch, Hinfälligkeit,
produktiver Husten, purulenter Auswurf. – Sonderform:
Perinatale P. durch Aspiration von infiziertem Fruchtwasser
g) **Pneumonien durch *Pseudomonas aeruginosa*** (P.a.): 14 %
aller nosokomialen P. Toxisches Krankheitsbild mit Bewußtseinstrübung, rö. diffuse bilaterale Infiltrationen, kleine Abszesse. Letalität 50–80 %.

2. Atypische Pneumonien

a) **Pneumonien durch *Legionella*-Species:** Erhöhtes Erkran-
kungsrisiko bei Männern über 50 Jahren. Patienten mit
schwerem Grundleiden. Legionellen sollen 10–15 % der
atypischen Pneumonien verursachen (meist *L. pneumo-
philia*). Die Keimaufnahme als Aerosol (Klimaanlagen!)
steht im Vordergrund. *Klinisch* unterscheidet man 2 Verlaufsformen: *Grippeähnlicher Verlauf* mit Fieber, Kopfschmerz, Myalgien, Diarrhoe, Abdominalbeschwerden, keine rö. Veränderung; Verlauf als *„atypische Pneumonie"*
(s.o.) mit bronchopneumonischen konfluierenden Infiltrationen häufig beider Unterlappen.
b) *Mykoplasma*pneumonie, häufigste Ursache der atypischen
P. Erreger: *Mycoplasma pneumoniae. Klinik:* fieberhafter
Infekt d. Atemwege mit Pharyngitis oder Bronchitis, Husten (Leitsymptom), Fieber, Kopfschmerzen, u.U. (ak.) respiratorische Insuffiz. Rö.-Befund variabel: meist einseitige
Infiltrate wie bei Bronchopneumonie, meist in Unterlap-

pen (75–90 %). *Typisch* sind Lymphozytose, Monozytose
bei Neutrophilie (Leukozyten um 10000, ausnahmsweise
30000/µl). Pleuraerguß in 20 %.

c) **Pneumonien durch *Chlamydien:***
   α) *Ornithose,* bes. Psittakose (Ch.psittaci). Hauptübertra-
      gungsweg ist die Inhalation trockener Vogelsekrete
      (Sittiche). *Klinik:* sehr variabel, meist wie bei milder Vi-
      ruspneumonie. KBR
   β) *Ch.pneumoniae-Pneumonie.* Dritt- od. vierthäufigster
      Erreger von ambulanten od. „stationären" P. Übertra-
      gung durch Tröpfcheninfektion. Beginn mit Pharyngitis,
      Heiserkeit, Halsschmerzen, Bronchitis. Langwierige In-
      kubationszeit und Verläufe.

d) *Rickettsiosen:* z.B. *Q-Fieber* (Q = query = Frage – nicht
   verwechseln mit Queensland-Fieber). Coxiella burnetii. *In-
   fektionsquelle:* infizierte Tiere, Tierprodukte, Ausscheidun-
   gen, Stallstaub. *Klinik:* nach 2–4 wöchiger Inkubationszeit
   Erkrankungsbeginn plötzlich mit Schüttelfrost, hohen Temperaturen (Continua), Reizhusten, Nackensteifigkeit, Kopfschmerzen. Pulmonale Befunde sind diskret. Meist gutartig. *Rö.* herdförmige Trübung wie bei Virus- u. Mykoplasmenpneumonie. Serologie (ELISA, KBR)

e) *Mucoviscidose,* autosomal-rezessive Erbkrankheit mit der
   Produktion eines physiko-chemisch abnormen Sekrets aller
   exkrinen Drüsen: u.a. frühkindliche chron. Bronchitis mit
   Bronchiektasenbildung, regelhaft Besiedlung mit broncho-
   pathogenen Keimen

Komplikationen (von I.): Meta- od. postpneumonische Pleuritis,
evtl. mit Schwarte, Empyembildung, Abszeß, (Pyo-)Pneumotho-
rax, alveoläre Blutungen, intravasale Koagulation. Arthritis.
Hirnabszesse.

II. **Viruspneumonien (atypische Pneumonien)**
   Trockener, oft quälender Husten. Geringer physik. Befund infolge häufig nur spärl., diffusen, peribronchit. Veränderungen
   in Diskrepanz zum Rö.-Bild. Grundlage ist ein Infekt der oberen Atemwege mit deszendierender Ausbreitung.

1. *Influenza:* s. A. – Parainfluenza-Virus

2. *Adeno*viren verursachen 20 % der P. im Kindesalter, häufig mit Pleuraerguß.

3. *RS*-Viren: Im Kleinkindalter herrschen mit 40–60 % Respiratory syncytial Viren vor. Hohes Fieber, Dyspnoe, Zyanose. *Radiolog.* bronchopneumonische Infiltrationen, atelektatische u. überbelüftete Areale

4. *Zytomegalie*-Viren: Pneumonien v. a. bei Säuglingen, bei HIV-Infizierten, nach Organtransplantation u. v. a. Arthralgien, Myalgien, trockener Husten, Tachypnoe, Fieber.

5. *Varizella-Zoster-* u. *Herpes-Simplex*-Pneumonien: bes. bei Knochenmarktransplantat-Empfängern (44 %). *Klinik:* mukokutane Läsionen (Herpes labialis).

6. Primär nicht pneumotrope Viren (selten): Masern, Röteln, Enteroviren, REO-Viren, Epstein-Barr-Virus u. a.

Komplikationen: Bronchiektasen, Restinfiltrationen, Lungenfunktionsstörungen bei Adenoviruspneumonien; Hyperreagibilität, Exazerbation eines Asthmas bei RS-Virusinfektion. Interstitielle Lungenfibrosen.

III. Pneumonien durch opportunistische Krankheitserreger: Pilze, Parasiten

1. *Pilzpneumonien:* Soor (= Candidiasis = Moniliasis), Aspergillose, Aktinomykose, Nokardiose, Kryptokokkose, Histoplasmose, Blastomykose, Kokzidioidomykose, Geotrichose, Trichosporose, Mucormykose, Torulopsidose, Penicilliose: Trokkener Husten, Fieber nicht obligat, subakut oder chronisch, Misch- oder Superinfektionen bei geschwächter Resistenzlage nach Langzeitmedikation mit Antibiotika, Corticoiden, Zytostatika und Immunsuppressiva, bei Tumorkachexie usw. Erregernachweis im Nativpräparat u. in Kultur; Serologie

2. *Parasiten* (s. a. IV): Darmparasiten *(Ascaris, Hakenwürmer)* u. Lungenegel können Lungeninfiltrate (Löffler) mit Blut- und Sputumeosinophilie verursachen. Der Echinokokkusbefall ist besonders gefürchtet: zystische Läsionen des Parenchyms, bei Ruptur droht eine schwere, oft letal verlaufende, allergische Pneumonie.

3. *Pneumocystis-carinii-Pneumonie* (PcP): mit 80 % die häufigste pulmonale Manifestation bei AIDS. Auch bei sonstiger ex-

tremer Abwehrschwäche od. bei Säuglingen vom 2.–6. Monat. Protozoen?

IV. Allergische Pneumonien

1. *Eosinophile Pneumonien:* Physik. Lungenbefund neg., Rö.!
   a) *flüchtig* (= *Löffler*-Infiltrat) infolge allergischer Gewebsreaktionen auf Durchwanderung von Parasitenlarven (insb. Ascaris, auch Trichinen, Filarien, Schistosomen), auf Medikamente (Penicillin, Furadantin, Sulfonamide), Pollen, Bakterienallergene, Kontrastmittel. Pleurabegleiterguß möglich, spontanes Abklingen nach ca. 3–4 Wochen
   b) *chronisch:* heterogene Krankheitsgruppe bei oft schwerem Grundleiden (Lymphogranulomatose, Panarteriitis nodosa u. a.).
2. *Allergische Alveolitis* bei allerg. Reaktionen vom Typ III mit Beteiligung der Alveolen infolge präzipitierender Antikörper *(z. B. Farmerlunge):* 6–8 h nach dem Dreschen schimmelhaltiger Frucht Husten, Dyspnoe, hohes Fieber, Knisterrasseln durch perakute interstitielle Pneumonie. Allergenabstinenz erforderlich, ähnlich *Bagassosis* (bei Zuckerrohrarbeitern), *Ahornrindenkrankheit, Vogelhalterlunge*

Differentialdiagnose:

1. **Lungentuberkulose:** Diagnostik durch Bakteriennachweis (mikroskopisch, kulturell, Tierversuch) und Histologie.
2. **Lungentumor,** bes. *Bronchialkarzinom.* Raucheranamnese?
3. **Lungeninfarkt, -embolie:** Häufiger als vermutet, bes. bei Einnahme von Ovulationshemmern und als sog. jet disease. *Klinik:* Rasch einsetzender und zunehmender Pleuraschmerz, trockene Begleitpleuritis (Reibegeräusch), je nach Ausdehnung Hustenreiz, Hämoptysen, Dyspnoe. Bei *fulminanter* oder *massiver* Lungenembolie Tachypnoe, Tachykardie mit akutem Cor pulmonale bis hin zu Schockzustand, Bewußtseinsverlust und akutem Rechtsherzversagen. Anamnestisch oft Immobilisation, operative Bauch- od. Beckeneingriffe, Beinvenenthrombosen
4. **Stauungslunge,** Extrem = *Lungenödem:* Ätiologie: hauptsächlich Mitral- und Aortenfehler, Herzinfarkt, Linksherzinsuffizienz anderer Ursache, Hypostase. Selten: cerebral (z. B. nach

Schädeltraumen, bei Apoplexie), Vergiftungen (Phosgen, Chlorgas, Arsen, Nitrosegase, Schlafmittel), Nephritis, Urämie, nach rascher ausgiebiger Pleurapunktion

5. *M. Boeck* = Sarkoidose. Ät. unbek. Vorw. 3.–5. Lebensjahrzehnt. Unterschiedliches Krankheitsbild, da alle Organe befallen sein können, am häufigsten Lungen (bihiläre Lymphadenopathie, miliare Aussaat, Fibrose und Hyalinose) und Lymphknoten, seltener Milz- und Leberschwellung, Hautknoten, ostitische Herde. Ak. und (meist) chron. Verlaufsform, beide benigne, außer bei 2–5 % Entwicklung einer Lungenfibrose (s. 7.). Blutbild fast normal, auch BSR nur mäßig beschleunigt. Tuberkulinprobe neg. Histol. Befund. Als Frühsymptom oft Erythema nodosum (Löfgren-Syndrom)

6. *Pneumokoniosen* = Staublunge. Schwere und Progredienz abhängig von Art und Menge der Staubpartikel, von Expositionsdauer und individueller Resistenz. Maligne P. mit fortschreitender *Fibrose* und Funktionseinschränkung: Silikose, Anthrakose, Asbestose, Talkose, Aluminium-, Manganlunge u. a.

7. *Lungenfibrosen:* als Endzustand chronisch-entzündlicher und destruktiver Prozesse (z. B. Emphysem, Tbc), Pneumokoniosen, M. Boeck, als Bestrahlungsfolge, idiopathisch *(Goodpasture-, Hamman-Rich-Syndrom),* bei Sklerodermie, Hämochromatose

Untersuchung (s. a. Lungen): Anamnese: Epidemien? Beruf. Kontakt mit Tieren usw. Aspiration?
Physikalischer Lungen- und Pleurabefund. Lymphome?, Milztumor?, Effloreszenzen.
Blutbild. Serologisch: meist erst ab 2. Woche aufschlußreich: KBR, Kälteagglutinine?, Antistrepto-, Antistaphylolysin-Titer, Legionellen-IF, HIV-Titer? Blutgasanalyse
Kulturen von Sputum, Blut, Pleurapunktat, evtl. Urin und Liquor. Rö. Thorax, CT; bei V. a. Lungenembolie Pulmonalisangiographie, Fiberbronchoskopie (bei Therapieresistenz, Hämoptysen, Fremdkörper- od. Karzinomverdacht), Spirographie

33. Brustschmerzen

= Schmerzen inner- und außerhalb des Cavum thoracicis

I. **Erkrankungen der Thoraxorgane**

1. Spontanpneumothorax, Pneumonie, Lungenembolie, Tbc, Bronchialkarzinom, Hilusprozesse u. a.
2. Pleuraschmerzen, am heftigsten im tiefen Inspirium (s. Nr. 122): Pleuritis sicca, exsudativa et adhaesiva; Pleuropneumonie. Bösartige und gutartige Pleuratumoren. M. Bornholm. Vermutlich hierher gehört das Effort- s. Da Costa-Syndrom: Herzdruck und -stiche sowie Präkordialschmerz, auch in Ruhe, gelindert durch Atemanhalten, infolge Hyperventilation (kardiorespirat. Syndrom) auf neuroveget. Basis
3. Zwerchfell-Erkrankungen: ZF-Krämpfe (s. Singultus), ZF-Hernien, Relaxatio diaphragmatica
4. *Retrosternaler Schmerz:*
   a) Tracheitis, Pertussis
   b) Mediastinaltumoren (s. d.), Mediastinitis (meist nach eitriger Entzündung der Halsorgane)
   c) Herz-Kreislauf-Organe: Perikarditis, Angina pectoris (s. d.), Herzinfarkt, Aortitis, Aortenaneurysma (Druckgefühl)
   d) Ösophaguserkrankungen (s. Nr. 139, 8.): Z. B. Refluxkrankheit bei axialer Hiatushernie, meist bei adipösen Personen mittleren Alters. Druck und Engegefühl sowie brennender Schmerz hinter dem distalen Sternum mit Ausstrahlung (z. B. Stenokardien). Die Empfindungen sind von der Nahrungsaufnahme unabhängig und lindern sich manchmal nach Defäkation und Flatulenz (intraabdominale Druckabnahme), auch beim Stehen und Sitzen. Gehäuftes Aufstoßen und Reflux von Mageninhalt. Dyspnoe. Anämie durch kleine Arrosionsblutungen möglich.
   – Cardiospasmus

II. **Erkrankungen der Thoraxwand**

1. Erysipel, Abszeß, Furunkel, Phlegmone
2. Muskelerkrankungen: Myositis, Trichinose

3. Myalgien: Myogelosen, „Muskelkater", Zerrungen von Muskelansätzen
4. Krampus-Syndrom der Mm. intercostales
5. *Mammaschmerz* = Mastodynie:
   a) *Mastitis* mit Rötung und Fieber
   b) *Tumoren* (häufig zunächst ohne Schmerz):
      Karzinom: Häufigster maligner Tumor der Frau, bes. zwischen 45. u. 70. Lj. Bei jeder Mammaverhärtung zuerst daran denken! (In Deutschland erkranken 7 % aller Frauen an Brustkrebs.) Prädilektionsstelle ist der äußere obere Quadrant mit ca. 50 %. *Symptome:* anfangs schmerzloser Knoten (70 %), derb, höckerig, neu aufgetretene Größen- u. Formunterschiede der Brüste, Einziehungen der Mamille, Sekretion, Rötung, Schwellung von Brust, Arm (Lymphödem). Spätsymptome: Lymphome axillär, supraklavikulär. *Mastopathia cystica:* häufigste benigne Brustdrüsenerkrankung, meist Frauen zwischen 35 und 50 J. Derbe, kleinzystische, schmerzhafte Knoten des Drüsenkörpers, ohne Verbindung mit der Mamille. U. U. Austritt blutiger, schwärzlicher oder grünlicher Flüssigkeit aus der Mamille. Entartung ist möglich: daher bei schnellerem Wachstum darauf achten! Probeexzision!
      Gutartige Milchgangspapillome
      Lipome (weich), Fibrom (derb), Fibromyom (derb), Hämangiom (weich)
      Bei allen Arten, selten auch bei internen Leiden und traumatischen Sugillationen, kann die Mamma *bluten.* Einteilung n. Prechtel (Grad I–III).
   c) Schwellung bei beginnender Gravidität, bei Laktation und prämenstruell (Brust wird praller, Hyperästhesien, vegetative Zeichen)
   d) Präsenile Involution
   e) Zug großer Mammae
   f) Im Bereich von induriertem Narbengewebe
   g) Interkostalneuralgie
   h) Links bei Angina pectoris
   i) Krampfartige Schmerzen in den blaß werdenden Mamillen: Nikotinabusus

j) Auswirkungen genitaler Erkrankungen: Ovarialtumor, Adnexitis, Retroflexio u. a.

k) An Karzinophobie und hysterische Reaktion denken!

6. *Gynäkomastie:* echte (Drüsengewebsvermehrung), unechte (Fettgewebsvermehrung), endokrine Störungen (Hodentumoren. Hodenatrophie, Nebennieren-Erkrankungen, Hyperthyreose); bei Leberleiden; bei Unterernährung; nach massiven Follikelhormon- und Kortikoidgaben

III. **Prozesse des Thoraxskeletts und Knochenmarks**

1. Prim. oder metast. Neoplasma, Osteomyelitis, Periostitis, Perichondritis, Rachitis, Osteoporose, Osteomalazie, Fibrositis, perniziöse Anämie, M. Hodgkin, Leukämie, Myelom, Lues, M. Paget

2. Sternum druck- und klopfempfindlich vor allem bei Leukämien (bes. myeloische) und Tumoren. Tietze-Syndrom (= schmerzhafte Schwellung der Knorpelansätze am oberen Sternum)

3. Rippenfrakturen: Trauma oder spontan bei Myelom, Knochenmetastasen, Osteoporose, Osteomalazie, M. Paget

4. Prellungen bes. der freien Rippen

5. Kostoperichondrose: Druckschmerz und bisweilen geringe Verdickungen an der Knorpel-Knochen-Grenze der Rippen, harmlos

6. Ausstrahlende Gelenkschmerzen: Schulter-Arthritis und -Arthrosis, Spondyl(arthr)itis, Periarthropathia humeroscapularis

IV. **Neurogen**

1. Gewöhnlich einseitige Schmerzen auf Druck, bei Bewegung und Atmung:

   a) *Interkostalneuralgie* = meist eine Verlegenheitsannahme statt anerkannter intrathorakaler Vorgänge, darf nur per exclusionem diagnostiziert werden. Denn selbst die interkostalen Valleix-Druckpunkte können hyperästhetische Zonen eines Organleidens darstellen. Deshalb muß die segmental-radikuläre Schmerzausbreitung mit Sensibilitätsstörungen hinzukommen. BSR und Blutbild normal

   b) Radikulitis

   c) Zoster = Spinalganglionitis

2. Gürtelschmerz bei Tabes. Hämatomyelie u. a.

V. *Vegetativ-endokrin*

Psycho-vegetat. Syndrom, Hyperthyreose, Klimax, Hypoglykämie

VI. *Abdominalerkrankungen* (reflektorisch)

Cholelithiasis und Cholezystitis (oft Schmerz entlang der 11. Rippe). Ulkus, Abszesse, Leber- und Milzvergrößerung

Anhang: **Seitenstechen** = passagerer stechender Schmerz am li. oder re. Rippenbogen bei körperl. Anstrengungen, bes. beim Laufen nach dem Essen. Bei sportlich Trainierten tritt es kaum auf. Die Entstehung wird verschiedenartig gedeutet:

1. *Zwerchfell:* Störung seiner Bewegungen; Erschütterung, Überbeanspruchung bzw. Übermüdung mit Hypoxämie des Diaphragma durch Laufen, Husten, Singultus, Niesen, Lachen, Erbrechen. Reizung des Zwerchfells durch Prozesse in seiner Nachbarschaft. Es werden auch Erschütterungen des oberen Magenpols angeschuldigt.
2. Starke Kontraktionen der *Milz* (li.) oder der Leber und Gallenblase (re.)

Die Patienten bezeichnen als S. auch zahlreiche unter I–VI aufgeführte Vorgänge mit Schmerzlokalisation im Rippenbogenbereich.

---

34. BSR, auch *BKS, BSG*

(Blutkörperchensenkungsreaktion nach *Westergren*)

Normal: Männer: 3–8 (1 h)/5–18 mm (2 h); Frauen: 6–11/6–20 mm (im Angelsächsischen meist nur Angabe des 1-Stunden-Wertes). Überwiegend bedingt durch Verschiebung der Blutproteine (Globuline und Fibrinogen vermehrt), nur selten durch zelluläre (Ery.) Faktoren. Möglichst Nüchternblut nehmen. Anlaufzeit mindestens 1 Tag, schleppt dann nach. Normale BSR schließt z. B. Karzinom und Tbc nicht aus.

Bei *ak.* Infektionen sind die ersten beiden Stundenwerte nicht sehr unterschiedlich, während im *chron.* oder Reparationsstadium der Einstundenwert bereits rel. niedrig, dagegen der Zweistundenwert noch hoch ist.

Höchste Beschleunigungen bei rheumatischer Arthritis, Dysproteinämien (maligne Tumoren, Myelom, Nephrose, manche chron. Leberleiden, Gammopathie), Amyloidose, bakteriellen Infektionen (z. B. Pneumonie, Meningitis ep., Pyelonephritis, Cholangitis), Leptospirosen.

A. Beschleunigt

1. **Infektionskrankheiten:** Pleuraexsudate, Grippe, Cholangitis, Pyelonephritis, Sepsis, Endocarditis lenta. Typhus (erst nach einigen Tagen), M. Crohn, Colitis ulcerosa, Malaria, aktive Tbc (nicht obligat: hohe Werte bei exsudativen Lungenformen und Peritonitis), Lues, Leptospirosen usw.
   Geringgradig: viele Viruserkrankungen (z. B. Poliomyelitis), Bruzellosen, Hilusdrüsen-Tbc, Lues III
2. **Entzündungen,** Eiterungen: Abszesse, Nekrose, Gangrän, Thrombophlebitis, Osteomyelitis, Amyloid, Arthritiden, Adnexitis, Myelitis. (Nicht bei Appendizitis im frühen Stadium)
3. **Rheumatismus,** Fokalinfektion. Kollagenosen. Gicht (im Anfall)
4. **Tumoren,** bes. maligne Lymphome. Bei Myelom auffällig rasche Sedimentierung (z. B. 115/120)
5. Vermehrter **Gewebszerfall:** Tumoren, Myokardinfarkt, Verbrennung, Trauma (z. B. frische Fraktur)
6. **Nephropathien:** Nephritis, nephrot. Syndrom
7. **Leber, Gallenblase:** *hochgradig:* Cholangitis, Cholezystitis, vorgeschrittene Leberzirrhose; *geringgradig:* Hepatitis ep., Cholelithiasis. Stark erhöhte 2 h-Werte bei normalen 1 h-Werten als Hinweis auf Leberleiden
8. **Anämien,** Leukämien, bes. hämolyt. Anämien
9. Nachschleppen: Rekonvaleszenz, postoperativ u. a.
10. Diabetes, hormonale Überfunktion
11. Vergiftungen: z. B. Jod
12. Nach epileptischem Anfall
13. Häufig Hauptausschlag durch *Komplikationen* wie Arthritis, Pleuritis, Thrombophlebitis, interkurrente Erkrankung
14. *Physiologisch:* Wärme, Bestrahlungen (Höhensonne, Rö.), Reizkörpertherapie, Bäder. Senium. Gravidität (ab 3. Monat,

bis 40 mm/h) und Menses haben einen individuell unterschiedlichen (geringen) Einfluß. Körperliche Anstrengung. Nahrungsaufnahme: während Hunger geringe Beschleunigung bewirkt, sind reichliche Mahlzeiten gering verlangsamend. Wetterfrontenwechsel bei veg. Labilen. Vornehmlich bei diesen Personen bestehen auch tagesrhythmische Schwankungen, indem die BSR morgens am langsamsten ist.

15. *Äußerliche Noxen:* zu wenig Zitrat, große Zimmerwärme, schiefstehendes Röhrchen, feuchtes Röhrchen

B. Verzögert

1. Herzinsuffizienz
2. Manche Ikterusformen, Lebererkrankungen
3. Polyglobulien, Polycythaemia rubra vera
4. Ak. anaphylaktische Zustände
5. Antikoagulanzientherapie (?). – Hypofibrinogenämie. – Kortikoide, Salizylate u. a.
6. Zu viel Zitrat

C. Nebenbefunde

1. Serum sehr hell: Eisenmangelanämie
2. Serum strohgelb: perniziöse Anämie
3. Serum goldgelb: Hämolyse, Ikterus
4. Serum trüb = durch Fett und Eiweiß: Hyperlipoproteinämie, fette Nahrung, Nierenerkrankungen, Diabetes
5. Leukozytenring über den Ery.: Leukämien. – Schleier: Leberzirrhose, multiples Myelom, M. Waldenström
6. Grobe Abschätzung von Anämien (normaler 24 h-Wert 60–80) und Leukämien. Dieser angenäherte Hämatokritwert ist schneller zu gewinnen, wenn man das Röhrchen schräg stellt (etwa 45°).

Fehlerquellen (s. auch A 14., 15.):
Spritze und Senkungsröhrchen müssen sauber und trocken sein.
Nur kurze Venenstauung vor Punktion.
Zitratblut in Spritze durch häufiges Schwenken gut mischen.
Bei Ery.-Zahlen von unter 2,5 Mio. und über 5,5 Mio. ist die BSR kaum noch zu bewerten.

Sind Höhe und Weite der Röhrchen konstant?
Röhrchen müssen senkrecht stehen.

Eigener Versuch: Ein 10/23 senkrecht sedimentierendes Blut erreichte bei
60° Schrägstellung einen Wert von 70/91, wobei allerdings die Ery. teilweise am Rand hängen blieben und das Serum nicht klar war.

Wichtig ist die Umgebungstemperatur. Deshalb muß auch das In-
strumentarium bei konstanter Zimmertemp. gehalten werden. In
Wärme Beschleunigung, in Kälte Verlangsamung.

Eigener Versuch: Ein Blut, das bei 20° 116/136 senkte, erreichte bei 0°
nur 8/14. Dieses Extrem ist unwirklich. Doch schon bei unter 18° wird
die BSR ungenau. Bei 38° liegt sie etwa doppelt so hoch wie bei 20°;
also Sonnen- und Heizungseinwirkung meiden!

Gemisch höchstens 5 Std. liegen lassen.

35. Conjunctivitis

= Sekretion mit Verklebung, Tränen, Lichtscheu, Brennen,
Druckgefühl, Reiben beim Lidschlag, *konjunktivale* Injektion
(Gefäße vorw. peripher hellrot, scharf abgegrenzt, oberflächlich,
verschieblich). Dagegen gehören unangenehmer Schmerz, wässe-
rige, nicht schleimig-eitrige Sekretion, Visusverschlechterung und
Blepharospasmus erst zur *ziliaren* Injektion (Gefäße vorw. um
den Limbus herum diffus bläulich-rot, tief liegend, unverschieblich), die bei Keratitis (Skrofulose, Lues), Ulcus corneae, Iritis,
Glaukom usw. vorliegt. Beide Rötungen sind oft kombiniert; häufig einseitig.

1. *Lokale Infektion:* Go., Diphtherie. Blepharoconjunctivitis an-
   gularis (Moraxella lacunata). C. vernalis (Frühjahrskatarrh):
   infolge Überbelichtung. Schwimmbad-C. Kerato-C., mit Ptosis. Trachom = bes. C. granulosa durch Chlamydia trachomatis, mit Ptosis
2. *Infektionskrankheiten:* Grippe, Schnupfen, Masern, Lues
   connata, Skrofulose, Diphtherie, Parotitis ep., oft Paratyphus

(nicht Typhus), Yersiniosen, Leptospirosen, Reiter-Syndrom, Tularämie, Fleckfieber, Pappatacifieber

3. Erkrankungen der *Nachbarschaft:* Cornea, Tränenwege (z.B. Pneumokokken: monatelang vorausgehendes Tränen). Lider (z.B. Stellungsanomalien), Nasennebenhöhlen
4. *Dermatosen:* Ekzem, Psoriasis, Rosacea, Pityriasis, Lupus, vulg. u.a.
5. *Konstitutionell:* exsudative Diathese
6. *Allergisch:* Heufieber (bes. C.vernalis), Rheumatismus u.a., Medikamente, Parasiten (Filiariose, Bilharziose u.a.)
7. *Chem.* Reize: Kampfgase, Nitrosegase usw.
8. *Physik.* Reize: Fremdkörper. Scheuern von Wimpern. Staub, Rauch, Luftzug. UV-Strahlen (z.B. Schneeblindheit, Bogenlampe, beim Schweißen)
9. Sjögren-Syndrom: chron. Keratokonjunctivitis sicca
10. Simulanten: durch Reiben und Reizstoffe
11. Injizierte Konjunktiven: häufig bei (chron.) Leberleiden

Abzugrenzen andere Erscheinungen unter dem Bild „rotes Auge":

a) *Blutungen* in und unter die Bindehaut = umschriebene, gleichmäßige Röte, in der keine Gefäße zu erkennen sind: meist spontan oder unter Einfluß von Traumen (perforierende Verletzung?, Contusio bulbi?), Sklerose der Konjunktivalgefäße, Hustenanfällen (z.B. Keuchhusten), Brechattacken, Pressen, hämorrh. Diathese u.a.
b) *Rosacea* der Konjunktiven und Cornea: vorw. bei klimakterischen Frauen
c) *Glaukom:* fast immer einseitig. Plötzlich auftretende Schmerzattacken im Bulbus, oft mit Ausstrahlen in die Stirn, das Ohr und den Hinterkopf. Schwindel, evtl. Erbrechen. Rasche Visusverschlechterung (nicht immer). Tränen, Lichtscheu. Bulbus düsterrot infolge Prallfüllung der Konjunktiven und Ziliarvenen, Lider ödematös, Cornea matt. Iris verwaschen. Pupille weit, entrundet, lichtstarr. Augeninnendruck gesteigert, > 26 mm Hg (Bulbus bei Palp. steinhart). Prodome: häufig Verschwimmen vor den Augen mit Regenbogenfarbensehen und Nebelsehen, bes. morgens. Unterscheide ak. und

chron. Form. – *Ät.:* primär (ohne erkennbare Ursache) oder sekundär bei retrobulbären Prozessen, intraokularen Tumoren (z. B. Hämangiom, Melanom), Blutungen in den Bulbus, Linsenluxation, Iritis, Iridocyclitis, Skleritis, Keratitis, Exophthalmus.

d) Blutfülle bei Polycythaemia vera
e) *Keratitis* (s. o.): Fluoresceinfärbung
f) *Skleritis* (selten): umschriebene bläulich-rote Herde, keine Sekretion, kein Schmerz. Nach Abheilung schiefergraue Narbe. Ät.: Rheumatismus, Tbc, Lues
g) *Iritis* (s. Nr. 80)
h) Hordeolum: mit schmerzhaftem, entzündlichem Lidödem
i) *Blutweinen* (Dakryohämorrhoe): leicht blutende Tumoren (Hämangiom). Bindehauterkrankungen, Tränenwegserkrankungen, Traumen, hämorrh. Diathese, mech. Faktoren (z. B. Nasentamponade bei Epistaxis), Menses, Simulation, Hysterie, Stigmatisation, Injektionen von Acetylcholin

*Anhang: **Tränenträufeln:***

α) Überproduktion von Tränenflüssigkeit infolge entzündlicher Reize (s. 1.–5.), nervöser Reize (s. 6., Weinen) oder physik.-chem. Reize (s. 8. und 7.)
β) Ohne Überproduktion: Anomalien der Lidränder und des Unterlides (Ektropium). Zu enge und zu weite Lidspalte. Heraustreten des Tränenpunktes. Konkremente (Tränensteine) und Stenosen der Tränenkanälchen.

36. Dämmerzustände

Stunden- bis tagelange, selten wochenlange Bewußtseinseinengung (Verlust der Kontinuität des Bewußtseins) mit traumhafter Verwirrung ohne auffällige Somnolenz, mit Sinnestäuschungen, Störung des Gedankenablaufs und der Orientierung. Bisweilen Zornesausbrüche, sexuelle Erregungen, religiöse Ekstasen. Danach Amnesie:

1. **Epilepsie** (s. Anfälle): vor bzw. nach Anfall oder als Äquivalent
2. **Symptomatisch:**
   a) Hohes Fieber bei Infektionskrankheiten; Enzephalitis
   b) Präkoma (s. Koma): Urämie, Diabetes, (morgendliche) Hypoglykämie, Leberleiden, nach Alkoholexzessen
   c) Nach Hirntraumen. Insolation
   d) Hirnorganisches Psychosyndrom (s. Nr.59)
   e) Toxikomanie (Sucht): bes. Rauschgifte, Hypnotika, Alkohol
   f) Migräne: rasch vorübergehend
   g) Bei körperl., geistiger und seelischer Erschöpfung
   h) Bei Herzinsuffizienz bei rascher Entwässerung
3. **Psychogen** (hysterisch): als wunsch- und zweckgeleiteter Affekt auf bestimmte Erlebnisse. Noktambulismus s. Somnambulismus, der bei Neuropathen und Epileptikern vorkommt. Künstlich herbeigeführt = *Hypnose*
4. *Idiopathisch:* Ätiologie nicht zu finden

---

37. Dermographismus

= Erregung der Hautvasomotoren.
Das Hautgefäß-NS (als Teil des peripheren vegetativen NS) ist mit seinen Rückenmarkssegmenten verbunden 1. paravasal über die kranialen Ausläufer der Grenzstränge (= Aorten- und Karotis-Plexus), 2. über die Spinalnerven (via Rami communicantes). Normalerweise treten bei paravertebraler Strichführung auf: erst Dermographismus albus, dann D. ruber, der übergeht in D. ruber irritans continua.
Organleiden (z.B. Wirbelsäulenprozesse) können, oft begünstigt durch Witterungseinflüse, teilweise Ausfälle der Striche bewirken. Verlängerte Latenzzeit ist im Alter und bei Hyperthyreosen zu beachten. *Verstärkter* D. (Extrem: Urticaria factitia, evtl. gefolgt von einer Cutis anserina) ist Ausdruck einer Übererregbarkeit der Vasomotoren: Vasoneurose, Hyperthyreose, Meningitis u.a.

38. Diarrhoen

(s. auch Blutstuhl)

= mehr als 3 flüssige, reichl. Stuhlentleerungen pro Tag. Dabei verstärkte Peristaltik, vermehrte Exsudation in den Darm oder verminderte Resorption. Voraussetzung ist beschleunigte Passage im distalen Kolon.
Klinikeinweisung bei Temperatur über 39°, Blut im Stuhl, Exsikkose, unbeeinflußbaren Diarrhoen über 4 Tage.

I. **Akute Diarrhoen**

1. **Nahrungsmittelvergiftungen** mit dem Bild der **Gastroenterocolitis ac.** Alimentäre Noxen wie verdorbene Lebensmittel, z. B. Fleisch, Fisch, Meeresfrüchte, ranzige Fette; Schmierinfektionen infolge mangelnder Hygiene, infiziertes Trinkwasser, Eiswürfel, Speiseeis, unpasteurisierte Milch, kalte Saucen und Getränke können auslösend wirken:
   a) Durch *Bakterientoxine* als häufigste Ursache der *Nahrungsmittelvergiftung,* endemisch wie als *Reisediarrhoe.* Angriffspunkt ist die Dünndarmschleimhaut, morphologisch keine Mukosaveränderungen. Nach wenigen Stunden Inkubation foudroyante Erscheinungen mit Schüttelfrost und hohem Fieber möglich, Brechdurchfall, profuse wäßrig-schleimige Entleerungen, Koliken mit periumbilikalen (bes. li.) Druckpunkten. Exsikkose mit evtl. Wadenkrämpfen. Dauer meist bis zu 4 Tagen, selten über 1 Woche. Antidiarrhoikatherapie kontraindiziert. Flüssigkeits- und Salzersatz. – Allein der Flüssigkeits- und Elektrolytverlust bestimmen die Prognose. – Schwerste Verläufe (selten) bei *Cholera* und *nekrotisierender Enteritis* (s. Nr. 27 II, 4 c)
   Erreger: Enterotoxigene E. coli-Stämme (ETEC), Salmonella paratyphi, enteritidis u. a., Staphylococcus aureus, Aeromonas hydrophilia, Vibrio parahaemolyticus, Bacillus cereus, Clostridium difficile et perfringens. Vorw. epidemisch: S. typhi und Vibrio cholerae. Versuch der Erregerdiagnostik in Erbrochenem, Stuhl, Blut sowie in Lebensmittelresten, Serodiagnostik meist weniger sensitiv

b) Durch *bakterielle Schleimhautinvasion* überwiegend im terminalen Ileum und Kolon mit oberflächlichen Blutungen und Ulzerationen, Eindringen in die Blutbahn mit septischen Komplikationen möglich: Salmonella typhi, aber auch enteritische Salmonella-Stämme (z. B. Paratyphus A, B, C), Yersinien, Shigellen (Erreger der bakt. „Ruhr", auch blutige D.), Campylobacter jejuni. Schleimig-eitrige Stuhlentleerungen, Tenesmen, Leibschmerzen, oft Fieber. Exsikkose mit trockenem Mund, grauweißer Zungenbelag. Oft Herpes labialis. Fahle Blässe. Infektarthritis. Leukozytose. Versuch der Erregerdiagnostik aus dem Stuhl. Ab 8.–10. Tag serolog. Diagnostik (Widal, KBR)

c) *Virus-Enteritis:* Rota- (bildet Toxin), Echo-, Adeno-, Coxsackie-, Norwalk-Viren: Tröpfchen-Infektion. Mit grippalen Symptomen, „Darmgrippe", breiig-wäßrige Stühle. Keine Chemotherapie! – Anteil der Rota-Virus-Infektionen an der *Reisediarrhoe* in Zentralamerika bis 36 % – Zytomegalie-V. eher subakut, mit Schleimhautulzerationen in Dünndarm und Kolon

d) *Parasitäre* Erreger akuter (Reise-)Diarrhoen sind vorwiegend *Giardia lamblia* und *Entamoeba histolytica* (s. II, 9.)

e) *Botulismus* = Intoxikation durch das Ektotoxin von *Clostridium botulinum,* das in unzureichend konserviertem Fleisch, Fisch oder Gemüse zumeist in Dosen gebildet wird, hitzelabil (durch Kochen zerstörbar) und nahezu geschmacksneutral. Spezifische neurotoxische Wirkung auf die Nervenkerne der Medulla oblongata: Magen-Darm-Atonie und -Sekretionsstörung, kaum Fieber: rasch bulbäre Symptome: Akkommodationsstörung (nicht Lesen-können), Augenmuskellähmung mit Doppelbildern, starre Mydriasis; Schlucklähmung, Atemnot, Heiserkeit; evtl. symmetrische Extremitätenlähmung. Adynamie, Kollaps. Kein Koma. Letalität 15–30 %

f) Pilzvergiftung

g) Trichinose

2. *Typhus:* (s. a. 1 b) Durchfall nicht Leitsymptom, im Beginn meist Obstipation. Stühle „erbsensuppenartig", stinkend

3. *Colitis ulcerosa:* Chronisch-entzündliche Darmerkrankung (s. II, 2.), bei Erstmanifestation oder Schubbeginn akute Symptomatik möglich: massierte, meist blutige Durchfälle mit Schleim, Eiter. Koliken, Tenesmen. Akut fieberhafte Schübe oder fieberlos schleichend. Kolon, bes. Sigma, druckschmerzhaft und derb tastbar. Exsikkose, Anämie, schweres Krankheitsbild möglich

4. *Dyspepsien* (kein anat. Substrat), bes. bei Säuglingen:
   a) *Gärungs* dyspepsie = gestörte KH-Verdauung (nach Hülsenfrüchten, Kartoffeln, Obst, Gemüse) durch Dysbakterie und Enzymmangel, bei Säuglingen meist alimentär (z.B. Überfütterung, Ablaktation). Stühle hell, Reaktion sauer, schaumig, stechender Geruch, Flatulenz sonor, aber nicht foetid, Meteorismus. Mikr.: Stärkekörner (Jodfärbung)
   b) *Fäulnis* dyspepsie = gestörte Eiweißverdauung durch Dysbakterie und Enzymmangel. Eiweißkörper werden schlecht vertragen. Stühle dunkelbraun, alkalisch, stinkend, übelriechende, aber nicht sonore Winde, Aufstoßen von nach faulen Eiern riechenden Gasen. Abmagerung, Anämie. Mikr.: quergestreifte Muskelfasern, Eiweiß
   c) *Seifen* dyspepsie = gestörte Fettverdauung mit Bildung von Fettsäuren; Stühle breiig, mit Fettglanz

5. *Endogen-tox.* bei parenteralen *Infektionen:* Sepsis, Peritonitis, Urämie, Malaria, Grippe, Masern, Scharlach, M. Bang, Poliomyelitis u.a. Als Prodrome von Hepatitis, M. Weil, Feldfieber

6. *Exogen-tox.:* Medikamente stets erfragen (evtl. Auslaßversuch): Kolchizin, Äthyl- u. Methylalkohol, Digitalis, Antibiotika (Penicillin), Reserpin, Hydralazin, Zytostatika (z.B. Methotrexat), Neuroleptika, Östrogene, Progesteron, Cisaprid, Olsalazin, Blausäure, Senf, P u.a. – Laxanzien, Abmagerungsmittel; osmotisch: salinische Abführmittel, Lactulose u.a. Chenodesoxycholsäure. Antazida, Eisentherapie

7. *Antibiotika*-Kolitis: antibiot. Therapie (hohes Alter, Resektionen), Folge des Toxins A von *Clostidium difficile*. Pseudomembranöse Plaques, pilzartige Membranen, ödematöse Schwellungen, oberfl. Erosionen, Ulzera, diffuser Befall, bes. nach Lincomycin, Clindamycin. *Th.:* Vancomycin und Toxinentfernung

8. *Schwermetall*-Kolitis: infolge Goldbehandlung, auch durch
   As, Hg, Ag, Cu, Ba. Typisches Bild einer ulzerösen o. pseudo-
   membranösen Kolitis. Auch schon nach geringer Dosis, bevorzugt bei Frauen. Tox. Megakolon, hohe Letalität
9. *Allergisch:* vor allem bei Nahrungsmittelallergenen (z. B.
   Fisch, Muscheln, Milch, Hühnereier, Erdbeeren, Zitrusfrüch-
   te, Nüsse). – Die Reaktion kann sehr heftig sein und mit
   gleichzeitiger Urtikaria, Quincke-Ödem und (selten) Bronchospasmen einhergehen, ist obligat und reproduzierbar.
   Nach Exposition oft *Eosinophilie* in Blut o. Schleimhautparti-
   keln. Suche mittels RAST- und Prick-Test. – Unterscheide die
   heute dem Reizdarm-Syndrom zugeordnete *Colica mucosa*
10. *Psychogen:* bei Angst („Schiß"), Schreck, Freude oder im
    Rahmen einer Neurose. – Da oft häufige Stuhlentleerungen
    oder seltene voluminöse oder dünne Stühle als D. geklagt
    werden, ist es ratsam, sich den Stuhlgang zeigen zu lassen
11. *Viszero-viszerale Reflexe:* bei Nephrolithiasis, Cholezystitis,
    Ulkus, Appendizitis, Parametritis, Extrauteringravidität, Lun-
    genembolie, Myokardinfarkt, Coma diabeticum
12. *Darminfarkt* = *ischämische Kolitis:* vorwiegend bei älteren
    Menschen mit Arteriosklerose, Arteriitiden oder Embolierisi-
    ko, begünstigt durch orale Kontrazeptiva, Digitalis: plötzli-
    cher Beginn mit meist linksseitigen Bauchschmerzen, nachfol-
    gend D. und Blutstuhl (s. d.), je nach Ausdehnung und
    Schichtdicke der Nekrose unterschiedlich schwerer Verlauf;
    Peritonitis (s. d.), Perforation oder spätere narbige Stenose
    möglich
13. Thermisch bedingt: z. B. kalte Getränke

II. Chronische Diarrhoen

1. *Chronisch entzündliche Darmkrankheiten:*
   a) *Colitis ulcerosa:* Beginn oft akut (s. I, 3.), manchmal nach
      Angst- od. Verlusterlebnis od. besonderer Belastung, Ver-
      lauf schubweise, seltener andauernd, Schleimhauthyper-
      ämie, -vulnerabilität, fibrinbedeckte Erosionen bis zu
      großflächigen oberflächlichen Ulzerationen, kontinuierli-
      cher Darmbefall, mikroskopisch Kryptendestruktion, bei
      Heilungstendenz Pseudopolypenbildung.

Im Gegensatz zum M. Crohn ist die C. u. eine Erkrankung
von Mukosa und Submukosa (M. Crohn erfaßt alle Wandschichten) und primär auf den Dickdarm beschränkt (selten: Ileum).
Die C. u. beginnt immer im Rektum und breitet sich bei
50 % der Betroffenen kranial aus. Befallsmuster: Proktitis
u. Proktosigmoiditis (50 %), linksseitige Kolitis (20 %),
subtotale K. (einschl. C. transversum, 20 %), totale K. mit
backwash ileitis (10 %). Die C. u. rezidiviert in 60–80 %
im ersten Jahr. Salazosulfapyrin u. 5-Aminosalicylsäure,
prophylaktisch nach Remission verabreicht, senkt die Re-
zidivhäufigkeit (s. o.) auf 20 %.
Komplikationen: tox. Megakolon (bei 1–3 % d. Kolitiden),
seltener: Kolonperforation, profuse Blutungen und Karzinom
Extraintestinale Komplikationen (Häufigkeit 5 %): Erythema nodosum, Pyoderma gangraenosum, Iritis od. Iridozyklitis, Arthritis, Pericholangitis u. sklerosierende Cholangitis

b) *M. Crohn.* Erstmanifestation 15.–30. Lebensjahr. Ät. mul-
tifaktoriell. *Leitsymptome:* chronischer Durchfall ohne
Blutung (90 %), Gewichtsverlust (50 %), Schmerzen im
Abdomen (50 %) mit Resistenzen, Fieber (30 %), anale Fi-
steln (20–50 %), Eisenmangelanämie (40 %).
Erkrankt sind alle Wandschichten
Befallsmuster: Ileitis (25 %), Ileokolitis (50 %), isolierte
Kolitis (25 %), Proktosigmoiditis (5–25 %)
Pathognomonisch sind der diskontinuierliche Darmbefall
und die Fistelbildungen: viszero-viszeral, viszero-vesikal,
-vaginal, -kutan, bes. häufig: anal, perianal
Extraintestinale Manifestationen: ähnlich wie bei Colitis ul-
cerosa

c) *Kollagene* Kolitis: Elektrolytabsorptionsstörung als Folge
subepithelialer Kollagenablagerung (postinfektiös?), endo-
skopisch-*bioptische* Diagnose

d) *Behçet*-Kolitis: einzelne ausgestanzte Dünndarm- od. Ko-
lonulzera in Verbindung mit Uveitis (s. Iridozyklitis),
Mund- und Genitalaphthen, auch Arthritis, Phlebitis, Der-

matovaskulitis, Myokarditis, gehäuftes Vorkommen in der
Türkei, Griechenland, vorderem Orient und Japan
  e) *Diversionskolitis* in operativ aus der Darmpassage ausge-
schalteten Kolonabschnitten, z.B. Hartmann-Stumpf,
Symptome und Aspekt wie Colitis ulc.; *Ther.:* Reanastomi-
sierung
  f) *Ergotaminkolitis* lokal ischämisch ulzerös-stenosierend bei
Abusus ergotamintartrathaltiger Suppositorien

2. **Umschriebene Darmwandprozesse:**
  a) *Darm-Tbc.:* infolge Beseitigung der Rinder-Tbc. (Typ *bo-
vinus*) nur noch selten, fast immer Komplikation einer
offenen Lungen-Tbc. (verschlucktes Sputum oder hämatogen). Appetitlosigkeit, Gewichtsabnahme, Erbrechen,
Unlust, Fieber, Anämie, Diarrhoen mit Blut, Schleim,
Eiter; Bauchschmerzen, bes. Dauerschmerz im Ileozoe-
kalklappenbereich; Meteorismus. Evtl. Ileuszeichen, Palpation eines Ileozoekaltumors und Aszites. Mastdarm-
Tbc. mit Tenesmen und Fisteln. *Nachweis:* Mycobacte-
rium tuberculosis im Stuhl (nicht beweisend, da evtl.
verschluckt). Rö. Kolon, Koloskopie mit Erregergewin-
nung
  b) *Darmtumoren:*
    α) *Kolorektales Karzinom:*
       80% sind im Rektum u. Sigmoid angesiedelt, können
       also mit digitaler Untersuchung u. Rektoskopie dia-
       gnostiziert werden; 20% prox. bis zum Zäkum.
       Klinik: Die Lokalisation bestimmt die Symptomatik:
       Rektum, Sigmoid: Darmblutungen, bleistiftförmiger
       Stuhl, paradoxe Diarrhoen, Fremdkörpergefühl.
       Li. Kolon: Obstipation, paradoxe Diarrhoen, Blut-,
       Schleimabgang, Druckgefühl
       Re. Kolon: Gewichtsverlust, Anämie, Schmerzen.
       Diagn.: Hämoccult-Test, rektale Untersuchung, Endo-
       skopie, Kolonkontrasteinlauf
    β) *Metastasen:* Mammakarzinom (hämatogen); invasiv:
       Magen-, Pankreas-, Ovarialkarzinom; durch intraperi-
       toneale Aussaat; leukämische Infiltration

γ) *Polypen:* meist erbl. 4 Arten: Hamartome, metaplasti-
sche, entzündl., neoplastische P. (Adenome). Adenome sind Präkanzerosen, müssen deshalb endoskop. od.
chir. abgetragen und histol. untersucht werden. Man
unterscheidet tubuläre (75 %), tubulovillöse (15 %)
und villöse (15 %) Adenome

c) *Divertikulitis,* chronisch od. rezidivierend, meist Sigma

d) *Proktitis:* schmerzhafte Defäkation, Tenesmen, Durchfälle
mit Schleim, Blut und Eiter wechselnd mit Verstopfung;
häufig Fisteln. *Ät.:* im Rahmen der unspezifischen Anal-
entzündungen *(Kryptitis, Papillitis)* begünstigt durch Hämorrhoiden; bei Go., Lues, Herpes, Lymphogranuloma venereum, Oxyuren; als Teilaspekt von *Colitis ulcerosa* od.
M. Crohn (s. 1 a und b)

f) *Aktinomykose* des Darmes, stenosierend, meist im Rek-
tum oder ileozäkal, Fistelbildung durch die Haut möglich.
Nachweis der Drusen in endoskopischer Biopsie oder im
Eiter

g) *Aktinische* od. *Strahlenkolitis* nach Bestrahlungsbehand-
lung

3. *Chron. Ruhr:* Diese Form ist häufig. Schleimig-blutige Diar-
rhoen wechseln mit Obstipation ab, oft Fäulnisdyspepsie.
C. desc. druckempfindlich, Meteorismus, Appetitmangel oder
Heißhunger. Achylie, Anämie, Hepatopathie, Kachexie.
Darmulzera. – Koloskopie. Shigellennachweis

4. *Maldigestionssyndrome:*
a) *Gastrisch:* z.B. nach Magenresektion, Gastrektomie, bei
atrophischer Gastritis (Perniciosa), M. Ménétrier: einige
breiige Stühle mit unverdauten Fleischresten, teils mit Ei-
weißverlust

b) *Hepatobiliär:* z.B. bei Cholostase

c) *Gallensäureverlustsyndrom:* Gallensäuren werden in der
Leber synthetisiert, ermöglichen die Emulgierung und damit Resorption von Fett; sie werden zu ca. 90 % im terminalen Ileum rückresorbiert und unterliegen einem entero-
hepatischen Kreislauf. Bei Ausfall des Endileums
(M. Crohn, Resektion) oder vorzeitiger bakterieller De-

konjugation der GS im Dünndarm *(Syndrom der blinden Schlinge, bakt. Überwucherung)* resultieren *Steatorrhoe* und eine Malabsorption der fettlöslichen Vitamine (A, D, E, K). – *Ther.:* Cholestyramin, Vitamine, mittelkettige Fettsäuren, evtl. Antibiotika

d) *Pankreatisch:* infolge exokriner Pankreasinsuffizienz: grauweiße Fettstühle, stinkend, vermehrte Flatulenz (s. Nr. 27 II 6.)

5. *Malabsorptionssyndrome,* auch Malassimilation:

a) *Glutensensitive Enteropathie* = *endemische Sprue* = *Zöliakie:* Überempfindlichkeit auf das in der Kleie von Roggen, Weizen, Gerste enthaltene Polypeptid *Gliadin* = *Gluten,* das eine reversible vollständige Atrophie der Dünndarmzotten auslöst (Dünndarmbiopsie!). Sekundäre Malabsorption von Fett, fettlösl. Vitaminen, Eisen, Folsäure, Vitamin B_{12}, Peptiden, Calcium, Phosphat usw. mit schwerer Diarrhoe, Gewichtsverlust, Schwäche, Mangelsymptomen: Anämie (perniciosaähnlich), Osteomalazie (alk. Phosphatase erhöht), Ödeme (Eiweißmangel), Hypotonie. Sekundäre Lactaseintoleranz (Test). *Ther.:* glutenfreie Ernährung mit vollständiger Restitution

b) *M. Crohn* s. II, 1b

c) *M. Whipple:* (selten), Sprue-Syndrom mit Polyarthritis und Mesenteriallymphomen infolge einer ätiol. nicht ganz geklärten bakt. Dünndarmbesiedlung und PAS-positiven Makrophagen. Dünndarmbiopsie, Antibiotikatherapie

d) *Bakterielle Überwucherung* des Dünndarms:

α) *morphologischer Ursache:* blinde Schlinge, Resektion der Valvula Bauhini, große Dünndarmdivertikel, Fisteln

β) *funktioneller Ursache:* trunkuläre Vagotomie, progressive Sklerodermie, primäre Amyloidosen, intestinale Pseudoobstruktion

e) *Kurzdarmsyndrom:* nach ausgedehnten Jejunum-, Ileumresektionen bei M. Crohn, Gefäßverschlüssen, posttraumatisch mit Steatorrhoe, evtl. Gallensäureverlustsyndrom (s. a. 4c und 5d)

f) *Gastrojejunokolische Fistel* z.B. nach Ulkusperforation

g) *Gestörter Blut-* od. *Lymphabfluß:* Intestinale Lymphangiektasie, Mesenteriallymphknotenprozesse wie Tbc., malignes Lymphom, Angina abdominalis

h) *α-β-Lipoproteinämie*

6. *Isolierte Absorptionsstörungen* ohne morphologische Veränderungen:

a) *Laktasemangel:* erworben, häufig, unterschiedlich stark ausgeprägter Mangel an Laktase im Bürstensaum des Dünndarms: nach Genuß laktosehaltiger Milchprodukte (Milch, Joghurt, Speiseeis, Dosenmilch, Pudding, Schokolade usw.) rasches Auftreten von Tenesmen und D., nicht nach Käse – einfache *Diagnose* mittels Laktose-Test, heute als H_2-Atem-Test

b) *Anderer Disaccharidasemangel:* Isomaltose-Saccharose-Intoleranz, Trehalose-Intoleranz

c) *Aminosäuremalabsorption*

d) *Chloridtransportstörung*

7. *Endokrin bedingte Durchfälle:*

a) *Hyperthyreose:* häufiges Symptom, gelegentlich Steatorrhoe, mit Gewichtsabnahme verbunden

b) *Diabetische Enteropathie:* bakterielle Überwucherung und geänderte Motilität als Folge einer *autonomen sekundären Polyneuropathie*

c) *Peptidsezernierende Neoplasien:* Karzinoid, medulläres Schilddrüsenkarzinom, Gastrinom, Vipom, Ganglioneuroblastom, Mastozytose

d) *Hypoparathyreoidismus:* bei Durchfällen mit *Hypocalcämie* vorher Sprue ausschließen

e) *Nebennierenrindeninsuffizienz = M. Addison* (selten)

8. *Würmer:* Askariasis (subakute nächtliche Durchfälle, bes. bei Kindern), Ankylostoma duodenale, Trematoden (z.B. Bilharzia)

9. *Protozoen*-Infektionen:

a) *Lambliasis:* schleimige, evtl. blutige, rezidiv. Durchfälle. Darmulzera. Evtl. Cholezystitis und Cholangitis mit Subikterus. Nachweis der Lamblien oder ihrer Zysten im Stuhl oder Duodenalsaft

b) *Amöbenruhr:* in (sub)trop. Ländern. Bei *ak.* Form Koliken und Tenesmen, schmerzhafte Durchfälle, meist Mischinfektion. *Chron.* Stadium: schleichender Verlauf. Schleim- und Blutstreifen auf dem Kot. Schmerzen im Kolon, bes. an den Flexuren. Wechsel von D. und Obstipation. Ulzera (Koloskopie). Bluteosinophilie, Nachweis in Stuhl und Biopsie

c) Balantidiasis coli: durch Schweine übertragen. Chron. Kolitis mit schleimig-blutigen D. und Koliken. Ileozäkalgegend schmerzhaft. Oberfl. bis tiefe Ulzera, Abszesse, Hämorrhagien. Unters. von frischem Stuhl, Histologie, indir. Hämaggl.-Test

d) Trichomoniasis intestinalis: haupts. im Kolon bei Typhus und Cholera auftretend

10. Chron. *Vergiftungen:* Hg, Morphin, Nikotin, As

11. *Pellagra* = Nikotinsäureamidmangel, teils endemisch in Ländern mit Mais und Hirse als Hauptnahrung, teils sekundär, teils hereditär (*Hartnup*-Syndrom)

12. *Tropische Sprue* (Ferner Osten, Indien, Zentralamerika): Zottenatrophie des Dünndarms mit schwerem Folsäure- und Vitamin-B_{12}-Mangel; Ansprechen auf Folsäurezufuhr und Antibiotika

13. Gewohnheitsmäßiger Mißbrauch von Einläufen und *Laxanzien:* – nicht selten zwanghaft, wird verschwiegen –

14. *Reizdarm* = irritabler Darm, spastisches Kolon, Colon irritabile (evtl. mit Colica mucosa) ohne organ. Befund. Leitsymptome sind krampfartige Abdominalbeschwerden, Obstipation und Diarrhoe im Wechsel. Häufige Entleerungen, nicht nachts, kleiner Stuhlportionen ohne path. Beimischungen. 24 h-Menge nicht erhöht. Normaler AZ, keine Exsikkose. Etwa 60 % aller gastroenterologischen Pat. leiden an einem irritablen Darmsyndrom, besonders Frauen von 20 bis 40 J. Häufig mit einem Reizmagen gekoppelt. *Ät.:* funktionell, psychogen (s. a. Nr. 27 I 3 b)

15. *Incontinentia alvi:* s. Nr. 79 B.

Anamnese: Durchfälle akut, chron. bzw. rezidivierend. Einfluß von Nahrungsaufnahme oder bestimmten Nahrungsmitteln? Reisen, Auslandsaufenthalte? Umgebungserkrankungen (Familie, Arbeitsplatz)?

Interkurrierend obstipiert: Karzinom, Laxanzien, M. Crohn, Reizdarm

Schmerzen: keine (psychogen, Maldigestions-, Malabsorptionssyndrome); krampfartig ziehend (Kolonprozesse); sehr druckschmerzhaft (M. Crohn, Colitis ulcerosa); nach Defäkation verschwindend (organ. Kolonstenosen); Tenesmen (s. d.)

Allgemeinbefinden wesentlich beeinträchtigt? Fieber?

Untersuchung:
Physikalische Untersuchung (s. auch Nr. 1): Kachexie und Exsikkose (Karzinom, M. Crohn, Typhus, andere Salmonellosen, Yersiniose, Shigellose, Sprue, Colitis ulcerosa, Tbc., schwere akute toxische Diarrhoen). Steifungen, Meteorismus. Palpabler Tumor (Karzinom, M. Crohn, selten Ileozäkal-Tbc., Skybala). Spast. Colon descendens evtl. derb fühlbar. Rektumpalpation, gyn. Untersuchung. Darmgeräusche

Stuhl:
1. *Konsistenz:* fest, breiig, flüssig (serös, schleimig, eitrig, blutig, schaumig). Durchfälle aus dem Dünndarm: wäßrig, breiig, evtl. Gärung und Fäulnis; aus dem Dickdarm: Schleim, (rotes) Blut, Eiter
2. *Farbe:* braun durch Sterkobilin und Bilifuscin, dunkler bei Fleischkost, heller bei Gemüsekost. Goldgelb = Säuglingsstühle bei Milchnahrung. Lehm- bis kalkfarben bei Choledochusverschluß und wesentlicher Leberparenchymschädigung. Hellgrau, salbenartig = Fettstuhl = Steatorrhoe = unresorbierte Fette (freie Fettsäuren, teils als Seifen, Sterine u. a.): bei exokriner Pankreasinsuffizienz und Malabsorptionssyndromen. S. auch Nr. 29 (Anhang)
3. *Geruch* (auch der Flati): säuerlich: Gärung; stinkend: Fäulnis. Jauchiger Gestank: Rektumkarzinom. Nach Schwefelkohlenstoff: bei Melaena. Sauer-ranzig: Sprue
4. *Gasgehalt*
5. *Zahl*

6. *Menge:* normal < 250 g/die, gemessen über mind. 3 Tage. Massig bei gestörter Resorption; dabei gelbgrau, insb. bei exokriner Pankreasinsuffizienz und Malabsorptionssyndromen

7. *Reaktion:* Normalerweise neutral bis alkalisch. Sauer = Gärungsstuhl, alkalisch = Fäulnisstuhl

8. *Makroskopische* Bestandteile: Pflanzlich (Zellulosefasern, Kartoffelstückchen usw.), bindegewebig, Muskelfasern, Fett (salbig-glänzend, schwimmende Fettaugen), Schleim, Eiter, Blut, Schleimhautstreifen, Gewebsfetzen: für die Artdiagnose wenig hilfreich, Hinweis auf Schwere der Erkrankung und mutmaßliche Lokalisation

9. *Mikroskopisch:* Erregerdiagnostik (z. B. Staphylokokken, säurefeste Stäbchen, HIV, Candida, Amöben, Lamblien. Wurmeier

10. *Kulturell* auf Salmonellen, Yersinien, Shigellen, Campylobacter, Tbc.

11. *Chemisch:* Chymotrypsin (erniedrigt bei exokriner Pankreasinsuffizienz), Stuhlfette quantitativ (Beweis einer Steatorrhoe, s. o.)

Weiterhin:
Blutbild. Lipase, Amylase u. a. Enzyme im Blut und Urin. Resorptionsteste mit D-Xylose, Laktose, Glukose, Laktulose (heute als H_2-Atem-Test). Schilling-Test. Duodenalsekret (Galle, Bakt., Lamblien). Pankreasfunktionsteste. Dünndarmbiopsie (bei Sprue-Verdacht heute endoskopisch als tiefe Duodenal-PE). Hypokaliämie. Hypo- und Dysproteinämie. Rektoskopie. Ileokoloskopie. Rö. Dünndarm-Doppelkontrast nach Sellink. Kolon-Doppelkontrast. (Transrektale) Ultraschalldiagnostik. Rektum-Manometrie. ERCP

39. Durchblutungsstörungen, periphere

(arterielle, venöse)

I. Krankheiten der Arterien

Arterielle Gefäßkrankheiten sind in den Industrieländern die am weitesten verbreitete Erkrankung und die häufigste Todesursache. Pathogenet. häufig Mischformen

Klinische Stadieneinteilung nach *Fontaine:*

I. Asymptomatisch od. uncharakteristische Mißempfindungen

II. Claudicatio intermittens: Gehstrecke messen

III. Ruheschmerz

IV. Gangrän, Nekrosen (Ulcus cruris)

1. **Arteriosklerose u. arterielle Verschlußkrankheit (AVK):**

Arteriosklerose:

Risikofaktoren: Neben konst. Disposition und physiolog. Alterung, bes. bei Männern, kennen wir zahlreiche pathogenet. Faktoren (sich oft verbindend): inhal. *Tabakabusus* (dominierend f. Beine); art. *Hypertonie* (max. zerebral]; Stoffwechselstörungen wie *Hypercholesterinämie* (max. KHK) u., weniger, Lipämie, *Diabetes mellitus,* Adipositas; Bewegungsmangel; Infektionen wie Rheumatismus; Intox. (Co, Blei); Traumen (Granat- od. Knochensplitter in Gefäßnähe)
1 Risikofaktor erhöht die AVK-Wahrscheinlichkeit auf 2,5; 2 Faktoren auf 4; 3 Risikofaktoren auf 6.

AVK der Extremitäten (pAVK):
Zu mehr als 90 % durch die Arteriosklerose (stenosierend od. okkludierend) verursacht, seltener entzündlich od. embolisch. – Zu 90 % ist die AVK in den Beinen lokalisiert: A. femoralis superfic. 50 %, A. iliaca comm. 35 %, A. poplitea, Unterschenkelarterien 20 %. An den Armen sind zu 70 % die peripheren u. akralen Gefäße beteiligt.
Koinzidenz: In 70 % sind bei AVK auch Läsionen an der A. carotis nachzuweisen (Schlaganfälle sind doppelt so häu-

fig). 50 % d. Pat. mit Claudicatio intermittens haben eine
KHK bzw. 20 % der Pat. mit Angina pectoris haben AVK.
Klinik: Leitsymptom ist die Claudicatio intermittens (bzw.
Dyspraxia intermittens der Arme) oder „Schaufensterkrank-
heit", bes. bei gesteigertem Gehtempo, Tragen von Lasten,
hartem Untergrund, bei Kälte: krampfartiger, umklammern-
der Schmerz oder Hartwerden der Wade mit Kälterwerden
und Einschlafen des Fußes, durch Ruhe schnell wieder verschwindend.
Der spontane Krankheitsverlauf bei AVK – *Claudicatio intermittens, Ruheschmerzen, trophische Läsionen* – kann beim
Diabetiker infolge der begleitenden Polyneuropathie fehlen,
hier können nach wenigen Tagen bereits Hautnekrosen entstehen.
Diagn.: Anamnese und Status praesens führen in 95 % zur
Diagnose! Funktionsproben (Ratschow), Faustschlußprobe.
Geschlängelte harte Gefäße mit rö. Kalkschatten
DD: Gelenk- u. Wirbelsäulenerkrankungen, Neuritis, Ischialgie, Polyneuropathie, Angiitis, Embolie
2. **Akuter Arterienverschluß:**
Plötzliche Unterbrechung des Blutstroms mit (kompletter)
Ischämie und Gewebsuntergang – ein medizinischer Notfall!
Ät.: a) *Embolien* (80 %): kardial bedingt ca. 85 % (Vorhof- u.
Kammerthromben b. abs. Arrhythmie, Aorten-, Mitralvitien),
seltener sind: paradoxe Embolien bei Phlebothrombose,
wandständige od. Thromben v. Aneurysmen, irrtümliche i. a.-
od. fehlerhafte i. m.-Injektion. Die A. femoralis ist mit 45 %
am häufigsten betroffen, A. iliaca 15 %, A. poplitea 15 %,
Aorta 10 %; Arme nur zu 15 %.
b) *Thrombosen* (20 %): traumatisch, bei Aneurysmen, medikamentös, bei Angiographie od. -plastie, bei obliterierender
Arteriopathie.
Klinik: Schmerz (peitschenschlagartig), Blässe, Gefühlsstörung, Pulsverlust, Lähmung, Schock, cave Brand
6 P (nach Pratt): pain, palness, paraesthesia, pulslessness, paralysis, prostration (Schmerz, Blässe, Gefühlsstörung, Pulslo-
sigkeit, Lähmung, Schock).
Diagn.: Blässe, Temperatursturz (handbreit unterhalb d. Ver-

schlusses), keine peripheren Pulse, Ratschow-Lagerungsprobe (s. u.), Doppler-Sonographie, Arteriographie. Potentielle Emboliequellen müssen aufgedeckt u. eliminiert werden.

3. **Diabetes mellitus, Spätschäden:**
   a) Mikroangiopathie = Kapillaropathie: Retino-, Nephropathie, Hautgangrän, Polyneuropathie
   b) Makroangiopathie = general. Arteriosklerose, infaust

4. **Arterielle Entzündungen:**
   a) *Thrombangiitis* (Endangiitis, Endarteriitis) *obliterans* (v. Winiwarter-Buerger): Selten, bei 1–3 % der Pat. mit AVK. Schubweise verlaufende asymm. Intimaentzündung führt zu thrombotischen Obliterationen meist an den Beinen. Vorw. Männer vom 20.–40. Lj., starke Raucher, bei autoimmuner Genese. Zunehmendes Kälte- u. Schweregefühl, Hautblässe, Parästhesien, dann krampfartige Schmerzen
   b) Arteriitis bei *Polyarthritis* und Lues
   c) *Periarteriitis* (Panarteriitis) *nodosa:* sehr selten. Nekrotisierende Vaskulitis von kleinen u. mittleren Arterien. Fieber, systemischer Befall von Nieren, Herz, Leber, Magen-Darm-Trakt, Gelenken. Kachexie. – Arterienbiopsie
   d) Takayasu-Arteriitis: sehr selten. Thrombosierende Entzündung der vom Arcus aortae abgehenden Kopf- u. Armgefäße. Vorw. 20–40 jähr. Frauen
   e) *Riesenzellarteriitis:* Meist als *Arteriitis temporalis.* Ab Ende des 6. Dezenniums. Ziemlich plötzlich reißender Schmerz, bes. nachts, in der Schläfengegend, wo die Temporalarterien als verdickte, geschlängelte, druckschmerzhafte Stränge unter geröteter und leicht geschwollener Haut tastbar und sichtbar sind. Schweres allg. Krankheitsbild. Evtl. Amaurosis fugax. Diplopie, Aphasie, Schwindel, Erbrechen. Stark beschleunigte BSR und Leukozytose. – Arterienbiopsie
   f) *Sklerodermie* (eine Kollagenose): meist symmetrische angiotrophische Störung an den peripheren Nerven, im 3. Dezennium beginnend. Prodromal oft anfallsweise schmerzhafte Gefäßkrämpfe (v. a. Raynaud-Typ). – Haut zunächst teigig verdickt, dann derb, glatt (hartes Ödem),

111   Durchblutungsstörungen, periphere · 39.

später sklerosiert (indurativ) mit Pigmentation und lividem Saum, endlich pergamentartig atrophisch mit Neigung zu Schrumpfungen, Ulzerationen und Gangrän. Außer der Haut können fast alle Organe (z.B. Lungenfibrose) ergriffen sein

5. **Funkt. arterielle D.:**
Meist vasokonstrikt., selten -dilatat. Häufig genet. Dispos.:
a) *Raynaud-Syndrom:* Häufig. 8% der Bevölkerung zw. 15. u. 18. Lj. ♀:♂ = 5:1.
Klinik: Anfallsweise durch Konstriktion auftretende Ischämie der Finger II-V, die unter Schmerz kalt u. weiß (Digitus mortuus), dann blaurot (Hyperämie) werden. Auslösend meist Kälte u. Streß. Primäre (= ess., idiopath.) Form hormonal bedingt bei hered. Labilität oder sek. (= sympt.) infolge Thrombangiitis obl., Sklerodermie, AVK, Kryoglobulinämie, Kälteagglutininkrht., Traumen, Intox. (Schwermetalle, As, Vinylchlorid).
D: Klinik, Kälte- (Eiswasser, 10°C) u. Wärmeexposition, Doppler-Sonographie, thermograph., kapillarmikroskop.
DD: neurolog., orthopäd. Erkr.; Akrozyanose, Fingerhämatom
b) *Akrozyanose:* Selten, meist (asthen.) junge Mädchen, auch klimakt. Frauen. Kapillare Konstriktion u. venöse Dilatation bewirken eine anhaltende blaurote, überw. bilateralsymmetrische Verfärbung der Akren (evtl. auch Nase u. Ohren), verstärkt in Kälte u. Nässe; oft mit Cutis marmorata. Auch Teil allg. Zyanose.
D: Irisblenden-Phänomen pos., kapillarmikroskopisch.
DD: Akrozyanose bei Herz- u. Lungenkrht., Kryo- u. Polyglobulie
c) *Ergotismus:* Selten, bes. jüngere Frauen. Arterienspasmen der Akren mit Parästhesien, Taubheitsgefühl u. Zyanose. Allg. Vergiftungserscheinungen. – Medikamenten- u. Nahrungsanamnese.
DD: Thrombangiitis obl., Erfrierungen, Sudeck-Dystrophie
d) *Erythromelalgie* = Akromelalgie: Sehr selten, meist Männer. Anfallsweise brennend schmerzh. Hyperämie mit Ödem, bes. der Füße, erschwertes Gehen. Temp. der befal-

lenen Regionen kann bis 5° erhöht sein. Durch Wärme
(32–36°) induziert

e) *Digitus mortuus* (s. a. a): anfallsweise kalte u. schmerzhafte
blasse Finger bei konst. Neigung zur Konstriktion der
Hautarteriolen vorw. in der Pubertät. Auskühlungsreiz
beim Baden oder bei kaltem Wetter

f) *Akroparästhesien:* schmerzhafte Parästhesien in den Händen, bes. morgens, meist Frauen von 20–40 Jahren. Z.B.
bei HWS-Sy. Kälte- und Nässeeinfluß

g) *Brachialgia paraesthetica nocturna* = art. Dilatation: nächtliche heftige Schmerzen in den Armen mit Parästhesien.
Häufig Osteochondrose der HWS. Vorwiegend Frauen

h) Erythrocyanosis crurum puellarum: Unterschenkel diffus
derb geschwollen, blaurot, kühl

i) *Toxische Angiospasmen:* Nikotin, Ergotismus, Strychnin,
Blei (?) u. a.

Hier sei auf die Schäden des *Tabaks* hingewiesen, dessen Rauch
außer Nikotin Benzpyrene, Ammoniak, CO und Cyan enthält. Erwiesen ist eine signifikante Häufung für Gefäßerkrankungen (z. B.
1., 4.), Herzinfarkt, frühzeitige Encephalomalacie, Bronchus- und
Blasenkarzinom, Ulkusleiden, Emphysem, Bronchitis usw. – *Nikotin*wirkung auf das Herz-Kreislauf-System: Blasses Aussehen,
Schweißausbruch, Unruhe, Übererregbarkeit, Angstgefühl, Kopfschmerzen, Herzklopfen, Stenokardien, Arrhythmien, Tachykardie, Ohnmachtsneigung, Schwindel, Parästhesien, Atemnot. Nikotin hypertonisiert infolge Adrenalinausschüttung, peripherer Vasokonstriktion und Verzögerung des Kapillarstromes

j) Bei Osteochondrose, zervikal u. lumbal

6. Nach *Erfrierungen* und *Verbrennungen*

7. *Gefäßfehlbildungen:* Arterielle sind selten: Aplasien, Hypo-
plasien, Hypertrophien. Angiome (Hämangiom, Lymphan-
giom) sind angeboren; infolge erhöhten intravasalen Druckes
vergrößern sie sich

8. *Arteriovenöse Fisteln:* Kongenitale AV-Fisteln sind meist
multipel, kleinkalibrig; erworbene haben unterschiedl. Kali-
ber. Warme, geschwollene Haut über der Fistel, Schwirren,
ausk. systol.-diastol. Geräusch, Myokardhypertrophie infolge
Volumenbelastung.

D: Palp., Ausk., Doppler-Sonographie, O_2-Sättigung, Angiographie

9. *Aneurysma:* Häufig, in ca. 4 % des unausgewählten Obduktionsgutes, ♂:♀ = 10:1. Lok.: Aorta lumbalis (75 %), A. thoracica (20 %) als A. verum, dissecans und spurium. (Andere Lok. selten: Beinart., Hirnart., Herzwand.) Bei A. verum ist die Gefäßkontinuität erhalten (ca. 80 %), beim A. dissecans (20 %) entstehen zwei Lumina durch Intimaeinriß. Ät.: Arteriosklerose, Marfan-Syndrom, Coarctatio aortae, Aortitis. – Intermittierender, kolikartiger Bauchschmerz. In 40 % ist die Ruptur Erstmanifestation, wobei zwischen Erstsymptomen und definitiver Ruptur häufig Stunden od. Tage liegen.
   Diagn.: Palpation (pulsierender „Tumor"), Abdomenübersichtsaufnahme (Kalkschalen), Sonographie, CT, Arteriographie.

10. *Kompression:* z. B. durch Tumoren. – Hierher auch Tibialis-anterior-Sy. meist durch Druck auf die Art. z. B. infolge Hämatoms

II. Krankheiten der Venen

Aus der Häufigkeit und den Folgen ergibt sich eine enorme sozialmedizinische Relevanz der Venenerkrankungen.

1. **Thrombosen:**
   Häufig. Blutgerinnselbildung durch (Virchow-Trias): *Gefäßwandschaden* (z. B. Arteriosklerose, Trauma), veränderte *Blutströmung* (z. B. Stase im Schock, Strömungsverlangsamung bei Herzinsuffizienz) und veränderte *Blutzusammensetzung* (z. B. Thrombozythämie, Polyglobulie). Ungünstig sind: hohes Alter, Adipositas, hormonelle Einflüsse (Kontrazeptiva, Schwangerschaft, Cushing-Syndrom).

   a) **Thrombophlebitis.** Häufig, gewöhnl. oberflächlich, immer sicht- u. tastbar u. schmerzhaft; gerötet, überwärmt, druckdolent. Im allg. keine Emboliegefahr. – Sonderformen: *Thrombophlebitis migrans (saltens),* bes. bei Männern im mittleren Alter. Segmentale, multifokale, rezidivierende Phlebitiden, meist in Beinen. – Aszendierende Thrombo-

phlebitis der *V. saphena magna* – hier Embolie und Fort-
schreiten in tiefes Venensystem möglich.

DD: Erysipel, Lymphangitis

b) **Phlebothrombose,** tiefe: 95 % sind im Bein-Becken- (65 %
mit Unterschenkelbeteiligung), 2 % im Arm-Schultergür-
tel-Bereich lokalisiert. Die li. V. iliaca ist doppelt so häufig
betroffen wie die rechte (Überkreuzungsphänomen, Venen-
sporn). Bei thrombotischem Verschluß im tiefen Venensystem droht eine *Lungenembolie.*

Nach allgemeinchirurgischen Eingriffen ist in 10 %, nach abdomi-
nalen in 25 %, nach orthopädischen u. neurochirurgischen in 50 %
mit Bein- u. Beckenvenenthrombosen zu rechnen.

Klinik: Asymptomatisch bis foudroyant verlaufend. Lokalbefund: Unterschenkelödem (Umfangsdifferenz), lokale
Überwärmung, Haut glattglänzend, zyanotisch. Aufsetzen
des Fußes und Dorsalflexion sind schmerzhaft, oberflächliche Kollateralvenen („Warnvenen"). Allgemeinsymptome:
Tachykardie, Leukozytose, Fieber, BSR-Anstieg.

Diagn.: Untersuchung von Druckschmerzpunkten:

– Wadenschmerz bei Ballotement (Stoß, *Ducuing*) od.
Dorsalflexion d. Fußes *(Homans)*

– Fußsohlenschmerz spontan *(Denecke)* od. durch Plantar-
flexion *(Payr).*

– Weitere Zeichen: Leistenschmerz *(Rielander),* Addukto-
renkanal-Druckschmerz, *Mayer*-Druckpunkte, Kniekehlen-
schmerz *(Tscharke)* bei Druck auf Patella des gestreckten
Knies *(Sigg),* Kompressionsschmerz *(Lowenberg)* durch
Blutdruckmanschette bereits bei 80–120 mm Hg (beim Gesunden: 160 mm Hg). Wegen der drohenden Komplikationen muß die Diagnose apparativ objektiviert werden (s. u.).
Beachte: *Keine i. m.-Injektion,* da ggf. Fibrinolyse erfolgt

d) **Phlegmasia coerulea dolens:** Fulminanter thrombotischer
Verschluß aller Venen und konsekutiv der Arterien einer
Extremität mit drohender Gangrän.

DD: arterielle Embolie

e) **Thrombose der V. cava inferior:** Meist durch appositionelles
Thrombenwachstum aus der V. iliaca communis. Sind die

Nierenvenen mitbetroffen, resultieren Albuminurie u. ggf. Niereninsuffizienz. Bei Mitbefall der Lebervenen Hepatomegalie, Aszites, Ikterus (Budd-Chiari-Syndrom)

f) **Paget-Schroetter-Syndrom:** Thrombose der V. subclavia sive axillaris durch Schultergürtel-Kompression, Venenkatheter, Tumoren, Überanstrengung (thrombose d'effort).
D: Akuter od. subakuter Beginn mit Schweregefühl, Schwellung, Zyanose, Umfangsdifferenz

2. **Chronisch-venöse Insuffizienz (CVI):** Venöse Insuffizienz der Beine (syn. variköser Symptomenkomplex, postthrombotisches Syndrom): Häufig, ca. 25 % leiden darunter, meist durch primäre Varikosis (ca. 75 %) od. postthrombotisch erworben.
Klinik: Schweregefühl, Schwellungsneigung, sek. Varizen, Druckdolenz.
Einteilung in 3 Schweregrade:
I. Stauungszeichen im Fußbereich, Corona phlebectatica paraplantaris
II. Stauungszeichen mit trophischen Störungen: Hyperpigmentierung, -keratose, Atrophie blanche
III. Ulcus cruris (floride od. abgeheilt).
Am häufigsten treten Ulcera crura bei Mehretagenthrombosen (Waden-, Oberschenkel- u. Beckenvenen) auf.
Diagn.: Doppler-Sonographie, Venendruckmessung, Phlebographie

3. **Primäre und sekundäre Varikosis:** 10 % der Bevölkerung haben eine relevante Varikosis. Die primäre V. mit Neigung zur Thrombose ist idiopathisch. Die sekundäre V. ist Folge anderer Venenerkrankungen, CVI. 3 Formen: *Stammvarikose:* Vv. saphena magna et parva; *Nebenastvarikose; Besenreiservarikose:* subkutane Vv.
Diagn.: Stauungserscheinungen, CVI; am stehenden Patienten bis kirschkerngroße Vorwölbungen mit tastbaren Faszienlükken. Funktionstests nach *Perthes* und *Trendelenburg. Apparativ:* Doppler- u. Duplex-Sonographie, Plethysmographie, Druckmessung, Phlebographie

III. Krankheiten der Lymphgefäße; Lymphödem

Die lymphpflichtige Eiweißlast kann infolge einer Lymphgefäß-erkrankung nicht abtransportiert werden.
3 *Verlaufsformen:* reversibles, spontan irreversibles L. und lymphostatische Elephantiasis.
Vorkommen: Gliedmaßen, Genitale, Rumpf, Gesicht, selten einzelne Organe.

a) **Beinlymphödem:** Einseitig od. beidseitig, dann meist asymmetrisch. Fußrücken fast immer beteiligt. Hautfarbe normal (Elephantiasis alba) od. grau, schwarz (E. fusca). Pathognomonisch: Stemmer-Hautfaltenzeichen (breite, nicht abhebbare Zehenhautfalten).

b) **Armlymphödem:** Schwere- und Spannungsgefühl. Maligne Form häufig nach Mammakarzinom: rasch progredient, proximale Betonung, Kollateralvenenzeichnung im Op.-Gebiet, Zyanose, Plexopathie, tastbare Lymphome, Lymphangiosis carcinomatosa.

Lymphödem-Klassifikation:
a) **primäres L.:** Entwicklungsstörungen: Hypo-, Aplasie u. a. – Nonne-Milroy-Meige-Syndrom
b) **sekundäres L.:** Posttraumatisch; Lymphangitis durch Bakterien, Pilze, Parasiten (Filaria I); Viren; malignes L.; L. durch angeborenes Ringband, iatrogenes (z. B. postop.) L., artefizielles L., Druck durch Tumoren

Diagn.: Anamnese, Befund, ggf. Farbstofftest, Lymphographie, Lymphszintigraphie.
DD: Lymphödem *zentral* (Hypoproteinämie, kardial) od. *peripher* (postthrombotisches Syndrom, eigentliches Lymphödem).

Untersuchung I–III:

1. **Anamnese, Inspektion, Palpation, Status praesens:**
   a) *Anamnese:* Familiäre Disposition? Auslösende Faktoren? Dumpfes Schmerzgefühl im Oberschenkel und vorzeitiges Ermüden der Beine sind Frühzeichen art. Genese. Dauer- oder anfallsweiser Schmerz? (Symptomfreie Intervalle sprechen für vorwiegend funkt. Genese.) Einfluß von Kälte, von

Wärme? (spricht für Spasmus, wirkt verschlimmernd bei organ. Verschluß), von Lagerung? (z.B. Herabhängen der Beine schmerzlindernd bei organ. art. Prozeß). Nur bei Bewegung (kennzeichnend für organ. art. Leiden) oder auch in Ruhe und Horizontallage? (dann schwerwiegende Störung). Aber Wadenkrampf in Ruhe, nachlassend bei Bewegung, ist typisch für Varikosis. Kalte Füße (Vorfuß), die auch im warmen Bett nicht bald verschwinden. Reduzierte Schweißbildung. Äußere Noxen? (Beruf?, Unfälle?, Nikotin?). Überstandene Infektionskrankheiten? Fokalinfekte. Diabetes usw.

b) *Inspektion:* Haut abnorm gerötet (Kapillardilatation), zyanotisch (venöse Hyperämie), marmoriert, örtlich, blaß, kalt, selten warm. Lokale Ödeme. Starke Venenfüllung und Pulsation. Bei längerem Bestehen Atrophie in Form von glatter Haut, Hautsklerosierung, brüchigen, plumpen und verlangsamt wachsenden Nägeln, Trommelschlegelfingern, Osteoporose, Ulzera (oft auch art. bedingt, dann sich verschlechternd bei Hochlagerung), Gangrän. – Mykosen (begünstigt durch schlechte Hautdurchblutung)

c) *Palpation:* Dorsalis pedis, Tibialis posterior, Poplitea, Femoralis, Radialis, Ulnaris. Wechselnd fühlbare Pulse bei Spasmen. Fehlende Fußpulse allerdings selten auch bei Gesunden, bei kardialen Rhythmusstörungen, Aortenisthmusstenose und hochgradiger Muskelatrophie nach Poliomyelitis. Selbst bei Arterienverschluß kann Puls tastbar sein, indem er distal davon durch Ausbildung von Kollateralen wieder erscheint. Hypoxämische Bezirke druckempfindlich. Hauttemperatur. – Auskultation: RR-Messung, Seitendifferenzen? Stenosegeräusche in Ruhe u. nach Bel.

d) *Sensibilitätsstörungen:* Parästhesien, Hyperalgesie, Hyperpathie. Hypästhesie, seltener herabgesetzte Schmerz- und Temperaturempfindung, besonders in der Übergangszone zwischen annähernd normal durchblutetem und minderdurchblutetem Gewebe.

2. Funktionsproben und apparative Untersuchungen:

Arterien

a) **Gehtest:** Bestimmung von schmerzfreier u. absoluter Gehstrecke bei normalem Schrittempo (80–120 Schritte/min) und standardisierten Bedingungen (ebener Boden) oder auf dem Laufband, z. B. Geschwindigkeit von 3 km/h mit Steigerung von 5 %.

b) **Lagerungsprobe n. Ratschow:** Abschätzung des Kompensationsgrades. 2 minütiges Fußkreisen im Liegen bei senkrecht erhobenen Beinen: starke, meist seitenbetonte Abblassung od. Claudicatio-Schmerz sprechen für organisches Strombahnhindernis.

Anschließend Herabhängen der Beine: Reaktive Hyperämie nach spätestens 8 sec. Bei organ. Erkrankung setzt diese später ein, dabei intensiver.

c) **Faustschlußprobe:** Bei erhobenem Arm wird die Hand 60 mal/min zur Faust geschlossen. Armarterienvenenverschlüsse bewirken eine Abblassung von Handinnenflächen und Fingern. Kompression von A. radialis od. ulnaris können zusätzliche Hinweise auf die Lokalisation ergeben.

d) **Doppler-Sonographie** – wichtigstes Verfahren der nichtinvasiven Diagnostik! – Syst. Index = Verhältnis zw. syst. RR am Unterschenkel u. Arm sollte > 0,9 sein; darunter spricht für pAVK. – Syst. RR in der A. tibialis posterior (normal 145–160 mm Hg): 140 (Stadium I n. Fontaine), 80–95 (St. II), 60–75 (St. II–III), 60 (St. III–IV).

Bei *Diabetikern,* Mediasklerose (Typ Mönckeberg) od. Knöchelödem sind Doppler-sonographisch zu hohe Druckwerte möglich.

e) **Duplexsonographie:** Aussagen zu Gefäßmorphologie, quantitativer Erfassung von Blutströmen, Plaques, Stenosen, Schlingen- oder Knickbildungen.

f) **Oszillographie:** Hilfreich bei Lokalisationsdiagnostik.

g) **Akrale Lichtplethysmographie:** Lokalisationsdiagnostik, Hinweise zum Kompensationsgrad.

h) **Arteriographie:** Indikation bei Ruheschmerz oder vor lumeneröffnendem oder revaskularisierendem Eingriff.

Venen

i) **Perthes-Test:** Bei Beinhochlagerung (ausgestrichene Varizen) wird die Mündungsstelle d. V. saphena magna mit dem Daumen komprimiert und nach dem Aufstehen freigegeben: Blitzartige Venenfüllung von proximal nach distal weist auf eine Klappeninsuffizienz hin.

j) **Trendelenburg-Test:** Bei Anlegung einer Staubinde proximal der Varizen entleeren sich diese, wenn tiefe Beinvenen und Vv. perforantes intakt sind.

k) **Doppler-Sonographie:** Nachweis der Venenklappeninsuffizienz, wenn bei Valsalva-Manöver ein Reflux entsteht.

l) **Venenverschlußplethysmographie:** Gibt Aufschluß über die Durchblutung einer Extremität und den venösen Abfluß.

m) **Phlebographie:** Lokalisiert insuffiziente Perforansvenen und stellt das tiefe Venensystem dar (präoperativ erforderlich).

DD *arterieller/venöser Verschluß* (Übersicht):

	Art. Verschlüsse	Venöse Verschlüsse
Hautfarbe	blaß	bläulich
Extremität	kühl	normal warm
Hautvenen	schwach	gefüllt
Schwellung	nein	ja
Schmerz	beim Gehen	Dauer-, Fersenschmerz
Pulse	nicht tastbar	normal
Ratschow (s. 2b)	pos.	neg.

40. Durstgefühl

mit Polydipsie?

1. Diarrhoen (s.d.), Erbrechen (s.d.), Exsikkose (s.d.)
2. Diabetes mellitus
3. Diabetes insipidus: Polyurie, niedriges spez. Gewicht
4. Nach Blutverlusten. Kollaps. Ohnmacht

5. Infektionskrankheiten: Peritonitis diffusa, Tbc., rheumatisches Fieber, Lyssa
6. Niereninsuffizienz, Urämie: häufig mit Polyurie
7. Herzinsuffizienz, Ödeme (s. d.)
8. Leberleiden: mit Polyurie
9. Nach Kaffee, Tee, Alkohol, NaCl: teils Abströmen von Körperflüssigkeit in die Blutbahn, teils schnelle Diurese
10. Medikamente: z. B. Diuretika, Atropin, Hormone wie Insulin, Kortison. Schweißtreibend (Salicyl)
11. Hyperparathyreoidismus: mit begleitender Polyurie
12. Myasthenia gravis: Besserung durch Prostigmin
13. Psychogen
14. Hitze. Körperliche Arbeit, Wärmetherapie

41. Dyspnoe, Tachypnoe

= erschwerte und beschleunigte (wesentlich nur bei Lungenerkrankungen), meist oberflächliche Atmung, evtl. mit Orthopnoe, Hilfsmuskeln angespannt, Zyanose rel. gering. Längeres Sprechen strengt an (z. B. bei Emphysembronchitis).

I. **Pulmonal** (gesamter Inspirationstrakt):
Restriktive Ventilationsstörungen:
Oft Tachypnoe, kleine oberflächl. Atmung. Teils klingende RG.
VK vermindert, Sekundenatemstoß (FEV_1) normal: Pneumonie, Lungenfibrose, Alveolitis, Atelektasen, Pleuraergüsse, -schwarten, Pleuratumoren, Lungenstauung, Lungenödem, neuromusk. Erkr. u. a. – Reaktion auf Medikamente
Obstruktive Ventilationsstörungen:
Atemfrequenz evtl. vermindert. Oft trockene RG. VK und FEV_1 vermindert: Asthma bronchiale, chron. Bronchitis, Emphysem, Stenosen der großen Luftwege, Fremdkörperaspiration u. a. Durch Medikamente: Betablocker
Atemregulationsstörungen:
Schlafapnoe, Pickwick-Syndrom

1. Vorw. *inspiratorisch* = Stenose der oberen Luftwege. Deutlicher inspir. *Stridor* bei Tracheakompression durch Strumen, Bronchostenosen durch Tumoren, Larynxprozessen, Rekurrenslähmung, Stridor congenitus (bei Säuglingen, krähender inspir. Stridor bes. beim Schreien. Kaum Atemnot, Husten und Heiserkeit).

a) *Laryngospasmus* bei Tetanie, Keuchhusten, Tabes, Neuropathie

b) *Glottisödem:* Angina, Peritonsillarabszeß, Mundbodenphlegmone, Verätzung, allergische Reaktion (Quincke-Ödem, Serumkrankheit usw.). Abszeß und Phlegmone des Larynx

c) Kehlkopf-Diphtherie = *Krupp:* heute überwiegend prim. Form ohne Tonsillenbeläge. Gleichmäßig zunehmende Heiserkeit, Atemnot und Zyanose, Husten rauh, trocken, bellend, sonor, heiser
Auch können diphtherische Membranen Trachea und Bronchien auskleiden und lebensbedrohliche Atemnot bewirken.

d) *Pseudokrupp:* bei 3–8 jähr. Plötzliche nächtliche transitorische bellend-tönende Hustensalven bei Larynxstenose meist infolge angioneurotischer Schwellung im Kehlkopfbindegewebe, rasch wechselnde Atemnot, rezidivierend. Im Verlauf banaler ak. Katarrhe und allergischer Vorgänge: Grippekrupp, bakterieller K. (H. influenzae, Staphylococcus aureus), spastischer K. (allergisch)

e) Lähmung der Larynxmuskulatur (Postikusparese)

f) Chron. *Larynxstenosen:* Tumor, Tbc., Lues

g) *Larynxtraumen:* Verätzung, Verbrühung, Verbrennung, Bestrahlungsnoxen; evtl. mit Narbenstenosen

h) *Trachealstenosen:* Mediastinaltumoren u. a.

i) *Bronchusstenosen:* Mediastinaltumoren (s.d., bes. Bronchialkarzinom), Narben nach indurativer Pneumonie, Drüsenpakete bei Hilus-Tbc. und Anthrakose

k) *Fremdkörper:* heftiger rauher trockener Hustenanfall, oft mit Pseudokrupp

2. *Exspiratorisch:* Emphysem, Bronchialasthma, Kapillarbronchitis

3. *In- und exspiratorisch:* = Lungen- und Pleuraerkrankungen (teils auch s. 1.), evtl. Nasenflügelatmen.
   a) Pneumonie. Schwere Grippe
   b) Lungenfibrose (s. a. Nr. 32 DD 7.): Lungenbindegewebe vermehrt. Restriktive Ventilationsstörung mit Dyspnoe u. Tachypnoe, Zyanose, Reizhusten, Hypoxämie u. Hyperkapnie. Total- u. Vitalkapazität erniedrigt. Cor pulmonale. Trommelschlegelfinger. Chem., physikal., gewerbl. Noxen ausschalten. – Pneumokoniosen (s. Nr. 32 DD 6.). – Pneumonose: Hypoxämie, Zyanose
   c) Tbc.: Miliar-Tbc. (mit Zyanose), große Kaverne, offener Pneumothorax
   d) Lungenödem
   e) Lungenembolie
   f) *Lungentumoren:*
      α) bösartig: primär = Bronchialkarzinom; metastatisch = umschriebene Herde bei Hypernephrom, Mamma-, Magen-, Prostatakarzinom und Knochensarkom; diffus bei Lymphangitis carcinomatosa
      β) gutartig = symptomloser Verlauf: Fibrom, Lipom, Osteom, Chondrom, Teratom, Dermoid, Neurinom, Zyste
   g) *Atelektasen:*
      α) Resorptions- oder Verschluß-A. = enge ICR, Stimmfremitus fehlt, Dämpfung, AG fehlt, keine Bronchophonie infolge unterbrochener Schalleitung im Bronchus = Resorption von Luft in schlecht durchlüftetem Lungengewebe: Bronchusverschluß durch Tumor (bes. Bronchialkarzinom), Schleimpfropf (Keuchhusten, Bronchiolitis obliterans), Blut, Lungenstauung, Fremdkörper. Mangelnde Zwerchfellexkursionen durch pulmonale, kardiale oder abdominale (Peritonitis, Pankreatitis) Prozesse
      β) Kompressions-A. = enge ICR, Stimmfremitus verstärkt, Dämpfung, reines Bronchialatmen, Bronchophonie, bei Pleuraerguß AG und Bronchophonie aufgehoben = Kompression von Lungengewebe von außen durch Pleura- und Perikarderguß, Tumor, Aneurysma, Zwerchfellhochstand, Kyphoskoliose

γ) Kontraktions-A. = Lungenkrampf = reflektorische Kontraktion der Alveolen (vorw. streifenförmig basal): postoperativ, nach Tonsillektomien, dienzephale, medulläre
   und spondyläre Reize, von Pleura und Bronchus aus,
   bei beg. Pneumonie und Frühinfiltrat
h) *Pneumothorax:* geschlossener, offener, therapeutischer
   Spontan-P. (Pleurariß über tbc. Herden; auch bei Gesunden, z.B. nach Anstrengungen oder Husten), Ventil-
   P.: plötzlicher Schmerz, Atemnot, Zyanose, Blässe.
   Atemgeräusch und Stimmfremitus aufgehoben, lauter
   tympanitischer Klopfschall. Zwerchfell unverschieblich.
   Nachbarorgane verdrängt. Oft Hautemphysem über der
   befallenen Seite. Evtl. Sero- oder Pyo-P. mit horizon-
   talem Flüssigkeitsspiegel und klingendem Plätscherge-
   räusch
i) Pleuritis sicca et exsudativa
j) Thoraxdeformität, Rippenprozesse
k) Allerg. Alveolitis
l) Inhalation toxischer Gase

II. **Kardial** = Verlangsamter Blutstrom bei Herzdekompensation,
oft kombiniert mit I. und III.: ausgeprägte Zyanose bei rel. geringer meist in- und exspirat. Dyspnoe, Ödeme, Lungen- (mit
Herzfehlerzellen), Nieren- und Leberstauung sowie Venenstauung, Urobilinogenvermehrung, Hypoproteinurie, Oligurie
mit hoher Konzentration aber rel. niedrigem NaCl-Gehalt,
Nykturie
Latente, Belastungs- oder beg. *Herzinsuffizienz:* Anamnese:
Atemnot bei Belastung, Schlafstörung, Hüsteln, Herzklopfen,
Schwindel, Nykturie, periph. Ödeme, Meteorismus, Inappetenz, allg. Leistungsabfall mit vorzeitiger Ermüdbarkeit und
nachlassender Konzentration. – Bei Verdacht kann probatorisch digitalisiert und damit die Diagnose ex juvantibus gestellt werden.
Links(herz)insuffizienz führt zu Lungenstauung mit Zyanose,
Dyspnoe, Orthopnoe, schwindender Vitalkapazität, vermindertem Gasaustausch in den Alveolen infolge Verdickung ihrer Wände = Pneumonose, rasselnder Atmung, Husten, wäß-

rig-schaumigem, teils sanguinolentem Sputum mit Herzfehlerzellen, evtl. Asthma cardiale.

Rechts(herz)insuffizienz bewirkt Stauung im großen Kreis-
lauf mit Ödemen (nicht bei gleichmäßiger Schwäche beider
Hälften), Hydrothorax, Aszites, verstärkter Venenfüllung,
Leberpuls, Stauungsleber und -niere, Meteorismus, Nausea,
Elektrolytstörungen (z. B. Kaliummangel).

Chron. Herzinsuffizienzen sind aber durch gegenseitige
Mehrbelastung fast stets doppelseitig.

III. **Zerebral** = Bedrohliche Lähmung des Atemzentrums in der
Medulla oblongata:

1. *Kussmaul*-Atmung (schnell, tief): bei Azidose: Coma diabeticum, Urämie; Methylalkoholvergiftung u. a.

2. *Cheyne-Stokes*-Atmung: rhythmisches Crescendo der Atmung in Frequenz und Tiefe, danach Decrescendo und kurze Pause

3. *Biot*-Atmung: rhythmische Serien von konstant frequenten
und tiefen Atemzügen, danach Pausen

4. *Keuchatmung* (schnappend)
Ätiologie von 2.–4. = hochgradige Hypoxämie des Atemzentrums: Apoplexien, schwere Zerebralsklerose, Hirndruck
(Tumor usw.), Hirntrauma, Enzephalitis, Meningitis, Koma
(s. d.), Poliomyelitis, Urämie, Herzinsuffizienz (anoxämi-
sche Azidose), narkotische Vergiftungen (Morphin, Schlafmittel, CO), Agonie, in großen Höhen

IV. **Schwere Anämien.** Höhenkrankheit

V. Sitzende Lebensweise (Atonie). Körperliche Anstrengungen. Adipositas. Gefüllter Magen. Meteorismus, Aszites,
Gravidität, Pneumoperitoneum

VI. **Psychogen:** Tachypnoe, keine Zyanose, durch Belastung un-
beeinflußt. Erregungen. Hyperventilation

VII. **Innervationsstörungen** mit mangelhafter Thoraxexkursion
(Atemmuskellähmung): Poliomyelitis, Paralyse, Polyneuritis, Myasthenie, amyotroph. Lateralsklerose, Diphtherie

VIII. **Traumen:** Thoraxquetschung, penetrierende Thoraxverlet-
zung, Rippenfraktur, Halswirbelfraktur

IX. Bei **Kindern** besonders zu achten auf:

1. Asthma bronchiale, Bronchiolitis obliterans

2. Bronchopneumonien. – Interstitielle Pneumonie: bei lebens-
schwachen Frühgeburten und dystrophischen Säuglingen;
Zyanose, Tachypnoe, kein Fieber, kein physik. Lungenbefund. – Pleuraempyem. – Pneumothorax

3. Miliar-Tbc., Bronchialdrüsen-Tbc.

4. Stenosen im Larynx-Trachea-Gebiet: starker inspirat. Stridor,
Zyanose, Einziehung im Jugulum, Auxiliarmuskulatur betä-
tigt: z. B. Diphtherie, Pseudokrupp, Tumoren wie angeb. Struma und Thymushyperplasie, Retropharyngealabszeß, Fremdkörper

5. Tetanie: Laryngospasmus = ak. inspirat. Verengung des Kehl-
kopfeinganges mit „Wegbleiben" bei tetanischen Säuglingen.
Apnoische Tetanie = Krampf der gesamten Atemmuskulatur
mit Atemstillstand, selten

6. Respiratorische Affektkrämpfe = kurze Anfälle von Atemstillstand bei neuropath. Kleinkindern

7. Asphyxie des Neugeborenen: Anfälle von Dyspnoe mit allg.
blasser Zyanose. Herzaktion rasch, schwach, unregelmäßig.
Haut kalt. Muskelhypotonus. Reflexe erloschen. Ät.: Unreife
oder Geburtstraumen (z. B. Hirnblutung) des Atemzentrums
oder Halsmarks (C_4). Aspiration von Fruchtwasser

8. Stridor congenitus

9. Atemlähmung: s. III. und VII.

10. Ak. Herzinsuffizienz

Untersuchung: s. Nr. 32, 93, 69

Anhang: **Schnarchen:**

1. Am häufigsten als lautes, sägendes Geräusch bei Mundatmern
(Operation!): Rhinitiden, Septumdeviation, enge Nasenlöcher,
Polypen, Adenoide, Muschelhypertrophie

2. Rachen: durch Schwingungen der (verlängerten?) Uvula oder
des Gaumensegels; Tonsillenhyperplasie

3. Larynx: durch Stimmbandvibrationen bei Muskelschwäche im
Alter und infolge Posticuslähmung; bei schlaffer Epiglottis

Anhang: **Gähnen** (Chasmus):
= Hirnhypoxie, wahrscheinlich unter Mitwirkung eines Gähnzentrums im Hirnstamm: bei Ermüdung, Aufenthalt in verbrauchter Luft, Hunger, Herzinsuffizienz, Bewußtseinstrübung, Hirndruck, Aura des epilept. Anfalls; aber auch als Imitation

42. Elektrolyte

1. **Kalium:** normal 3,6–5,4 mval/l (mmol/l):
Reguliert die Erregbarkeit der Nerven- und Muskelzellen. K^+-Verschiebungen aus dem Serum in die Körperzellen und umgekehrt sind häufig, wobei physiolog. nur 2 % im Blut kreisen.
Hypokaliämie (meist mit Alkalose):
Neuromuskulär: Muskelschwäche, Adynamie, Wadenkrämpfe auch in Ruhe, Hyporeflexie
Kardiovaskulär: Myokardschwäche, Störung der Reizbildung und -leitung, ES, Digitalisüberempfindlichkeit, im EKG ST-Senkung, T-Abflachung
Gastrointestinal: Dyskinesien bis paralyt. Ileus, Magensäuremangel
Nephropathien
Ät.:
Verminderte Zufuhr: Anorexie, Mangeldiät
Gastrointestinale Verluste: Erbrechen, Diarrhoen, Darm- und Gallengangsfisteln, *Laxanzien*
Renale Verluste: *Diuretika* bzw. Antihypertonika, renal tubuläre Azidose, chron. Pyelonephritis, maligne Hypertonie, Mg^{++}-Mangel, diabetische Azidose in der Erholungsphase
Erhöhte Mineralkortikoidaktivität: Aldosteronismus: prim. = Hyperplasie der NNR = Conn-Syndrom oder sek. bei Herzinsuffizienz, Leberzirrhose, iatrogen. Cushing-Syndrom. Lakritzegenuß, Carbenoxolon
Ak. respirat. Alkalose: z.B. Hyperventilationstetanie
Hyperkaliämie (meist mit Azidose):
Kribbeln und Taubheit der Akren, Parästhesien der Lippen

und Zunge, Muskelparesen, Areflexie, Arrhythmien. Im EKG
hohes T, bes. in V4–6
Ät.: Erhöhte K⁺-Zufuhr: Infusionen, selten oral. Oligurie: z.B.
Dehydratation, Schock. Anurie. NNR-Unterfunktion: z.B.
M. Addison. Zellzerfall: Verbrennungen, Gangrän, Myokardin-
farkt, nach Op., Hämolyse. Diabetische Azidose

2. **Natrium:** normal 135–145 mval/l (mmol/l) meist parallel der
Chloridmenge, s. 3.):
Hyponatriämie: Erbrechen, Diarrhoen, Schwitzen, Diuretika,
Verbrennungen, M. Addison u.a.
Hypernatriämie: reichl. Salzzufuhr, langes Dursten, Exsikkose,
Koma, Nieren- und Herzinsuffizienz, Kortikoidtherapie u.a.

3. **Chloride:** normal = 97–110 mval/l (mmol/l):
Hypochlorämie: Azidose, Urämie, Pneumonie, Erbrechen u.a.
Hyperchlorämie: nach reichl. Kochsalzzufuhr, im Koma, renale
Azidose, Hämokonzentration

4. **Calcium:** normal 4,5–5,2 mval/l (2,25–2,6 mmol/l): Reguliert die
Blutgerinnung, die Gefäßpermeabilität und die Reizübertra-
gung, Knochenbaustoff
Hypokalzämie: Übererregtheit des NS und der Muskulatur mit
Krämpfen und Tetanie. Blaukalte Akren. Parästhesien. Im
EKG QT verlängert
Ät.: Hypoparathyreoidismus mit und ohne Tetanie (s. Nr. 10 C).
Vit. D-Mangel (Rachitis), bes. Heilphase. Malabsorption: Pan-
kreatitis, Sprue, Mangelernährung, chron. Niereninsuffizienz
Hyperkalzämie: Durst, Erbrechen, Obstipation, Lethargie,
Muskelschwäche. ES. Im EKG verkürztes QT. Neigung zu Ne-
phrolithiasis
Ät.: Prim. Hyperparathyreoidismus = Hyperplasie, Adenom
oder Karzinom der Epithelkörperchen mit Überproduktion
von Parathormon, z.B. Ostitis fibrosa gen., osteolytische Metastasen, Plasmozytom. M. Boeck. AT 10- und Vit. D-Überdosie-
rung. Hyperproteinämie, Hyperthyreose

5. **Magnesium:** normal 1,9–2,5 mg/dl (0,73–1,03 mmol/l). Hemmt
die Erregungsimpulse von Nerv auf Muskel, wirkt spasmoly-
tisch, aktiviert Enzyme
Hypomagnesiämie: Muskelkrämpfe bis Krampfanfälle, evtl.
normokalzämische Tetanie; Angiospasmen, Stenokardien bis

Infarktgefahr, Rhythmusstörungen, Arterioskleroseneigung?,
Schwindel; Darmspasmen
Ät.: Erbrechen, Diarrhoen, Darmresektion, Diuretika, Alkoho-
lismus
Hypermagnesiämie: bei Exsikkose, Niereninsuffizienz, erhöh-
ter Mg^{++}-Zufuhr
6. **Phosphat:** normal Kleinkinder 4–6, Erwachsene 2,5–4,3 mg/
dl = 1,4–2,6 mval/l:
Hypophosphatämie: bei Rachitis, Malabsorption, prim. Hyper-
parathyreoidismus u. a.
Hyperphosphatämie: bei Rachitis und Frakturen in Heilphase,
Hypoparathyreoidismus u. a.

43. Endokarditis

– Änderung des Auskultationsbefundes? (stets dokumentieren!),
Echokardiographie. Streptokokken-Antikörper? Blutkulturen
1. **Endocarditis verrucosa rheumatica:** Ak. abakterielle E., meist
nach Streptokokken-Infekt (z. B. Angina tonsillaris); mäßiges
Fieber, Atemnot, Herzklopfen mit Druckgefühl oder Schmerz
in der Herzgegend, Systolikum, Tachykardie, oft ES, Kollapsneigung. Tritt etwa bei der Hälfte der Fälle mit rheumatischem
Fieber auf, meist 4.–25. Lj. Kann lange latent bleiben, bis der
ausgebildete Klappenfehler erkennbar ist.
2. **Ak. infektiöse E.** = bakterielle septische (ulzeröse) E. durch
Bakterien, meist Strepto- und Staphylokokken, Enterokokken
u. a., begünstigt durch zentrale Zugänge (z. B. Venenkatheter),
gehäuft nach chir. Eingriffen am offenen Herzen und Herz-
klappenersatz
3. **Subak. bakterielle E. = „E. lenta":**
Erreger: hämolyt. Streptococcus viridans (auch bei rheumat. E.
zu züchten), hämolyt. Streptococcus pyogenes, Staphylo- und
Enterokokken sowie Pilze. Blutkulturen nur in etwa 40 % pos.
Immer Mitralvitium, sehr häufig mit Aorteninsuffizienz. Entstehung vorw. bei geschwächter Abwehrkraft des Organismus,

z.B. nach Zahnextraktionen. Protrahierter Verlauf, milchkaffeefarbenes Kolorit (Anämie + Zyanose), Schüttelfröste, Fieberwellen mit oft freien Intervallen, Herzpalpitationen, evtl. Polyarthritis, derber Milztumor, Anämie, mäßige Leukozytose, Eosinopenie, hohe BSR, Herdnephritis; bakt. periphere Mikroembolien als Petechien oder kleine empfindliche Schwellungen (Osler-Knötchen, bes. in Fingerspitzen), auch große Embolien (Lunge, Gehirn), Rumpel-Leede oft pos. Euphorie, Psychosen.

Ätiologie (1.–3.): Herzklappenläsion durch:

a) *Infektionskrankheiten:* Meist Streptokokken (rheumat. Fieber, Scharlach, Angina tons., Erysipel), zahlreiche andere Bakt. (z.B. Go.), aber auch Viren (Masern, Grippe), Chlamydien, Coxiella, Pilze (Candida, Aktinomyces, Histoplasma)

b) *Toxine* bei Urämie (Nephritis), Karzinose, Kachexie

c) Sklerose

d) Kongenital

4. Seltene Formen: E. Libmann-Sacks bei Erythematodes visceralis, Endomyokardfibrose, Endocarditis fibroplastica (Löffler), E. bei Karzinoid, M. Bechterew

44. Entzündungen

häufig übersehene (s. auch Fieber, Sepsis)

1. Körperoberfläche: Lymphangitis, Lymphome, Furunkel, Phlegmone, Erysipel, Thrombophlebitis (oft latent)
2. Hirnabszeß, meist otogen
3. Fokalinfektion: odontogen, chron. Tonsillitis, Nasennebenhöhlenentzündungen, bes. Kieferhöhlen, chron. Cholezystitis, Granatsplitter u.a.: Nachlassen der Spannkraft, andauernde Mattigkeit und Müdigkeit, Arbeitsunlust, Antriebsarmut, Konzentrationsmangel, Übererregbarkeit, Kopf- und Gliederschmerzen, Herzsensationen, Schweißausbrüche, oft nachts,

kalte Füße, subfebrile Temperaturen, Fieberprovokation durch körperliche Anstrengung, Hypotonie, Muskelfibrillieren, *Blutbild,* bechleunigte BSR, Anämie, hämorrh. Diathese, Hypoproteinurie, Mikrohämaturie, Organmanifestation (z. B. Polyarthritis, Neuritis, Nephritis, Endokarditis, EKG-Veränderungen, endokrine Störungen)
4. Otitis, Angina, Pharyngitis
5. Strumitis
6. Lunge: Chron. Bronchitis, Bronchiektasen, Lungeninfarkt mit geringen Symptomen, sekundäre Pneumonie bei beginnendem Bronchialkarzinom, Tuberkulose ohne physikal. Befund (bes. Miliar-Tbc.), Silikose, zentrale Pneumonie
7. Endokarditis (s. d.), Perikarditis
8. (Chron.) Pankreatitis
9. Cholezystitis (z. B. postoperativ), Cholangitis
10. Refluxkrankheit der Speiseröhre, rezidivierende oder chronische Magen-, Duodenalulzera
11. Darmkanal: bes. Ileozäkalaffektionen, vorwiegend M. Crohn, selten noch Tuberkulose. Appendizitis (insbes. im Alter), Divertikulitis
12. Zystitis, Pyelonephritis: bes. Frauen, meist E. coli
13. Nieren-, paranephritischer und subphrenischer Abszeß
14. Vaginale Untersuchung: Parametritis, Adnexitis, Abort
15. Anus, Rektum: Kryptitis, (Peri-)Analabszeß, solitäres Rektumulkus bei Rektal-Prolaps-Syndrom, Prostataaffektionen
16. Verborgene Senkungsabszesse: Sonographie!
17. Spondylitis rheum. et tbc.
18. Arthritis (s. d.)
19. Osteomyelitis
20. Periostitis. Überanstrengungsperiostosen (bes. Epicondylitis humeri lat.)
21. Granatsplitter u. a. Fremdkörper mit Abszeßbildung
22. Paraneoplastisch bei Karzinom, Sarkom

Untersuchung: BSR, Blutbild, Urin, Serologie, Elektrophorese, Suchteste (Rheumafaktor, CRP) u. v. a.

Anhang: Exsudativ-lymphat. Diathese:
Haut: Milchschorf, Ekzem, Gneis, Strophulus, Intertrigo

Schleimhäute, ubiquitäre Entz.: Coryza, Pharyngitis, Laryngitis, Bronchi(oli)tis, Conjunctivitis, Blepharitis u. a.
Lymphatismus: Hyperplasie der Tonsillen (incl. Rachenmandel), Lymphknoten, Milz. Resistenzschwäche gegen Infektionen
Skrofulose: Facies scrofulosa mit Lymphadenitis, dicker Oberlippe (= Lymphstauung), Conjunctivitis mit Phlyktänen, chron. Schnupfen bei tuberkulösen Kindern, bei uns heute selten

45. Enzephalitis

Grippeähnlicher Beginn mit Schnupfen, Kopfschmerzen, Abgeschlagenheit, Übelkeit. Tagelange Schlafsucht, auch Schlaflosigkeit. Hyperhidrosis, Augenmuskellähmungen, Pupillenstarre, Nystagmus, delirante Psychosen mit motor. Unruhe (z. B. Chorea, Singultus), Miktionsstörungen, Speichelfluß, Hirndruck, Liquorzucker vermehrt.

1. Entmarkungs-Enzephalomyelitis:
   a) Disseminiert: gleicht ak. multipler Sklerose
   b) Diffus = parainfektiös, toxisch-allergisch: bei Masern, Röteln, Windpocken, Mumps, Angina, Scharlach, Grippe, Borreliose, Typhus, Ruhr, Malaria, Sepsis, Pneumonie, Tbc., Herpes, Keuchhusten, Tularämie, Fünftagefieber, Listeriose, Milzbrand, Lyssa, Fleckfieber, Brucellosen, Toxoplasmose, Frühsommer-Meningo-E. (FSME) durch Zecken (Virus), regionär; Impfung möglich
2. Eitrige E. = kleine Herde infolge bakterieller Embolie (Endocarditis lenta, Sepsis, Erysipel) oder Hirnabszeß: fortgeleitet von eitrigen otogenen, orbitalen und rhinogenen Prozessen; metastatisch (Bronchiektasen, Lungenabszeß u. a.); traumatisch (nach Schädelbasisbrüchen, Hirnschüssen u. a.)
3. E. lethargica aut ep. (Virus): ak. und postenzephalitische Zustände. Seit der Epidemie 1920 nur noch sporadisch. Vorw. männl. Jugendliche
4. Progr. Paralyse, Lues cerebri (Spirochäten)
5. Zerebrale Form der Poliomyelitis
6. E. japonica, E. St. Louis

7. Meningoenzephalitis = von der Leptomeninx auf das Cerebrum fortgeleitete Entzündungen
8. Pseudo-E.: Hämorrhagisch: Infektionen wie Grippe, Keuchhusten; Intoxikationen wie Hg, CO; bei Insolation
9. Allergisch: Rheumatismus, z.B. Chorea minor; nach Impfung und Seruminjektion

46. Eosionopenie

= < 90 eosinophile Granulozyten/mm^3 Blut (rel. 0–1 %)
1. Auf der Höhe aller akuten und bei schweren **Infektionskrankheiten**
2. In Streßsituationen. Auch bei körperl. Arbeit
3. Im anaphylaktischen Schock
4. Bei hormonalen Erkrankungen mit vermehrter ACTH- oder NNR-Steroid-Ausschüttung, z.B. Cushing-Syndrom
5. Medikamentös: ACTH, Glukokortikoide, Adrenalin u.a.
6. Schwere unbehandelte perniziöse Anämie
7. Bei Vergiftungen, exogen oder endogen

47. Eosinophilie

= > 400 (bei Kindern > 600) eosinophile Granulozyten/mm^3 Blut, > 5 %, aber: Relativangaben unzureichend!, für *Allergie* aussagekräftiger ist E. in Sekreten oder Gewebepartikeln (Nasen-, Bronchialsekret, Gelenkpunktat, Darmschleimhaut)
1. **Würmer,** vor allem zeitweise im Blut lebende: Trichinen, Askariden, Echinokokkus, Ankylostomum, Bilharzia, Filaria. Viel geringer bei nur Darmparasiten: Oxyuren (Nachweis: Zellophanklebestreifen), Taenien
2. **Asthma bronchiale,** asthmoide Bronchitis

3. Eosinophiles Lungeninfiltrat *(Löffler):* durch Askariden bedingt
4. Pollinosis u. a. Formen der Conjunctivitis et Rhinitis vasomotorica
5. **Dermatosen:** Urtikaria, Ekzem, Neurodermitis, Dermatitis (z. B. D. herpetiformis Duhring, Primel-D.), Erytheme, Psoriasis
6. **Arzneimittelexantheme:** Serumkrankheit, Sulfonamide, Antibiotika, Salicylate, Pyrazolone, Chinin, J, Br, Goldtherapie u. a.
7. **Kollagenkrankheiten,** insb. Panarteriitis nodosa
8. Allergische **Gefäßprozesse:** Migräne, Quincke-Ödem, eosinophile fibroplastische Endocarditis *(Löffler),* Thrombangitis obliterans
9. **Scharlach** (ab 2.–3. Tag nach Exanthem)
10. (Nahrungsmittel-) allergisch induzierte *Kolitis*
11. M. Hodgkin (selten, nur bei gleichzeitiger Leukozytose)
12. *Postinfektiös:* bei Rekonvaleszenten prognostisch günstiges Zeichen („Morgenröte der Entzündung")
13. Anämien: vor allem perniziöse A. im Stadium der Regeneration (nach Vit.-B_{12}-Substitution). Nach Bluttransfusionen (wahrscheinlich infolge Knochenmarksreizung)
14. Eosinophilenleukämie (selten): Milztumor. Variante der myeloischen Leukämie
15. Maligne Tumoren, bes. bei Metastasierung (Allergie gegen Tumoreiweiß)
16. Endokrinopathien mit Glukokortikoidmangel, insbes. M. Addison
17. Nach Milzexstirpation
18. Genetisch: familiär, Ät. nicht nachweisbar

48. Erbrechen

Regurgitation = Hochwürgen nicht angedauter, nicht angesäuerter Nahrung aus dem Ösophagus
Rumination („Wiederkäuen") = Zurückkommen von Speisen aus dem Magen in den Mund mit Wiederverschlucken, z. T. orga-

nisch bedingt, z. T. hysterisch, bei Säuglingen nicht selten, oft auch lustbetont.

Statt oder in Verbindung mit E. oft auch Aufstoßen, Übelkeit (Nausea), Brechreiz, Würgen, Sodbrennen (s. d.). Brechzentrum in der Medulla oblongata (sensibler Vaguskern); dieses kann gereizt werden: direkt (durch Toxine, Hirndruck usw.), vom Großhirn (z. B. psychogen) oder auf zentripetalen vegetativen Reflexbahnen von der Peripherie (oberer Intestinaltrakt oder fernliegende Organe) aus; häufig kombinierter Entstehungsmechanismus (z. B. Alkoholrausch).

1. **Ösophagus-Magen-Zwölffingerdarm-Erkrankungen:**
   a) *Ösophagus und Kardia* (s. a. Nr. 139, 8.): z. B. peptische oder (seltener) Soor-Oesophagitis, Motilitätsstörungen (Achalasie, Oes.-Spasmen), Divertikel, Karzinom, Striktur (narbig nach Op., Verätzung, Membranen). – Bei Stenose oder Motilitätsstörg. gewöhnlich Regurgitation
   b) *Magen:* (ak.) Gastritis, Ulcus ventriculi et duodeni (der chron. Ulkuskranke erbricht gewöhnlich nur bei Ausbildung einer Stenose), Karzinom, Magenatonie, Ptose, Verätzung, postoperative Zustände (Vagotomie, Magen-, Pankreaskopfresektionen, Drainage-Op.)
   c) *Pylorusstenose* = Erbrechen großer, sehr saurer Mengen mit oft tagealten Speiseresten, Abmagerung, Exsikkose, Plätschern infolge Ektasie, Supersekretion, Hypochlorämie, alkalotische Tetanie: organ. Stenosen durch Ulkusnarben, Karzinom, selten große Polypen, gastritische Schleimhautschwellung. Spasmen bei Ulkus im Pylorusbereich, Cholezystopathie oder rein funktionell: angeb. Pylorospasmus bei Säuglingen. – Sonographie, Gastroskopie nach Nahrungskarenz, Magenabsaugung oder -spülung, evtl. Rö.
2. **Ak. Infektionen** = überwiegend infolge tox. Reizung des Brechzentrums, teils reflektorisch (beim Kind ist E. *Allgemeinsymptom*): Gastroenteritis ac., Ruhr, (Para-)Typhus, Trichinose, Cholera, Dyspepsien (alimentär, allergisch usw.); Pneumonie, Grippe, Scharlach, Diphtherie, floride Tbc., Keuchhusten, Erysipel, Zystopyelonephritis, Fleckfieber, Leptospirosen

3. **Reflektorisch** (extraventrikulär):
   a) (Diffuse) Peritonitis, Peritonismen, ak. Appendizitis, Pankreatitis, ak. Pankreasnekrose, Ileus (anfangs peritonealer Reflex, später teils Rückstauung), Magentorsion mit -volvulus (sehr selten), Darminfarkt
   b) Myokardinfarkt, Lungenembolie
   c) Steinkoliken, z.B. Cholelithiasis
   d) Otologisch: Reizung des Vestibularapparates bei Otitis media, Menière-Syndrom, See- und Luftkrankheit
   e) Tabes: gastrische Krisen, anfallsweise
   f) Gynäkologische Leiden: Tubarruptur, Stieltorsion von Tumoren u.a. Peritonealreiz bei Retroflexio und Myomen, bes. subserösen
   g) Opthalmologisch: Glaukom u.a.
   h) Traumen: nach heftigem Stoß gegen den Leib
4. **Zerebral** = unabhängig vom Essen, oft plötzlich auftretend (ohne unangenehme Nausea), häufig mit Kopfschmerzen und Schwindel: Schädel-Hirn-Trauma, Apoplexie, Hirntumor, Meningitis, Meningismus, Enzephalitis, Poliomyelitis, Hirnanämie (Ohnmacht), Gefäßprozesse (z.B. Migräne), Abszeß, Sinusthrombose, M. Menière, Hydrozephalus, Sonnenstich, Durahämatom u.a.
5. **Psychogen** (neurotisch, funktionell): Vegetative Dystonie, neurasthenische Reaktion, hysterische Reaktion, Neurosen, Psychopathie, Psychosen; durch ekligen Geruch oder Geschmack. Brechreiz kann sich „einfahren", teils als Zweckneurose
6. **Endokrin:** M. Basedow, M. Addison, Gravidität, Menses, Hypoglykämie, Hyperparathyreoidismus
7. **Stoffwechselkrankheiten** (= endogene Intoxikationen): Urämie (urinartiger Geruch), Pseudourämie, Praecoma diabeticum, initiale Hepatitis ep., ak. Leberdystrophie, Cholezystopathie (häufig), ak. u. chron. Pankreatitis (oft starkes Erbrechen), Coma hypochloraemicum
8. **Intoxikationen** (exogene):
   a) Alkoholrausch, Methylalkohol, Narkose. Bei Potatoren Vomitus matutinus = Nüchternerbrechen von Schleim infolge chron. Pharyngitis

b) Laugen, Säuren (bes. Blausäure), Lösungsmittel u. a.
c) Blei, Hg, As, Ba, Zink, Thallium, CO u. a.
d) Digitalis, Antibiotika, Sulfonamide. Schlaf- und Schmerz-
mittel: Morphin-Analoga, Opiate, Tramadol, Barbiturate,
Aspirin, Antirheumatika. Sulfonylharnstoffe. Cytostatika.
Secale. Nikotin u. a.
e) Röntgenstrahlen
f) Lebensmittelvergiftung: z. B. Botulismus, Pilzgifte
9. **Nahrungsmittelallergie:** Milch, Fisch, Eier usw.
10. **Stauung:** Herzinsuffizienz, Aszites
11. **Würmer**
12. Bei **Säuglingen** und **Kleinkindern** physiolog. Neigung zum
Erbrechen: schon bei unvorsichtigem Anfassen, bei heftigen
Hustenstößen (z. B. Keuchhusten), nach verstärkter Aerophagie, bei leichten Infekten. Ak. Intoxikationen der Säuglinge
(mit Diarrhoen und Kollaps). Acetonämisches Erbrechen,
Ösophagismus, Kardiospasmus, Pylorospasmus. Gefahr der
Fixation des Brechreflexes bei neuropath. Anlage
13. *Koterbrechen ("Miserere"):* Ileus, Peritonitis (mit gastrokoli-
scher Fistel), schwere Appendizitis
14. *Galleerbrechen:* Pylorusatonie, Duodenumaffektionen, Cholezystitis, Leberleiden, ak. Pankreatitis
15. *Bluterbrechen:* s. Hämatemesis

Folgeerscheinungen: Hungerazidose (Anhäufung von Ketokör-
pern), Tetanie (Alkalose infolge HCl-Verlust), Avitaminosen,
Unterernährung, Aspirationspneumonie. Störungen des Elektro-
lyt- oder Säure-Basen-Haushalts mit weiteren Komplikationen
(z. B. Nierenversagen, Salzmangelurämie)

Untersuchung: Ispektion des Erbrochenen: Schleim, Eiter, Blut
("Kaffeesatz"? – bei Blutungsverdacht: Teerstuhl?), Galle, Spei-
sereste, Faeces, Säuregehalt. Hb-Nachweis durch Haemoccult.
Bei Verdacht auf lokale Ursache Endoskopie, evtl. Röntgen, Ma-
gensonde zur Diagnostik und Entlastung, bei V. a. Refluxkrankheit d. Speiseröhre Langzeit-pH-Metrie, bei V. a. Motilitätsstörung Manometrie

49. Exantheme vorw. der inneren Medizin

1. **Ak. infektiöse Exantheme** (s. a. Tab. am Schluß):

   a) *Scharlach:* Flammend rote konfluierende Fleckchen, meist
   in der Inguinalgegend beginnend, auf Glasspateldurck verschwindend. Schüttelfrost, tox. Erbrechen, Scharlachangina mit flammender Rachenröte, manchmal mit nekrotischen Belägen (auch Kombinationen mit Di.). Blasses
   Kinndreieck in scharlachroter Umgebung, Himbeerzunge,
   Rumpel-Leede pos. (Kapillarläsion). Myokarditis. Auch
   fieberhafte Scharlachangina ohne E. oder nur fieberfreies
   E. Leukozytose mit Eosinophilie. Urobilinogen vermehrt
   (tox. Leberschaden). *Schultz-Charlton*-Auslöschphäno-
   men = nach 0,2 ml Scharlachserum i.c. blaßt Exanthem lokal ab.

   b) *Masern:* im Vorstadium leichtes Fieber, Katarrh der oberen Luftwege, Rhinitis, Conjunctivitis mit Lichtscheu, ge-
   schwollenes Gesicht. Dann Gaumenrötung (= Enanthem)
   und *Koplik*- (s. *Reubold*-)Flecke = feine weißl. Flecken,
   wie Kalkspritzer aussehend, an der Wangenschleimhaut
   gegenüber den unteren Molaren. Am 4.–5. Tag unter starkem Fieberanstieg Ausbruch des aus hanfkorn- bis linsen-
   großen, hellroten, stellenweise konfluierenden, makulo-
   papulösen E., hinter den Ohren beginnend u. sich von da
   aus über den Körper ausbreitend. 2–3 Tage später blaßt
   das E. unter Fieberabfall u. leichter Schuppung ab. Leukopenie. *Kompl.:* Bronchopneumonie mit Atemnot und bläulicher Verfärbung des E. Otitis media. Pseudokrupp, tox.
   Kreislaufinsuffizienz, Enzephalitis. Anergie gegen Tbc.

   c) *Röteln* (Rubeola): Fieber ohne Katarrh. Am 4. Tag kleine,
   runde, einzelstehende, rosa Flecken, zuerst im Gesicht
   und Nacken. Lymphdrüsen in der Umgebung des Proc.
   mastoideus geschwollen

   d) **Windpocken** (Varizellen): Gleichzeitig rote Flecken, Papeln, Bläschen und Krusten am ganzen Körper nebeneinander; mäßiges Fieber

e) **Erythema infectiosus:** Kinder, epidemisch. Schmetterlings-
   förmige, leicht urtikarielle Wangenröte, Gesicht gedunsen;
   große, bläulichrote, girlandenartige Flecken an der Streck-
   seite der Extremitäten. Meist kein Fieber. Virus? Prognose
   günstig
f) *Exanthema subitum* = Roseola infatum = Dreitagefieber:
   Kinder zw. $^1/_2$ u. 3 J. Ak. hohes Fieber 3 Tage, dann krit.
   Abfall mit E. inform von kleinen blaßroten Flecken am
   Rumpf u. dann an den Extr., weniger im Gesicht. Virus,
   Prognose sehr günstig. DD: Röteln, Masern
g) **Erysipel:** hochrotes, scharf und flammend begrenztes, er-
   habenes, schmerzhaftes Exanthem, oft im Gesicht. Stets
   plötzl. Beginn mit Schüttelfrost, hohem Fieber und schwerem Krankheitsgefühl. Häufig Rezidive. Fast immer Streptokokken
h) **Erysipeloid** (Schweinerotlauf): Beruf. Meist fieberlos. Erythem mit entzündetem roten Rand und livide verfärbtem
   Zentrum, meist an der Hand
i) *Milzbrand* (Anthrax): Fieber, schwere Allg.-Erscheinun-
   gen. Pfenniggroße Rötung mit zentraler Papel, die in Pustel mit blauschwärzl. derbem Zentrum übergeht, schmerzhafter regionaler Lymphknoten. Dann tiefe Nekrose mit
   Infiltrat = Karbunkel (schmerzlos), umgeben von ausge-
   dehntem Ödem. – Lungenmilzbrand = sept. Pneumonie
   mit Hämoptyse und Pleuraexsudat; meist letal. – Darm-
   milzbrand: Erbrechen, wäßrige oder blutige Durchfälle,
   starker Meteorismus, Peritonitis; gewöhnlich letal. Bacterium anthricis, übertragen von Haustieren oder ihren Pro-
   dukten
k) *Hautrotz* (Malleus farciminosus)
l) *Systemischer Lupus erythematodes:* interm. rheumat. Erscheinungen mit Fieber. Symmetrisches Aufschießen erhabener Rötungen und Purpura an Wangen und Nase
   („schmetterlingsförmig") sowie Streckseiten der Extremitäten. Feine Schuppen, die an ihrer Unterseite mit zar-
   ten Spitzen in den Follikelmündungen haften. Zentrale
   Hautatrophie. Befall innerer Organe, Pleuritis, Sepsis,
   Anämie mit rel. Leukopenie. Prognose infaust. Ät.: allerg.

Disposition mit Reaktion auf Medikamente, UV-Strahlen
usw.

m) *Lyme*-Krankheit = Borreliose: Erythema chronicum migrans, Lymphozytome, später evtl. Arthritis vorw. an gr. Gelenken, Meningoradikulitis, Karditis, Polyneuritis u. a. Borrelia burgdorferi (Gruppe der Spirochäten), übertragen
v. a. von Zecken; Nachweis dir. u. in Kultur, Serodiagnostik

2. **Infektionskrankheiten mit hämorrhagischem E.** (s. Nr.67 A,
2b): z.B. Sepsis, Diphtherie, Miliar-Tbc., Meningitis tbc., Toxoplasmose (makulopapulös)

3. **Erytheme** (s. auch 1e, g, h):
   a) Neugeborene = physiologisch
   b) Allg. fieberhafte Röte der Kleinkinder: Pneumonie, Angi-
      na usw.
   c) Miliaria rubra = Schweißröte bei zu warm gehaltenen
      Säuglingen: disseminierte kleine Papeln, zentral mit hell
      glänzenden Bläschen, schnell sich rückbildend unter zar-
      ter Schilferung
   d) Schreiröte kleiner Kinder
   e) Rötung durch feuchte Umschläge
   f) Schamerythem (psychogen)
   g) Allergisch: Dermatitis durch Kontakt mit Pelzen, Primeln,
      Lack, Formalin, Ammoniumpersulfat u. a.
   h) Sonnenbrand, Verbrennungen, Röntgendermatitis, radio-
      aktive Elemente
   i) Mech. Hautläsion
   k) Insektenstiche u. -bisse: Mücken, Wanzen, Flöhe; Spinnen,
      Zecken usw. – Scabies: an Hautfalten stark juckende (bes.
      nachts) Milbengänge (cave Kratzeffekte!), an deren Ende
      hellgelbe Punkte = Milben mit Lupe zu sehen sind; heraus-
      heben mit spitzem Messer und mikr. untersuchen
   l) Erythema nodosum = allerg. Reaktionsform der Haut auf
      ein zumeist infektiöses Agens (kein Morbus sui generis):
      Tbc. (bes. bei Jugendlichen), Rheumatismus, Kokken
      (Angina, Go. usw.), toxisch, nach Medikamenten (bes.
      Sulfonamide), Sarkoidose, Trichophytie, Lymphgranulo-
      ma inguinale

m) E. exsudativum multiforme = allergische Reaktion bei Rheumatismus oder Tbc.: Unterarme und Hände, seltener Mundschleimhaut befallen. Häufig Gelenkschmerzen und Fieber. Sehr sukkulente, blaßrote, teils bläschenförmige Erhebungen, anämischer Hof, konzentrisch fortschreitend unter Einsinken des blaurot werdenden Zentrums

n) E. induratum (Bazin) = Tuberkulid, Pannikulitis, walnußgroße blaurot-livide Knoten, v. a. bei jungen Frauen

o) Lupus vulg.: knötchenförmige Infiltrate meist an Nase und Mund, auf Glasdruck apfelgeleefarben abblassend, wechselnd starke Schuppung, flache Ulzera mit leicht blutender, oft granulierter, blauroter Basis mit eitriger Sekretion; Rand weich, unterminiert, unregelmäßig begrenzt

p) Erythrasma: Genitalgegend, rotbräunlich

q) Pityriasis rubra, rosea und versicolor: s. 9.

r) Ekzem: je nach Stadium Erythema, Ödeme, Knötchen, Bläschen, Pusteln, Nässen, Borken, Schuppen

s) Dermatomyositis: rheumat.-allergisch. Haut stellenweise erysipelähnlich, lila getönt, am deutlichsten periokulär, mit alabasterweißen Flecken. Schmerzhafte Schwellungen der Muskeln, häufig auch Gelenke betroffen, oft Myokarditis. Fieber, Eosinophilie; hohe Kreatininausscheidung (Muskelzerfall) im Urin. Evtl. Probeexzision. Prognose infaust

4. **Arzneien** u. a. (bei gegebener Disposition), z. B.:
Arsen: Erytheme
Balsame: masern- und scharlachähnlich
Brom: wuchernde, eiternde Knoten
Chinin: masern- und scharlachähnlich
Codein: scharlachartig
Gold: diffuse nässende Dermatitiden
Jod: Akne
Narkotika: Erytheme
Novocain: Ekzeme an Fingerspitzen bes. bei Ärzten, selten Dermatitis

Penicillin u. a. Antibiotika: grobmakulös-papulös, rosa-düster-rot, evtl. Urticaria

Nebenerscheinungen und Komplikationen der Antibiotika:
1. Züchtung therapieresistenter Erreger
2. Auftreten allerg. Reaktionen (inkl. Mykosen)
3. Veränderung der Darmflora
4. Blut-, Leber- und Nierenschäden
5. Störungen im Vitaminstoffwechsel
6. Störung immunbiolog. Abwehrreaktionen

Phenolphthalein: papulovesikulär, exfoliativ u. a.
Pyrazolone: masernartig
Quecksilber: Follikulitiden, Erytheme
Salicyl: leicht erhabene Erytheme
Serum: Urtikaria, Erytheme
Sulfonamide: masernähnlich
Tuberkulin: masern- und scharlachähnlich

5. Bullös, pustulös:
a) Herpes (s. d.)
b) Varizellen
c) Pemphigus: schubweise Eruption großer Blasen auf sonst normal erscheinender Haut. Benigne und maligne (sept., letal). Formen: z. B. P. syphiliticus, bes. bei Säuglingen, Handteller und Fußsohlen
d) M. Duhring: generalis. Erythem, Blasengruppen (herpesähnl.), Papeln, schmerzh. Jucken, rezidivierend
e) Erysipel
f) Gasbrand
h) Impetigo contagiosa: prall gespannte dünnwandige Blasen, evtl. eitrig, die platzen und honiggelbe Krusten bilden. Vorw. Gesicht. Ät.: Streptococcus haemolyticus
i) Epidermolysis bullosa her.: angeb., familiär. Blasen, mit Serum gefüllt, teils blutig, nach Stoß, Druck, Reiben (da Epidermidis und Korium nur sehr locker verbunden sind)
k) Trychophytia superficialis (Herpes tonsurans): kleine, rote bis graue Stellen, konfluierend. Ring aus stecknadelkopfgroßen, leicht getrübten Bläschen. Zentrum etwas einge-

sunken mit kleinen Schuppen und Borken. Juckreiz. Lok.:
Gesicht, Arme, Rumpf

l) Pyodermien = Hautinfiltrationen durch Staphylok. u. Streptok.

m) Follikulitis = winzige Pusteln an den Follikelmündungen

n) Vakzinepusteln. Nach Injektion von Serum usw.

o) Nach Jodtinktur, Teer, As, Cantharidin u. a.

p) Nach Verbrennung (unmerklich bei Syringomyelie), Insolation, Röntgen- und Radium-Strahlen, Erfrierung, Verätzungen

q) Miliaria crystallina: nach starkem Schwitzen

r) Bei Venenstauung, Varizen mit Thrombose, Dekubitus

s) Insektenstiche

t) Bläschen bei Kindern: Varizellen, Pemphigus neonatorum, Pemphigus syphiliticus, Dermatitis exfoliativa, Ekthyma usw.

Anhang: Entzündliche Knötchen im *Bartbereich:*

1. Trichophytia superficialis (s. k): Haare zunächst nicht gelockert. Später tiefe Hautinfektion = 2.

2. Sykosis parasitaris: kleine, rasch anwachsende Hautknoten; Haare darüber locker und leicht auszuziehen. Blutiger Eiter dringt aus den Follikelmündungen

3. Trichorrhexis nodosa

6. Hämangiome:

a) *Teleangiektasen* = Naevi aranei = seesternförmig (= schnell rückbildungsfähig und rel. benigne) oder stecknadelkopfgroße und leicht erhaben: angeboren, bei M. Osler, Leberzirrhose, Magenkarzinom, Herzfehlern, chron. Nephritis, Graviden, Rö.- und Ra-Noxe, Rosacea, Lupus erythematodes

b) Angioma senile

c) Angioma cavernosum = „Blutschwamm": erhaben, angeboren

d) Naevus flammeus sive vasculosum = „Feuermal": bis markstückgroß, eben, angeboren

e) Sturge-Weber-Syndrom = kong. Naevus flammeus des Kopfes (fast immer halbseitig) mit auf dieser Seite Glau-

kom und rö. intrazerebralen Kalkherden; kontralateral oft
Krämpfe und Hemiplegie; Debilität

7. **Purpura** (s. Nr. 67)

8. **Roseola** (s. d.)

9. **Schuppen:**
   a) *Scharlach:* großlamellär
   b) *Masern:* fein-kleieartig
   c) *Lupus* vulg. Erythematodes
   d) *Lues II,* papulo-squamöse Form: braune, infiltrierte Papeln,
      gering schuppend, bes. an Handflächen und Fußsohlen
   e) *Ichthyosis:* Haut diffus verdickt, verhornt, schmutzig, trok-
      ken; versiegte Talg- und Schweißdrüsen. Angeb., familiär
   f) Lokalisierte Ichthyosis: nach Berufsdermatosen, Hautulze-
      ra, Radium- u. Röntgen-Noxe, Arsen, Lepra
   g) *Ekzema* seborrhoicum: fettige Schuppen in bis markstück-
      großen, gelbl. bis rötl., scharf begrenzten Herden
   h) Ekzema squamosum: sukkulente Schuppen auf nässender
      Haut
   i) *Psoriasis vulg.:* runde, rötl. Flecken, die sich mit einer trok-
      kenen, silberglänzenden Schuppenschicht bedecken; dar-
      unter glänzendes, festhaftendes Häutchen, das bei Abkrat-
      zen Petechien hinterläßt. Pünktchenförmige bis diffuse
      Ausdehnung. Lok.: Knie, Ellenbogen, seltener Kopf und
      Rumpf
   k) *Pityriasis rosea:* oft schnell sich verbreitende blaßbraunro-
      te Flecken mit Knötchen, peripher wachsend bis zu mark-
      stückgroßen, zentral abblassenden Scheiben mit schuppi-
      ger Hornschicht. Lok.: vorw. Stamm
   l) Pityriasis versicolor: schmutzig-bräunl., mattglänzende,
      flächig wachsende Scheiben mit gezackten Rändern, kleie-
      artige Abschilferung. Lok.: unbehaarte, schwitzende Haut.
      Mikrosporon furfur
   m) Pityriasis rubra univ. (Hebra): starke Hautrötung, evtl.
      ödematös, massenhaft kleieförmige Abschuppung; chron.
   n) Pityriasis rubra pilaris (selten): disseminierte, weißgraue
      bis rötlichbraune Hornkegelchen an den Follikelmündun-
      gen. Lok.: Streckseiten der distalen Extremitäten

o) Altershaut: trocken, rauh, schuppend, herabgesetzte Talg-
drüsenproduktion, Hyperproliferation, auch Atrophie, der
Epidermis, Elastizitätsverlust der Fasern, zu Falten füh-
rend

10. **Hautnarben** (Gefahr der malignen Degeneration):
   a) Nach Wunden, Ulzera, Furunkeln, Follikulitiden, Op.,
      Verbrennungen, Rö., Ra. – Nach Läusen, Striae
   b) Leukoderm: pigmentlos, nach manchen Dermatosen
   c) Lepra
   d) Keloid, spontan oder sek. bei Narben; strängige, teils ver-
      zweigte Verhärtung, glänzend, rosa bis braunrot, glatt,
      scharf begrenzt, nur mit der Haut verschieblich, druck-
      empfindlich. Lok.: vorw. über dem Sternum

50. Exophthalmus

Nicht verwechseln mit nur *Klaffen* der Lidspalten: Hyperthyreose, Symphatikotonus (z.B. akut bei Schreck, Erwartung), Urämie (bei Retinitis angiospastica), kurze Lider (vernarbt oder angeb.); einseitig (mit Mydriasis) bei Reizung eines Halssympathikus durch mediastinale Prozesse u.a.
Glanzaugen: Hyperthyreose, psycho-vegetatives Syndrom, hysterische Psychopathen, Fiebernde.

I. Allgemeinkrankheiten
(fast immer doppelseitig)

1. *M. Basedow* (s. Nr. 156, 3.) Hyperthyreose mit Struma, Tachykardie u. Exophthalmus mit weiten Lidspalten. E. kann ungleich ausgeprägt oder selten einseitig sein. Auch bei behandelten Menschen kann er restieren. Beim malignen oder opthal-
   mologischen E. handelt es sich wahrscheinlich um ein extre-
   mes Basedow-Stadium, bei dem der hochgradige E. das Schließen der ödematösen Lider (mit Ektropium) verhindert und nur
   verminderte bis aufgehobene Augenbewegungen zuläßt.

2. Adipositas
3. Lymphadenose und Retikulosen mit Infiltration der Orbita
4. Turmschädel u. a. Schädelmißbildungen
5. Angeborene Protrusio bulbi, oft erblich
6. Vortäuschung: bei hochgradiger Myopie = Langauge; bei „fliehenden" Augenbrauen und Jochbögen; bei Oberkiefer-atrophie bei Kindern mit adenoiden Wucherungen, bei Fett-schwund in der Orbita

II. Örtliche Prozesse
(fast immer einseitig)

1. *Entzündungen* (meist Phlegmonen) in der Orbita: am häufig-sten fortgeleitet von Kieferhöhlen- oder Siebbein-Eiterungen, selten durch Zahninfektion: Lidinfiltration, Conjunctivitis, Pto-sis, Schmerz bei Druck auf den Augapfel, der sich kaum zu-rückdrängen läßt. Fieber
2. *Tumoren* der Orbita und ihrer Umgebung: primäre (oft Sar-kome), periorbitale und intrakranielle sowie Metastasen: Bul-bus läßt sich nicht zurückdrängen und kann verlagert sein. Sehstörungen und Augenmuskellähmungen, die jedoch bei gutartigen bzw. langsam wachsenden Tumoren erst spät eintre-ten
3. Durch *Zirkulationsstörungen:*
   a) Retrobulbäre Varizen: intermittierende E., meist einseitig nach Anstrengung oder Bauchpresse
   b) Karotisaneurysma: Bulbus pulsiert, Systolikum über der Schläfe, E. schwindet bei Kompression der Karotis am Hals
   c) Blutungen: Schädel-Hirn-Trauma, bei intranasalen Opera-tionen, auch spontan
   d) *Thrombose* bzw. Thrombophlebitis des Sinus cavernosus: bei Gesichtsfurunkel, Phlegmone und Erysipel des Kopfes, Otitis media, Meningitis purulenta, Angina, Sepsis (Em-pyem, Scharlach u. a.): Schüttelfrost, Fieber, plötzlich hefti-ge Kopfschmerzen, Erbrechen, Lidödem, erweiterte Stirn-venen, Somnolenz, Krampfanfälle, Liquor xanthochrom. E. anfangs einseitig, schnell doppelseitig werdend. Es gibt auch blande Formen.

Untersuchung: Zur Erkennung eines einseitigen E. (fast immer bei II.) blickt man von oben auf die Bulbi. Form und Größe der Lidspalte. Beweglichkeit der Augen und Lider. Bulbus verdrängt? Palpation zwischen Auge und Orbitalwand. Bulbus zurückdrängbar? Rö. Schädel.

51. Exsikkose, Dehydra(ta)tion

Mangel an Körperflüssigkeiten infolge einer *hypotonen* (Wasser- u. überproportionaler Na-Verlust), *isotonen* (proportionaler Wasser- und Na-Verlust = häufigste Form) oder *hypertonen* (= eigentliche Exsikkose, überproportionaler Verlust von freiem Wasser, relativer Anstieg des Plasma-Na-Bestandes) Dehydratation. *Symptome* treten bei Flüssigkeitsverlusten von 3–6 % des Körpergewichts auf: Durst (bei Älteren oft nicht vorhanden), trockene Haut (stehenbleibende Falten) u. Schleimhäute, Muskelschmerzen (z.B. Wadenkrämpfe), Müdigkeit, teils Unruhe, Urteilsschwäche, Hypotonie, Tachykardie, Oligurie mit konz. Harn, Gewichtsverlust

1. **Renale Wasserverluste:** akute u. chron. Nierenerkrankungen, akutes Nierenversagen (polyurische Phase), inadäquate Diuretikabehandlung, NNR-Insuffizienz (Mineralokortikoidmangel); osmotische Diurese (hypertone D.) bei Glukosurie und Mannitolapplikation. Diabetes insipidus
2. **Extrarenale Wasserverluste:**
   a) Gastrointestinale: am häufigsten. Oft kombiniert mit azidotischer od. alkalotischer Stoffwechsellage: *Diarrhoe:* Volumenverluste von mehreren Litern möglich. *Erbrechen* (bes. bei Anorexia nervosa od. Bulimie) mit hypochlorämischer u. hypokaliämischer Alkalose. *Nach innen:* Ileus, Pankreatitis, Aszites, Pleuraerguß
   b) *Profuses Schwitzen,* z.B. bei Fieber (hypertone D.), in Hitze
   c) *Verbrennungen:* infolge Gewebsödem und Wundsekretion
3. Mangelnde Flüssigkeitszufuhr: Alter, Krht. u.a.

Labor: Hk (Verlaufsparameter) 50–55 %, Kreatininanstieg. Zentraler Venendruck erhöht.

---

52. Extremitäten

A. Ohne bestimmte Lokalisation

1. Überstreckbarkeit der Gelenke (bes. der Fingergrundgelenke), Senkfüße, Abwinkelung des gestreckten Armes im Ellbogengelenk (= Cubitus valgus: vorw. bei asthenischen Frauen, auch bei „femininen" Männern) sind Degenerationszeichen i.S. angeborener Schlaffheit des Bandapparates. (Erworbene Erschlaffung durch Kachexie, Tabes u.a.) Daneben finden sich häufig andernorts Zeichen anlagebedingter *Bindegewebsschwäche:* asthenischer Habitus, Prolapse, Hernien, Gastroenteroptose, Hämorrhoiden, Varizen, paradoxe Schambehaarung, schlaffe Brüste schon bei Mädchen, Striae ohne Gravidität. Bei diesen Menschen ist Neigung zu chron. Krankheitsverläufen zu beachten

2. *Knoten:*
   a) Hautmetastasen bei Karzinom (bes. der Bronchien und Mammae) und Sarkom
   b) Neurinome und Neurofibrome, gehäuft als Neurofibromatose (M. Recklinghausen): perlschnurartige Tumoren der Nervenscheiden, daneben weiche z.T. gestielte Hautfibrome, Pigmentflecke, degenerative Stigmen
   c) Lymphome (s.d.), Lipome, Atherome, Fibrome, Keloide, Xanthome = kleine Cholesterinablagerungen (genet. identisch mit Xanthelasma), Hautmyome, Hämangiome, Lymphangiome
   d) Rheumaknoten = Granulom bei chron. Polyarthritis
   e) Heberden-Knoten (bei Heberden-Arthrose) = erbsengroß, sehr derb, symm., unverschieblich, wenig empfindlich, an den dist., vorw. dors., Interphalangealgelenken meist des 3. und 4. Fingers. Meist bei schwer arbeitenden, postklimakt. Frauen, konstit. (irrtümlich oft „Gichtknoten" genannt)

f) Erythema induratum (Bazin): Tbc. Derbe walnußgroße blaßrot-bläul. Knoten am äußeren Unterschenkel, vorw. bei Mädchen. Gelegentlich Erweichung und Ulzeration
g) Erythema nodosum
h) Periarteriitis nodosa: hart, erbsengroß, Unterarme
i) Myositis ossificans = Verkalkungen in traumatischen Muskelnarben
k) Sporotrichose, Blastomykose
l) Verhärtungen nach (vor allem öligen) Injektionen
3. **Knochenauftreibungen** (Tumoren u. a.):
a) Karzinommetastasen von Bronchus, Prostata, Hypernephrom, Mamma, Uterus, Ovar, Schilddrüse. – Sarkom. – Plasmozytom
b) Osteome und Chondrome (Exostosen)
c) Ostitis fibrosa localisata
d) Ostitis fibrosa (cystica) generalisata (v. Recklinghausen) = Adenom der Epithelkörperchen = Hyperparathyreose mit gesteigerter Parathormonausschwemmung: vorw. Frauen, 30–50 J. Hyperkalzämie (bis 20 mg/dl) bei gleichzeitiger Calciumverarmung der Knochen, Schmerzen in allen Knochen (z. B. Kreuzschmerzen), Verbiegungen, Spontanfrakturen, Kalkablagerungen in den Gefäßen und Organen (z. B. Nieren mit Nierensteinen), Zahnausfall, Müdigkeit. Rö.: hochgradige diffuse Osteoporose mit multiplen, scharf begrenzten Aufhellungen in spindelförmigen Auftreibungen
e) Ostitis deformans generalisata (Paget) = unspez. Osteodystrophie mehrerer Knochen: ältere Leute, Knochenschmerzen (z. B. Kreuzschmerzen), allg. Kyphose (Kleinerwerden), Arme erscheinen länger, Beine werden krumm, Kopfumfang nimmt zu (Hut), Spontanfrakturen, Calciumspiegel normal
f) Posttraumatische Periostitis und Kallusbildung
g) Knochenlues (III. Stad.): mit Nachtschmerz
h) Spina ventosa = Tbc. einer Metakarpale oder Phalanx
4. **Knochenschmerz:**
a) s. 3. Osteomalazie
b) Osteomyelitis: ak. Beginn mit sept. Fieber. Meist lange

Röhrenknochen befallen; kranker Abschnitt ist äußerst
schmerzhaft, stark ödematös und wird ruhig gehalten. Die
ak. O. stellt sich rö. noch nicht dar. ♂ : ♀ = 4:1

c) Leukämie, Plasmozytom, M. Hodgkin

d) M. Bang, Maltafieber, Fünftagefieber (Schienbein), nahen-
der Malariaanfall, beg. Psittakose, Amöbenruhr, Recurrens, Kala-Azar, Trypanosomiasis, Frambösie, Dengue
(bes. Knie)

5. *Spontanfrakturen:*

a) Knochentumoren und -Metastasen, Ostitis fibrosa gen.
und loc., M. Paget, kalzipenische Osteopathie (Osteomalazie oder Osteoporose u. a.), multiples Myelom

b) Leukämie

c) Tabes

d) Bei *Kindern:*

α) Rachitis. – M. Möller-Barlow

β) Osteogenesis imperfecta s. Osteopsathyrosis idiopathi-
ca s. M. Lobstein: vorw. dominant vererbbar, angeb.
oder nach dem 10. Lj. auftretend. Blaue Skleren (die
abnorm dünn und transparent sind), Zwergwuchs, Röhrenknochen sehr brüchig und deformiert, lockere Gelenke, Plattfüße, Zahndefekte, Nagelbrüchigkeit,
Schwerhörigkeit durch Otosklerose

γ) Osteoklerosen (selten, erblich): Marmorknochen-
krankheit (Albers-Schönberg): Kompakta der Röhrenknochen stark verdickt, Markhöhle eingeengt. – Osteo-
myelosklerose

6. *Gangrän:*

a) Vaskulär (s. Nr. 39), gewöhnlich Beine: Arteriosklerose,
Diabetes (immer mit Arteriosklerose kombiniert), Embo-
lien (auch Arme), Lues, Endangiitis obliterans,
M. Raynaud (meist Finger) u. a.

b) Neurotrophisch: Tabes (ausgestanztes Sohlengeschwür
= Mal perforant), Syringomyelie u. a.

c) Entzündlich: z. B. nekrotisierendes Panaritium

d) Thermisch: Erfrierungen, Verbrennungen

e) Chemisch: Salpetersäure, Karbol u. a.

f) Trauma: z. B. Quetschung

7. *Asymmetrie* der Extremitäten: hereditär, erworben während der Fetalzeit, nach Poliomyelitis u. a.
8. Abnorm große und dicke Hände und Füße: *Akromegalie* = Hypophysenüberfunktion (Adenom). Langsam sich entwickelnd. In der Jugend: Riesenwuchs; bevorzugt 20.–30. Lj., keine Geschlechtsdisposition. Auch Nase und Kiefer vergrößert, wulstige Lippen. Derbe, hyperkeratotische Haut. Struppiges Haar. Kopfschmerzen, Gesichtsfeldeinschränkungen, Schwindel. Oft Hyperglykämie mit Glykosurie. Hypogenitalismus mit Impotenz bzw. Sterilität. Diagnostik: Rö.-Aufn. der Sella turcica. Augenhintergrund, Gesichtsfeld
9. Abnorm kurze Extremitäten mit kleinen Händen: Chondrodystrophie bzw. chondrohypoplastischer Habitus
10. Grad der Ausbildung des Knochenbaues schnell zu ermitteln durch Blick oder Griff oberhalb des Hand- und Fußgelenkes
11. *Stehenbleibende Hautfalten* = Tugor, Dicke und Elastizität herabgesetzt: Dehydratation oder Exsikkose (s. d.), konsumierende Erkrankungen (z. B. Finalstadien von Karzinom und Tbc.), Abmagerung, Pylorusstenose
12. *Verfärbungen:* s. Zyanose, Blässe, Durchblutungsstörungen, periphere; Exantheme, häm. Diathese, Pigmentanomalien; Ulcus cruris
13. s. Lähmungen, Muskelatrophien, Muskelbewegungen, Ischias, Gang, Wadenkrämpfe
14. Arthritis (s. d.)
15. Ödeme (s. d.)
16. Gefäße: s. Nr. 39 und Nr. 69, A III
17. Rachitische Zeichen

B. Hände

1. s. *A*
2. Vererbbare degenerative *Anomalien:* Polydaktylie, Syndaktylie, Klinodaktylie (= Flexion der distalen Phalangen), Kamptodaktylie (= Flexion des kleinen Fingers), Arachnodaktylie (= Spinnenfinger, z. B. beim Marfan-Syndrom), Bradydaktylie bei Chondrodystrophie

3. *Handstellungen:*
  a) Radialislähmung = „Fallhand"
  b) Ulnarislähmung = „Krallenhand": Grundphalangen über-
     streckt, übrige Phalangen gebeugt
  c) Medianuslähmung = „Affenhand": alle Metacarpalia par-
     allel, Zeige- und Mittelfinger gestreckt, Opposition des
     Daumens unmöglich
  d) „Krallen- und Affenhand" auch bei progr. spin. Muskel-
     atrophie und Syringomyelie
  e) Pfötchenstellung: Tetanie, seltener CO-Vergiftung
  f) Dupuytren-Kontraktur = entzündlich-narbige Schrump-
     fung der Palmaraponeurose mit Beugung der 2.–5. Finger.
     Begünstigend wirkt harte Handarbeit
4. Weiche Hand: Leberzirrhose, Thyreotoxikose.
  Tatzenhand: Akromegalie, Myxödem, Syringomyelie
5. Hand bei *Frauen:* klein, zart, schmal, gepolstert, distalwärts
  sich verjüngend, nach dorsal dehnbar. Finger zart, weich, ke-
  gelförmig zugespitzt, keine Vorsprünge. Nägel längselliptisch,
  seitl. stark gewölbt. Madonnenhand bei grazilen Frauen.
  Hand bei *Männern:* groß, kräftig, breit, rechteckig. Knochen,
  Sehnen, Muskeln und Venen zeichnen sich ab. Finger gleichmäßig breit mit Gelenkprofil. Nägel rechteckig, flach, kräftig
6. *Panaritien* u. a.:
  a) Panaritium cutaneum: Rötung, Schwellung
  b) P. subcutaneum: Pustel, Rötung, Schwellung, Druck-
     schmerz
  c) P. sub- und parunguale = Paronychium: am Nagelfalz. Oft
     Maniкürverletzung
  d) P. tendinosum: wie b), dazu kollaterales Ödem, Sehnen-
     scheide schmerzhaft. Fieber
  e) P. ossale: nach langwierigem oberflächl. P. Fistelnde Gra-
     nulationswunde. Rö.-Aufn.
  f) P. articulare: wie e), im Gelenkbereich
  g) Schwielenabszeß: kutan unter Hohlhandschwielen
  h) Hohlhandphlegmone: Rötung, Schwellung, kollaterales
     Ödem, Druckschmerz, Bewegungseinschränkung, sept.
     Fieber
7. *Nägel* (s. d.); Trommelschlegelfinger (s. d.)

8. *Hyperkeratose* der Handflächen:
   a) Arbeitsschwielen: meist nicht symmetrisch
   b) Hyperkeratotisch-rhagadiformes Ekzem: mit Rhagaden und gelegentlichen vesikulären (= hyperhidrotischen) Schüben
   c) Lichen ruber planus
   d) Epidermophythie: meist nicht symmetrisch, Pilznachweis
   e) Psoriasis vulgaris
   f) Keratoma hered. palmare et plantare; Keratoma dissipatum hered. palmare et plantare: dominant erblich, auch Füße
   g) Tabes (meist an den Füßen), Syringomyelie
   h) Arsenkeratose
9. Karpaltunnelsyndrom = Kompression des N. medianus im Karpaltunnel: vorw. nächtl. Handtellerschmerz, später Daumenballenatrophie
10. *Rhagaden* an den Fingerkuppen: exogen (z. B. Leimdermatitis), bei Psoriasis, Dermatitis herpetiformis Duhring, Erythematodes; neurotrophisch (z. B. Syringomyelie)

C. Arm- und Schulterschmerzen

(s. Nr. 141)

D. Hüftgelenke

1. Allg. Funktionseinschränkung:
   a) Koxitiden (s. Nr. 22): ziehende Schmerzen, hinkender Gang, Trendelenburg, mäßige Flexion, Abduktion, Außenrotation, scheinbare Verlängerung, später scheinbare Verkürzung. Fieber. Rö.: Gelenkspalt verschmälert, Knochenatrophie, Resorptionsherde. – Häufig Coxarthrosis def., mit Kragenexostosen
   b) Luxatio coxae: angeboren oder erworben
   c) Irritation des N. inguinalis
2. Einschränkung der Abduktion und Innenrotation:
   a) Coxa vara: angeboren, rachitisch, bei Jugendlichen (statisch), bei Arthrosis def., Tbc., Osteomalazie, Osteomyelitis, Traumen (bei Schenkelhalsbrüchen und Epiphysenlösungen)

b) Perthes = Osteochondritis def. coxae juvenilis, kein Bewegungsschmerz
c) Epiphysiolyse des Femurkopfes mit Kopfkappenrutsch:
   akut oder chron., Jugendliche
d) Schenkelhalsfraktur: meist alte Menschen, Trauma. Außenrotation, Bewegungsschmerz, abnorme Beweglichkeit,
   Beinverkürzung. Rö.
3. Flexionskontrakturen = Reizzustände des M. psoas durch
   spondylitische Senkungsabszesse, paranephritische Abszesse,
   Appendizitis, Lymphadenitis im Unterbauch, Uretersteine,
   nach Leistenbruch-Op.

Untersuchung: Becken (Spinae) regelrecht stellen. Aktive und
passive Ab- und Adduktion, Flexion und Extension sowie Rotation. Druck- und Stauchungsschmerz? Kontraktur oder Anykolo-
se? Laufen lassen. Beinlänge messen (evtl. durch Aufstellen der
Oberschenkel). Roser-Nélation-Linie (Trochanterstand). Tren-
delenburg-Zeichen durch Lähmung der Mm. glutaei od. konnata-
le Hüftgelenkluxation. Beobachtung von WS- und Beckenhaltung.

E. Knieschäden

1. Arthritiden (s. d), Arthrosis def.
2. Erguß?, Kapselverdickung?
3. Schlottergelenk und Genu recurvatum: Tabes, Kachexie u. a.,
   anlagebedingte Schwäche des Bandapparates
4. Genu valgum = X-Beine: statisch bes. bei Kindern mit langen
   Beinen; rachitisch
5. Genu varum = O-Beine, Säbelbeine: Ät. wie 4., zudem kon-
   natale Lues
6. Läsionen des medialen oder lateralen Seitenbandes, evtl. mit
   Gelenkschlottern im X-Sinne. Druckpunkt, Schmerz bei Ab-
   oder Adduktion
7. Meniskusläsion: federnde Kniebeugekontraktur mit schmerzhafter Streckhemmung, Schmerz bei Rotation des gebeugten
   Unterschenkels, Druckpunkt über dem Gelenkspalt, evtl. Erguß. Meist innerer Meniskus. Rö. Luftfüllung
8. Kreuzbänderriß: Schwellung, Bewegungseinschränkung, evtl.
   mit Schubladenphänomen

9. Patellarfraktur: mit tastbarer Diastase
10. Bursitis praepatellaris: akut: Trauma, Rötung, Schwellung, Druckschmerz, Fluktuation, Fieber. Chron.: meist Tbc., Lues. Langsamer Beginn, Kapselverdickung, normale Haut, Bewegungseinschränkung
11. M. Schlatter = Osteoarthritis def. necroticans (= chron. Osteomalazie) der Tibia-Apophyse bei Kindern, schmerzhaft
12. Kniegelenksschmerzen durch Läsion des N. obturatorius auf der Basis von Hüftgelenksleiden, vorw. bei Kindern

F. Fußschmerzen

1. *Verbildungen* vorw. der *Fußgewölbe* (stat. Störungen):
   a) *Senk-* oder *Plattfuß,* häufig mit Knickfuß = *Knickplattfuß* (häufig bei Kleinkindern). Dabei entwickelt sich Arthrosis def. am Kahnbein; weiterhin Auslösung von Fernschmerzen (z. B. Ischialgien). Zu beachten *Kontrakturen* in Knickplattfußstellung infolge Arthritiden, nach Marschfrakturen, bei Nervenläsionen, peripheren Durchblutungsstörungen und Sudeck-Atrophie nach Distorsionen
   b) *Hohlfuß* = Pes cavus: bei Kontrakturen des M. peronaeus longus; nach zentraler Monoplegie, bei M. Little, M. Friedreich usw.
   Hackenfuß = Pes calcaneus (z. B. Lähmung des N. tibialis), oft mit Hohlfuß
   Spitzfuß = Pes equinus: infolge Kontraktur, Gefahr bei Bettlägerigen
   Klumpfuß = Pes varus, meist mit Spitzfuß = Pes equinovarus: angeboren; Lähmung der Nn. peronaei (z. B. nach Poliomyelitis, bei MS, Alkoholismus) usw.
   c) *Spreizfuß.* Sehr häufige Folgen: *Hallux valgus* (s. 3 a) und *Metatarsalgie* = Schmerz im Bereich der durchgetretenen 2. bis meist 4. Metatarsalköpfchen. Sie kann kompliziert sein durch:
      α) Morton-Neuralgie = Nervenreizung im Bereich der Metatarsalköpfchen durch Druck
      β) Fußgeschwulst = schmerzhafte Schwellung mit dorsalem Druckpunkt im mittleren Abschnitt meist des 2. oder 3. Metatarsus

2. *Kalkaneusgegend:*

a) *Kalkaneussporn:* meist an der Fersensohle, vor allem bei dicken, viel stehenden Männern mit Knickfuß. Folgen: Schleimbeutelbildung, Periostveränderung, Nervenreizung, Seltener Sporn im Ansatz der Achillessehen, wobei Schmerz meist durch hier entstehende Bursitis und Periostitis bedingt ist: schmerzhafte über die Schuhkappe quellende Hautfalte, bes. Mädchen

b) *Periostitis* calcanei: oft bewirkt durch Senkfuß

c) *Apophysitis* calcanei: hinterer Processus schmerzhaft, meist bei Jungen nach Überanstreungen

d) *Achillodynie,* die übergehen kann in *Achillotendinitis* = schmerzhafte spindelförmige Auftreibung oberhalb des Kalkaneus, selten mit Crepitatio. Meist nach Überanstrengung

e) Haglund-Ferse s. -Exostose: die obere hintere Kalkaneuskante ist nicht abgerundet, Fersenweichteile verdickt mit ausgebildeter und entzündeter Bursa achillea subcutanea. Im ak. Stadium Rötung mit Druckschmerz und Schmerz bei Dorsalflexion des Fußes. Vorw. bei jüngeren Mädchen

f) Überlastung des Kalkaneus. Selten Fraktur

g) Selten: Osteomyelitis, Tbc., Sarkom des Kalkaneus

h) Tarsaltunnelsyndrom (s. Morton-Neuralgie: Neurome an Nn. dig. plant. comm.) = Läsion des N. tib. post. am Fußinnenknöchel

3. *Zehenbereich:*

a) *Hallux valgus:* gewöhnlich infolge Spreiz- oder Plattfuß, meist bedingt durch spitze Schuhe. Folgen: Exostose am Köpfchen Metatarsi I, Schleimbeutel dort, Frostbeule

b) *Hallux rigidus* = schmerzhafte Versteifung des Großzehengrundgelenks in Beugestellung. Schmerzen im dorsalen Ballenbereich beim Zehenstand und Gehen. Über dem Mittelfußköpfchen I ist fast immer eine sehr schmerzhafte, querverlaufende, höckerige Exostose tastbar

c) Hallux varus (selten) = Abknickung der Großzehe nach medial, meist angeboren

d) *Hammerzehe* = schmerzhaft versteifende Beugekontraktur

meist der 2. Zehe, vorw. durch Knickplattfuß oder Hohlfuß. Es entwickeln sich gern Hühneraugen

e) *Clavi* = Hühneraugen (selten auch subungual) und atypisch gelegene *Schwielen* als Folgen bzw. Zeichen von Stellungsanomalien und Deformitäten der Füße und Zehen. Diese korrigieren! Schuhwerk beachten!

f) *Nägel* (s. d.). Eingewachsener Nagel, fast immer am medialen Rand der Großzehe, bewirkt vorw. durch Schuhdruck. Subunguale Exostose, fast immer an der Großzehe

4. Dorsaler Fußdruck = knöcherne Apposition auf dem Fußrükken

5. Wachstumsstörungen:

a) Köhler-I-Krankheit = Malazie des Os naviculare bei Kindern

b) Köhler-II-Krankheit = Malazie meist des 2. Metatarsalköpfchens, vorw. bei jungen Mädchen. Schmerzen beim Gehen, später lokale Schwellung, zuletzt rö. abgeplattetes, zerfallendes Köpfchen

53. Fazialislähmung, -parese

Auf der kranken Seite: Stirnfalten verstrichen, Augenbraue tiefer stehend. Das bei geschlossenen Augen normalerweise fühlbare Vibrieren fehlt. Lid schließt nicht völlig, mit Bell-Phänomen. Tränenfluß. Nasolabialfalte flacher. Beim Mundöffnen deutlich herabhängender Mundwinkel; dort Luftblasen- und Speichelausfluß. Zähnezeigen behindert, Pfeifen schlecht. Nasenflügel unbewegt. Anhidrosis. Später können als Restzustände Krampf des M. orbicularis oculi mit verkleinerter Lidspalte und ticartiger Mitbewegungen beim Sprechen, Lachen und Kauen zu beobachten sein. – Es gibt flüchtige Verläufe.

1. *Peripher* (Stirn, Auge, Mund betroffen; evl. Hyperakusis, Geschmacksstörungen:

a) Rheumatismus, Virusinfekt, Lues, Diphtherie. Bei Kindern häufig Poliomyelitis

b) Parotis-Erkrankungen: Abszesse, Tumoren
c) Mittelohr- und Felsenbein-Krankheiten
d) Entzündungen und Tumoren der Hirnbasis, z.B. Akustikus-
   tumor. Basal bedingte Fazialisparesen (besser: -paralysen)
   haben, im Gegensatz zu den anderen Formen, keine Geschmacksstörungen.
e) Traumen: Schädelbasisbruch, Operationen, Zangengeburt
f) Familiäre idiopath. F.: Genese unbek., rezidivierend. –
   Sonderform: Melkersson-Rosenthal-Syndrom
2. **Zentral** (Stirnrunzeln möglich, mimische Muskeln, v.a. peri-
   oral, gelähmt):
   Apoplexie, Zerebralsklerose, Paralyse
3. Doppelseitig (sehr selten): bei Polyneurits, progr. Muskelatrophie

54. Fettsucht, Fettleibigkeit, Adipositas

Körpergewicht: Nach *Broca* errechnet sich das Sollgewicht in kg:
Körpergröße in cm minus 100 (am besten verwertbar von 160–
180 cm, Variationsbreite: 10–20%). Genauer Quetelet-Index
(od. BMI-I.) und die *Bernhardt*-Formel: Sollgewicht = Körper-
länge (in cm) × mittlerer Brustumfang durch 240.
Meist kombinieren sich exogene (überreichl. Ernährung, Bewegungsarmut) und – weniger – endogene (Konstitution, endokrine
Funktionsstörungen) Faktoren. Bis auf wenige Ausnahmen (s.2.,
3.) ist – nota bene – die Polyphagie grundsätzlich ausschlagge-
bend! Anlage zur Adipositas nicht verwechseln mit familiärem,
„ererbtem" Vielessen!
Die Adipositas ist Risikofaktor für: Hypertonie, Arteriosklerose,
Herzinfarkt, -insuffizienz, Apoplexie, Diabetes mell., Fettleber,
Cholelithiasis, Gicht, Wirbelsäulen- und Beingelenk-Deformatio-
nen, Varikosis, Thrombosen u.a.; geringe Abwehrkraft gegen Infekte, erhöhtes Op.-Risiko, verkürzte Lebensdauer
Fettverteilung: Die *androide* F. – Fettgewebsansammlung im Ab-
dominalbereich, sog. Apfeltyp – ist mit einem höheren Risiko

für Folgeerkrankungen (s. o.) belastet als die *gynoide* F., vorwiegend im Hüftbereich.

1. **Genetisch:** regelmäßiger Fettansatz, bes. um den Leib, pykn. Typ, kombiniert mit Trägkeit (ein Spaziergang von 5 km erfordert rund 180 Kal.), Polyphagie, Potatorium (Bier) als Ursachen der Mastfettleibigkeit. Begünstigend wirken psychische Einflüsse, wobei das Essen häufig als Ersatzhandlung seelische Mängel (z. B. Kontaktarmut, Liebesverlust, Kummer) ausgleichen soll

2. **Hypothalamisch:** (selten; unregelmäßige Fettverteilung):

   a) *Dystrophia adiposogenitalis* (Fröhlich): genitale Hypoplasie mit wenig ausgebildeten sek. Geschlechtsmerkmalen, gynoide Adipositas, Kleinwuchs

   b) *Laurence-Moon-Biedl-Bardet-*Syndrom: angeboren erblich; Schädelanomalien, Hypogenitalismus, Poly- oder Syndaktilie, Retinitis pigmentosa, Amblyopie, Debilität

   c) *Morgagni-*Syndrom: (post-)klimakt. Frauen. Trias aus Fettsucht, Hirsutismus und Hyperostosis frontalis interna mit rö. nachweisbarer Verdickung der Tabula int. des Os frontale und konstantem heftigen Kopfschmerz bes. in der Augengegend. Schwindel, Hypertonie, Hyperglykämie, Polydipsie, Osteoporose, Hypogenitalismus, oft Amenorrhoe; Apathie, Depression, Grundumsatz vermindert

   d) *Nonne-Milroy-Meige-*Syndrom: erblich. Derbes, indolentes Lymphödem an Unterschenkeln, seltener Unterarmen mit Minderwuchs, Adipositas vom Reithosentyp, Hypogenitalismus, Debilität

   e) *Stein-Leventhal-*Syndrom: Polyzystische Ovarien, Amenorrhoe, Hirsutismus, Adipositas.

   f) *Prader-Labhart-Willi-*Syndrom: Adipositas, Muskelhypotonie (Säuglingsalter), Oligophrenie, Hypogenitalismus, Diabetes mellitus. – Akromikrie, Strabismus convergens.

3. **Endokrin:**

   a) *Keimdrüseninsuffizienz* (Brüste, Bauch, Nates, Oberschenkel): Junge Mädchen, in Verbindung mit psych. Belastungen, z. B. infolge Verlassens des gewohnten Milieus und „Kasernierung"; Klimax (physiol., „Matronenspeck"); Kastration usw. Weibliche Fettdepots beim Mann

b) *Hypothyreose* (Myxödem, Kretinismus): Fettdepots am
Nacken und über den Klavikeln sowie an den Akren, große Brüste, ausgeprägte Glutealfalten

c) *Cushing-Syndrom* = vorw. hypophysär-interrenale Störung:
meist 20.–30. Lj., Frauen überwiegen. Stammfettsucht, gerötetes Vollmondgesicht, rot-blaue Striae am Bauch, in
der Lendengegend und an den Oberschenkeln, Konjunk-
tivalblutungen, Hypogenitalismus, Hirsutismus, dünne
Beine, Hypertonie, Osteoporose (WS), Hyperkalzämie,
diabetische Stoffwechsellage. Polyglobulie, Eosinopenie,
überschießende Ausscheidung von 17-Ketosteroiden im
Harn. Auch iatrogen infolge länger andauernder Steroid-
therapie.

d) *Diabetes mellitus:* Disposition zu Adipositas; umgekehrt sind
heute die meisten Diabetiker übergewichtig.
Sonderform: *Mauriac-*Syndrom: Jugendliche, kleinwüchsige
Diabetiker mit Stammfettsucht und Vollmondgesicht, mit
(wechselnder) Hepatomegalie (Fettleber, ohne Funktionsstörung), Infantilismus, Lipämie und Hypercholesterinämie

e) *Nach Mangelernährung.* Extrem, bes. bei Heimkehrern
= *lipophile Dystrophie:* gedunsenes Gesicht, Hyperhidrosis,
Meteorismus, Heißhunger, Potenzschwäche

4. *Lipodystrophien* (lokalisierte, regionale Adipositas):
   a) Lipome
   b) *Lipodystrophia progressiva:* fast nur bei Frauen, Gesicht
   und Oberkörper mit Armen magern ab, Fettdepots an Nates und Oberschenkeln
   c) *Lipomatosis dolorosa* (Dercun): mit dauernd spontan- und
   druckschmerzhaften Lipomen, bes. an den Oberarmen und
   Oberschenkeln sowie am Stamm. Vorw. postklimakterische
   Frauen
   d) *Insulinlipodystrophie:* bei insulinierten Diabetikern, vorw.
   weiblichen. Fettschwund gewöhnlich an den Injektionsstel-
   len. Falls das Wechseln des Präparats auch nicht hilft, soll
   man mitten in den Fettschwund spritzen
   e) *Madelung-*Syndrom: ausgedehnte symm. Lipomatose im
   Hals-Schultergürtelbereich, die zuweilen schmerzhaft ist

5. **Nach Hirnprozessen:** Enzephalitis, Hirnblutung und Hirntrauma, Tbc., Lues, Hydrocephalus int. usw.

Anhang: **Fettstoffwechselstörungen:**
Triglyzeride und Cholesterin werden an Lipoproteine gebunden transportiert. Man unterscheidet nach der Dichte 4 L.-Arten: Chylomikronen, VLDL (very low density lipoproteins), LDL (low density l.), HDL (high density l.).
Referenzwerte:
– Triglyzeride: 40–150 mg/dl
– Cholesterin: 115–260 mg/dl
– VLDL 50–150, LDL 250–400, HDL 250–500 mg/dl
Mit Trigl. u. Chol. erfaßt man 95 % der Hyperlipidämien. – Mit Fettsäuren 240–440 u. Phosphatiden 150–250 ergeben die (Gesamt-)Lipide 450–1000 mg/dl.

HDL-Cholesterin (hat ca. 20 % Cholesterinanteil), in mg/dl, normal ♂ 25–55, ♀ 35–65 – > = progn. günstig, < = ungünstig
LDL-Cholesterin (hat ca. 45 % Cholesterinanteil) normal ♂ 70–190, ♀ 70–150 – > = progn. ungünstig, < = günstig

Quotient Ges.-Chol.: HDL-Chol.: um 3,5 = günstig, > 5 = erhöhtes Risiko

Primäre (Ät. unbekannt: Hypercholesterinämie, fam. Hypertriglyzeridämie, Hyperalphalipoproteinämie) und *sekundäre* Hyperlipoproteinämien (bei Diabetes, Hypothyreose, Leber- u. Nierenerkrankungen, Kontrazeptiva u. a.) manifestieren sich mit einem typischen Lipoproteinmuster im Plasma in der Lipidelektrophorese (sog. HLP-Phänotyp).

HLP-Phänotyp	Lipoproteine	Lipide
Typ I	Chylomikronen	Triglyzeride (TG)
Typ II a	LDL	Cholesterin
Typ II b	LDL, VLDL	Chol., TG
Typ III	IDL, Remnants	TG, Chol.
Typ IV	VLDL	TG
Typ V	VLDL, Chylom.	TG, Chol.

IDL = intermediate density L. = mittlerer Dichte

Zusammen mit der Hypertonie und dem inhalativen Zigarettenrauchen gilt die Hypercholesterinämie als kardiovaskulärer *Ri-*

sikofaktor 1. Ordnung; Diabetes, Hyperurikämie, Adipositas, Fehlernährung, Genußgifte, Bewegungsmangel, psychosozialer Streß sind *Risikofaktoren* 2. Ordnung; diese sind im Gegensatz zu den *weiteren:* Alter, Geschlecht und genetische Belastung durch Änderungen der Lebensweise bzw. medikamentös beeinflußbar

55. Fieber

(s. auch Tab. am Schluß)

= Reizung des Wärmezentrums im Hypothalamus durch Bluttoxine, körperfremdes Eiweiß oder verminderte Wärmeabgabe. Noch normal sind (bei körperl. und seel. Ruhe) Temperaturen axillar bis 37,2° und rektal bis 37,7°. Der Körper-Kerntemperatur (= in der Aorta) am nächsten kommt die sublinguale = 0,4° niedriger. Axillar liegt die T. bis 1° unter, rektal 0,5° über der Kern-T. Einteilung: bis 38°C subfebrile Temp., bis 38,5°C mäßiges Fieber, über 39°C hohes F.

I. Akute, im Beginn unklare Infektionen

1. **Pneumonie**
2. a) **Typhus abdominalis:** Häufigstes Auftreten im Herbst. Allmählicher Temperaturanstieg, dann Continua. Kopfschmerzen. Erst Obstipation, später meist erbsensuppenartige Stühle, Meteorismus. Rel. Bradykardie Frühsymptom, oft nicht bei Kindern, Frauen, Greisen, Kollapsgefahr). Somnolenz. Gesicht gerötet, Zungenränder rot. Bronchitis. Milztumor, Roseolen (s.d.). Kein Herpes. Diazo pos. Leukopenie mit rel. Lymphozytose, keine Eos. BSR nicht wesentlich erhöht. Serologie; pos. Ausfall auch nach früher überstandenem T. und bei Vakzinierten. Nachweis von Salmonella typhi in Blut, Stuhl, Urin
   b) **Paratyphus:** Erreger: Salmonella paratyphi (Typ B, selten A od. C). Serolog. und bakt. (Stuhl, Blut) Nachweis:

α) Ak. gastroenteritische Form

β) Typhöse Form: Bild eines leichten Typhus (fast nie letal), aber mit stürmischerem Beginn

c) **Fleckfieber:** Durch Kleiderlaus übertragene Rickettsia prowazeki. Grippeähnlicher Beginn, dann typhöses Bild mit Delirien und Continua, aber keine rel. Bradykardie, keine Darmerscheinungen, BSR erhöht, Neutrophilie, Roseolen (s. d.). Gerötetes, gedunsenes Gesicht mit Conjunctivitis. Kollapsneigung. Weil-Felix etwa vom 5. Tag ab pos. Rickettsiennachweis im Blut und in den Leukozyten, am sichersten aber KBR.

M. Brill-Zinsser = Fleckfieberspätrezidiv od. eine mit diesem verwandte Rickettsiose.

3. a) **Miliar-Tbc.** = tuberkulöse Sepsis infolge fehlender Abwehrkraft des Körpers gegen die hämatogene Aussaat. Pulmonale, meningeale und typhöse (Sopor, Delirien) Form lassen sich nicht trennen. Anamnese! Bes. Jugendliche. Ziemlich plötzlich hohes uncharakteristisches Fieber, blasse Zyanose, Dyspnoe, Tachypnoe, Tachykardie, Kopfschmerzen. Häufig Crepitatio und feines Giemen hörbar. Tiefertretende, schlecht verschiebliche Zwerchfelle (Frühsymptom). BSR nicht sehr erhöht. Zunehmende Leukopenie. Lympho- und Eosinopenie. Diazo pos. Chorioidealtuberkel. LP. Rö.

b) **Tbc.**-Frühinfiltrat: häufig ak. Fieber

4. **Sepsis** (s. d., z. B. Endokarditis, Koli-Zystopyelonephritis). Inter- u. remittierendes Fieber

5. **Grippe:** Epidemien (Virus). Ak. hochfieberhafte Rhinopharyngeo-Tracheobronchitis mit Conjunctivitis. Sehr häufig Schüttelfrost und Herpes labialis. Gaumen und Rachen früh gerötet. Heftiger Hustenreiz, Augendruck, Glieder- und Kreuzschmerzen, Schweiße. Anfangs Leukopenie und rel. Bradykardie. Nach 3 Tagen krit. Fieberabfall, dem 1–2 Tage darauf eine weitere Fieberwelle folgen kann. – *Kompl.:* zw. 4. u. 7. Tag (Broncho-)Pneumonie infolge Synergismus mit Bakterien: Staphylococ. aureus, Pneumo-, Streptok., Klebsiella pneumoniae; dabei Gefahr des Pleuraempyems und Lungenabszesses; Kollaps; Myokarditis. KBR, Hirst-Test

6. **Nervenkrankheiten,** bes. im Beginn nahe verwandt:
   a) Beginnende *Meningitis* (s. d.)
   b) Beginnende **Enzephalitis** (s. d.): Initialstadium wie 5.
   c) Beginnende *Poliomyelitis ac.:* Virus, Epidemien vorw. im
      Sommer und Herbst. Vorw. Fäkalinfektion, weniger Tröpf-
      cheninfektion. Viren werden meist mit Nahrung und Was-
      ser aufgenommen. Inkubation 9–14 Tage. Überw. Kinder
      von 2–4 J.; je jünger die Personen, um so häufiger und
      leichter; je älter, um so seltener und schwerer erkranken
      sie. Stille Feiung sehr häufig; *meist* grippeartiger, *abortiver*
      Verlauf ohne Lähmungen und deshalb meist nicht erkannt.
      Wenige Tage katarrhalisches Vorstadium, dann einige Tage
      Latenz, dann – bei den ausgeprägten Formen – unter er-
      neutem hohem Fieberanstieg („Trampeltierkurve") Or-
      ganmanifestation mit meningitischen, myelitischen oder
      zerebralen (enzephalitischen) Symptomen. Anfangs Reiz-
      barkeit, Apathie, Kopfschmerzen, starkes Schwitzen, Mus-
      kelhypotonus mit zunächst schlaffem Nacken, Hauthyper-
      pathie. Muskeln sehr druckschmerzhaft, Schmerz bei al-
      len Bewegungen. Steifer Nacken; Kernig, Brudzinski. In
      der meningit. Phase gesteigerte Reflexe. Dann (bei paraly-
      tischer Form) plötzlich asymmetrische Areflexien mit
      schlaffen Lähmungen, Augenmuskellähmungen, drohende
      Atemlähmung. Keine Sensibilitätsausfälle. BSR kaum er-
      höht. Im Liquor Pleozytose bei anfangs normalen Eiweiß-
      werten, Liquorzucker vermehrt. Virusnachweis im Stuhl;
      komplementbindende Antikörper.
      Prophylaxe: (Schluck-)Impfung (seit 1961, dadurch bei uns
      Krht. selten geworden). Äußerste Sauberkeit, Küchenhy-
      giene, Obst waschen, Milch kochen. Fliegen und Ratten
      ausrotten. Müll beseitigen. Desinfektion von Stuhl
      (Chlorkalk u. a.) und Wäsche (Formaldehyd u. a.).
      Schwimmverbot, Anstrengungen und Traumen vermei-
      den. Während Epidemien keine Zahnextraktion, Tonsill-
      ektomie und Impfung.
7. **Trichinose:** 3–4 Tage nach Fleischgenuß hohes Fieber, Übelkeit, Erbrechen, Gastroenteritis, Koliken. Nach 8 Tagen Lidödem und brettharte, steife, schmerzhafte Muskulatur, Tris-

mus. Evtl. Roseolen. Schweiße. Hypotonie. Eosinophilie. Trichinen im Blut und in exzidiertem Muskelstück; Anstieg von CPK, LDH u. Myoglobin; Serologie. Später Rö.-Nachweis der verkalkten Parasiten in Muskeln

8. **Blutkrankheiten:** Ak. Leukämien = Sepsisbild; Agranulozytose (s. d.), Panmyelophthise und Thrombopenien mit schweren Blutungen (Resorptionsfieber). Infektiöse Mononukleose. Oft bei schwerer Perniziosa. Häufig bei Hämolysen.

9. **Rekurriende Fieber:**

a) *Malaria:* Provokation durch Adrenalin und kalte Milzdusche (= Milzkontraktion). Plasmodiennachweis durch Blutausstrich oder „dicken Tropfen" im Anfall; weiterhin Immunfluoreszenztest, KBR. Prophylaxe mit Resochin o. ä. Bei chron. Formen anstatt von Fieberanfällen bisweilen Purpura, Hämatemesis, Blutstuhl, Koliken Schwarzwasserfieber: bei chron. Tropica nach Chininkur

b) *Rekurrensfieber:* durch Läuse übertragene Spirochäten

c) *Fünftagefieber:* durch Läuse übertragene Rickettsien. Heftige Schienbeinschmerzen

d) *Brucellosen: M. Bang* (Brucella abortus), *Maltafieber* (Brucella melitensis), Brucella suis: 2–3 Wochen anhaltende Fieberwellen mit remittierenden Temperaturen, abwechselnd mit tagelangen Intervallen. Evtl. Schüttelfrost, Kopf- und Gliederschmerzen, Schweißausbrüche, Milztumor, rel. Bradykardie, Leukopenie mit rel. Lymphozytose. Schwäche, aber rel. Wohlbefinden. Hauttests mit Brucellin etc. KBR, MKR. Tierversuch. Unterscheidung der Krankheiten nur durch Züchtung des Erregers (Kultur) möglich, übertragen durch Kuh, Ziege, Schaf und auch ungekochte Milch. Gefährdet sind Bauern, Fleischer, Köche usw.

e) *Pappatacifieber:* Mittelmeer und Tropen. Hohe Fieberwellen nur 2–3 Tage anhaltend. Heftige Kopf- und Gliederschmerzen, Conjunctivitis mit Augenbrennen, anhaltende Bradykardie, auffallendes Schlafbedürfnis. Prognose gut. Virus, Überträger Fliegen und Stechmücken

f) *Dengue:* Tropen. Schüttelfrost, heftige Gelenk- und Gliederschmerzen. Exanthem. Meist gutartig. Virus, Überträger Stechmücken

g) Rez. Fieber in *unregelmäßigen* Abständen kommt vor bei:
eitriger Bronchitis und Bronchiektasen, Pyelonephritis,
Thrombophlebitis, Tumoren (bes. Lymphogranulomatose),
Rheumatismus, Kollagenosen, Gicht u. a.

10. Beginnende **Hepatitis**

11. **Leptospirosen:** *M. Weil:* Oft Endemien im Spätsommer, durch
Ratten. Schüttelfrost, ak. hohes Fieber mit rel. Bradykardie,
Herpes, Kopfschmerzen, Meningismus, Somnolenz, Erbrechen, Diarrhöen, Peritonismus. Später meist Ikterus, mäßige
Hepato- und Splenomegalie, Nephritis (Urämie) ohne Ödeme und RR-Steigerung, Wadenschmerz, hämorrhagische Diathese, geringes masern- bis scharlachähnliches Exanthem
am 4. Tag, BSR sofort hoch, Leukozytose mit Lymphopenie.
Nach 8 Tagen klingt das Fieber ab, und es folgt ein 2. Schub,
selten mehrere Wellen. Nachweis der Spirochaeta icteroge-
nes im Blut, Urin und Liquor, KBR.
Bei *Schlamm-*, Feld-, Sumpf-, Erntefieber (übertragen durch
Feldmaus), *Kanikola-*Fieber (durch Hund), Schweinehüter-
krankheit und Reisfeldfieber milderer Verlauf.
Die Leptospirenarten sind nur serolog. zu klassifizieren.

12. **Rickettsiosen:** Fleckfieber (s. 2c), Fünftagefieber (s. 9c), Q-
Fieber

13. **Protozoen-**Infektionen: Malaria (s. 9a). Kala-Azar (Leishmania donovani), Orientbeule (Leishmania tropica), Leishmania brasiliense. Schlafkrankheit (Trypanosoma gambien-
se), Chagas-Krankheit (Trypanosoma americana). Toxoplasmose

14. *Gelbfieber:* Tropen. Virus, durch Stechmücke übertragen.
Plötzl. Schüttelfrost und hohes Fieber (bis 41 °C, 2–4 Tage),
Gliederschmerzen, Gesicht gerötet und geschwollen, Übelkeit, süßfauliger Mundgeruch, Druck im Epigastrium, galli-
ges Erbrechen. Nach Absinken und anschl. Ansteigen der
Temp., folgen ikterische Hepatitis, Nephritis, Myokarditis
und häm. Diathese (Epistaxis, Hämatemesis, Melaena). In
rund 50 % letal

15. *Listeriose:* plötzlich Schüttelfrost mit hohem Fieber. Conjunctivitis, Meningitis bzw. Meningoenzephalitis. Im Liquor früh-
zeitig hohe Pleozytose mit Monozytose. Sepsis mit Befall von

Lymphdrüsen, Leber, Milz und Darm sowie Bronchopneumonie vor allem bei Säuglingen. Übertragung durch v.a. ver-
seuchte Milch, auch Fleisch von Schafen, Rindern u. Geflü-
gel. Nachweis der Listerien kulturell im Blut, Urin und Liquor; Serodiagnostik

16. *Tularämie* (typhöser Typ): Plötzl. hohes Fieber mit Auswurf u.
Atemnot, Lymphadenitis. Züchtung des Bact. tularense aus
Blut, Sputum, Drüsen, Liquor; KBR; I.c.-Test. Übertragen
durch Nagetiere

17. *Gelbgießerfieber:* Gewerbekrankheit. Schneller hoher Fieberanstieg und Abfall mit Schweißausbruch (wie Malaria). Heftiger Hustenreiz. Mydriasis

18. **Bronchopneumonien** (s. Nr.32), bes. „atyp." Pneumonien

19. **Herzinfarkt:** Fieber infolge Resorption abnormer Eiweißzer-
fallsprodukte aus dem nekrotischen Herzbezirk. – Im übrigen
können Temperatursteigerungen bei Herzkranken durch
Stauungsbronchopneumonien, Lungenödem und Lungeninfarkt hervorgerufen sein.

20. **Allergische Zustände:** Disposition, nach Serum (= Serum-
Krankheit), Pyrazolonen, Sulfonamiden, Antibiotika, Tuberkulostatika u.a.: Plötzlicher hoher Fieberanstieg erstmalig
etwa am 9. Tag nach Medikation. Bei bereits erzielter Sensibilisierung prompter Temperaturanstieg sofort nach Gabe des
Medikaments. Es gibt auch primäre Allergiker. Außer Fieber
allg. Abgeschlagenheit, Erbrechen, Exantheme, nicht selten
Rheumatoide und schwere, foudroyant verlaufende Nierenschädigungen, meist Eosinophilie. Sofortiges Absetzen und
evtl. Wechsel des Medikaments!

21. Bei **Säuglingen** an Otitis med. und Zystopyelitis denken

II. Chron. Fieber bzw. subfebrile Zustände

1. **Tbc.** (Lungen-, Drüsen-, Peritoneal-, Knochen- usw. Tbc.)
Lungen-Tbc.: Familiäre Disposition?, Appetitmangel, Gewichtsverlust, Mattigkeit, Hustenreiz, Sputum (Mycobacteri-
um tbc.), psychische Alterationen, Reizbarkeit, geistige Ermüdung, Brustschmerzen, Blässe, physikalischer Befund, Rö.,
Nachtschweiße, bei Aktivierung säuerlich-beizender Schweiß,

anfangs Leukozytose, bei Reparation Lymphocytose, BSR,
Pleuritis?, Lymphome?, Hauttuberkulide?, Erythema nodosum?, Arthritis?

2. **Chron. septische Prozesse** (s. auch Nr. 44 u. 146):
   a) Endocarditis lenta, Endocarditis fibroplastica, Periarterii-
      tis nodosa
   b) Mundsepsis: Granulome, Alveolarpyorrhoe, Tonsillitis,
      Stomatitis, Gingivitis, Pharyngitis, Sinusitis, leukämische
      u. a. Ulzera (s. Mundhöhle)
   c) Gallenblase, chron. Appendizitis, Abszesse (Lunge, Leber,
      Gehirn), Pfortaderprozesse, Pankreatitis
   d) Genitale, Prostatitis, Pyelonephritis usw.
   e) Periostitis, Osteomyelitis, Granatsplitter
3. **Chron. rezidivierende** Fieber (s. I, 9.)
4. **Lues:** Leber, Gehirn, Knochen usw.
5. **M. Hodgkin,** Non-Hodgkin-Lymphom: undulierendes Fieber
   bes. bei abdominaler Form
6. **Karzinom, Sarkom:** Metastasierung, Ulzeration, Toxinresorp-
   tion. Temperaturerhöhungen, die meist in Schüben einsetzen,
   können schon das Frühstadium begleiten, in dem Tumorzer-
   fall unwahrscheinlich ist. Beim Bronchialkarzinom verursachen meist bakt. Begleitbronchopneumonien das Fieber. Bei
   Lymphangitis carcinomatosa oft hohes Fieber. Auch bei rasch
   wachsenden Sarkomen deutliche Temp.-Steigerung
7. **Blutkrankheiten:** Chron. Leukämien, Perniziosa, hämolytischer Ikterus u. a. Hämolysen, Eisenmangelanämien
8. **Abdominale Blutungen,** bes. Magen-Darm (Resorptionsfieber). Vereiterte Hämatome
9. **Allergisch-tox.** Zustände (s. I, 19.)
10. **Pilzinfektionen:**
    a) Aktinomykose (Gesicht-Halsbereich, Lungen, Darm):
       Nachweis der Aktinomycesdrusen im Eiter
    b) Histoplasmose: Hautulzerationen, Magen-Darmulzera,
       Lymphome, Spleno- und Hepatomegalie, verkalkende
       Lungenherde (ähnl. Tbc.), Leukopenie. Nachweis der Pil-
       ze im Blut und Sputum, Histoplasminhauttest
    c) Aspergillose: chron. Lungenprozesse
    d) Sporotrichose: Hautknoten, Lungenherde

   e) Kokzidioidomykose: vorw. Kalifornien, verstreute Lungen-
      herde, evtl. Kavernen, Hämoptyse. Sehr kontagiös. Haut-
      test, KBR

   f) Blastomykose: USA u. Kanada. Chron. Lungenprozesse
      mit Befall von Haut und Knochen. Nachweis im Sputum
      und durch Hauttest

   g) Wuchern an sich harmloser Pilze durch langdauernde An-
      tibiotikagaben u. Kortikoid-Dosier-Aerosole: z.B. Candi-
      da (Monilia) albicans (Soor), die sich in Lungen, Magen-
      Darm-Kanal und Urogentialsystem ausbreiten kann.
      Nachweis in Sputum, Faeces, Urin

   h) Sehr selten: Geotrichose, Kryptokokkose, Chromoblasto-
      mykose, Mukomykose, Cladosporiose, Maduromykose,
      Chromomykose

   i) Epidermophytie: mitunter ak. Fieber

11. **Parasiten:** Toxoplasmose, Malaria (s. I, 9 a), Amöbiasis, Aska-
     riasis, Echinokokkose, Zystizerkose, Trichinose (s. I, 7.), Mi-
     krofilariose, Kokzidiose

12. **Autoimmunkrankheiten:** Chron. aggressive Hepatitis, primär-
     biliäre Zirrhose, M. Addison, Thyreotoxikose u. v. a.

13. **Metabolische** Störungen: Hyperthyreose, Phäochromozytom,
     NNR-Insuffizienz, Hyperkalzämie, Immundefekte, z.B.
     AIDS

14. **Diencephal** (vegetativ-endokrin): subj. Wohlbefinden, keine
     Tachykardie, keine Dyspnoe, keine Leukozytose; auf Antipy-
     retika kaum Temperaturabfall:

   a) Hyperthermie (als hysterische Reaktion) infolge psychi-
      scher Einwirkung auf das Wärme- und Vasomotorenzen-
      trum: bei Erregungen vegetativ Labiler

   b) M. Basedow: meist Frauen. – Addisonkrise. – Hyperpara-
      thyreoidismus

   c) Ungenügende zentrale Regulation nach Infektionen

   d) Bei starker Muskeltätigkeit (Marschtemperatur)

   e) Gehirnprozesse: z.B. Blutungen, Tumoren, Erkrankun-
      gen der Medulla oblongata, Apoplexie, paralytische An-
      fälle, Status epilepticus. – Das Wärmzentrum beeinflussen-
      de Hirnprozesse können aber auch *Hypothermie* bewir-
      ken.

15. Hyperthermie **als Schwangerschaftsdiagnose:** kurz post conceptionem; weiterhin in der Zeit zwischen Ovulation und
Menses

16. **Simulierte** Temperaturen: Reiben, Erwärmen, umgekehrtes
Ausschlagen des Thermometers. – Behauptetes Fieber (ohne
Messen). – Falsches Ablesen

56. Fluor vaginalis

Einlegen eines Probetampons vor die gereinigte Portio. An der
Stirnseite des Tampons glasiger Schleim = Zervikalsekret; eitriges Sekret = Uteruserkrankung. Periphere Benetzung des Tampons = Vaginalfluor. – Abstrich, Erregersuche, spez. Kulturen.

I. **Genital** = gewöhnlich eitrig

1. **Entzündungen:**
   Ak. *Vulvitis:* Vulva und Umgebung gerötet, geschwollen,
   schmerzhaft. Pruritus, Brennen beim Wasserlassen. Oft Leistenlymphome
   Chron. Vulvitis: nässendes Ekzem, braunrote Umgebung. Pruritus. Häufig bei dicken Frauen durch Reiben der Oberschenkel, bei Diabetes, Inkontinenz usw.
   Kraurosis vulvae: Schrumpfung der äußeren Genitalien mit fla-
   chen großen Labien, schwindenden kleinen Labien und ver-
   engtem Introitus. Haut trocken, rissig, blaßbläulich, perlmutt-
   artig glänzend. Aufzufassen als Endstadium der chron. Vulvitis
   Leukoplakia vulvae: große Labien flach, kleine Labien verkleinert, Introitus verengt sich. Weiße Verfärbungen.
   Bartholinitis ac.: beide Labien einer Seite hochrot, geschwollen, stark schmerzhaft. Fieber
   Vulvovaginitis kleiner Mädchen: große Labien ödematös, gerötet, verklebt. Introitus hochrot, herausquellender Eiter. Meist
   Go.
   Ak. *Vaginitis* (Kolpitis): Brennen, Hitze und Wundsein an der
   Vulva. Vaginalschleimhaut entzündlich gerötet und geschwol-
   len

Ak. *Endometritis:* starke, teils wehenartige Schmerzen im Unterbauch, verstärkt bei Stuhlgang und Miktion. Fieber. Blutiger oder eitriger Fluor. Uterus vergrößert wie bis mens III, weich, druckschmerzhaft. Verlängerte Menses

Salpingitis: s. Nr. 3

Urethritis

Ät.:

a) Örtl. Inf.: Go., Lues, Tbc, Streptokokken u. a. – Viren. Pilze wie Candida

Go.: massenhaft eitrige, ätzende Sekretion, gelber Fluor. Brennender stechender Schmerz, der nach Miktion nachläßt. Koitus schmerzhaft. Hinterwand der Urethra druckempfindlich, u. U. quillt Eiter heraus

Soor: bes. in Gravidität. Scheidenwand massiv gerötet, reichlich Fluor. Candida albicans-Nachweis

b) Sepsis post partum et abortum, Peritonitis

c) Artefiziell: Sondierung, Abrasio, Kratzen, Defloration

d) Infektionskrankheiten: Ruhr, Typhus, Diphtherie, Scharlach u. a.

e) Diabetes mellitus, Urämie u. a.

f) Zerfallende Neoplasmen, Ulzerationen, Erosionen

g) Oxyuren, Trichomonaden (dünnflüssig, schaumig; Abstrich)

h) Mangelnde Sauberkeit: z. B. Stuhlkeime wie Enterokokken, E. coli, Staphylokokken, Sporenbildner, Streptokokken

i) Mangelhafte anatom. Verschlüse: Descensus vaginae, Damm- und Zervixrisse

2. *Polypen, Tumoren,* z. B. Myome, Ovarialtumoren (rötlicher Ausfluß bei Karzinom)

3. *Lageanomalien* (Fluor durch Stauung): Retroflexio, Prolaps, Fehlbildungen usw. Synechien. Letzte Monate der Gravidität

4. *Fremdkörperreiz:* Pessare, Kondome, Masturbation, tgl. vorgenommene Scheidenspülungen usw.

5. Allergische Reize

6. Chemische Reize

II. Extragenital

= Fluor albus = milchig-trübe, schleimig-wäßrig, geruchlos, meist nicht so reichlich wie bei I.:

1. *Psycho-vegetatives Syndrom:* dadurch Dysfunktion der Vulva-
und Zervixdrüsen. Bei Erregungen, nicht nur sexueller Art
(z. B. Coitus interruptus, unerfüllte Libido, Aversion). Überanstrengungen usw.
2. Follikelhormonvermehrung mit erhöhter Durchblutung der
glykogenreichen Vaginalwand: Gravidität, Pubertät u. a.
3. Follikelhormonmangel mit vermindertem Glykogengehalt der
Vaginalwand: bei Hypoplasie, bei manchen Virgines, im Senium
4. Intern: schwere Erkrankungen, Anämie, Obstipation, Alkoholabusus u. a.

57. Gang. Gehstörungen = Dysbasie

Zu beachten: Schrittlänge, Gangbreite, Sicherheit, Einhaltung
der Richtung, Lockerheit, Geschwindigkeit, Koordination der
Nebenbewegungen (Arme).

1. **Ataktisch** (s. Ataxie): breitspurig, schleudernd: z. B. Betrunkene u. Polyneuropathie, evtl. durch Alkoholismus
2. **Spastisch:** steif, schlürfende Fußsohle mit schleifendem Geräusch. Beine werden beim Hochheben nicht gebeugt; daher
wird das Becken hochgehoben. Ganzer Körper wippt beim
Schritt mit:
   a) Multiple Sklerose (mit Intentionstremor der Beine), amyotrophische Lateralsklerose, spast. Spinalparalyse
   b) Diplegia spastica infantilis (M. Little) = Restzustand nach
   kindlicher Enzephalitis usw.: Beine gekreuzt
   c) M. Parkinson, Parkinsonismus, M. Wilson: steifes Trippeln,
   mit ganzer Sohle aufsetzend, Pro- und Retropulsion, Start-
   hemmung (Trippeln auch bei Greisen)
   d) Hemiplegie: Zirkumduktion des im Becken gehobenen
   Beines, Fußspitze schleift; oft am Stock
3. **Watschelnd:**
   a) (Kongenitale) Hüftgelenksluxation

b) Osteomalazie: Vorw. Frauen, durch gehäufte Graviditäten. Kleine Schritte, schleifendes Bein schiebt sich mit dem Bekken ruckweise vor. Druckschmerz der weichen Knochen, insbes. der falschen Rippen. Einsinken der WS mit Kyphoskoliose (Kleinerwerden). Rö.: hochgradige Kalkarmut, verwaschene Zeichnung, Aufhellung, Frakturen

c) Glutaeuslähmung: Poliomyelitis, Beri-Beri, progr. Muskeldystrophie u. a.

4. **Hinkend:**
   a) Verkürzung eines Beines. Scheinbare Beinverkürzung durch Hüftgelenkskontrakturen
   b) s. Nr. 52 D: Koxitis, M. Perthes, Epiphysenlösung des Hüftgelenkskopfes, nach Endoprotheseneinbau
   c) Schmerzhafte Prozesse des Beckens und der Beine, z. B. Arthrosen
   d) Schwäche der Glutäen: Hüftluxation, Coxa vara, Schenkelhalspseudoarthrose, Muskellähmungen (s. 3 c)
   e) Ischias: gesundes Bein belastet; krankes geschont, im Knie gebeugt. Häufig Stock
   f) Claudicatio intermittens

5. **Schleppend:** Traumen, Arthritis (s. d.), Periostitis, Osteomyelitis, Wirbelsäulenprozeses, Paraparese der Beine usw.

6. **„Steppergang"** = Fußspitze schleift trotz Hochziehen des Beines in der Hüfte und im Knie: Peronaeuslähmung

7. **Uncharakteristisch** = psychogen: Gang ohne organ. Gesetzmäßigkeit, häufig nachschleifend. Nach der Aufforderung zum Gehen wird beim Start Angst geäußert, Schwitzen, Zittern. U. U. sofortiges Zusammenknicken beim Aufstellen

8. *Adynamisch:* mühsames Vorwärtsschleppen infolge rascher Ermüdung, weshalb an jedem Gegenstand Halt gesucht wird: bei allg. Schwäche, nach Krankenlager, bei M. Addison, Myasthenie usw.

58. Gastritis, Reizmagen

Die Diagnose Gastritis kann nicht klinisch, sondern nur bioptisch-histopathologisch gestellt werden. Sie verläuft meist asymptomatisch und hat kaum therapeutische Konsequenzen.

Früher wurde fast bei jedem nicht erklärbaren Oberbauchschmerz eine G. diagnostiziert, wobei meist andere Erkrankungen ursächlich waren: funktionelle Oberbauchbeschwerden, Reflux- und Ulkuskrankheit, Pankreatitis, Pankreaskarzinom, Cholelithiasis, Hepatitis u. a.

Oberbauchbeschwerden sind i.d.R. nicht auf diese Diagnose zu beziehen, sondern auf temporäre Hypermotilität, Tonussteigerung u. Hypersekretion i.S.d. **Reizmagens** = ohne organ. Substrat

1. **Akute Gastritis:**
   Klinik: uncharakteristische Oberbauchbeschwerden wie Übelkeit, Inappetenz, Erbrechen; bei Streßläsionen Blutungen.
   Histol.: Granulozyteninfiltrate ohne Rundzellen.
   Endoskopisch: Gerötete Schleimhaut, ggf. Erosionen, Hämorrhagien.
   Ät.: Exogene Noxen wie Alkohol, Medikamente (nicht-steroidale Antirheumatika), Salmonellen- u. Staphylokokkenbefall. Stoffwechsel- u. Infektionskrankheiten, Sepsis; postoperativ. Streß, z.B. Schock.
2. **Chronische Gastritis:**
   Die chronische G. ist asymptomatisch, weitverbreitet und nimmt mit dem Lebensalter zu. Im 8. Lebensjahrzehnt haben 80% der Menschen eine chron. G., davon ca. $^3/_4$ atrophische Formen.
   Morphologisch unterscheidet man eine Oberflächen- u. atrophische Gastritis.
   a) *Typ A:* Selten. Korpus-Fundus-G. bei perniziöser Anämie, Addison-Krankheit, Hashimoto-Thyreoiditis. Magenkarzinome entwickeln sich bei dieser G. überproportional
   b) *Typ B:* Häufig. Urs.: Helicobacter pylori. Aszendierende Entzündung, beginnend im Antrum
   c) *Typ C:* tritt im operierten Magen (Billroth I, II) auf.

3. **Sonderformen:**
   a) *Foveoläre Hyperplasie* (M.Ménétrier): Riesenfaltenbildung
      der Magenschleimhaut (rö. u. endoskop.) mit exsudativer
      Gastroenteropathie und gastralem Proteinverlust: Hypo-
      proteinämie, ggf. Ödeme, Diarrhoe.
   b) *Glanduläre Hyperplasie:* Hyperplasie der Drüsenschläuche
      durch hohe Gastrinspiegel bei Zollinger-Ellison-Syndrom.
   c) *Granulomatöse Gastritis:* Lokalisation von Granulomen im
      Magen bei generalisierten Erkrankungen: Tbc., Sarkoido-
      se, Histoplasmose, Syphilis, M.Crohn
   d) Eosinophile u. lymphozytäre G. selten

59. Gedächtnisschwäche

Vergeßlichkeit, gestörte Merk- und Erinnerungsfähigkeit, Konzentrationsmangel, Amnesie, Störung der Orientierung, Demenz. Nicht sogleich (nur) an Altersursache denken!

1. **Angeborener** Intelligenzmangel
2. ***Hirnorganisches Psychosyndrom:*** zu 60 % primär *degenera-
   tiv = Typ Alzheimer:* früher Beginn im 3. bis 4.Lebensjahr-
   zehnt oft genetisch bedingt, bei späterem Beginn – 6. bis
   7.Dezennium – ohne bekannte Ursache:
   Allmählich einsetzende Störung der Konzentrationsfähigkeit
   und der Aufmerksamkeit (Vigilanz); Denkstörung mit Verlangsamung, Weitschweifigkeit, Haften und eingeschränkter
   Umstellungsfähigkeit; Einengung des Denkens und Fühlens;
   Minderung der Abstraktionsfähigkeit und des Urteilsvermö-
   gens; Störung der Orientierung (zeitlich-kalendarisch, räum-
   lich, situativ und personenbezogen); Veränderung des Af-
   fekts (Pseudoneurasthenisches Syndrom, Affektlabilität und
   Affektinkontinenz). Bei zunehmendem Abbauprozeß: psychomotorische Unruhe, getriebenes Umherirren, gereizt-ag-
   gressive Fehlreaktionen, zielloses Umherlaufen, ängstlich pa-
   ranoides Reagieren, optische und akustische Halluzinatio-
   nen, Depression, Persönlichkeitsabbau, Demenz

3. *Multinfarktdemenz (vaskulär):* Ca. 20 % des altersassoziier-
ten Psychosyndroms sind primär *arteriosklerotisch:* Beginn
eher plötzlich, wechselhafter Verlauf von Verwirrtheit und
Depression, Vorgeschichte mit TIA oder ischämischen Insul-
ten. Ischämische Befunde in CCT u. NMR, arteriosklerotische Befunde an den hirnversorgenden Arterien (Doppler-Sonographie).
Ca. 10 % als Kombination von degenerativen (2.) und vasku-
lären Veränderungen, früher überwiegend als *„Zerebralsklerose"* zusammengefaßt

4. Weitere *zerebrale* Ursachen: M.Parkinson. Paralyse. Nach
Enzephalitis ep. Multiple Sklerose. Epilepsie. Nach Schädel-
Hirn-Traumen

5. *Kardiovaskulär* = verringerte O$_2$-Zufuhr: Herzinsuffizienz,
Herzvitien, Herzrhythmusstörungen, kardiogene Embolien
(absolute Arrhythmie?), Gasembolien (Taucher?), Fettembo-
lien (Frakturen?), Arteriitiden (Lues, LED, Panarteriitis nodosa, Thrombangiitis oblit., Takayasu)

6. Erkrankung *innerer Organe:* Lunge (schweres Asthma, Emphysem), Leber (z.B. alkoholische hepatische Enzephalopathie), Pankreas (z.B. Hyper- und Hypoglykämie), Nieren,
Schilddrüse (Myxödem, Kretinismus), Nebenschilddrüse

7. *Blutkrankheiten:* Anämien (z.B. Fe-Mangel), Leukämie, Vitamin B$_{12}$-Mangel, Polyglobulie

8. *Chron. Intoxikationen:* Alkoholismus (teils mit Korsakow-
Syndrom), Metalle (Hg, Pb), Hypnotika, CO, Salicylate u.v.a.

9. *Hypokaliämie:* Laxanzienabusus, Diuretika, Diarrhoen, Dehydration usw.

10. *Physiolog.:* Uninteressiertheit, Zerstreutheit (Neurasthenie),
mangelnde Aufmerksamkeit, Unkonzentriertheit, nur flüchtige Eindruckseinwirkung, Ablenkung, Ermüdung usw.

60. Gerüche

I. **Allgemein** (oft vorw. vom Achselschweiß)

1. Säuerlicher, beizender Schweiß: aktive Tbc. Bei mangelnder Hygiene, aber auch bei täglich duschenden oder badenden Menschen möglich

2. Säuerlicher Schweiß (nach Essig): Rheumatismus

3. Fader Schweiß: M. Hodgkin, Karzinom-Kachexie, Kollaps

4. Urinös-ammoniakalisch (Haut, Atemluft, Erbrochenes): Urämie. Auch bei unreinlichen inkontinenten Pat. Floride Rachitis

5. Erdig-muffig (nach frischer Leber): schwere Leberparenchym-Erkrankungen

6. Unangenehm, dabei Foetor ex ore: Menses. Bei dysphorischer Stimmung, während Liebe, Lust und Freude angenehm riechende Dünste verbreiten. Entkräftung. Sepsis. Agonie (kadaverhaft)

7. Eigentümliche, nicht genau zu bezeichnende Gerüche sind bisweilen bei folgenden Infektionskrankheiten zu erfassen: Typhus (wie Blut oder Mäusekot), Scharlach (wie schimmeliges Brot oder Harzer Käse), Masern (wie frisch gerupfte Gänse), Lues (widerlich süßlich), Cholera (wie Ammoniak)

II. **Foetor ex ore:** intraoral (s. 1.) oder extraoral = Halitosis (2.–9.):

1. *Mundhöhle* (s. d.; meist faulig):

   a) Zahnkaries, Parodontose, Zahnstein, Zahnzwischenräume mit zersetzten Speiseresten, schlecht sitzende Prothesen und Kronen, Elektropotentiale durch Prothesen und Zahnfüllungen, ungenügende Zahnpflege und mangelhaft gereinigte Prothesen

   b) Stomatitiden, Gingivitis, Glossitis, Tonsillitis, Diphtherie (s. 6.), Plaut-Vincent-Angina (faulig)

   c) Tumor: jauchig

   d) Zu geringes Kauen mit dadurch ungenügender Selbstreinigung der Mundhöhle

   e) Hierunter auch nasale Prozesse wie Kieferhöhlenempyem, chron. Rhinitis (bes. Ozäna), chron. Mundatmung

    f) Nach Genuß von Zwiebeln, Knoblauch u. a. Nahrungsmitteln sowie Medikamenten

2. s. I.

3. *Verdauungstrakt* (vorw. faulig): meist gestörte Verdauung, bisw. schlecht riechende Stoffwechselendprodukte, die vom Blut aus über die Lungen ausgeatmet werden: Ösophagusdivertikel, Ösophagitis, Magenentleerungsstörungen infolge Ulkus, Karzinom, Pylorusstenose o. a. Motilitätsstörung. Chron. Obstipation

4. Nach Aceton: Coma diabeticum. Aber auch Hungerzustand und acetonämisches Erbrechen der Kinder: kleine Neuropathen, Anfälle von Brechattacken in Abständen, Somnolenz, Bauchschmerz während des Erbrechens, Exsikkose, Kollaps, tiefe Atmung, Aceton und Acetessigsäure im Urin und Blut, Urin zuckerfrei, häufig Hypoglykämie. Acetongeruch auch bei manchen Säuglingen

5. Urinös: Urämie

6. Süßlich-faulig: Diphtherie; bisweilen aashaft bei nekrotischen Formen. Auch bei ak. Leukämien und Panmyelophthise

7. Aashaft (auch Sputum): Lungengangrän, Bronchiektasen, Lungen-Tbc (nur bei mischinfizierten Kavernen), Bronchitis foetida. Bronchial-Ca. (Bei Lungenabszeß Sputum geruchlos)

8. Bei Koterbrechen

9. Intoxikationen: Alkohol, Äther, Chloroform, Benzol, Karbol, Anilin, Cyan, Phosphor. CO ist geruchlos, auch Leuchtgas kann geruchlos erscheinen

III. **Stuhl** und **Flati:** s. Nr. 38 (Anhang: Stuhl 3.) u. 101 (Anhg.)

IV. **Fluor:** s. d.

61. Gesichtsausdruck

Abhängig von Gesichtsskelett, -muskulatur, Hautturgor, Innervation, Psyche, Intelligenz.

1. **Gedunsen,** pastös:

    a) Nephritis, Nephrose: dabei blaß

b) Allergische Zustände, z. B. Quincke-Ödem (flüchtig)
c) Masern, Fleckfieber, Trichinose, Keuchhusten, Skrofulose
d) Myxödem (blaß, unaufmerksam). Tetanie
e) Herzdekompensation (mit Zyanose), aber nur bei Hydrops
f) Evtl. schwere Anämien, z. B. M. Biermer
g) Schwammig: Potatoren. „Leerer Blick", Neigung – aus schlechtem Gewissen – zu überhöflichen Anreden und Verhaltensweisen
h) Nach Insolation. Nach Erysipel
i) Hungerödem und Folgezustände
k) Mediastinaltumoren: durch Stauung, mit Zyanose
l) Genetisch
m) Halbseitig: selten bei peripherer Fazialislähmung

2. **Verfallen** = Facies hippocratica s. abdominalis = Hautturgorverlust (spitze Nase, halonierte Augen):
a) Peritonitis, Ileus
b) Profuse Diarrhoen, Exsikkose
c) Herzinsuffizienz; bei Koronarinsuffizienz (z. B. Myokardinfarkt) auffallend spitze, blasse Nase und ängstlicher Gesichtsausdruck mit zyanostischer Blässe
d) Kachexien. Bei Karzinom trauriger Blick
e) Toxikosen
f) Halonierte Augen: weitgehend familiär (z. B. dünne Epidermis und vasogen) bzw. ethnisch (bei südl. Völkern häufiger). Im Alter. Parasiten des Magen-Darm-Trakts. Anämien. O_2-Mangel durch Rauchen usw. Depressionen. Ermüdung bei angestrengtem Sehen. Nach Kontaktdermatitiden durch Augensalben und -tropfen sowie Kosmetika. Bei weiblichen Genitalleiden. Passager nach sexuellen Exzessen? (s. a. a–e)

3. **Maskenartig:** Parkinsonismus und M. Parkinson: starr, pastös, glänzend durch übermäßige Talgsekretion (= Salbengesicht); Enzephalitis. Hirntumor. Katatoner Stupor. Multiple Sklerose (dabei oft euphorisch). Bulbärparalyse. Ak. Toxikosen (CO). Tetanus (starr, Trismus, Risus sardonicus). Progressive Muskeldystrophie (Erb). Myasthenie. Cushing-Syndrom

4. **Stupide:** Schwachsinn, Myxödem, Kretinismus, Mongolismus, Down-Syndrom = Trisomie 21, evtl. Epilepsie

5. **Affektiert:** Hysterie, Neurasthenie, Psychosen, Chorea (verlegenes Gehaben), Paralyse
6. **Ulkusgesicht:** magere Wangen mit senkrechten, seltener queren Falten, wenig Backenbart
7. **Facies uterina** = bei Frauen mit schweren Genitalleiden: mageres Gesicht mit ängstlichem Ausdruck, halonierte Augen
8. s. Blässe, Röte, Dyspnoe, Zyanose, Ikterus, Fazialislähmung

62. Gesichtsfeldeinschränkung

I. **Skotome** = umschriebene Ausfälle im Gesichtsfeld
1. Neuritis optica (bes. Multiple Sklerose), Optikusatrophie
2. Extrazerebral: Netzhautablösung und -blutung, Retinitis pigmentosa (Flintenröhren-Skotom), Chorioiditis, chron. Glaukom (zuerst „Türkensäbelform" = Bjerrum-Skotom); Sinusitiden
3. Alkohol- und Nikotinabusus
4. Migräneanfall (flüchtiges Flimmerskotom, epilept. Anfall
5. Psychogene Reaktion

II. **Hemianopsie**
1. *Homonym* (meist) = beide rechten oder linken Hälften fallen aus. Herd in der gegenseitigen Sehbahn dorsal vom Chiasma (Tractus, Sehstrahlung, Hinterhauptslappen):
   a) Apoplexien, Urämie (durch Blutungen)
   b) Tumoren
   c) Traumen
2. *Heteronym* = beide äußeren oder inneren Gesichtsfeldhälften fallen aus:
   a) Bitemporal: Hypophysentumor, Hirnlues, Schädeltrauma
   b) Binasal: Tumor, Sklerose der Karotiden

63. Haare

Zu beachten: Dichte (Haarausfall?), Stärke, Form, Länge, Farbe
und Glanz von Kopfhaar, Brauen, Wimpern, Bart und Rumpf-,
Genital-, Achsel-, Arm-, Beinbehaarung.

1. **Farbe:** Wertigkeit nach Gegend (Rasse) pathognomonisch sehr
   wechselnd.
   a) Dunkelhaarige: Disposition für Gallen- und Nierensteine,
      Leberzirrhose, maligne Tumoren (z.B. Hypernephrom)
   b) Blonde und Rötliche: Allergiker. Nieren-Tbc. und
      M. Addison überw. bei Blonden
   c) Sehr pigmentarme Haare (Albinismus) = hochwertiges De-
      generationszeichen
   d) *Haarfarbdisharmonien* verschiedener Regionen, bes. *par-
      tielle Rothaarigkeit* = degeneratives Stigma
   e) Frühzeitiges *Ergrauen* = fast immer konstitutionell; wei-
      terhin beobachtet nach psych. Insulten, bei M. Basedow,
      Myxödem, Ulcus ventriculi, chron. Nikotinabusus, M. Bier-
      mer.
      Weiße Haarbüschel (Poliosis): familiäre Vererbung, Neuro-
      pathie, trophisch bei Erkrankung eines Hautnerven. Bei Vi-
      tiligo. Durch modische „Bemühungen".
      Halbseitiges Ergrauen selten bei Hemiplegien und Läh-
      mung eines Halssympathikus
   f) Auftreten einzelner tiefschwarzer, dicker Haare im Schlä-
      fenbereich = Hinweis auf Karzinom-Disposition
   g) Verfärbung durch chem. Einwirkung: Pyrogallol, Chrysaro-
      bin, Cignolin usw. Haarfärbemittel
2. Haarausfall = **Alopezie** (s. d.)
3. Ausfall der lat. Augenbrauen = *Hertoghe-Syndrom* = vegetativ-
   endokrin-trophisches Störungszeichen: bei endogenem Ekzem,
   Hypothyreose (mit gelichteter Stirnhaargrenze, brüchigem,
   glanzlosem Haar und oft verminderter Scham- und Bartbehaa-
   rung), Thyreotoxikose, Alopecia areata, M. Simmonds, Thalli-
   um-Vergiftung, als Degenerationszeichen, physiolog. im Alter
   (weibl. Klimakterium)

4. **Genital-** und **Achsel**behaarung sowie (bei Männern) Bartwuchs fehlend oder **spärlich:** konstitutionell, hormonale Störungen am ausgeprägtesten bei Eunuchoidismus und Dystrophia adiposogenitalis, ferner bei HVL-Insuffizienz (z.B. Simmonds-Kachexie), Akromegalie, M.Basedow, Tetanie. Auffallend schwache **Bauch**behaarung = Hinweis auf Leberzirrhose, Ulcus ventriculi

5. **Hirsutismus** = virile Behaarung, starke Stamm- und Extremitätenbehaarung, spitzwinklige Genitalbehaarung und Bart bei Frauen:
   a) Nebennierenrindentumoren, Hypophysenüberfunktion
   b) Ovarialtumoren. Adrenogenitales Syndrom (dabei auch verfrühte Scham- und Achselbehaarung beider Geschlechter)
   c) Häufig ungeklärte Ursachen (ohne Endokrinopathie): idiopathisch, oft familiär, evtl. Südeuropäerinnen
   d) Mäßiger Bartwuchs bei Frauen außerdem im Klimakterium und bei Cushing-Syndrom
   e) Vorübergehend oder bleibend verstärkte Behaarung kann bedingt sein durch Gravidität, zentralnervöse Einflüsse und bestimmte Medikamente (Testosteron, ACTH, Kortikoide)
   f) Stein-Leventhal-Syndrom: doppels. Ovarialzysten mit sek. Amenorrhoe und Sterilität. Beginn im 3.Ljz.

6. Bei Kindern und Frauen setzt das Kopfhaar rundbogig an der Stirn an, während sich bei Männern freie Ecken nach den Schläfen erstrecken. Die Genitalbehaarung schließt bei Frauen geradlinig, horizontal ab, während sie bei Männern zipflig zum Nabel zieht. Feminine Stamm- und Genitalbehaarung bei Männern = degeneratives Stigma

7. Isoliertes Haarbüschel über lumbosakraler Wirbelsäule = Hinweis auf Spina bifida occulta, aber fraglich

8. Naevus pilosus, meist kombiniert mit Pigmentnävi (Tierfellnävus)

9. *Formveränderungen* am Haar:
   a) Trichoptilosis = Auffaserung der Haarspitzen. Haar trokken. Vorw. bei anäm. Frauen; nach heißer Dauerwelle
   b) Trichorrhexis nodosa = helle knotige Schwellung infolge pinseliger Auffaserung an Bart, Brauen und Kopfhaar;

Haarbruch. Ät.: Traumen, Bakterien, alkalisulfithaltige Färbemittel
c) Aplasia pilorum intermittens: Verdickungen des Haares wechseln mit Einschnürungen ab. Unterschiedl. Färbung. Kopfhaut rauh, fast kahl
d) Pili anulati: abwechselnd dunklere und helle (Luftansammlung) Stellen
e) Piedra: Tropen. Harte, helle Knötchen am Haar. Ät.: Trichosporon

64. Hämatemesis, Bluterbrechen

s. auch Zusammenfassung Nr. 29

Dunkelrotes bis schwarzes Blut, klumpig geronnen und schaumlos, oft mit Speiseresten vermischt, meist sauer (Magensäure), im Schwall herausbefördert, eingeleitet durch Übelkeit, Stuhl meist teerartig. Blutung oberhalb des Jejunums – Gastroskopie.

1. **Ulcus ventriculi** et **duodeni:** Nicht jede Magenblutung bewirkt Erbrechen!
2. **Magen-Karzinom:** kaffeesatzartige Massen
3. **Leberzirrhose,** Bronzediabetes (Hämochromatose): aus *Ösophagusvarizen* (vorw. unterer Abschnitt)
4. Ak. Pfortaderthrombose (s. Aszites I.)
5. Schwere Leberleiden: infolge Cholämie
6. Milztumor (s. d.): Dilatation der V. lienalis. Auch isolierte Milzvenenthrombose
7. Ösophagus- und Magenvarizen ohne Zirrhose oder Splenomegalie: bes. Herzfehler, Spätgravidität, Bronchialkarzinom
8. Idiopath. Ösophagusdilatation, *-tumoren,* -divertikel, Verätzungen. Aneurysmadurchbruch in den Ösophagus. Hiatushernien
9. Anazide schwere Gastritis: mäßige H. infolge Diapedese und Erosion. Initiale H. bei Gastritis nur nach Verätzung
10. Magenulzera durch Tbc, Typhus, Lues, Leukämie, Milzbrand, Gelbfieber

11. Magenpolypen
12. Darminfarkt, Darmtumoren
13. Hämorrhagische Diathese (s.d.), bes. Thrombopenien, Panmyelophthise, Leukämien, Anämien, Epistaxis
14. Arteriosklerose der Magengefäße: Senile
15. Tumorperforation in den Magen oder Ösophagus
16. Fremdkörper. Sondierung. Starkes Würgen beim Erbrechen
17. Reflektorisch, z.B. gastrische Tabeskrisen
18. Simulanten, Hysterische: Verletzungen der Mundhöhle oder Nase. Blut mit Speichel vermengt
19. Das Blut einer Hämoptyse (s.d.) kann hinuntergeschluckt und erbrochen werden. Auch können Bronchialblutungen als Erbrechen imponieren
20. Ausschließen: Erbrechen von Blutwurst, roten Speisen, Schokolade, Kaffee usw.

65. Hämaturie

Täglich werden etwa 0,5 mm³ Erythrozyten ausgeschieden, also etwa bis 2 Ery im Gesichtsfeld oder 1 Mio./24 h oder < 5000/min im Addis-Sediment (Zählkammermethode).
Wird eine Erythrozyturie nachgewiesen, so liegt eine Mikrohämaturie vor, bei sichtbarer Rotfärbung des Urins spricht man von einer Makrohämaturie.
Phasenkontrastmikroskopisch differenziert man zwischen **postglomerulärer** H. (Ery wie im Blutausstrich, also isomorph) und **glomerulärer** H.: dysmorphe Ery (Disko-, Akanthozyten, Endo- u. Exopoden) u. Erythrozytenzylinder.
Am *häufigsten* tritt die H. auf bei Nieren- und Blasentumoren, Zystennieren, Nieren- u. Blasensteinen, hämorrhagischer Zystitis u. Diathese; geringer bei Glomerulopathien, Papillennekrose, Niereninfarkt.
Die H. erfolgt eher schubweise, nicht gleichmäßig über den Tag verteilt, so daß sie nicht in jeder Urinprobe nachweisbar ist.

I. Nieren- und **Ureterblutungen**
(bei Dreigläserprobe alle Gläser gleich blutig):
1. Ak. u. chron. Glomerulo-, Herd-, Pyelo*nephritis:* bei allen
nach Ausheilung oft noch Resthämaturie
   a) Bakt.: Strepto-, Staphylo-, Pneumokokken, E. coli, Salmonellen, Diphtherie, Leptospiren, Tetanusbaz.
   b) Viral: Varizellen, Röteln, Parotitis epid., Masern, Pertussis,
   Hepatitis B, Mononukleose, Echo- und Coxsackie-Viren
   c) Interstitielle Nephritis: Analgetika, Antibiotika, Lösungsmittel (Tetrachlorkohlenstoff, Terpentin, Trichloräthylen),
   Schwermetalle, Hyperkalzurie, Oxalate, Urate
2. *Nephrolithiasis:* Erythrozyten bes. nach Anfall
3. *Nierentuberkulose:* hämatogene Ausscheidung mit absteigen-
der Infektion der Blase und Gefahr des Aufsteigens in die
kontralaterale Niere und den Genitalapparat (Epididymitis,
Adnexitis). Hartnäckige Beschwerden einer Zystitis mit Pollakisurie, Strangurie, Tenesmen. Urin sauer mit reichlich Ery.
und Leuko., mäßig Albumin. Fieber; BSR und Blutbild häufig fast normal. Ziehl-Neelsen-Färbung des Morgen- oder
24 h-Urins, doch sind die Mykobakt. nur schwer nachzuweisen. Funktionsstörungen, später Schrumpfblase. Zystoskopie,
typ. Pyelogramm, Tbc-Kultur, Tierversuch
4. *Nierentumoren:* Massive remittierende, oft schmerzlose und
plötzliche H., evtl. mit Blutgerinnseln
5. Stauungsniere, Leberzirrhose
6. *Febril* = infektiös-toxisch (bes. bei Appendizitis), Fokalinfektion
7. *Hydronephrosen,* bes. dynamische (Spasmen)
8. Abakterielle bzw. hämaturische Pyelonephritis: kein Fieber,
subchron., aber blander Verlauf, BSR und Blutbild etwa normal, nach Foci fahnden
9. *Niereninfarkt:* infolge venösen od. art. Verschlusses: z. B. Nie-
renvenenthrombose; Embolien durch Vitien od. Endokarditis
10. Nierenabszesse
11. Traumen: Nierenruptur, artefiziell (Ureterenkatheter)
12. Arteriosklerose, Hypertonie, Periarteriitis nodosa
13. *Hämorrhagische Diathese* (s. d.), z. B. Skorbut, Thrombope-

nien, Gerinnungsfaktormangel. Teleangiektasien des Pyelons
(nur bei körperl. Belastungen, da leicht verletzlich). Anämien (M. Biermer), Leukämien. Kapillarschädigung durch
Hypoproteinämie. Bei Behandlung mit Antikoagulanzien
(Cumarin, Heparin). Erythrodiapedese aus reflekt. gereizten
Nierengefäßen
14. Zystenniere: im mittleren Lebensalter, familiär, oft schmerzlos
15. Parasiten: Bilharzia, Filaria, Malaria tropica, Toxoplasmose,
Echinokokkose
16. Intoxikationen: P, Hg, Alkohol, Phenol, Cantharidin, Schlangengift. Nach längerer Therapie mit Chemotherapeutika,
Analgetika, Antipyretika, Antiphlogistika. Anthelmintika.
Psychopharmaka. Während Gravidität
17. Nach kalten Bädern, langen Märschen, langem Stehen, bei
Lordose, bei Emotionen (s. a. Hämoglobinurie)
18. Simulation

II. **Blasenblutungen**
(im allg. in allen 3 Gläsern, vorw. im 3., Blut):

1. *Blasensteine:* mit plötzlicher Unterbrechung des Harnstrahls,
Schmerz, Pollakisurie, Leukozyturie
2. Hämorrhagische *Zystitis* (mit Leukozyturie): Coli, Go., *Tbc*
(3. Glas am blutigsten). Bei ak. unspez. Zystitis nur terminale
H.
3. *Karzinom* (evtl. Abgehen kleiner Gewebsfetzen), Papillome,
Angiome
4. Gummen, Ulzera
5. Varizen: in der Gravidität
6. Purpura: durch Embolie bei Angina, Sinusitis usw.
7. Endometriose: ante menses
8. Nach rascher Katheterisierung = Blutung ex vacuo

III. **Blutungen aus Prostata, Urethra und Uterus**

1. *Prostata* (3. Glas am blutigsten): Prostatitis, Prostatatumoren,
Prostatavarizen bei -hyperplasie. Prostatasteine, bei 40 % aller Männer, durch eingedicktes Sekret, sind meist nur hirse-
groß, symptomlos u. gehen nicht ab
2. Urethritis (nur 1. Portion blutig)

3. Traumen: z. B. nach Katheterisierung
4. Menses, gynäkologische Leiden (Katheterurin!)

Untersuchung: s. Nr. 164 u. 165

66. Hämoptyse, Hämoptoe

Aushusten (oder Ausspucken) von Blut, rot, schaumig, alkalisch, gerinnt kaum, oder stark blutig tingiertem Sputum (< 50 ml Hämoptyse; > 50 ml Hämoptoe). Das Ausmaß der Blutung besagt nichts über Art oder Schwere der Erkrankung.

1. **Bronchialkarzinom** (s. Nr. 72)
2. **Tuberkulose:** gewöhnl. aus Kavernen
3. **Pneumonie:** blutig am 1. Tage (Anschoppung), danach rostfarben. Bronchopneumonien (z. B. Psittakosis)
4. **Grippe** (Bronchopneumonie, Tracheitis, Bronchitis): sehr häufige Ursache der H.
5. **Lungeninfarkt:** nach Embolie. Plötzlicher Schmerz mit Atemnot. Sputum bleibt länger blutig als bei Pneumonie, später rostfarben
6. **Lungenabszeß**
7. **Lungengangrän:** „zwetschgenbrühfarben", aashaft stinkend
8. **Bronchiektasen:** große Auswurfmengen mit Dreischichtung; häufige Ursache der H.
9. **Ak. Lungenödem:** rosa schaumig
10. **Chron. Stauungslunge:** bes. Mitralstenose, Linksherzinsuffizienz
11. Lungen-Lues
12. Hämorrhagische Diathese (s. d.)
13. Traumen: Lungenriß, Fremdkörper, Granatsplitter
14. Zoonosen, Pilze Parasiten: Milzbrand, Aktinomykose, Streptothrix, Aspergillus, Lungenpest, Tularämie. Lungen-Echinococcus, Lungenegel, Lungen-Bilharziose
15. Perforiertes Aortenaneurysma
16. Kampfgase

17. Blut aus Larynx (Karzinom?), Pharynx, Ulkus am Zungengrund, Zahnfleisch, Nase; u. U. aus Magen aspiriert
18. Vikariierend (menstrueller Zyklus)
19. Viszero-viszerale Reflexe
20. Simulation und hysterische Reaktion: Blut aus Zahnfleisch oder Wunde gesogen, enthält Bakterien der Mundhöhle, bes. Leptothrix
21. Ruptur kleiner arteriosklerotischer Lungengefäße. Periarteriitis nodosa

67. Hämorrhagische Diathese

Außer Exanthemen s. a. Epistaxis, Hämoptyse, Hämaturie, Melaena, Hämatemesis, Metrorrhagien usw.

Diagnose: Blutungstyp und zeitliches Auftreten der Blutung zusammen mit Laborparameter geben Aufschluß zur Blutungsursache (oft Komb. von A, B u. C):

A. **Thrombozytärer Blutungstyp:** Primäre Blutstillung gestört (Op., Verletzung), Petechien u. Purpura, bes. an abhängigen Partien, Zahnfleisch-, Nasen- u. Blutungen aus serösen Häuten (Mund, Magen-Darm-Kanal, Urogenitaltrakt, ZNS).
Labor: Blutungszeit, Plättchenzahl, -adhäsion, -aggregation mit ATP (= Adenosintriphosphat)-Zusatz, -Faktor, Thromboelastogramm, Willebrand-Faktor.

B. **Vaskuläre Gerinnungsstörungen:** Meist harmlose Blutungen. Kein eigentlicher Standard-*Test:* Rumpel-Leede, Saugglokkentest.

C. **Koagulopathie:** Nachblutungen (Op., Zahnextraktion, Verletzung), ausgedehnte Suffusionen, Sugillationen, Hämatome, Gelenkblutungen, Nieren- und Muskelblutungen nach Mikrotraumen.
Labor: Gerinnungszeit, Thrombelastogramm (Globaltests); Quick = Thromboplastinzeit syn. Prothrombinzeit, partielle Thromboplastinzeit (PTT), Plasmathrombinzeit (PTZ), Fibrin-, -spaltprodukte, -monomere (Gruppentests); Fakto-

ren I–XIII, Antithrombin III, Plasminogen (Einzelfaktoren-
bestimmung).

A. Thrombopathien, meist als Thrombopenien

Zahl im Alter abnehmend, Blutungszeit sehr verlängert, Gerinnungszeit normal, verzögerte Retraktion des Blutkuchens, Rumpel-Leede pos. Gewöhnlich Petechien.

1. **Essentiell:** M. Werlhof: chron.-rezidivierend, vorw. Mädchen

2. **Symptomatisch:**
   a) *Arznei-, Nahrungs-* und *Giftallergie:* Kortikoide, Chinin,
      Pyrazolone, Salicyl, Barbitursäure, Sulfonamide, Antibioti-
      ka, Lost, Propylthiouracil, Sulfathiazol, Rifampicin, Serum;
      Blei, Hg, Gold; Milch, Fleisch, Fisch, Eier; Pilz- u. Schlan-
      gengift, Benzol u. a.
   b) *Infektiös-toxisch:* Scharlach, Sepsis, Endocarditis lenta,
      Pneumonie, Meningitis ep., Diphtherie, Masern, Typhus.
      Grippe, Tbc (Miliar-Tbc), Keuchhusten, Windpocken, Rö-
      teln, inf. Mononukleose, Lues, Fokalinfektion, Gelbfieber,
      Milzbrand. Rickettsien-Infekte: Fleckfieber, Fünftagefie-
      ber, Q-Fieber. Parasitäre Infekte: Malaria, Toxoplasmose,
      Histoplasmose, Trypanosomiasis. Urämie, Leberleiden
   c) *Knochenmarkerkrankungen:* myeloische Leukämie, fortge-
      schrittene Perniziosa, Knochenkarzinose (z. T. tox.), Osteo-
      sklerose, Myelom, M. Hodgkin, Speicherkrankheiten
   d) Bei *Milztumoren* (Hypersplenie): hormonale Hemmung
   e) Rö.- und Ra-*Strahlen,* Insolation, Verbrennung, Erfrierung,
      nach Atombomben (γ-Strahlen), radioaktive Elemente

3. **Erblich:**
   a) Hereditäre hämorrh. Thrombasthenie (Glanzmann)
   b) Konstitut. hered. Thrombopathie (v. Willebrand-Jürgens)

B. Vaskulär

Petechien. Blutungszeit meist nicht verlängert. Gerinnungszeit
normal, Thrombozyten intakt, Rumpel-Leede pos.

1. **Allergisch:**
   a) *Purpura* (Peliosis) *rheumatica* (Schönlein): mit Polyarthri-
      tis, vorw. bei Kindern und Jugendlichen. Zeitweise mit ab-

dominalem Bild (Koliken, Melaena) = Purpura abdominalis
(Henoch)
b) Purpura fulminans (Henoch): meist rasch tödlich
c) *Arzneien* und *Infektionen* (s. A, 2 a, b)
2. *Skorbut,* M. Möller-Barlow u. a. alimentäre Störungen; oft mit
Mangel an Vit. P (= Flavanoide): Blutungen in Zahnfleisch, Pe-
riost, Muskulatur; oft Hämaturie; gelenknahe Schwellungen,
Druckschmerz der Wadenmuskulatur, Blässe
3. *Neurovaskulär-hormonal:* Vegetative Dystonie (Stigmatisierte), Pubertät, Menses, Klimax, M. Basedow, Cushing-Syndrom
u. a.
4. *Purpura senilis:* abnorme Gefäßbrüchigkeit, bes. an den Beinen; häufig verbunden mit Hypertonie. Gefahr der Hirnblutung
5. M. Osler = Teleangiectasia haemorrhagica hereditaria (dominant)

C. Koagulopathien = Blutgerinnungsstörungen

Mangel an Prothrombin (unter Mitwirkung von Vit. K) und Fibrinogen. Ekchymosen und Sugillationen, keine Petechien. Einwirkung eines (geringfügigen) Traumas notwendig. Gerinnungszeit abnorm verlängert, Blutungszeit meist normal. Thrombozy-
tenzahl normal, Rumpel-Leede neg. Quick oft erniedrigt.
1. **Hereditär:**
   a) Hämophilie = wahrscheinlich rezessiv-geschlechtsgebunden
      vererbbare Thrombozytendegeneration mit behinderter
      Thrombinbildung: Blutungen in Gelenke, Muskulatur, Peri-
      ost
   b) Idiopath. Hypoprothrombinämie
   c) Afibrinogenämie
2. **Erworben:**
   a) Schwerer Parenchym- und Verschluß-*Ikterus:* infolge Galle-
      mangels im Darm gestörte Resorption der Fette und damit
      des fettlöslichen Vit. K (bei Verschlußikterus ist Vit. K im-
      stande, die häm. Diathese zu beseitigen)
   b) Sprue, Zöliakie, Pellagra
   c) Bei Neugeborenen

d) Knochenkarzinose mit Fibrinogenmangel
e) Wirkung von iatrogenen *Antikoagulanzien* = Cumarin-De-
   rivate (Marcumar), Heparin: Hämaturie, Hautblutungen,
   Hämatome im Injektionsbereich, Epistaxis, Hämatemesis,
   Melaena

Untersuchung:
BSG, Blutbild, Thrombozyten (Zahl: normal 200000 mm³ und
Morphologie)
Blutungszeit: normal 2–5 min, verlängert bei A
Gerinnungszeit: normal 3–10 min, verlängert bei C
Hautreaktion bei Stich, Kneifen, Klopfen, Stoß
Kapillarresistenz: pos. bei B, weniger A: Rumpel-Leede-Versuch,
   Saugglockentest. – Kapillarmikroskopie
Retraktion des Blutkuchens: verzögert bei A
Quick-Wert: normal 70–125 %: erniedrigt = Mangel an den Fak-
   toren II (Prothrombin), V, VII, X bei Cumarinther., Hepatitis
   u. Leberzirrhose, Vit.-K-Mangel u. -Resorptionsstörung; u. U.
   Salicylate, Lipidsenker; erhöht bei fortgeschr. Gravidität, AVK
PTZ: 18–22 % – PTT: 25–38 sec – Fibrinogen 2–4 g/l
Sternalpunktion. Milz. Hereditär? u. a.

68. Herpes

Neurotrope Viruserkrankung. Beginn mit Brennen, Jucken,
Spannungsgefühl; dann Eruption von kleinen prall gefüllten Bläs-
chen auf rotem Grund, die serös-eitrig werden und verkrusten.
Häufig Rezidive.

I. **Herpes simplex** durch HS-Virus 1, 2; meist als *H. nasolabialis,*
   seltener H. genitalis, H. analis, H. facialis, H. corneae:

1. *Fieberhafte Infektionen,* H. febrilis: Pneumonie, Schnupfen,
   Grippe, Bronchitis, Meningitis ep., Pyelonephritis, Angina, ak.
   Rheumatismus, Ruhr, Malaria, M. Weil, Paratyphus
2. Nach Injektionen von Serum und Bakterienprodukten (Vak-
   zine)

3. Nach Insolation (H. solaris), Quarzbestrahlung, evtl. Sauna
4. Menstruell (H. menstrualis); Gravidität
5. Bei psych. Traumen: z. B. H. genitalis bei sensitiven Männern
   mit unehelichem Verkehr (ohne daß die Partnerin Virusträge-
   rin sein muß). Denn das Herpesvirus ist ubiquitär. So können
   durch eine psych. Schockwirkung, z. B. Ekel bei Trinken aus
   einem unsauberen Glas, über hypophysär-dienzephale Reize
   Bläschen am Mund als Ort der Affektprojektion aufschießen.
6. Nach Traumen: H. traumaticus

II. **Zoster,** Gürtelrose = brennend schmerzhafte Spinalganglioni-
    tis durch Varicella-Zoster-Virus (das aber keine Beziehung
    zum Herpes simplex-Virus hat), seltener toxische (Karzinom,
    Tbc, Lymphogranulom, As, J) und mechanische Genese. Halb-
    seitig segmental; regionäre dolente Lymphome; fast nie rezidi-
    vierend.
    Sonderformen: H. z. ophthalmicus
    　　　　　　　H. z. oticus (Fazialisparese, evtl. Schwerhörig-
    　　　　　　　keit)
    　　　　　　　H. z. gangraenosus (meist am Trigeminus I)

69. Herz

physikalische Diagnostik

A. Inspektion

I. **Spitzenstoß** (s. auch B). Normalerweise im 5. ICR dicht innerhalb der Mamillarlinie:
1. *Verstärkt, hebend* usw. (s. B)
2. Herzspitzengegend *systolisch eingezogen* und diastolisch vorgewölbt: Pericarditis adhaesiva, pleuroperikardiale Adhäsionen; aber auch funktionell

II. **Herzgegend:**
1. *Vorgewölbt:* Klappenfehler mit Herzvergrößerung in der Jugend (= voussure)

2. *Rhythmisch erschüttert* bzw. *pulsierend:*
   a) Hebende Pulsation der re. Kammer: Mitralstenose
   b) Kräftige Aktion bei Hypertrophie: Hypertonie, Klappen-
      fehler
   c) Lebhafte Aktion: Herzneurose, Hyperthyreose
   d) Oben und rechts vom Sternum: Aortenaneurysma
   e) Epigastrische Pulsationen:
      α) von kranial: Hypertrophe re. Kammer (Mitralstenose),
         normales Herz bei Zwerchfelltiefstand und kurzem
         Sternum
      β) von dorsal = von Aorta abdominalis aus: Aorteninsuf-
         fizienz, Aneurysma, der Aorta aufliegende Tumoren,
         vegetative Dystonie, bei mageren Personen

III. **Gefäße:**

1. *Pulsierende A. carotis* und auch kleine Gefäße:
   a) Aorteninsuffizienz (Pulsus celer), meist mit Schwirren
   b) Fieber, Vasoneurose, Hyperthyreose, Anämie
   c) Physiolog.: geringgradig
   d) Einseitiges (meist re.) stärkeres Schlagen der Hals-Art.
      = Abschnürung der Gegenseite: meist Mesaortitis luetica
   e) Sichtbare Schlängelung der Aa. temporales: ohne hinrei-
      chende pathognom. Bedeutung. Sichtbare Pulsation
      spricht für Sklerose und Hypertonie
2. *Kapillarpuls* = plötzliche stark schwankende Füllung der Kapillaren:
   a) Aorteninsuffizienz, Hypertonie
   b) wie 1 b)
3. *Stark gefüllte,* schlecht ausstreichbare, beim Husten und
   Valsalva-Versuch weiter anschwellende, beim Aufrichten etwas abschwellende *Halsvenen* (Vv. jugulares, die normalerweise nicht sichtbar sind), evtl. mit Ödem und Zyanose = hoher Venendruck:
   a) Auch Arme, Oberkörper, Kopf betroffen = Stauung im
      Gebiet der V. cava sup., meist mit inspirat. Anschwellen
      der Halsvenen: Mediastinalprozesse, Panzerherz
   b) Stauung im re. Vorhof, meist mit inspirat. Abschwellen
      der Halsvenen: Klappenfehler, Myokardschaden

c) Halsvenenerweiterung durch Druck auf Vv. anonymae an der Pleurakuppe: (zirrhot.) Spitzen-Tbc (gewöhnlich einseitig; häufig mit Spitzenschwiele), ausgedehntes Oberlappen-Emphysem

4. *Pos. Halsvenenpuls:* Trikuspidalinsuffizienz
5. *Leberpuls:* venös = Trikuspidalinsuffizienz; arteriell = Aorteninsuffizienz
6. Erweiterte (präkapillare) Venen am *Thorax:* Tumor (bes. Bronchialkarzinom) = Kollaterale; kardiale Stauungen; allg. konstitut. Anomalie
7. *Sahli-Venenkranz* ventral und lateral in Zwerchfellhöhe = kaudaler Versorgungsbereich der (leicht gestauten) V. cava sup.: beim Emphysem, Pleuraadhäsion, Mediastinaltumoren, Strumen
8. Erweiterte *Vv. frontales:* Sinusthrombose u. a. (retro-)orbitale Prozesse
9. Gestauter Venenplexus am *Zungengrund* (bei Ausschluß lokaler Störungen): Herzdekompensation
10. Venenstauung am Handrücken: Rechtsinsuffizienz oder Einflußstauung der V. cava sup.
11. Auffüllen der Venen nach Ausstreichen als Gradmesser für die Blutumlaufszeit
12. Fast *leere Venen,* die sich nach dem Ausstreichen nicht füllen = niedriger Venendruck = periphere Kreislaufschwäche (Kollaps)
13. *Oliver-Cardarelli*-Symptom = pulssynchrones Auf und Ab des Larynx, da Aorta auf li. Bronchus reitet: Aortenaneurysma, -insuffizienz; auch bei Mediastinaltumoren zw. Aortenbogen und li. Bronchus sowie bei postmediastinitischen Adhäsionen zw. Aorta und Trachea. Selten bei Tropfenherz mit Zwerchfelltiefstand
14. Deutlich fühlbare Aorta in jugulo: Ät. wie 13.
15. Hochstand der (meist re.) A. subclavia: Zwerchfellhochstand (s. Nr. 93 C II, 1.), Vergrößerung des li. Ventrikels, Mesaortitis luetica, Ösophaguskarzinom u. a.

B. Palpation

1. Spitzenstoß:
  a) *Verstärkt:*
    α) Arbeit, Erregung, vegetative Dystonie, Hyperthyreose, Tachykardie (s. d.), Fieber
    β) Lungen- und Pleuraschrumpfungen
  b) *Hebend* und verbreitert: Hypertrophie der li. Kammer ohne Dilatation
  c) *Nach li. verlagert* (nicht verstärkt):
    α) Dilatation der li. Kammer: Myokardschaden
    β) Verdrängung oder Verziehung des Herzens
  d) *Hebend, verbreitert, nach li. verlagert:*
    Hypertrophie und Dilatation der li. Kammer: Mitralinsuffizienz, Aortenfehler, Hypertonie
  e) Nicht fühlbar: Perikarditis exs., erlahmendes Herz, Kollaps, Adipositas, Auftreffen auf Rippe, Emphysem, Pleuraerguß
2. Schwirren = palpatorisches Korrelat eines lauten Geräusches:
  a) Diast. = Katzenschnurren: Mitralstenose
  b) Syst. über Aorta: Aortenstenose; Strömungswirbel bei Aortenaneurysma
  c) Syst. über Spitze (selten): Mitralinsuffizienz, erregte Herzaktion (Thyreotoxikose, Cor juvenum), Herzhypertrophie
  d) Syst. im 2. ICR: angeborene Herzfehler
3. Fühlbarer Klappenschluß der Pulmonalis: Mitralstenose
4. Reiben: Perikarditis, auch Pleuropericarditis sicca
5. Arterienrohr starr, geschlängelt (Extrem: „Gänsegurgelarterie"): Arteriosklerose. Progressive Verschiebung des Gefäßes in Verbindung mit Hypertonie
6. Arterienrohr mit Knötchen: Periarteriitis nodosa
7. s. Bradykardie, Tachykardie, Arrhythmie, Puls

C. Perkussion

1. Dämpfungsfigur nach li. (unten) vergrößert:
  a) Hypertrophie und Dilatation: Aortenfehler, Hypertonie, Mitralinsuffizienz
  b) Dilatation: Myokardschaden

c) Vergrößerung der re. Kammer mit Linksverschiebung der
   li. Kammer
d) Hoher Zwerchfellstand: z.B. Adipositas
e) Perikarderguß (auch nach re.)
f) Angrenzende Lungen- und Pleuraprozesse

2. **Dämpfungsfigur nach li. oben vergrößert:** Mitralvitien
3. **Vorgewölbter Pulmonalbogen** = erweiterte A. pulmonalis =
   Drucksteigerung im kleinen Kreislauf: Mitralfehler, Pulmonalstenose, -sklerose und -lues, angeb. Vitien, chron. Lungenlei-
   den, Hyperthyreosen; physiolog. bei Jugendlichen (bes. Mädchen) als Persistenz früherer Entwicklungsstufen
4. **Dämpfungsfigur nach re. vergrößert:**
   a) Vergrößerung des re. Herzens: Mitralfehler
   b) Verlagerung des re. Herzens durch ein vergrößertes li.
      Herz: Aortenfehler, Hypertonie usw.
   c) Verdrängung oder Verziehung des ganzen Herzens nach re.
   d) Perikarderguß
5. **Dämpfungsfigur verkleinert:**
   a) Konstitutionell kleines Herz Leptosomer
   b) Atrophisches Herz Kachektischer
   c) Hängendes Herz bei ZF-Tiefstand
6. **Absolute Dämpfungsfigur** (leise perkutieren):
   a) *Vergrößert:* Mitralvitien (nach li. oben), Perikarderguß
   b) *Verkleinert:* Emphysem
7. Rechtskonvexe Dämpfung parasternal in 2.–3. ICR: Aneurysma der Aorta ascendens

D. Auskultation
Herztöne
I. Leise Herztöne überall:

1. Myokarditis, Kollaps, Hypotonie
2. Schlechte Schalleitung: Perikarderguß, Adipositas, Emphysem, Faßthorax

II. *1.* **Ton** (= Muskelkontraktionston und Schlußton der Mitral-
und Trikuspidalklappen):

1. *Paukend:*
   a) Schnelle Kontraktion der li. Kammer: Mitralstenose
   b) Kräftige Aktion der hypertrophen li. Kammer: Hypertonie, Aorteninsuff., Sportherz
   c) Lebhafte Aktion: Psychovegetat. Syndrom, Hyperthyreose, Jugendliche
2. *Leise:* mangelhafter Klappenschluß bei Mitralinsuff.

III. *2.* **Aortenton:**

1. *Klappend, akzentuiert:*
   a) Hoher Aortendruck: Hypertonie, Aortensklerose, Erregung, Arbeit
   b) Aortenaneurysma
2. *Klingend* = Wenig elastische Aortenwand: Aortensklerose, Mesaortitis luet.
3. *Leise, fehlend* = Schwacher Aortenklappenschluß: Aortenvitien (bes. -stenose), Kollaps

IV. *2.* **Pulmonalton:**

1. *Akzentuiert* = Hoher Pulmonalisdruck = Lungenstauung: Mitralvitien (nicht akz. bei gleichzeitiger Trikuspidalinsuffizienz), Lungeninfiltration, Lungenschrumpfung (mit entblößter A. pulmonalis), offener Ductus Botalli
2. *Klingend:* Pulmonalsklerose
3. *Leise* = Geringe Pulmonalisfüllung mit schwachem Klappenschluß: Pulmonalstenose

V. *2.* **Ton** (= A_2 plus P_2) **überall:**

1. *Akzentuiert:*
   a) Kräftige Aktion: Arbeit, Erregung, vegetative Dystonie, Fieber, Tachykardie (s. d.), Anämie
   b) Herzentblößung: maximale Exspiration, Lungen- und Pleuraschrumpfungen
2. *Leise:* wie I.

VI. *1.* **Ton gespalten:**

   a) Nachschlag infolge syst. Anspannung der Aorta ascendens und Pulmonalis, über dem 3. ICR: ohne pathol. Wert
   b) Hypertrophie
   c) Mittsystol. Click (Knacken): Mitralklappenprolaps

2. Ton gespalten = Pulmonal- und Aortenklappe schließen sich
nicht gleichzeitig = Drucksteigerung im Lungenkreislauf (Mitralstenose; Pulmonalklappenschluß verspätet) oder im großen
Kreislauf (z. B. bei chron. Nephritis); auch bei Gesunden im Inspirium

VII. **Pendelrhythmus:**

1. Gleiche Zeitabstände zwischen den Tönen: Tachykardie
   (Embryokardie); auch bei Gesunden im Inspirium
2. Fehlender 2. Ton: Kollaps
3. Hypertonie, wenn 2. Ton so laut ist wie 1.

VIII. **Galopprhythmus** = 3 Töne in gleichem Abstand:

1. *Präsystolisch* = Starke Aktion der hypertrophen li. Kammer: Mitralfehler, Hypertonie, Jugendliche
2. *Protodiastolisch* = übermäßige Erschlaffung der Kammern
   während der Diastole: schwere Herzinsuffizienz

Gefäßtöne und -geräusche

a) Ton (bzw. Doppelton) über größeren Arterien durch schnelle
   Erweiterung (bzw. und Verengerung): Aorteninsuff. Über der
   Karotis sind normalerweise die beiden Herztöne fortgeleitet
   hörbar
b) Geräusche über der Karotis: Aortenfehler, Linkshypertrophie, Arteriosklerose, vegetative Dystonie, Fieber, Anämie
c) Kontinuierliche Geräusche über den Jugularvenen = „Nonnensausen": Anämie
d) Geräusch, später Ton z. B. an der A. brachialis = physiolog. bei
   starkem Stethoskopdruck

Herzgeräusche

Punctum maximum ermitteln! Beim Auskultieren der Basis tief
ausatmen und Atem anhalten lassen! Die akzidentellen = alle
nicht durch einen Klappenfehler verursachten Geräusche sind gewöhnlich über der Basis (Pulmonalis) am lautesten, variieren
leicht bei Lagewechsel und haben meist einen kurzen, scharfen
Klang. Diast. Geräusche fast immer organisch. Es gibt auch Klappenfehler (Mitralstenose, Aorteninsuffizienz) ohne hörbare Geräusche.

I. **Systolisches Geräusch über der Spitze bzw. Mitralis** (Die organischen Geräusch sind häufig über der Mitralis deutlicher hörbar als über der Spitze):

1. *Organisch:* Mitralinsuffizienz (meist komb. mit Stenose), Endokarditis

2. *Akzidentell:*
   a) Dilatation ohne Klappenläsion infolge mangelhafter Funktion des muskulären Klappenschlußapparates = relative Mitralinsuffizienz: Hypertonie, Myodegeneratio, Aorteninsuff.
   b) Schlußunfähigkeit der Mitralis wegen Tonusherabsetzung der Papillarmuskeln: Myodegeneratio, ak. Myokarditis, Fettherz
   c) Tachykardie (s. d.), Fieber, Vasoneurose, Anämie
   d) Bei Zwerchfellhochstand: Gravidität, Aszites u. a.
   e) Musikalisch: Herzmuskelsehnenfäden? Auch bei Klappenfehlern

3. *Fortgeleitet:* z. B. bei Aortenstenose

II. **Syst. Geräusch über Aorta:**

1. *Org.:* Aortenstenose
2. *Akz.:* Relative Stenose bei Aorteninsuffizienz, da normales Ostium rel. zu eng
3. *Gefäßgeräusche* = Strömungswirbel bei Aortenwandprozessen: Aortensklerose, -lues, -aneurysma
4. *Fortgeleitet:* z. B. bei Mitralinsuffizienz

III. **Syst. Geräusch über Pulmonalis:**

1. *Org.:* Pulmonalstenose
2. *Akz.:* Gefäßgeräusche (vornehmlich infolge Reiben der Pulmonalis an der Thoraxwand?) durch Tachykardie (s. d.), Fieber, vegetative Dystonie, Thyreotoxikose, Anämien, große Lungeninfarkte; sehr häufig bei Kindern
3. Gefäßgeräusche bei *angeborenen Vitien* = lautes Systolicum über der Pulmonalis und Umgebung, M. coeruleus, Trommelschlegelfinger, rö. ausgeprägter Pulmonalbogen, deutlicher Rechtstyp im EKG: Offener Ductus Botalli, Kammerseptumdefekt, offenes Foramen ovale, Pulmonalstenose, Aortensth-

musstenose (Geräusch über dem Rücken hörbar, bes. li. neben dem 1.BW; großer, harter Radialispuls bei erniedrigtem
RR an den Beinen)
4. *Fortgeleitet:* z.B. bei Mitralinsuffizienz, Aortenstenose oder
Myokardschaden

IV. **Syst. Geräusch über Trikuspidalis:**
Meist relativ durch Dilatation = rel. Trikuspidalinsuff. (bei
Mitralvitien)

V. **Diastolisches Geräusch über der Spitze:**
1. *Org.:* Mitralstenose, ♀:♂ = 5:1
2. *Akz.* (selten):
   a) Protodiast.: Anämien
   b) Präsyst. Vorschlag: Aorteninsuff., Thyreotoxikose, Herzneurose, Jugendliche, Kyphoskoliose, nach Adrenalin
   (p.m. aber meist über Pulmonalis)
3. *Fortgeleitet:* z.B. Aorteninsuff.

VI. **Diast. Geräusch über Aorta:**
1. *Org.:* Aorteninsuff. (gießend)
2. *Akz.:* Aortenaneurysma, dadurch rel. Erweiterung des Osti-
   ums. Verziehung der Aorta ascendens. Hypertrophie bei
   Schrumpfniere
3. *Gefäßgeräusche* = Strömungswirbel im Aneurysma bei Anämie
4. *Fortgeleitet:* z.B. bei Mitralstenose

VII. **Lokomotivgeräusch** = Syst.-diast. schabendes Geräusch ohne
bestimmte Lokalisation:
1. Pericarditis sicca
2. Pleuroperikardial: Fibrinbelag zwischen äußerem Perikard
   und Pleura

Herzdiagnostik:
Anamnese. Allg.-Unters. Serologie etc. Ruhe-EKG, Belastungs-
EKG, Orthostase-EKG, Langzeit-EKG, pharmakolog. Funkti-
ons-EKG (Einfluß von Digitalis, Ergotamin, Betarezeptorenblok-
kern u.a.); Vektor-KG. Thorax-Durchleuchtung (auch zur Fahn-

dung nach Koronarsklerose) und -Aufnahme. Phonokardio-gramm. Arterielle und venöse Druckmessung. Ultraschall. Echo-kardiographie. Farb-Doppler-Echokardiographie. Radiokardio-graphie. Myokardszintigramm. Koronarographie. CT. Herzkathe-ter

Herz-Kreislauf-Funktionsprüfungen:

1. *Stehversuch* nach *Schellong* (s. a. Nr. 75): Absinken des syst. RR um 20 mm Hg und mehr im Stehen = orthostatische Dysregula-tion. Herzfrequenz steigt gleichzeitig an.
2. *Belastungsversuche:*
   Ergometrie: Normal ist Anstieg des syst. Druckes ohne nen-nenswerten Abfall des diast., so daß die Amplitude um höch-stens 50–80 % wächst. Die Pulsfrequenz steigert sich um 30–50 %. Die Atemfrequenz erhöht sich um 6–8 Züge. Die An-fangswerte sind nach längstens 2–3 min erreicht. Gleichzeitig EKG u. a. Parameter.
   Ergometrie-EKG, *Indikationen:*
   – Verdacht auf Koronarinsuff. bei normalem Ruhe-EKG
   – Path. Veränderungen im Ruhe-EKG ohne Angina pectoris
   – Beurteilung der Belastbarkeit (von KH-Patienten)
   – Bel.-induzierte Reizbildungs- u. Leitungsstörungen
   – Zur Diagnostik von Bel.-Hypertonien u. -Hypotonien sowie hyperkinet. Herzsyndromen
   – Zur Erfolgsbeurteilung von Medikationen u. nach Herz-Op.
   Master-Test: eine doppelstufige Treppe wird $1^1/_2$ min lang be-stiegen; nach 3 u. 10 min Kontrolle von Puls, RR u. EKG
3. *Atemanhalteversuch* = mehrmals tief durchatmen lassen, dann Apnoepause im Inspirium stoppen: pathol. unter 30 sec mit an-schließender Dyspnoe; 30–60 sec = herz- und kreislaufgesund; über 60 sec = sportlich trainiert
4. *Vitalkapazität* und Spirometrie vor und nach Belastung. Bei Herzkranken sinkt der Wert um mehr als 15 %, und sie errei-chen den Ausgangswert erst nach 10–15 min. Normalwert etwa 3500 cm³, abhängig von Körperbau und Alter. Vermin-dert insbes. bei Linksinsuffizienz (= Lungenstauung); jedoch Emphysem, Lungeninfiltration, Pneumothorax, Niereninsuffi-zienz, Anämie usw. ausschließen!

5. *Blutumlaufzeit:*
   a) Kreislaufzeitmessung mit z. B. Indocyanin i. v.
   b) Bestimmung der Arm-Ohr-Zeit mit Methylenblau oder
      Cardiogreen i. v. und dem Atlas-Doppeloxymeter EM5
6. Messung des *Venendruckes,* der bei Rechtsinsuffizienz erhöht
   ist. Grob kann man diesen schätzen durch Beobachtung des
   Füllungsgrades der Venen am langsam sich anhebenden Arm
   des liegenden Pat.
7. *Körpergewicht* und Urinmenge: Bei beg. Herzinsuffizienz
   nimmt schon vor der Ödemmanifestation das Körpergewicht
   zu und die tgl. Urinmenge ab.
8. *Nykturie:* ab 18.00 nichts mehr trinken! Normal = Tagesportion
   (8.00–20.00) größer als Nachtportion. – N. kann auch zentral-
   nervöser Genese sein, desgl. bei Polydipsie am Abend, Prosta-
   taleiden, Eiweißmangelschaden und Ödemen jeder Genese
9. *Harnfarbe* wird bei Stauungsleber dunkler, und Ubg. vermehrt
   sich. (Leberleiden u. a. ausschließen!)

70. Herzklopfen (Palpitation)

= Verstärkte u. beschleunigte Herzaktion
1. Neurovegetat. Dystonie; Hyperthyreose, Klimax, Tetanie
2. Psychische Erregung (Streß); nach Kaffee, Nikotin, Rauschmit-
   teln, (Beta-)Sympathomimetika (Adrenalin o. ä.)
3. Angina pectoris (s. d.)
4. Pericarditis sicca: Lokomotivgeräusch
5. (Paroxysmale) Tachykardie (s. d.)
6. Hypertonie
7. Selten: Aorteninsuffizienz, Aortitis, Mitralstenose, akute Myo-
   und Endokarditis
8. Anämien, Polyzythämien

71. Hungergefühl

Verlangen nach Nahrung, vom Hungerzentrum im Hypothalamus ausgehend

I. **Polyphagie:**
1. Hyperthyreose, hypophysäre Magersucht
2. Evtl. Diabetes mellitus
3. Nach Hungerzustand (Nahrungskarenz)
4. Würmer, Erbrechen, Diarrhoen
5. Körperliche Arbeit
6. Bei krankhaft Adipösen

II. **Heißhungeranfälle:**
1. Hypoglykämie (s. Nr. 83, 2.)
2. Ulcus duodeni u. pylorusnahes Magenulkus (mit v. a. Nacht-schmerz)
3. Gravidität
4. Nervöse, Psychopathen
5. Würmer

72. Husten

Trocken oder produktiv, d. h. ohne oder mit Sputum (s. d.). Bei chron. Husten ausgeprägter Rand des M. latissimus dorsi.
1. **Bei Erkrankungen der Atemorgane** (s. Nr. 17 u. 41, I, 1.):
   a) Pharyngitis
   b) Tracheaprozesse
   c) Hüsteln, Räuspern: Pharyngolaryngotracheitis (z. B. Tbc). Aber auch als Tic (trocken, s. 2c)
   d) Trocken, bellend, laut: Larynxprozesse, bei Krupp heiserer Beiklang. Bronchuskarzinom
   e) Pfeifend, ziehend: Asthma bronchiale

f) Quälender Reizhusten: Grippe, Bronchuskarzinom
g) Stakkatohusten: Keuchhusten: auslösbar durch Spateldruck;
   zwischen den Anfällen häufig lauter inspirat. Stridor. Hilusdrüsen-Tbc: kurze Hustenstöße, bellend. Bronchialkarzinom. Selten Larynxkrisen der Tabiker
h) Kupiert, klanglos, trocken, schmerzhaft: Pleuritis
i) Feucht, rasselnd: Lungenödem, Lungenerkrankungen,
   Bronchitis
j) **Bronchialkarzinom.** *Ät.:* Inhalative Noxen (90 % sind auf
   das inhalative Zigarettenrauchen zurückzuführen) und
   meist berufsbedingte Karzinogene: Asbest, Teer, Uran,
   Chromate, Arsen, Nickel u. a. – Industrie-, Heizungs- u. Au-
   toabgase.
   Am häufigsten ist das Plattenepithel- (ca. 40 %), gefolgt
   vom Adeno- (ca. 20 %) und großzellig-undifferenzierten
   (ca. 15 %) sowie kleinzelligen (ca. 25 %) K.
   Klinik: Ein spezif. Leitsymptom gibt es nicht. Am ehe-
   sten der *Husten:* Jeder neu aufgetretene über 4 Wo. persistierende Husten erfordert Maßnahmen; und sofern er
   bei chron. (Raucher-)Bronchitikern bereits bestand, än-
   dert er sich in Art u. Intensität (trocken, quälend, bes.
   nachts). Auch die frühzeitige Hämoptyse warnt nur in ca.
   10 %.
   Allg.-Symptome wie Inappetenz, Gewichtsverlust, Atemnot
   mit Stridor, Leistungsminderung treten gewöhnlich im fortgeschrittenen Stadium auf.
   Oft Symptome erst durch:
   Intrathorakale Ausbreitung mit Druck: Brustschmerz, Pleuritis, Heiserkeit (Recurrensparese), Hochstand u. Paradox-
   bewegung des Zwerchfells (Phrenicusparese), Dysphagie
   (Ösophagusstenose), Horner-Sy. (Plexus), obere Einflußstauung (V. cava sup.).
   Metastasen: Lymphome (axillär, zervikal, supraklavikulär);
   in Knochen (lok. Schmerz), Gehirn (Apoplexie), Leber
   (Ikterus), Nebennieren.
   Paraneoplast. Syndrome (metabol., dystroph.): z. B. Gynäkomastie, Myopathie, Anämien, Hyperkalzämie, hypertro-
   phe Osteoarthropathie mit Trommelschlegelfingern.

Spezielle Untersuchungen:
- Rö.-Thorax in 2 Ebenen, ggf. Tomographie, CT, MRT. – Stellt sich der Tumor erst rö. dar, ist es für eine erfolgversprechende Ther. meist zu spät.
- Fiberbronchoskopie mit Probeexzision: Treffsicherheit: 90 % bei zentralem B., 50 % bei peripherem B., hier erfolgt transbronchiale Zangen- od. transthorakale Nadelbiopsie.
- Pleuraprobepunktion, ggf. Thorakoskopie
- Ggf. Probethorakotomie
- Tumorstaging: Mediastinoskopie, Angiographie (A.pulmonalis, V.cava sup.)
- Fahndung nach Fernmetastasen: Schädel-CT, Abdomen-CT u. Sonographie (Pankreas, Leber, Nebennieren u.a.), Knochenszintigraphie.

DD: α) Zentrales B.: Hilusverdichtungen durch Gefäße, malignes Lymphom, M.Hodgkin
  β) Peripheres B.: Meist Abklärung eines Rundherdes erforderlich: benigner Tumor, Lungenmetastasen, Tbc, entzündliches Infiltrat, interlobärer Erguß, AV-Fistel.

2. **Bei extrapulmonalen Prozessen:**
   a) *Reflektorisch* vom gesamten Vagus aus: Erkrankungen von Pleura, Magen, Leber, Milz, Ösophagus, Ohren usw.
   b) Reizung des *N. reccurens vagi:* Struma, Ösophaguskarzinom, Mediastinaltumoren (s.d. Krampfhusten), Schwellung der paratrachealen Lymphdrüsen, Aortenaneurysma (Bellhusten)
   c) *Zentral:* Nervöse und Hysteriker: dauerndes Hüsteln und Räuspern als schlechte Manier (Tic). – Herzleiden (kurz, klanglos)

73. Hyperglykämie

= Erhöhter Nüchternblutzuckerspiegel: > 6,7 mmol/l = > 120 mg/
dl.
Die Blutzuckerregulation erfolgt durch: Darm (Resorption), Pankreas (Insulin), Hypophysenvorderlappen (kontrainsuläres Hormon, das über Diencephalon und Sympathicus die Adrenalinausschüttung bewirkt), Nebennierenrinde (Cortiron, Phosphorylierung), Vit. B, Leber (Glykogenese, Glykogenolyse), Muskulatur
(Verbrennung).

1. **Diabetes mellitus:**
   Diagnostische Kriterien (WHO) sind:
   a) *Klinik:* Polyurie, -dipsie, Gewichtsverlust, Ketonurie plus
      Hyperglykämie
   b) *Nüchternblutzucker* bei 2 Kontrollen erhöht:
      – Kapillarblut: > 6,7 mmol/l = > 120 mg/dl
      – venöses Plasma: > 7,8 mmol/l = > 140 mg/dl
   c) Blutzucker nach – exakt auszuführender – *oraler Glukose-
      belastung* (GTT) = 75 mg in 300 ml Wasser innerhalb von
      5 min getrunken: Normal = nach 1 Std. < 11,1 mmol/
      l = < 200 mg/dl; n. 2 Std. < 7,8 mmol/l = < 140 mg/dl

Klinik: Allg. Krankheitsgefühl, Müdigkeit, Arbeitsunlust,
Unwohlsein (ca. 90 %), Durst u. Polydipsie (ca. 80 %), Polyurie (ca. 70 %), Polyphagie, Hungergefühl (ca. 40 %), Gewichtsabnahme, Fettleber, Juckreiz, Sehstörung, Libido- u.
Potenzminderung, Amenorrhoe. Hyperglykämie (nüchtern u.
postprandial), Glukosurie, hochgestellter Urin, Ketonurie
u. a. Fam. Belastung?

Einteilung:
a) Insulinabhängiger D. m. = *Typ-I*-D. m. = IDDM: absoluter
   Insulinmangel (früher: juveniler D.), häufig akut einset-
   zend mit Ketoazidose
b) Nichtinsulinabhängiger D. m. = *Typ-II*-D. m. = NIDDM:
   relativer Insulinmangel (früher: Erwachsenendiabetes, sta-
   biler D. m.). Dieser Diabetes wird häufig zufällig entdeckt.
   Die Pat. sind meist übergewichtig.

c) Diabetes bei Mangelernährung = *MRDM* (in Entwick-
lungsländern): tropischer, pankreatogener D.m., endo-
krin-pankreatisches Syndrom u. a.
d) Schwangerschaftsdiabetes: Glukosestoffwechselstörung,
die erstmals in der Gravidität auftritt (GDM)
e) Störungen der Kohlenhydrattoleranz (IGT)
f) Weiterhin: Pankreasdiabetes (= Ausfall des inkretor. Organs), D. durch hormonale Ursachen, medikamentindu-
zierter D. durch Rezeptorstörung, genetische Syndrome;
gemischte Formen

Einstellungskriterien nüchtern u. postprandial (Kapillarblut)

	sehr gut		befriedigend		unbefriedigend	
	mg/dl	mmol/l	mg/dl	mmol/l	mg/dl	mmol/l
nü.	100	5,6	130	7,2	150	8,3
1 h pp	150	8,3	180	10	220	12,2
2 h pp	130	7,2	150	8,3	180	10
HZ/24 h	0	0	5 g	28	10 g	83

Wenn der BZ 160–180 mg/dl überschreitet, dann wird bei normaler Nierenfunktion Zucker im Urin ausgeschieden.
Cholesterin, Triglyzeride und Gewicht sollen normal sein.

Akute Komplikationen:
a) Ketoazidose und Coma diabeticum (s. Nr. 83)
b) Hypoglykämie, hypoglykämischer Schock
c) Hyperosmolares nichtketoazidotisches Syndrom
d) Laktatazidose

Chron. Komplikationen und Begleitkrankheiten:
a) Makroangiopathien: Arteriosklerose von Koronarien, Gehirn, Nieren, Extremitäten. – Gefürchtet der „diab.
Fuß" = mikro- u. makroangiopath. Ernährungsstörungen
mit Ulzera, Mykosen, Hyperkeratosen, Knochennekrosen
b) Nephropathie: chron. Pyelonephritis, Nephrosklerose,
Glomerulosklerose
c) Polyneuropathie
d) Retinopathie. – Star
e) Pruritus, z. B. vulvae

f) Haut gegen mech., therm. u. chem. Einflüsse leicht verletzlich, schlechte Wundheilungstendenz; Pyodermien, Furunkulose, Candidiasis, Balanitis
g) Neigung zu Infekten, z. B. Hepatitis
h) Fettleber
i) Parodontitis, Caries
j) Impotenz. – Amenorrhoe. – Abort
k) Kompl. u. Nebenwirkungen der Insulintherapie: Hypoglykäm. Schock, general. Ödeme (belanglos), Lipodystrophie, transitor. Hyperopie, Insulinallergie, -resistenz

Kontrollen:
- Harnzucker, Urin auf Ketonkörper (Teststäbchen)
- Blutzucker: enzymat. Teststreifen o. a. (Haemo-Glukotest, Dextrostix u. a.), enzymatische Teststreifen mit quant. Bestimmung (Glukometer, Reflomat u. a.), Glaskapillare (Labor), ggf. Tagesprofil.
- Hämoglobin A_1 (HbA$_1$ in vierteljährigem Abstand): Gibt die Blutzuckereinstellung über 6–8 Wochen an („Blutzuckergedächtnis"): normal 4–8 %, schlecht > 10 %
- Augenhintergrund (Retinopathie)
- neurologischer Status (Neuropathie)
- Nierenfunktionswerte (Nephropathie): Urin, Kreatinin (-Clearance).

Sek. Diabetestypen (selten):

2. **Pankreas:** Akute, vor allem chronische Pankreatitis, Traumen, Pankreatektomie, Pankreaskarzinom, Bronzediabetes bei Hämochromatose
3. *Leberzirrhose*
4. *Zerebral:* Meningitis, Enzephalitis, Hirntumor, Schädel-Hirn-Trauma
5. Frischer *Myokardinfarkt, Schock*
6. *Nebennieren:*
   a) NNR-Überfunktion, z. B. Cushing-Syndrom, Conn-Syndrom. Nach Glukokortikoid-, ACTH-Applikation
   b) NNM-Überfunktion: Phäochromozytom, NNM-Tumoren
7. *Hypophysär:* Kontrainsuläre Hormone vermehrt, z. B. Akromegalie

8. *Hyperthyreose*
9. *Medikamentös, chemisch:* Adrenalin, manche Antihypertensiva, Haschisch, Meskalin, LSD
10. *CO-Intoxikation.* Inhalationsnarkose
11. Nach Einnahme größerer *Kohlenhydratmengen* (bes. bei Magenresezierten: Dumping-Syndrom)

74. Hypertonie, arterielle

An H. leiden im Kindesalter ca. 7 %, nach dem 30. Lj. ca. 30–40 %.
HWO-Definition. *Normaler Blutdruck:* systol. bis 139 mm Hg, diastol. bis 89 mm Hg. *Grenzwerthypertonie:* systol. 140–159, diastol. 90–94 mm Hg.
Hypertonie: systol. ab 160, diastol. ab 95 mm Hg. *Belastungshypertonie:* bei 100 Watt 200/100 (< 50 Jahre) oder 215/105 mm Hg (> 50 Jahre).
Isolierte *systol. H.:* systol. Druck > 160, diastol. < 90 mm Hg.
WHO-Klassifikation nach der diastol. Blutdruckhöhe:
– Grad I: keine Organbeteiligung
– Grad II: Organbeteiligung, keine Insuffizienz
– Grad III: Organinsuffizienzen (Niere, Herz, Hirn)
– Grad IV, maligne H.: rasch einsetzende Organinsuffizienzen (s. Grad III) mit Hypertensionsenzephalopathie. Kennzeichen: diastol. Druck > 130 mm Hg.

Kinder haben niedrigere Normwerte:
– unter 6jährige: < 115/75
– bis 10jährige < 125/75
– bis 16jährige < 140/85 mm Hg

Elastizitätshochdruck: systol. H. mit vergrößerter Amplitude.
Der Blutdruck folgt einem 24-Stunden-Rhythmus: Höchstwerte in den Morgenstunden und Tiefstwerte gegen 3.00 Uhr.

Die *Ursache* ist bei der sekundären H. (5–7 %) bekannt; bei der primären (essentiellen) H. (Häufigkeit: 93–95 %) nimmt man heute eine genetische Disposition an, die exogener Realisationsfaktoren zur Manifestation bedarf: Kochsalz, Alkohol, Kaliummangel, Lebensweise u. a.

Die **Diagnose** beruht auf mindestens 3 Einzelmessungen an 2 verschiedenen Tagen (Blutdruckmessen ist eine sehr einfache, aber
diagnostisch wichtige Methode!)

a) *Basisprogramm:* Es verfolgt den Zweck: Ätiologie der H. klären, klinischen Schweregrad festlegen, Risikofaktoren, Begleitkrankheiten aufdecken, Therapieüberwachung. Es umfaßt: Anamnese, Status praesens, Blut- und Harnuntersuchun-
gen, EKG, Rö.-Thorax, Nierensonographie, Echokardiographie, Augenhintergrund. S. a. Nr. 69

b) *Zusatzprogramm:* Katecholamine in Blut, Urin, Vanillinmandelsäure, Renin, Angiotensin, Aldosteron, Kortisol, ACTH,
STH, T_3, T_4, Ausscheidungsurographie, ggf. CT, MRT

Klinik. Meist asymptomatisch od. uncharakteristisch, Zufallsbefund. In *Einzelfällen:* Kopfschmerzen, Schwindel, Dauerleistung
vermindert, Palpitationen. Im fortgeschrittenen Stadium: Dyspnoe (Linksherzinsuffizienz), Angina pectoris (KHK), Schwindel, Synkopen, Apoplexie (zerebrovaskuläre Insuffizienz), Niereninsuffizienz, Sehstörungen, Claudicatio intermittens.
Blutdruckseitendifferenzen sind verwertbar, wenn sie systol. 20,
diastol. 15 mm Hg überschreiten. Bei Arrhythmie sind Mittelwer-
te mehrerer Messungen zu gewinnen.

Prognose. Ein 35 jähriger Mann mit einem Blutdruck von 150/100 mm Hg
hat eine weitere Lebenserwartung von 25 statt von 41,5 Jahren.
Nach der *Framingham-Studie* erkranken Hypertoniker 7 mal häufiger an
Apoplexie, 4 mal häufiger an Herzinsuffizienz, 3 mal häufiger an KHK
und 2 mal häufiger an peripheren arteriellen Durchblutungsstörungen.

Technik
– breitere Manschetten für Oberarmumfänge > 40 cm
– distol. Wert bei völligem Verschwinden d. Korotkoff-Töne (Ausnahme:
Kinder, Schwangere, hier ist das Leiserwerden des Geräusches diastol.
Kriterium)
– Druckablaßgeschwindigkeit < 2–3 mm Hg/sec

Einteilung:

I. **Primäre (essentielle, genuine, idiopath.) H.**
(ca. 90 % aller H.)
Familiär-hereditär. Sie ist häufig kombiniert mit Fettstoffwech-

selstörungen, Diabetes mellitus, Hyperurikämie, Zivilisations-
schäden, Streß, Bewegungsarmut etc.

II. **Sekundäre (symptomatische) H.**
(5–7 % aller H.)

1. **Renale H.:**
   a) *Renalparenchymatöse* H.: Mit 50 % die häufigste sek. H.
      Jede Parenchymerkrankung (tubulo-intestitielle, glomeru-
      läre) der Nieren kann zur H. führen.
   b) *Renovaskuläre* H. ist bedingt zu 75 % durch arterioskleroti-
      sche Plaques, zu 20 % durch fibromuskuläre Dysplasie; fer-
      ner kongenitale Anomalien, Entz., Tumorkompression. Be-
      sonders diastol. Druck erhöht, Strömungsgeräusch über
      dem Epigastrium
   c) *Reninom* = Tumor des juxtaglomerulären Apparates

2. **Endokrine Hochdruckformen** (1–2 %):
   a) Primärer *Hyperaldosteronismus,* Conn-Syndrom: 0,5 % der
      H.; wird meist durch NNR-Adenom, selten durch NNR-
      Hyperplasie verursacht. Kopfschmerzen, Adynamie, Poly-
      urie, Obstipation.
      Diagnostik: H., Hypokaliämie, Hormondiagnostik
   b) *Phäochromozytom:* Zu ca. 90 % (großes) NN-Mark-Ade-
      nom (meist einseitig), 10 % extrarenal (abdominal od. sym-
      pathische Ganglien von Thorax u. Hals). In 10 % liegt Ma-
      lignität vor.
      Dauerhypertonie (kontinuierliche Katecholaminfreiset-
      zung) oder anfallsweise H. (sporadische Freisetzung) mit
      Schweißausbruch, Unruhe, Tremor, Herzsensationen, Hy-
      perglykämie.
      Diagnostik: Glucagon-Test (Katecholamine), Regitin-Test.
      Vanillinmandelsäure erhöht.
   c) *Begleitsymptom* bei:
      – *Hyperthyreose:* Meist systol. H. mit Tachykardie
      – *Hyperparathyreoidismus:* H. und Hyperkalzämie
      – *Cushing-Syndrom:* Erhöhte Gluko- u. Mineralocorticoid-
        werte durch gesteigerte ACTH-Ausschüttung (70 %, hy-
        pothalamisch-hypophysär) oder primäres NNR-Ade-
        nom, -karzinom (ca. 30 %)

- *Akromegalie:* In ca. 30 % tritt H. auf
- *Adrenogenitales Syndrom (AGS):* Desoxycorticosteron u. STH erhöht.

3. **Hypertonie in der Gravidität**

4. **Kardiovaskuläre H.:**
   a) *Aortenisthmusstenose:* H. proximal der Enge
   b) H. mit erhöhtem Schlag- und Minutenvolumen, isolierte Erhöhung des systol. Blutdrucks:
      - *Hyperkinetisches Herzsyndrom:* H. u. Tachykardie durch erhöhte Sensitivität der β1-Rezeptoren für endogene Katecholamine
      - *Aortenklappeninsuffizienz:* Hohe RR-Amplitude, Pulsus celer et altus
      - *AV-Block III. Grades*
      - *Aortensklerose,* sog. Altershochdruck: Bei körperlicher Anstrengung „Elastizitätshochdruck". Oft der ess. H. überlagert

5. **Neurogene H.:**
   a) *Zentrale:* durch Schädel-Hirn-Trauma, Raumforderung, Apoplexie, Enzephalitis
   b) *Periphere:* durch deg., entzündl. u. tox. Schäden des peripheren NS, z.B. durch Porphyrie, Blei, Phosphor, Alkohol, Nikotin; Diphtherie, Scharlach u.a.

6. **Durch Pharmaka bedingte H.:**
   a) *Analeptika:* z.B. Koffein, Adrenalin, Amphetamin
   b) *Ovulationshemmer:* Manifestation gegen Ende des 1. Einnahmezyklus oder erst nach mehrjähriger Einnahme
   c) *Diverse: Indometacin* hemmt Prostaglandine; evtl. H. nach längerer Zufuhr. *Lakritze:* Längere Einnahme größerer Mengen. *Analgetika* (Phenazetinniere). *Steroide*

75. Hypotonie

Definition: Systol. Blutdruck Mann < 110, Frau < 100, Kinder, je nach Lebensalter < 60–90 mm Hg. (S. a. Nr. 82)

Symptome: Mattigkeit, rasche Ermüdbarkeit, Arbeitsunlust, Konzentrationsschwäche, erhöhte Reizbarkeit, erhöhtes Schlafbedürfnis, Augenflimmern, Ohrensausen, Schwindel bis Ohnmacht, Kälteempfindlichkeit, Stiche in Herzgegend, Inappetenz, Völlegefühl, Atemnot, depressive Verstimmung

Diagnostik:

a) Stehprobe nach Schellong u. Lüderitz – wichtigste Methode: 10 min Liegendphase (3 × RR und Herzfrequenz messen), nach dem Aufstehen 7 min alle 60 sec RR u. Frequenz registrieren, danach 2 min Liegendphase.

Normalwert: im Stehen Zunahme von Herzfrequenz um 15/min u. diastol. Blutdruck von 5 mm Hg bei konstantem systol. RR (± 5 mm Hg)

b) Weitere Tests: Hocktest, Kipptest, Flack-Test, Ergometrie, Steh-EKG

Einteilung:

I. **Primäre (essentielle, konstitutionelle) H.**
   Meist Vagotoniker (mit Bradykardie, Hypoglykämie u. a.). Die H. trainierter Sportler ist physiologisch.

II. **Sekundäre (symptomatische) H.**
   Folge von Krankheiten, Medikamenten, exogenen Faktoren:

   1. *Infektionskrankheiten* (auch postinfektiös): Fieber, Grippe, Tbc., Sepsis, Pneumonie, Typhus, Fleckfieber, Trichinose, Diphtherie, Ikterus
   2. Schwere *Intoxikation* und *allergische* Reaktion
   3. *Unterernährung, Kachexie,* Erschöpfung, Rekonvaleszenz, nach Operationen; bei Ulkus, jugendl. Diabetes
   4. *Kardiovaskulär:* Herzinfarkt, Aortenstenose, Mitralstenose, Herzinsuffizienz, Perikarderguß, Myokarditis, Arrhythmien, Lungenembolie, Varikosis, V. cava inf.-Syndrom (Schwangerschaft)

5. *Hypovolämie* = Verminderung der zirkulierenden Blutmenge: nach profusen Blutverlusten oder Diarrhoen, Dehydration, Verbrennung
6. Anämie (bes. Perniziosa), Leukämie
7. *Endokrin:*
   a) Hypophysäre Insuffizienz: z. B. Simmonds-Kachexie
   b) Nebenniereninsuffizienz (M. Addison)
   c) Hypothyreose, bes. Myxödem: diast. RR rel. hoch
   d) Pluriglanduläre Insuffizienz
   e) Hypoglykämie, Insulinschock
   f) Phäochromozytom: H. selten, im Wechsel mit Hypertonie
   g) Bartter-Syndrom
8. *Medikamentös:* (massive) antihypertensive oder gefäßdilatorische Therapie, wie Antihypertonika, Diuretika, Antipyretika, Vasodilatantien, Nitrate, Kalzium-Antagonisten, Betablocker, Histamin, Sympatholytika, Tranquilizer, Barbiturate, Laxanzien, Theophyllin u. a. Ovarialhormon, das die Hypertonie klimakterischer Frauen senkt. Novocainblockade; Z. n. Sympathektomie
9. *Physikalische Maßnahmen:* Warmes Bad (Kapillarerweiterung), bes. warme Darmeinläufe (Wirkung auf Splanchnikus)
10. Forcierte Atmung, reine O_2-Atmung
11. *Neurogen:* diabetische Neuropathie, Alkoholneuropathie, Tabes dorsalis, Syringomyelie, Sympathektomie (Sympathikolytika), Parkinson-Syndrom, zerebraler Insult
12. Schlaf (= Vagotonus). Hypnose

III. **Orthostatische (regulative) H.**
   Rasche Verschiebung größerer Blutvolumina (500 ml und mehr) in die Beine, bes. bei Asthenikern. Syst. RR-Abfall um > 20 mm Hg bei oft steigenden diast. Werten, d. h. passagere Abnahme des Schlagvolumens, Tachykardie, Minderperfusion des ZNS, Schwindel, Ohrensausen

1. *Frühregulationsstörungen* manifestieren sich innerhalb der ersten 10–20 sec nach Stehen
   Ät.: erhöhte Venenwanddehnbarkeit od. verminderter peripherer Gefäßwiderstand

2. *Spätregulationsstörungen* treten später als 1 min nach dem Stehen auf.

Ät.: Versagen der physiolog. Kreislaufzentralisation:

– *sympathikotone* Form: Venen reagieren unzureichend auf die Katecholaminausschüttung: schnelles Aufstehen, Hitze, nach heißen Bädern, nach langer Bettruhe, Rekonvaleszenz, Erschöpfung, Untrainiertheit, Höhenklima, Exsikkose, Varikosis, ak. Infektionen, tox. (Nikotin, Schlafmittel)

– *asympathikotone* Form: Mangelnde Aktivierung des Sympathikus (keine Tonisierung, keine Tachykardie)

– *Positionshypotonie* = autonom-nervöse Insuffizienz

– *vasovagale* Fehlreaktion: Synkope = reflekt. Abfall von Blutdruck u. Herzfrequenz, s. Nr. 82 I 2.

76. Ikterus

(s. a. Nr. 89)

Gelbes Hautkolorit bei Übertritt von Bilirubin (> 2 mg/dl = 34 µmol/l) und Gallensäuren via Blut (Cholämie) und Gefäßendothel in Konjunktiven = *Sklerenikterus* (wegen des weißen Hintergrundes hier zuerst wahrnehmbar) und *Haut*. – (Zahlreiche Leberleiden verlaufen ohne Ikterus; daher oft unerkannt.)

Einteilung:

a) nach der **Lokalisation der Ursachen:** prä- (extrahepatischer), intra- (Parenchymikterus) und posthepatischer I. (Verschlußikterus).

b) nach der **Farbe:** *Flavinikterus* (strohgelbes Hautkolorit), z. B. bei hämolyt. Anämie. *Melasikterus* (dunkelgrün), z. B. bei länger bestehendem Verschluß, *Rubinikterus* (rötlich), z. B. bei Hepatitis, *Verdinikterus* (grün), z. B. Verschlußikterus.

c) nach der **Pathogenese:** *Produktionsikterus* (Hämolyse, Neugeborenenikterus), *Transportikterus* (Meulengracht-Krankheit), *Konjunktionsikterus* (Crigler-Najjar-Syndrom, physiolog. Neugeborenenikterus), *Exkretionsikterus* (Virus-Hepatitis, Leberzirrhose, Alkoholhepatitis, Schwangerschaftsikterus), *Verschlußikterus* (Cholelithiasis, Gallengangskarzinom, Dubin-Johnson-Syndrom, Rotor-Syndrom, primär-sklerosierende Cholangitis).

Weitere pathogenetische Einteilungsmöglichkeit:

I. **Parenchymatös** = hepatozellulär, hepatisch = galleausscheidendes Leberparenchym versagt = Rubinikterus (sattgelb bis orange bei schweren Formen). Bil.+, Ubg. und Urobilin +, beide später Φ; Stuhl acholisch.

1. *Infektiös* = Hepatitis (a–f) oder Cholangitis (g):
   a) Akute *Virus-Hepatitis* (s. Nr. 89 A I):
      α) Hepatitis-A-Virus (HAV)
      β) Hepatitis-B-Virus (HBV)
      γ) Hepatitis-C-, D-, E-Virus
      Die ak. Virus-Hepatitis verläuft in 50 % aninkterisch.
      δ) Infektiöse Mononukleose. Gelbfieber
   b) Biliäre Formen der *bakt. Infektionskrankheiten* = vorw. Parenchymschädigung, teils mit hämolyt. Komponente: Pneumonie, Sepsis, Ruhr, Appendizitis, Anginen, Lungeninfarkt u. a.
   c) Bei *Protozoen*infektion: Malaria, Toxoplasmose, Amöbenruhr, Kala-Azar
   d) Bei *Spirochätosen:* Lues, M. Weil, Feldfieber
   e) Bei *Brucellosen:* M. Bang, Maltafieber
   f) Bei *Rickettsiosen:* Fleckfieber u. a.
   g) *Cholangi(oli)tis* = hämatogene oder aszendierende Infektion mit E. coli, Entero-, Strepto-, Staphylokokken. Paratyphus- und Typhusbakt., Lamblien, auch bei Pankreasleiden. Gefahr des Übergangs in die cholangitische (= hypertrophische Hanot-) Leberzirrhose, in Leberabszesse und Sepsis
2. *Toxische* Hepatopathien (teils hämolyt. und allergisch) = Hepatosen, meist Fettleber (s. Nr. 89 A II)
3. *Allergische* Hepatopathien
4. *Hämatogene* Hepatopathien:
   a) Aussaat von Erregern: Bakterien, Spirochäten u. a.
   b) Aussaat von Tumorzellen

c) Stauungsleber
d) Durch gesteigerte Hämolyse
5. Bei vielen Hepatopathien Gefahr des Übergangs in *ak. gelbe Leberdystrophie* (= ak. entzündlicher Parenchymzerfall = ak. Lebernekrose) und *atrophische Leberzirrhose* (Laennec)
6. Icterus neonatorum: hered. Enzymmangel durch Leberunreife

II. **Mechanisch** = posthepatisch = Verdininkterus (sattgelb, bei Tumorverschluß später grüngelb bis grünbraun). Bil. +, Ubg. und Urobilin Ø; Stuhl (intermittierend?) acholisch. Bei höchstens vierwöchiger Dauer entsteht zusätzlich das Bild des Parenchymikterus.
Ät.: intra- oder extrahepatischer Verschluß, Kompression oder Abknickung der Gallenwege durch Stein, Tumor (intrakanalikulär = Karzinom der Gallenwege und der Papilla Vateri, extrakanalikulär = Pankreaskopfkarzinom), Lymphome am Leberhilum (Karzinommetastasen, Lymphosarkom, Leukämie, Lymphogranulom, Lues III), Leberabszesse, Askariden, Leberechinokokkus, Narbenstrikturen, benachbarte Adhäsionen, angeborene Mißbildungen.

Gallensteine, Entstehung:
a) Stase
b) Entzündung
c) Veränderte Zusammensetzung der Galle: Cholesterin, Gallensäuren, Lithocholsäure, pH-Verschiebung, Mukoprotein
Meist Cholesterin- oder Cholesterin-Bilirubin-Ca-Steine.

Cholezystektomie, Indikationen:
Elektive Op.: häufige Koliken, Verschlußikterus, chron. Cholestase, chron. Cholezystitis, Steingallenblase ohne Symptome, ak., rezid. oder chron. Pankreatitis
Notfall-Op.: schwere ak. Cholezystitis, Gangrän, Perforation, Peritonitis

III. **Hämolytisch** (s. auch Nr. 8 A 2.) = prähepatisch = Flavinikterus (gelb-grünlich). Bil Ø, Ubg. und Urobilin +; Stuhl gefärbt (Sterkobilin). Gallensäuren im Stuhl und Harn ∅: Hä-

molytischer Ikterus, M. Biermer, Malaria, Blutabbau bei
großen inneren Blutergüssen (z. B. Tubarruptur), Stauungsleber, Infektionen, Toxine, Rh-System (Icterus gravis neonatorum)

IV. **Retentionsikterus** = *funkt.* *Hyperbilirubinämien:* Leberteste
normal: M. Meulengracht = I. intermittens juvenilis s.
M. Gilbert: familiär. Auftreten im 15.–25. Lj., ab 30. Lj. verschwindend. Gestörte Ausscheidung des unkonjugierten
(prim., indir.) Bilirubins und Glukuronsäuretransferasemen-
gel (Ansichten uneinheitlich). Selten: Dubin-Johnson-Sy.,
Rotor-Sy., Crigler-Najjar-Sy.

V. **Gallenwegsdyskinesien** = passagerer Subikterus = reflektorisch bedingte Spasmen der Gallenwege (bes. des Sphincter
colli oder Sph. Oddi): bei dysphorischer Stimmungslage, Ulcus duodeni usw.

VI. **Pseudoikterus** = Gallenfarbstoff im Urin nicht vermehrt:
Mohrrüben, Melde, Eier, Tomaten, Xanthosis der Diabetiker, Pikrinsäure, Nitrofarbstoffe, Trypaflavin, Rivanol

Nicht *verwechseln* Ikterus der Skleren mit

1. *Pinguicula* = gelbliche Epithelverdickung in den Augenwin-
keln: bei älteren Leuten, auch bei Schwarzen, M. Addison u. a.
Pigmentierungen

2. *Xanthelasma* = scharf umschriebene gelbliche Cholesterin-
häufchen unter den Augenlidern und an den inneren Augen-
winkeln: vorw. Frauen; meist physiolog. im Alter, konstitutionell, bei Arteriosklerose; nicht selten bei Diabetes, Leber- und
Gallenwegsleiden, Stauungsleber

3. *Arcus lipoides* corneae = Greisenbogen: Hinweis auf Hypercholesterinämie (bedeutungsvoll aber nur in jüngeren Jahren
= Arcus juvenilis) und Arteriosklerose

Untersuchung: s. Leberkrankheiten

77. Ileus

(s. auch Peritonitis)

Facies abdominalis, Zunge trocken?, Puls klein, schnell, Fieber? Aufstoßen, Erbrechen Exsikkose, Stuhl- und Windverhaltung, aber auch häufig teils blutige Diarrhoen aus dem distal der Verschlußstelle gelegenen Darmabschnitt und durch Transsudation in den Darm. – Letalität 10–25 %. Vielfach Mischformen
Lokalbefund: Druckschmerz, Abwehrspannung?, krampfartige Schmerzen, evtl. Darmsteifungen, Meteorismus, Tympanie; evtl. Spritzgeräusche, metallisch klingende Crescendogeräusche (mech. I.) später „Grabesstille" (paralyt. I.) – Rö.: Spiegelbildungen = Gas- und Flüssigkeitsvermehrung im Darm oberhalb des Hindernisses. Indikan i. S. u. i. U. erhöht, NaCl vermindert.

I. Mechanisch

1. **Strangulation** = akut, mit Abschnürung von Blutgefäßen; plötzliche Schmerzen und rasch hochgradige Allgemeinerscheinungen mit initialem Erbrechen (teils von Kot) und Schock, kein Fieber; Invagination, Volvulus, Hernieninkarzeration, Zügelbildung (= Peritonealadhäsionen nach Appendektomie, nach Hernienreposition, bei Tbc. usw.)
   Kompression = Druckwirkung von außerhalb des Darmes liegenden Tumoren: Ovarial- und Uterustumoren, Retroflexio uteri u. a.

2. **Obturation oder Okklusion** = Verschluß von innen. Anamn. Zeichen einer chron. Darmverengung, oft intermittierend: allmählicher Beginn mit langsam zunehmendem Leibschmerz, Temp. normal:
   a) Eingedickte Kotmassen, Fremdkörper, Gallensteine, Würmer (Knäuel von Askariden oder Taenien)
   b) Rektum- und Kolonkarzinom sowie Polypen und Adenome
   c) Verheilte Ulzera und Strikturen durch Tbc., Lues, Go., Typhus, nach Darmtraumen (z. B. Hernienreposition)
   d) Sphinkterkrampf
   e) Angeb. Stenosen und Atresien

II. Dynamisch

1. **Paralytisch** = (meist toxische) Darmlähmung; oft Fieber:
   a) Peritonitis (s.d.), z.B. oberhalb einer Strangulation
   b) Infektiös-tox.: Typhus, Sepsis, Ruhr, Cholera
   c) Intoxikationen
   d) Postoperativ: schlechte Prognose
   e) Embolie und Thrombose der Darmgefäße
   f) Reflektorisch: Gallen- und Nierensteinkolik, Pankreatitis, Appendizitis, Cholezystitis, Peritonitis u.a.; Hodenverletzung; nach heftigem Stoß gegen den Leib, schweren Traumen des Stammhirns und Rückenmarks, Blasenüberdehnung, Urämie, Hypokaliämie
   g) **Neugeborenenileus:** durch Volvulus, Malrotation, Darmatresie, Mekoniumileus, kong. Megakolon, Milchpfropfsyndrom u.a.
   h) Hirschsprung-Krankheit = Megakolon (Megasigma)
2. **Spastisch** (selten): s. Obstipation 2.

78. Infektionskrankheiten

Erreger, Übertragungsmodus, Inkubationszeit, Isolierungs- und Meldepflicht, Komplikationen: s. einzelne Kap. u. Tab. am Schluß

79. Inkontinenz

Cerebrales und spinales Blasen- und Mastdarmzentrum im Gyrus centralis ant. bzw. im Sakralmark.

A. Incontinentia urinae

= unfreiwilliger Harnabgang infolge Insuffizienz des Sphincter vesicae. Ein häufiges Leiden beider Geschlechter, gern ver-

schwiegen (daher Dunkelziffer anzunehmen), bei bis 15 % aller
älteren Menschen, überprop. bei Frauen von > 50 J. Die Stärke
der I. kann man etwa am Wäsche- od. Vorlagenwechsel ermes-
sen. Die Blase faßt 300–500 ml.
Ät.:

α) *Drang-* od. *Urge-I.* = imperativer Harndrang („Harnzwang")
infolge Blasendysfunktion; sehr häufig. Meist mit Diurie u.
Nykturie: s. bes. 4., 5., 6., 9.

β) *Streß-* (Belastungs-) *I.* = Insuffizienz des Kontinenzapparates,
gewöhnlich durch ungenügende Harnröhrenabdichtung = unwillkürlicher reiz- u. schmerzloser Urinabgang – nach Sta-
mey-Schweregraden – I. erst beim Einsetzen der Bauchpresse
(Druckerhöhung) durch Husten, Niesen, Lachen, Heben, Defäkation – oder II. im Stehen und Gehen – oder III. schon im
Liegen.
Häufigste Form bei älteren Frauen: s. 7.

γ) *Reflex-I.* = path. Reflexaktivität („Reflexblase") = gestörte
nervale Synergie zw. Detrusor u. Sphinkter: s. 1., 2.

δ) *Überlauf-I.* = „-blase" = *Ischuria paradoxa* = unwillkürliches
Harnträufeln bei überfüllter Blase (Dilatation, Urämiege-
fahr): s. 8.

ε) *Extraurethrale I.* = Urinverlust nicht aus der Urethra: s. 7e),
Blasenfisteln auch beim Mann

Pathogenese im einzelnen:

1. *Cerebral:* Apoplexie, Tumor und Traumen des Gyrus centr.
ant., M. Parkinson, Cerebralsklerose, Koma, Psychosen, Epilepsie
2. *Rückenmarksleiden:* Tumoren und Traumen bes. des Conus
medullaris und der Cauda equina, Rückenmarkskompression, Querschnittsläsion, Myelitis diffusa, Poliomyelitis, Tabes,
multiple Sklerose, spast. Lateralsklerose, Syringomyelie, Spina bifida, Meningomyelozele u. a. – Polyneuritis
3. *Traumen:* Sphinkterverletzungen durch Geburt, Unfall, Narben. Läsion des N. pelvicus oder N. pudendus bei Kreuzbein-
brüchen; Wertheim-Op., vordere Rektumresektion
4. *Entzündungen:* Zystitis, Prostatitis, Urethritis
5. *Obstruktionen:* Steine, Tumoren

6. *Psychosomatisch;* endokrin: z. B. Reizblase; Östrogenmangel im Klimakterium
7. *Gynäkolog.* Leiden:
   a) Tonusstörungen infolge Gewebsabbau und Elastizitätsverlust bei alternden und bei abgemagerten Frauen: Descensus uteri et vaginae, sehr häufig mit Zystozele (Blasenvorfall) und Urethrozele. Senkungsgefühl im Unterleib, Leib- und Kreuzschmerzen, Defäkationsbeschwerden. Entscheidend ist der Descensus der vorderen Vaginalwand.
   b) Andere Lageanomalien des Uterus
   c) Gravidität, Uterustumoren: Druck des schweren Organs auf die Blase
   d) Nach Geburtstraumen: Risse, Quetschungen, Narben
   e) Blasenfisteln. Urogenitalfisteln (Urinabgang per vaginam)
8. *Ischuria paradoxa:*
   a) Prostatahyperplasie, -karzinom mit Infiltration der Sphincter ext.-Umgebung
   b) Urethrastrikturen
   c) Blasenlähmung (Detrusor-): Rückenmarksleiden u. a.
   d) Senile I.: bei zerebralem Abbau
   e) Nach Op., bes. Prostatektomie: meist nur vorübergehend
9. *Enuresis* nocturna (80 %) aut diurna (20 %) = ohne gröbere neurolog. Ursachen; meist bei verhaltensgestörten Kindern nach dem 4. Lj., z. B. psych. Reaktion bei fam. Konflikten. Fam. Häufung. Auszuschließen sind Zystitis, Debilität, Epilepsie u. a.
10. *Angeb.* Fehlbildungen des unteren Harntrakts: Epispadie, ektopisch verlaufender Ureter, Blasenhalsstenose

Untersuchung: Anamnese. Urin mit Kultur. Gyn. U. Urethrozystoskopie. Radiolog. u. urodynam. Verfahren

B. Incontinentia alvi

= unfreiwilliger Kotabgang, Stuhlinkontinenz

a) bei *verminderter Speicherfunktion* des Rektums,
b) bei *verminderter Sensibilität* des Rektums für die Dehnung (normal Defäkationsreiz bei 50–120 ml, schmerzhaft ab 150 ml),

c) bei *verminderter Sensibilität* des Anoderms für die Differenzierung von fest, flüssig, gasförmig,

d) bei *gestörter Motilität* des Kolorektums und des Analsphinkters.

Kongenital:

1. Anlagebedingte Sphinkterschwäche
2. *Innervationsstörungen,* insbes. Myelomeningozele, Spina bifida

Erworben:

1. *Pfählungsverletzungen, iatrogene Läsionen*
2. *Anale Erkrankungen:* ausgepr. Hämorrhoiden, anale o. perianale Fisteln, Rektumprolaps, Rektum-, Analtumoren
3. *Chron. entzündl. Darmkrankheiten:* Morbus Crohn, Colitis ulcerosa, andere chron. *Durchfall*ursachen (aktinische, ischämische, kollagene, parasitäre Kolitiden, enterale Malassimilations-Syndrome (s. a. Nr. 38)
4. *Postoperativ, postpartal* nach Fistel-, Abszeß-, Fissur- od. Hämorrhoidaloperationen, nach tiefer Rektumamputation, Kolektomie, hinterer Vaginalplastik oder Dammrissen III. Grades, Z. n. tiefer Dammnaht
5. *Neurogen:* Erkrankungen des ZNS und Rückenmarks (s. o. bei A 1., 2.), Nervenverletzungen durch Unfall od. Op. (s. a. 6. und A 3.)
6. *Psychogen* oft bei wiederholt proktologisch behandelten Patienten („Analneurotiker"), manchmal in Verbindung mit geklagten Durchfällen (Reizdarm-Syndrom?)
7. Im *hohen Alter* als komb. Folge einer Schließmuskelschwäche und hirnorgan. Leistungsabbau
8. I. a. paradoxa: bei Megakolon, schmerzh. Analfissur u. a.

Untersuchung:

Ausführliche Inkontinenzanamnese, sorgfältige körperliche und proktologische Untersuchung mit Rekto-Proktoskopie, Rektum-/Analmanometrie, rö. Defäkogramm, neurologisch-psychiatrische Abklärung

80. Iris

1. Verschiedene Farben beider Augen: angeboren, Prozesse im Bulbus, Nervenerkrankungen (altes Horner-Syndrom)
2. Umschriebene Farbänderungen (z. B. braune Pigmentflecke): ohne interne Bedeutung
3. Stark pigmentiert: oft bei Melanosarkom
4. Blaß, matt, verwaschen: Zeichen schwerer Erkrankung
5. **Iritis:** Iris grünlich und verwaschen, Innenrand gerötet, Präzipitate = Leukozytenniederschläge, Kammerwasser trüb, öfter mit Hypopyon, Pupille eng, entrundet, schlecht reagierend. Perikorneale Injektion. Cornea klar. Sehvermögen erhalten oder herabgesetzt. Lichtscheu, Tränen, Schmerz. Meist einseitig. Neigung zu sek. Glaukom. (Iridozyklitis = Ziliarkörper mitentzündet).
   a) Intern: Rheumatismus, M. Crohn, Colitis ulcerosa, Tbc., Go., Lues, Scharlach, Aktinomykose, Toxoplasmose, Fokalinfekt u. a. – Diabetes
   b) Infektionen aus der Nachbarschaft: Skleritis, Keratitis, Verletzung, Verätzung, Ulkus
   c) Ätiologie vielfach unbekannt. – Hyperergie
   d) M. Behçet = Hypopyon-Iritis + aphthöse Stomatitis + Genitalulzera + Gelenkschmerzen. Östl. Mittelmeer
6. *Hippus* pupillae = Iriszittern = rascher Wechsel der Pupillengröße ohne Lichtreiz: bei Neurotikern, Oculomotoriusparese, Tabes, progr. Paralyse, Epilepsie, MS, Chorea minor

81. Ischias-Syndrom

Ischialgie (s. auch Nr. 86)
Gleichzeitig Ursachen der Polyneuropathie

Schmerzen im N. ischiadicus oder Sympathikus (= Kontraktion der regionalen Gefäße). Verhalten beim Bücken, Aufstehen, Ge-

hen, Lasègue, Valleix-Druckpunkte. Parästhesien, Hypästhesie
und -algesie, Hyperpathie. Thermosensibilität, Vibrationsempfin-
den (Stimmgabel), Lageempfinden (Zehenstellung benennen).
ASR abgeschwächt bis fehlend, Muskelatrophie, schlaffe Parese? Öfter Wadenkrämpfe oder faszikuläre Zuckungen. Hartspann neben LWS? Schmerz bei Abduktion und Innenrotation,
nicht bei Abduktion und Außenrotation. Haltungsstörungen:
Skoliose im Lendenbereich, die homolateral oder heterolateral
sein kann. Glutealfalte der kranken Seite hängt tiefer und ist kürzer. Hüft- und Kniegelenk bewußt oder reflekt. ruhig. Gesundes
Bein = Standbein, krankes Bein = Spielbein. Gehen oft am Stock.
Liquor: oft geringe Eiweiß- und Zellvermehrung.
Gegenüberstellung Neuritis - Bandscheibenschaden: Eine Grenze
ist jedoch nicht scharf zu ziehen, da auch bei einer Neuritis das
Foramen intervertebrale für die geschwollene Nervenwurzel relativ zu eng sein kann. Bei der Neuritis Schmerz gewöhnlich einseitig und im ganzen Ischiadicusverlauf, Druckpunkte bis distal,
Lasègue und Bragard-Gowers-Zeichen ausgeprägt; Sensibilitätsstörungen diffus und vorw. peripher. Bei Bandscheibenschäden
meist beidseitiger bzw. wechselnder Schmerz, ausstrahlend ins
Dermatom L_5–S_1 – darin auch Sensibilitätsstörungen –, häufig beginnend mit ak. Lumbago, später chron.-rezidiv. Kreuzschmerz.
Hartspann neben der klopfempfindl. LWS. Im distalen Bein
meist keine deutlichen Druckpunkte. Lasègue schwach. Verschlimmerung durch Liquordrucksteigerung wie beim Husten,
Pressen, Niesen, Lachen. Periduralanästhesie u. a. ohne Effekt
spricht für Bandscheibenprolaps.
Abtrennen Ischialgie von peripheren Durchblutungsstörungen,
Thrombophlebitis, Plattfuß usw.

1. **Osteochondrosis lumbalis, Spondylose, Spondylolisthesis,
   Bandscheibenvorfall** (s. Nr. 86, 1.) = häufigste Ursache der
   Ischias. Meist dorsolateral und im Lumbosakralabschnitt. He-
   xenschuß (auch akut reversibel) mit akut auftretender (gew.
   einseitiger) Ischias, ausgewiesen durch segmentale Schmerz-
   ausstrahlung (verstärkt durch Bewegung, Husten, Niesen,
   Pressen) mit sich entwickelnden motor. und meist neurol.
   (Sensibilitätsstörung, Areflexie) Ausfällen. Therm., infekt.,

tox., klimat. u. a. Einflüsse wirken oft nur krankheitsauslösend
auf die zuvor mech. geschädigte Wurzel. Fixierte Zwangshaltung der LWS durch den reflekt. Muskelspasmus. Indikation
zur *Op.* des ak. Ischiassyndroms: bei Therapieresistenz von
4–6 Wochen (bes. bei bekannter mech. Ursache), bei motor.
Ausfällen (bes. Peroneuslähmung) und Caudaläsion = schlaffe Lähmung der Füße sowie Blasen- und Mastdarmlähmung.
Dringlich bei kompletter Nervenwurzelkompression
2. **Rheumatisch:** Foci wie Zahnherde, Tonsillitis, Sinusitis, Cholezystitis, enterogen (z. B. Appendizitis), Granatsplitter. Häufig als Kälteschäden
3. **Infektionskrankheiten:** Diphtherie, Sepsis, Tuberkulose, Lues,
Go., Grippe, Scharlach, Masern, Malaria, Ruhr, Typhus,
Fleckfieber, Botulismus, Trichinose, M. Bang
4. **Intoxikationen:**
   a) Bakterientoxine: s. 3.
   b) *Stoffwechselleiden* und *Endokrinopathien* mit Autointoxikationen: *Diabetes* mellitus, chron. Nierenleiden, intestinal (Obstipation), Kachexie, Hypertonie, Gicht,
   M. Basedow, Myxödem, M. Addison, Tetanie, Gravidität
   c) *Chem. Gifte: Alkohol, Blei,* As, Hg, Ba, Cu, Schwefelkohlenstoff, Thallium, Trikresylphosphat, Antibiotika, Narkotika u. a.
   d) *Lokal:* z. B. durch Injektionen
   e) Verbrennung, Bestrahlungen, Erfrierung
5. **Allergisch:** Nahrung; nach Seruminjektion und Impfung usw.
6. **Avitaminosen** u. a. Ernährungsschäden: Beri-Beri, Pellagra,
Skorbut, M. Biermer
7. **Mechanisch, statisch:** Zerrung und Quetschung der Nervenstämme, Überanstrengung, Skoliose, verstärkte Lordose und
Kyphose, Senkfüße, Genu varum, Coxa vara, Bänder- und
Muskelschwäche längs der Wirbelsäule (bei leptosomen, älteren und adipösen Menschen, Graviden, Rekonvaleszenten).
Intraglutäale Injektion in den Nervenbereich mit direkter
oder indirekter (= Störung der lokalen Durchblutung) Läsion
8. **Bauch- u. a. Prozesse:** Hernien, große Lymphome, Abszesse,
Appendizitis, Nierenkoliken, Echinokokkus, Pleuritis, Myosi-
tiden, (postoperative) Adhäsionen

9. Durch **Rektaluntersuchung** auszuschließen: Tumoren von
   Rektum, Sigma und Prostata, Prostatitis, Dyschezie
10. **Gynäkologisch** auszuschließen: Tumoren und Entzündungen
    im Unterleib, Retroflexia uteri, Gravidität
11. **Gefäßprozesse** mit Beteiligung der Vasa nervosum: Varizen
    und Arteriosklerose an den Wurzeln: Schmerzen schlimmer
    durch langes Stehen, geringer durch Gehen, Liegen und
    Hochlagern des Beines. – Erweiterte epidurale Venen: anla-
    ge- oder stauungsbedingt. – Aneurysma der Bauchaorta. Dys-
    praxia intestinalis. Periphere Durchblutungsstörungen (s. d.,
    bes. prim. Erkrankungen der Vasa nervorum durch Arterio-
    sklerose, Endarteriitis obliterans, Thrombophlebitis, M. Ray-
    naud, Periarteriitis nodosa)
12. **Neurologisch:** Tabes (lanzinierende Schmerzen). Arachnoidi-
    tis. Tumoren im Kaudalbereich = Medulloblastom, Menin-
    geom, Wurzelneurinom, Ependymom: jüngere Menschen.
    Rö. öft erweiterter Wirbelkanal, erkennbar an vergrößertem
    Bogenwurzelabstand. Kompletter Stop des Kontrastmittels.
    Im Liquor Eiweiß vermehrt bei normaler Zellzahl. – Funiku-
    läre Myelose, multiple Sklerose, Meningitis, Syringomyelie.
    Tetanus. Radikulitis (entzündlich-allergische Schwellung der
    Wurzeln). Entzündl. Prozesse in der Nachbarschaft der Ner-
    ven. Ak. epiduraler Abszeß
13. **Psychogen:** Hysterie, Psychoneurosen, Simulation
14. **Röntgenologisch** zu klären bzw. auszuschließen:
    a) Spondylarthrosis, M. Bechterew
    b) *Bandscheibenvorfall* mit Wurzelkompression (s. 1.)
    c) *Bandscheibendegeneration* (Osteochondrose), M. Scheu-
       ermann, Hypertrophie des Lig. flavum (dadurch Wurzel-
       kompression)
    d) Spondylitis tuberculosa, luetische Gummen, Go., Osteo-
       myelitis, Ostitis deformans, Ostitis fibrosa localisata et ge-
       neralisata, Leukämie
    e) *Tumoren* und Metastasen der Wirbel oder des Epidural-
       raums: Karzinom (bes. Prostata), Hypernephrom, Sar-
       kom, Myelom, Hämangiom, Osteom, Chordom: Knochen-
       destruktionen
    f) Osteomalzie, Osteoporose, M. Paget

g) Mißbildungen an LWS und Kreuzbein: Spaltbildungen, Sa-
    kralisation, Lumbalisation, Exostosen, Spondylolisthesis
h) Koxitis, Coxa vara, Coxa valga, Malum coxae senile
    (= Arthritis deformans der Hüftgelenke), M. Perthes
    (= aseptische Hüftgelenksnekrose). Arthritis sacroiliaca,
    Arthritis lumbosacralis
i) Psoasabszesse
k) Traumen, Frakturen und Spätfolgen

82. Kollaps

Plötzlicher, passagerer Kreislaufkollaps = *Synkope, Ohnmacht*
(Bewußtseinsverlust Sekunde bis Minuten).
Dagegen *Schock:* Fortschreitendes generalisiertes Kreislaufversa-
gen mit Störung der Mikrozirkulation.

I. **Vagotonie = Ohnmacht** (harmlos): meist Bradykardie, Hypotonie, Hirnanämie („Schwarzwerden vor den Augen", Leisehö-
   ren, Ohrensausen, Schwindel, Sensorium getrübt, Erbrechen,
   dumpfer Druck und Leeregefühl im Kopf, bes. vormittags,
   Konzentrationsschwäche), Blässe, leergelaufene Venen, kalter,
   klebriger Schweiß. Keine Dyspnoe, flache Tachypnoe. Herztöne leise, sonst Herz o. B.

1. *Orthostatische Dysregulation* (nach *Schellong;* Stehversuch,
   Steh-EKG). Rasches Verschwinden nach Horizontallagerung
   (s. Hypotonie, Nr. 75 III)
2. *Vasale Reflexe* = reflektorische Arteriolendilatation mit gerin-
   gem venösen Reflux (Synkopen; s. a. Nr. 83, 11.):
   a) *Psychogen:* Erregung, Angst, Schreck, Ekel, Sehen von
      Blut, Schmerz, Unfallsituation, Venenpunktion
   b) Viszero-, vestibulo-, okulovagale Reflexe: z. B. nach schwe-
      ren Bauchtraumen u. Schlag (Plexus solaris, k. o.), Dum-
      ping-Syndrom
   c) Karotissinus-Syndrom: ausgelöst durch Schlag auf die Karo-
      tissinusnerven (k. o.), Kopfdrehungen, Tragen zu enger Kra-

gen; bei Psychoneurosen; bei Arteriosklerose des Karotis-
sinus

d) Bei pressorischen Anstrengungen mit kurzfristigem Blutdruckabfall infolge vermindertem Blutrückfluß zum Herzen: Husten, Niesen, Lachen, Miktion oder Defäkation
bei älteren Personen, Zerebralsklerotikern, Emphysemati-
kern

3. *Hypotonie* (s. d.)

II. **Hypovolämisch:**

1. Ak. Blutverluste nach außen und innen: Verletzungen, Verwundungen, gastrointestinale Blutungen (z. B. Tubenruptur)

2. Plasmaverluste: Peritonitis. Verbrennungen

3. Flüssigkeitsverluste (Exsikkose): Diarrhoen, Erbrechen,
Schwitzen. Mangelnde Flüssigkeitszufuhr bei Älteren. Zu
schnelles Ablassen von Ergüssen

III. **Kardiovaskulär** = Pumpvolumendefizit: Herzinfarkt, schwere
Rhythmusstörung (ES-Salven), ak. Myokarditis, Adams-Stokes-Syndrom

IV. **Lähmung des Vasomotorenzentrums** (gefährlich): Puls
schnell, weich, klein. Halonierte Augen, blasse, spitze Nase.
Untertemperatur. Es kann ein Schock vorliegen, bei dem metabolische Folgen i. S. der Gewebshypoxie bestehen. Sonst
wie I.:

1. Toxisch-infektiös: Diphtherie, Grippe, Pneumonie, Sepsis,
Ruhr, Typhus, Botulismus u. a. Waterhouse-Friderichsen-Syndrom

2. Vergiftungen: Schlafmittel, Atropin, Nikotin, Schlangengift,
CO, E 605 u. a.

3. Gewebszerfall, Hitzschlag, Verbrennung

4. Lungenembolie. Perforationen im Abdomen

5. Coma diabeticum

6. Anaphylaktischer Schock: nach Seruminjektion u. a. Medikamenten

83. Koma

Das Bewußtsein kann *qualitativ* (Wahrnehmung, Orientierung, Merk- u. Denkfähigkeit) und *quantitativ* gestört sein: Mit zunehmender Ausprägung differenziert man *Benommenheit, Somnolenz, Sopor, Koma,* Stadium I–IV – (Präkoma nicht verwechseln mit Synkopen = kurzdauernde Bewußtseinsverluste und mit Stupor = unbeeinflußbare Regungslosigkeit bei erhaltenem Bewußtsein.)

a) *Komastadium I,* dienzephales Syndrom: Pat. nicht erweckbar, reagiert auf Schmerzreize (gezielt od. durch Beugesynergismen)

b) *Komastadium II,* Mittelhirnsyndrom: auf Schmerzreize ungezielte Strecksynergismen, Okulo-, Pupillenmotorik gestört, „Maschinenatmung"

c) *Komastadium III,* Bulbärhirnsyndrom: keine Abwehrreaktionen, keine Pupillen- od. sonstige Hirnstammreflexe. Atmung ataktisch (schwach, unregelmäßig).

d) *Komastadium IV,* Hirntod: Hirnstammreflexe erloschen, keine Spontanatmung, keine Temperatur- u. Blutdruckregelung

Zum Koma können führen:

1. **Diabetes mellitus.** Koma entwickelt sich langsam; bei Jüngeren tritt es häufiger und viel rascher auf:

a) *ketoazidotisches K.* (Häufigkeit: 80 %) meist bei Insulinmangeldiabetes (Typ I) mit Exsikkose, Acetongeruch (s. Nr. 60, II 4.), Kussmaul-Atmung, Brechreiz, Erbrechen, Pseudoperitonitis, Tachykardie, Blutdruckabfall, Hyporeflexie, Bulbi weich. Blutzucker häufig unter 300 mg/dl, Ketoazidose.
Labor: Teststreifen (Urinzucker, Ketonkörper), Blut-pH

b) *hyperosmolares K.* (Häufigkeit: 20 %) mit extremen Glukosespiegeln über 600 mg/dl und Serumosmolarität über 350 Osmol/l. I. d. R. keine Azidose. Meist bei Altersdiabetes (Typ II) (s. auch Nr. 75).

2. **Hypoglykämie** (Coma hypoglycaemicum, hypoglykäm. Schock): Blutzuckerwerte unter 50 mg/dl verursachen *vegetat.*

Symptome: Haut: feucht, blaß, normaler Turgor; Puls: meist frequent, gut gefüllt; Zittern, Schweißausbruch, keine Exsikkose, Heißhunger, Atmung oberflächlich. *Neurol. Sympt.:* Koordinationsstörungen, Hyperreflexie; Reizbarkeit. – Kein Aceton u. HZ.

Bei Unklarheit, ob 1. od. 2. vorliegt, probatorisch Glukose i. v. (20–40 ml 50 %ig). Die Frühsymptome (Zittern, Schweißausbruch, Heißhunger) können bei Neuropathie und Betarezeptorenblocker-Behandlung fehlen.

Pathogenese:
Exogen: Überdosierung von Insulin und oralen Antidiabetika, vor allem bei gleichzeitigem Alkoholabusus. Toxisch: nach Propranolol, Salicylaten (in hohen Dosen), Alkoholexzeß (6–30 Std. danach). Im Hungerzustand, bei zu langen Pausen zwischen den Mahlzeiten, nach überreichlicher KH-Zufuhr (reaktiv), durch profuses Erbrechen. Verstärkte Zuckerabwanderung in die Muskulatur durch schwere Arbeit oder Tetanus? – Bei Kleinkindern: durch Leuzin, bei Galaktosämie und Fruktoseintoleranz

Endogen = spontan: Psychogen, z. B. bei leptosomen Jugendlichen. Dienzephal-hypophysär, z. B. primäre Blutzuckerdysregulation oder nach Stammhirntraumen, Simmonds-Krankheit. Pankreasadenom, Insulinom, chron. Pankreatitis. M. Addison = Hypoadrenalismus. Hypothyreose. Keimdrüseninsuffizienz. Glykogenspeicherkrankheiten. Schwere Leberparenchymschäden (verminderte Zuckerbildung). Magenresektion.

3. **Urämie:** Längeres Nierenleiden vorausgegangen. Ammoniakalischer Foetor, fahlschmutziges Kolorit, trockene rauhe Haut, Kussmaul- und Cheyne-Stokes-Atmung. Hypertonie (final nicht mehr). Hyperreflexie mit pos. Babinski, Muskelzuckungen, klon. Krämpfe, kortikale transitorische Amaurose, Retinitis albuminurica, Miosis, Erbrechen, Diarrhoen, evtl. Pruritus. Urin: hell, Eiweiß, Zylinder, spez. Gewicht um 1010. Kreatinin u. Harnstoff erhöht; Hypocalcämie mit verlängerter QT-Dauer im EKG. Hämorrh. Diathese, Anämie, Anorexie, renale Osteopathie

4. **Eklampsie:** Plötzlich tonisch-klonische Krämpfe im Rahmen einer Schwangerschaftshypertonie oder Präeklampsie, bis zu 48 h post partum. Kopfschmerzen, Ödeme
   Diagn.: RR, Eiweißausscheidung im Urin (Teststreifen), Wiegen (Ödeme?), Blutbild (Hämokonzentration, Thrombopenie)

5. **Hypochlorämie** = Salzmangelurämie = NaCl-Verluste durch anhaltendes Erbrechen, profuse Diarrhoen, Schwitzen, Exsikkose, diabetisches Koma, Gewebsschädigung (z.B. nach Bauchoperationen, bei Infektionen, Verbrennungen), selten bei chron. Nephritis, M. Addison, Hg-Vergiftung. Bei diätet. Kochsalzentzug, bei ausgedehnten Ödemen: RR normal, Polyglobulie (Hb erhöht), Hyperreflexie, tetanische Symptome. Chlorid im Serum (normal 97–110 mvol/l), meist dazu Na$^+$ (normal 135–145 mvol/l), und im Urin vermindert. Oligurie, Hyposthenurie, keine Hämaturie

6. **Hepatogen:** 2 Formen des Coma hepaticum:
   a) *endogenes* = Leberzerfallkoma: durch z.B. akute gelbe Leberdystrophie, M. Weil, nekrotisierende akute Hepatitis, Zirrhose; Intoxikationen.
   b) *exogenes* = Leberausfallkoma: z.B. bei portaler Hypertension mit portokavaler Enzephalopathie. Eine hypokaliämische Alkalose (übermäßige Salurese) kann unter dem Bild eines hepatischen K. (sog. *Pseudoleberkoma*) verlaufen.
   Klinik: Ikterus (nicht obligat), süßlich-erdiger Foetor, Erbrechen, Pruritus, hämorrhag. Diathese, evtl. Aszites, hepatische Enzephalopathie, ggf. Krämpfe.
   Diagn.: Serum: Leberteste, Quick-Wert erniedrigt, Ammoniak erhöht, Kreatinin kann ansteigen (sog. hepatorenales Syndrom). Urin: Bilirubin pos. EKG: QT-Dauer verlängert, breites T (s. Nr.89, Unters.).

7. **Hirnprozesse** (häufig):
   a) *Apoplexien* (s.d.)
   b) *Traumen:*
      Geschlossene Schädel-Hirn-Traumen (SHT): Schädelprellung oder -bruch ohne nachweisbare morphologische, aber funktionelle Hirnläsion: Einteilung nach Dauer der Bewußtseins- und Hirnstammfunktionsstörung:

SHT I. Grades = Commotio cerebri: initiale Bewußtlosigkeit bis 15 min, retrograde Amnesie, vegetat. Symptome:
Kopfschmerz, Übelkeit, Bradykardie
SHT II. Grades = Contusio cerebri: Koma oder Sopor bis
zu 24 Std., neurolog. Ausfallerscheinungen (Pyramidenzeichen, Krämpfe), vegetat. Symptome bis zu 3 Wochen
SHT III. Grades: Schweres SHT, Koma über 24 Std., zerebrale Symptomatik länger als 3 Wo. anhaltend, Folgezustände häufig
SHT IV. Grades: Koma länger als 1 Wo., schwere bleiben-
de Schäden
Offenes SHT: wie Contusio. Kriterium ist die Duraverlet-
zung mit Liquorrhoe, z.B. beim Schädelbasisbruch mit
Brillenhämatom, Blutungen aus Mund, Ohren, Nase, evtl.
Hirnnervenläsion

c) ***Intrakranielle Blutungen:*** Die Hämatome treten in 1–5 %
der SHT ab 2. Grades auf. (Prognose abh. v. evtl. Trepana-
tion):
Epi(extra)durale Blutung: gewöhnlich durch Riß der
A. meningea med. Nach Trauma Intervall bis zu 12 h. Parallel zur zunehmenden Compressio heftige Kopfschmerzen, Unruhe, Bewußtseinstrübung, Druckpuls, Erbrechen.
Herdsymptome wie Mydriasis auf der Herdseite, Ptosis,
Facialisschwäche. Liquor meist klar. Hohe Letalität.
Subdurale Blutung: Venöses Hämatom, v.a. durch Contusio, häufig am Contrecoup-Herd. Allmählich sich steigern-
de Kopfschmerzen, Schwindel, Erbrechen, Bradykardie.
Starre Mydriasis, Streckkrämpfe, Lähmungen u. Koma
sind infaust. Liquor blutig. Sehr hohe Letalität
Intrazerebrale Blutung: Letalität 50–80 %, Hämatom kann
sich über Stunden entwickeln.

d) *Hirntumoren*

e) *Enzephalitis* ep., Hirnabszeß, Sinusthrombose, paralytische
Anfälle, Meningitis u.a. Infektionen wie Typhus, Fleckfieber, Malaria, Pneumonie, Scharlach, Masern, Keuchhusten, Grippe usw., die mit Enzephalitis (s.d.) oder Bakte-
rien- und Eiweißzerfallstoxinen einhergehen.

f) Narkolepsie

Bei *Bewußtlosen untersuchen:* Pupillengröße, Lichtreaktion, Kornealreflex, Schluck-, Würge- u. Hustenreflex, Tiefe der Bewußtlosigkeit (Glasgow-Koma-Skala) u. a. (s. u.)
8. **Epilepsie:** s. Nr. 10. Zu beachten: Absencen (ohne Krämpfe)
9. **Embolien:**
   a) *Gehirn:* meist jüngere, bes. herzkranke Personen. Neurologischer Status
   b) *Lunge* (Koma selten): Lungenembolie (s. Nr. 32, DD 4.)
   c) *Herz* (selten Koma = Hirnanoxämie): Myokardinfarkt
10. **Ak. Vergiftungen** (Suizid?)
    Nachweis im Erbrochenen, Magensaft, Urin, Blut. Evtl. Injektionsstiche.
    a) Nahrungsmittel, Pilze
    b) Alkohol (sehr häufig; Gesichtsröte, Alkoholgeruch), Methylalkohol, Äther
    c) Schlafmittel, Narkotika, CO (rosig-zyanotisches Kolorit), Muskelkrämpfe, Nachweis im Blut), CO_2
    d) Säure (HCN), Laugen (Phenol, Lysol, Kresol), Benzin
    e) Nikotin, Coffein, Atropin, Scopolamin, Strychnin
    f) Hg, As, Blei, Thallium, Schlangengift u. a.
11. **Kardiovaskuläre Synkopen** (= kein echtes Koma) = plötzlich auftretender *flüchtiger* Bewußtseins- und Muskeltonusverlust infolge Hirnischämie, bisweilen mit Krämpfen:
    a) *Vaskulär: Kollaps* (s. d.), z. B. Orthostasereaktion *(Ohnmacht)* oder *Schock* (Mikrozirkulationsstörungen), z. B. durch innere Blutungen (Trauma, Tubarruptur usw.), Eingeweideperforation
    b) *Zerebrovask.:* TIA, Mikroembolien u. a. – Epilepsie
    c) *Primär kardial:*
       α) *Adams-Stokes-Anfall* = Hirnischämie infolge Myokarditis oder KHK während des Überganges vom partiellen zum totalen AV-Block, ehe die Kammerautomatie erwacht; auch bei anderen Ursachen der längerdauernden Asystolie und extremen Bradykardie od. Bradyarrhythmie. Schwindel, zyanotische Blässe, RR-Abfall, Synkopen, evtl. mit Krämpfen und Erbrechen
       β) Paroxysmale Tachykardie, Tachyarrhythmie, Vorhofflimmern; Aortenstenose, seltener Mitralstenose bei

größerer Belastung; kongenitale Vitien, schwerer Myokardinfarkt

12. **Hitzeschäden:** Klinisch unterscheidet man 4 Formen: Hitze-
synkope, -krämpfe, -erschöpfung u. Hitzschlag mit zerebraler
Symptomatik (Kopfschmerzen, Verwirrtheit, Somnolenz,
Koma, Krämpfe). Hyperpyrexie, Volumenmangelschock, Hyperventilation, hypertone Dehydratation.

13. **Elektrounfall,** Blitzschlag: Differente Grade. Gewebeschä-
den. Im Extrem Herz- u. Atemstillstand durch Kammerflimmern. Evtl. elektr. Scheintod

14. **Unterkühlung:** Leichte (36,5–34°), mäßige (34–27°) und
schwere Hypothermie (Körperkerntemperatur unter 27°C).
Ab 31°C Bewußtseinsverlust, vorher Unruhe, Vigilanzabnah-
me, Verwirrtheit. Progrediente Sinusbradykardie, P. parvus,
später Knotenrhythmus.

15. **Erstickung:** infolge Stenose der Atemwege oder Lähmung des
Atemzentrums oder ohne Dynpnoe bei unkompliziertem Sau-
erstoffmangel (in Gruben und Fabriken, Höhenkrankheit)

16. **Endokrin:** Ein Koma kann sich entwickeln aus thyreotoxi-
scher Krise, Hypophysenvorderlappen-Insuffizienz, Addison-
Krise u. bei Myxödem (durch Hirnödem).

17. **Dehydratation** (s. Nr. 51): *Isotone* (Erbrechen, forcierte Diurese), *hypotone* (Verbrennungen, profuses Schwitzen, Laxanzienabusus) und besonders *hypertone D.,* Exsikkose (Fieber,
Coma diabeticum, ungenügende Flüssigkeitszufuhr nament-
lich bei Älteren) kann in Bewußtseinstrübungen mit ak. Verwirrtheit münden.

Untersuchung: Anamnese von Begleitpersonen (Grundleiden
und seine Entwicklung), Aspekt, Foetor ex ore?, Atmungstyp,
Zyanose?, Dyspnoe?, Blutdruck, Herzfrequenz, Puls, Fieber?,
Pupillen, Reflexe, Krämpfe?, Lähmungen?, Urin, Blutstatus,
Blutzucker, Nieren- und Leberchemie, Elektrolyte, Blutgasanaly-
se. Augen- und Ohrenspiegeln. EKG. EEG. LP u. a.

84. Kopfschmerzen

(Zephalgie, Cephalaea)

= Reizung der Schmerzrezeptoren der Dura sowie der größeren
Hirnvenen und -arterien: Vasodilatation und -konstriktion,
Druck, Zug usw. Jede Verschiebung der konstanten Korrelation
zwischen Hirnmasse, Liquor- und Blutmenge kann Kopfschmerzen bewirken: also *Überdruck* (Tumor, Blutung, Enzephalitis,
Meningitis, Hirnödem, Blutstase, Hypertonie, infektiös-tox. Va-
somotorenreizung, Sinusitis, Ostitis usw.) oder *Unterdruck* (Blut-
leere, Aliquorrhoe, nach Traumen, nach Infektionen, Vergiftungen usw.)

1. **Zerebrale** Prozesse:
   a) Enzephalitis (s. d.), Lues cerebri (meist nächtlich, Hinter-
      haupt), beg. progressive Paralyse, multiple Sklerose, Epi-
      lepsie. Angiolog. Prozesse s. 11 c)
   b) Mit *Hirndrucksteigerung:*
      Tumoren: progredient, vor allem morgens, oft verschlech-
      tert durch Aufrichten; bes. bei Kleinhirnlokalisation
      Schmerz und Erbrechen
      Apoplexien (s. d.): am heftigsten und akutesten bei Sub-
      arachnoidalblutung.
      Meningitis und Meningismen (s. d.).
      Hirnabszeß. Sinusthrombose.
      Hydrozephalus: bei Okklusion Erbrechen und amblyopi-
      sche Attacken.
      Nephritis: Hirnödem; evtl. mit Amaurose.
      Sonnenstich, Hitzschlag, nach Röntgenbestrahlung.
      Diabetes insipidus
2. **Vasomotorischer** K. (häufigste Art):
   Vasomot. und *psychogene* Formen werden gemeinsam behandelt wegen ihrer engen Beziehungen; auch „*habitueller*" K.:
   konstitutionelle oder erworbene *vegetative Labilität*, überw.
   sympathikotonisch; affektgebunden, wechselndes Kolorit.
   Schmerzqualität migräneartig (aber diffuser und nicht anfallsweise) oder dumpfer bis heftiger Druck, oft pulsierend. Ta-

geszeitl. Korrelation. Keine Alters- oder Geschlechtsdisposition. Diagnose per exclusionem stellen.

DD: Erfolg einfacher Psychotherapie. Zum *Auftreten* wirken versch. Faktoren zusammen: psych. Belastung, Aufregungen; körperl. oder geistige Anstrengung, Ermüdung, Schlafmangel; Hungerzustand; Hitze, Aufenthalt in schlecht gelüfteten oder überheizten Räumen, Witterungsumschwung (z. B. Föhn); Tabak, Alkohol usw. Hierher auch K. bei Hysterie, Depressionen, Hypoglykämie u. a.

3. **Migräne** (Hemikranie): überwiegend halbseitig, meist bei vegetativ-neurotischen Frauen seit Jugend, erblich bzw. in der Familie Asthma, Heuschnupfen, Colica mucosa u. a. Aura: matt, verstimmt, reizbar, schwindelig. Periodische Anfälle mit Nausea und evtl. Erbrechen, Augenflimmern, Anisokorie, evtl. transitorische Okulomotoriusparese (mit Ptosis und Doppeltsehen), evtl. Paresen und Parästhesien. Hyperpathie der Kopfhaut mit oft blasser Gesichtshaut der betreffenden Seite. Überempfindlichkeit gegen Licht, Geräusche und Gerüche. Bei Frauen häufig eingezogene Mamillen und prominente Augenbrauen. Hinlegen bessert.

Im Laufe der Jahre kann der Schmerzanfall auch zur anderen Seite hinüberwechseln oder sich über den ganzen Kopf erstrecken, oder aber statt der Anfälle kann sich Dauerschmerz einstellen. – Es handelt sich um eine vasomot. Regulationsstörung mit wahrscheinlich nebeneinander Spasmen und Dilatation der Kopfgefäße.

Auslösende Momente eruieren: Aufregungen, Anstrengungen, intensive geistige Arbeit. Ermüdung der Augen, Brechungsfehler. Witterungseinflüsse (z. B. Luftdruckschwankungen, Föhn), Klimawechsel; verbrauchte Luft. Magen-, Leber- und Gallenblasenleiden. Unregelmäßige, hastige Nahrungsaufnahme. Hunger. Würmer. Allergische Diathese. Endokrine Störungen (z. B. ovarielle Dysfunktion, Hypoparathyreoidismus), Eintritt der Menses. Sexuelle Exzesse. Nikotin, Alkohol.

Migraine cervicale = direkte (bes. durch HWS-Prozesse) oder indirekte (= reflektorische) Halssympathikusreizung

4. Krankheiten in der **Nachbarschaft des Gehirns:**
    a) *Nasennebenhöhlen* (s. Nr. 147):

    Sinusitis maxillaris ac., Kieferempyem: Hauptschmerz
    meist einseitig im Bereich des inneren Augenwinkels, der
    Augenbraue, Stirn und Wange, ausstrahlend ins Hinter-
    haupt. Chron. Formen können unbemerkt bleiben. Ähnl.
    Schmerz bei Tumor der Kieferhöhlen
    Sinusitis frontalis: einseitig klopfender „Augenschmerz",
    durch Bücken und vormittags verstärkt, Klopf- und
    Druckschmerz des Stirnhöhlenbodens und des N. supra-
    orbitalis. Sinusitis ethmoidalis post. und sphenoidalis:
    dumpfe, diffuse Schmerzen im Schädelinneren oder in
    Scheitel-Schläfengegend
    Dumpfer Kopfdruck bei *Rhinitis ac.* („Brummschädel"),
    Rhinitis hyperplastica (ewiger Stockschnupfen), Ozäna,
    Nasenfurunkel u. a.

    b) *Ohren* (s. Nr. 121): beachte chron. Otitis med.: morgens
    kein oder geringer K.

    c) *Augen:*

    α) *Asthenopien:*

    Akkommodativ: Akkommodationskrampf durch feh-
    lende oder falsche Korrektion bei Hyperopie, Presbyo-
    pie, Astigmatismus, Myopie. Anisometropie. Lähmun-
    gen durch Botulismus, Diphtherie u. a. – Ungenügende
    Beleuchtung.
    Muskulär: Schielen. Überanstrengung durch Naharbeit,
    längeres Fernsehen usw. Konvergenzschwäche.
    Nerval: Nervöse Erschöpfung, Hysterie u. a.

    β) *Entzündungen* im Augenbereich: Blepharitis, Conjunk-
    tivitis, Keratitis, Iritis (bes. bei Lichteinfall), ak. Dakro-
    cystitis, Orbitalphlegmone. Neuritis optica (Schmerz
    tief in der Orbita und an den Schläfen, bes. bei Augen-
    bewegungen; mit Amblyopie und zentralem Skotom).
    Fremdkörper.

    γ) *Ziliarneuralgie:* ak. Glaukomanfall (mit Gefühl, als
    würde der Bulbus platzen, einseitig), auch chron. Glau-
    kom. Iridozyklitis, Zoster ophthalmicus u. a.

    δ) *Blendung:* Scheinwerfer. Bei Katarakt, Pupillotonie.

d) *Kiefer:*

Osteomyelitis: Schwellung einer umschriebenen Kieferstelle und des Gesichtes; heftige, ausstrahlende Schmerzen. Zahnlockerung, Lymphadenitis; Schüttelfrost, Fieber.

Arthritis mandibularis ac.: intensive Schmerzen im Gelenk, bes. bei Druck und Kauen. Gelenkbereich gerötet und geschwollen. Sprechen und Kauen erschwert, evtl. Kieferklemme, Fieber. Oft rheumatisch.

Arthrosis mandibularis = Kieferarthralgie (pleonastisch „Kiefergelenksarthralgie" genannt) = *Costen-Syndrom:* Schmerz und Knacken im Gelenk bei Kaubewegungen, gestörte Kiefergelenkfunktion. Neuralgien (da Gelenkdeformation reflexogen wirkt) im Nasen-Rachen-Raum und strahlend bis in Ohren, Augen, Schläfen und Nacken. Rö.-Befund. Ät.: Fehlen der hinteren Molaren, schlecht sitzende Prothesen, Gebißanomalien

e) *Zähne* (s.d.): besonders Parodontitis, Granulom, Pulpitis, Gangrän, Parulis, impaktierter Zahn

f) *Pharynx:*

Angina (s.d.), chron. Tonsillitis, Peritonsillarabszeß: diffuser Kopfdruck und -schmerz mit Ausstrahlungen.

Adenoide Wucherungen: Hinterhauptschmerz (Kinder).

Retropharyngealabszeß: Nacken- und Hinterhauptschmerz

5. **Infektionskrankheiten:** dumpfer, schwerer Kopf mit fühlbar klopfender Pulsschwelle: Grippe (Augenschmerzen), Foci, Malaria (im Anfall: Schmerz über den Augen und in der Nasenwurzel), Typhus, Fleckfieber (u. M. Brill-Zinsser), Angina u. a.

6. **Autointoxikationen:** Praecoma diabeticum, Urämie (Nephritis, Schrumpfniere), Obstipation, Magen-Darm-Krankheiten, Würmer, Leberleiden

7. **Intoxikationen:** Alkohol, Nikotin (Hinterhaupt oder migräneartig, heute sehr häufig), Schlafmittel, chron. Abusus von Analgetika, Blei, Hg, As (Stirn), Anilin, Nitrosegase u. CO (hämmernd, vorw. im Schläfen- und Stirnbereich; hellrotes Kolorit), Benzin und Benzol (mit Schwindel). Schwefelkohlenstoff, Tetrachlorkohlenstoff; Lebensmittel, Botulismus, So-

lanin. Privin (Vasokonstriktion). Nitroglyzerin u. Nitrate
(Vasodilatation). Ergotamin. Reserpin. Inektizide
8. Bei **HWS-Prozessen** (s. Nr.141, 3.): Bandscheibenschäden,
Spondylarthrosis u.a. Vorw. Hinterkopfschmerzen durch
Aufsteigen über den N. sinuvertebralis, beteiligt auch die
A. vertebralis, fast immer doppelseitig, dumpf, in der Kopfschwarte und nach der Stirn ausstrahlend. Bewegungen oder
bestimmte Haltungen des Kopfes können sie auslösen bzw.
verstärken, aber auch kupieren. Ohrgeräusche mit anfallsweiser Schwerhörigkeit, Schwindel. Intensität des Rö.-Befundes
und der Beschwerden laufen nicht parallel; die Osteochondrose kann wohl nie als alleinige Ursache des K. beschuldigt
werden. Auch abhängig von Zugluft und Witterung; bekannt
ist das morgendliche „steife Genick". Starres Sitzen an der
Schreibmaschine und im Auto sind heute wesentliche Momente. Fast immer spielen seelische Fehlentwicklungen und
neurovegetative Faktoren mit. Fatal ist, daß der iatrogen
behauptete und nicht zu beweisende „Wirbelsäulenver-
schleiß" als etwas Unheilbares zur neurotischen Fixierung
führt.
Erscheinungsformen: Zervikozephales Syndrom, Zervikalmi-
gräne, Zervikalsyndrom, Schwielen-K., Neuralgien des Okzi-
pitalis, Trigeminus und Orbitalis, Subluxations-K.
9. **Schwielen-K.** = Cephalaea nodularis s. myalgica: Schmerzen
in der Stirn- und Nackenmuskulatur sowie in der Kopfhaut,
schmerzhafte Spannungen (= Knötchen, Schwielen) tastbar.
Wahrscheinlich rheumat. Genese, Foci?, HWS
10. **Trigeminusneuralgie:** reißende, nur Sekunden dauernde
Schmerzattacken mit Grimasse (tic douloureux), streng lokalisiert im Gebiet des N. ophthalmicus, maxillaris und mandibularis mit typ. Druckpunkten supraorbital, infraorbital und
mental. Tränen- und Speichelfluß, Schnupfen, evtl. Herpes,
Mydriasis auf der kranken Seite. Fast immer ältere Menschen. Ät.: s. Nr.81, bes. Foci (Nebenhöhlen), Grippe, HWS-
Prozesse, unter Einfluß von Kälte
11. **Zirkulationsstörungen:**
    a) Anämien, Leukämien, Agranulozytose; Polyglobulien
    (Kopfdruck)

b) Herzinsuffizienz (erhöhter Venendruck), Myokarditis, Angina pectoris, Hypertonie (vorw. im Hinterkopf, häufig pulsierend, Morgenschmerz; konstant und heftig bei Nephrosklerose), Hypotonie

c) Arteriitis temporalis (s. Nr. 39, 4.): ältere Menschen; heftiger ein- oder doppelseitiger Schläfenschmerz, bes. nachts. Intrazerebrale Angiitiden, wie Thrombangiitis obliterans. Zerebralsklerose (nur selten Kopfschmerz). Aneurysmen

12. **Endokrin:** Klimakterium u. a. ovarielle Störungen, Menses, Gravidität, Hypoglykämie, M. Addison, Phäochromozytom-Krisen, Tetanie, Hypothyreose

13. **Allergisch:** Einwirkung von Allergenen, z. B. bei Heufieber

14. **Liquorunterdruck,** Aliquorrhoe: Kopfschmerzen, die sich beim Aufsetzen verstärken und bei Kompression der Jugulares abklingen, Schwindel, Ohrensausen, leichter Opisthotonus, Erbrechen, Bewußtseinstrübung: nach LP, nach Schädelverletzungen, postoperativ (Duraläsion), im Rahmen einer Hypotonie, Exsikkose (nach Diarrhoen usw.)

15. **Liquorrhoe:** diffuser K. bei Hirndruckzeichen wie Stauungspapille und Übelkeit. Ät.: Hypertrophie des Plexus chorioideus oder funktionell (z. B. bei Focus)

16. **Schädel-Hirn-Trauma** u. Folgezustände (s. Nr. 83, 7.). – Posttraumatische Narben = Kopfschwartenschmerz durch Einbeziehung kleiner Nerven ins Narbengebiet: abhängig von Wetter und Hitze, nach Aufregungen und Anstrengungen

17. **Kopfschwarte:** Furunkel, Abszesse, Erysipel, Zoster u. a.

18. **Schädelknochen:** Periostitis, Ostitis, Osteomyelitis, Tumoren (Karzinom-Metastasen, Sarkom, Myelom, Osteom), Karies, luet. Gummen

Untersuchung: Schmerzanamnese: Charakter (krampfartig, ziehend, bohrend, hämmernd, spannend, brennend), Lokalisation (Stirnhöhlen, Hinterhaupt, halbseitig), Verlauf (lokalisiert, ausstrahlend, wandernd, anfallsweise, dauernd, gleichmäßig). Psych. Struktur des Kranken würdigen. Familiäres und berufl. Milieu sowie Lebensgewohnheiten beachten. Abhängig von äußeren Einflüssen? (Wetter, Tageszeit, Essen, Aufregung, Körperlage, frische Luft, Dunkelheit, Umschläge, Medikamente). Gleichzeitig

andere Erscheinungen (Erbrechen, Blässe, Röte, Schwindel, Ohnmacht).
Fieber? Inspektion von Nase, Nebenhöhlen, Mundhöhle, Ohren und Augen. Foci? Neurolog. Status: Nackensteifigkeit, Pupillen (Lues) usw. Vergiftungen? Arteriosklerose? Blutdruck. Urin (chron. Nephritis, Diabetes). Blutbild (Anämie, Polyglobulie). Rö. von Nebenhöhlen, Zähnen, HWS, Schädel in 3 Ebenen, dazu speziell Stenvers (Pyramiden), Hirtz (Basis), Sella, evtl. Schicht. Doppler-Sonographie extra- u. intrakranieller Gefäße. HNO-Arzt. Augenarzt (Stauungspapille?, Visus). Neurologe. Evtl. LP, Hirndruck, Liquorunters., Enzephalo-, Ventrikulo- und Arteriographie. EEG. Evtl. kraniale CT, MRT

85. Krämpfe

Tonische K. = langdauernde; klonische K. = schnell aufeinanderfolgende Muskelkontraktionen:

I. Lokalisierte

1. s. Nr. 108 I, II und Nr. 10 E
2. *Crampi* = tonische, schmerzhafte Kontraktionen einzelner Muskeln (oft kurzfristig u. nachts, z. B. der Zehen):
   a) Durch Überanstrengung: Wadenkrämpfe (s. d.), Schreib-, Tennisspieler- usw. Krämpfe
   b) Neuritis, Enzephalomyelitis
   c) Vegetative Dystonie
   d) Intoxikationen (Alkoholismus usw.)
3. *Spasmus facialis* einseitig, abzutrennen vom Tic Nr. 108, II): Hirnrindenläsion (Jackson, nach Fazialislähmung, nach Enzephalitis ep., Tetanus, Augenleiden (z. B. Blepharospasmus bei Conjunctivitis und Keratitis), Ohren-, Nasennebenhöhlen-, Zahnerkrankungen, Chorea, Hysterie
4. *Trismus* (s. d.)
5. *Pharyngismus, Laryngospasmus, Ösophagismus, Karpopedalspasmen:* Tetanie, Tetanus

6. *Ösophagismus allein:* Lyssa

7. *Singultus* (s. d.)

8. *Aufstoßen* (= Ruktus; s. Nr.101, Anhang): meist reflektorisch von der Magenwand ausgelöst bei Magenleiden und Neurosen

9. *Torticollis spasticus:* Psychopathie oder extrapyramidale Läsion (z. B. Enzephalitis, Kleinhirnprozesse), auch berufl. Dauerhaltung des Kopfes. Davon ist zu unterscheiden der Schiefhals bei Rheumatismus, HWS-Veränderungen, Kopfneuralgien und bei schmerzhaften Gehörgangsprozessen; außerdem angeb. Schiefhals

10. Krämpfe des *Sphincter ani* = Reizung des Beckenplexus durch Beckentumoren oder -peritonitis. Fissura ani

11. *Vaginismus*

12. *Zähneknirschen* = Verkrampfung der Masseteren:
    a) Neuropathie: als Ausdruck einer trotzigen, „verbissenen" seelischen Haltung. Bei Kindern häufig mit Jactatio capitis, Pavor nocturnus, Enuresis
    b) Zentral: Poliomyelitis ac., Meningitis
    c) Peripher: bei adenoiden Wucherungen der Kinder, Kiefergelenkentzündungen, Angina Ludovici usw.
    d) Tismus (s. d.): z. B. Tetanus, Tetanie, Trichinose
    e) Zähneklappern bei Schüttelfrost (s. d.) und Kälte

II. **Generalisierte**

1. *Epilepsien* (s. Nr.10 A)

2. *Jackson*-Epilepsie = tonisch-klonisch: bei Hirntraumen, Narben, Embolie, Blutung, Tumor

3. *Tonische* (meist Streck-) Krämpfe:
    a) *Tetanie* (s. Nr.10 C)
    b) *Ventrikelblutung, Kleinhirntumor*
    c) *Tetanus:* Toxin des Clostridium tetani wandert in den motor. Nerven zum ZNS: Gesteigerte Reflexerregbarkeit, Hyperhidrosis, Kopfschmerzen. Spannen und Zucken in der Umgebung der Wunde. Dann Trismus (zuerst Sprechen und Essen erschwert), Risus sardonicus (= Lachmuskelkrampf), Gesicht starr mit kleinen Lidspalten (Krampf des M. orbicularis oculi); ängstliche Ruhelage, Nackensteifig-

keit, Muskelspasmen, die sich bei Berührung (z.B. PSR-Prüfung) sowie Schall- und Lichtreiz zu Krampfanfällen (= Konvulsionen) steigern. Zuletzt Dauermuskelstarre mit überstrecktem Körper und brettharten Bauchdecken

d) *Strychninvergiftung:* Ähnlich c), aber meist nur Krämpfe der Extremitäten von kurzer Dauer

e) *Sonnenstich*

4. *Psychogene* Anfälle (s. Nr. 10, DD 5.)

---

86. Kreuzschmerzen, Rückenschmerzen

Der Ausdruck „LWS-Syndrom" ist eine diagnostische Floskel ohne patho-physiologische Basis.

Chron.-rezidivierende Form (z.B. als Lumbago = „Hexenschuß") = meist Bandscheibenprozesse.

1. **Lumbosakrale Wirbelsäulenprozesse** (s. Nr. 81 u. 141, 3.): Wirbelsäulenveränderungen alterieren die großen sensiblen und motorischen Nerven, weiter deren segmentalen Äste und auch direkt oder reflektorisch die vegetativen Fasern. Schmerzauslösend sind auf konstit. Basis dynamische, infektiöse, thermische, klimatische u.a. Faktoren. Segmental-nervöse Reiz- oder Ausfallserscheinungen:

Sensibilität: Parästhesien. Hypo- und Hyperästhesien bzw. -algesien (Head- u. Mackenzie-Zonen).

Segmentale Reflexe in Haut und Muskulatur: Verspannungen, Myogelosen, Quellungen, seltener Einziehungen.

Vegetat. NS: abnormale Vasomotorik, brennender Schmerz, Hyperhidrosis, Stenokardien usw. Durch behinderten Blutstrom (auch mech. bedingt), insbes. in der A. vertebralis, werden das Kleinhirn sowie die Hör- und Vestibularisnerven irritiert (Schwindel, Ohrensausen, Hörstörung u.a.). Auch psych. Alterationen.

Motorik: Schwäche bis Paresen und Muskelatrophien.

a) **Spondylitis, Spondylose** (evtl. mit Radikulitis, Interkostalneuralgie, Herpes zoster) infolge Rheumatismus, Tbc., Sep-

sis, Bang, Typhus, luet. Gummen oder sekundär durch
Bandscheibendegeneration. Spondylarthritis ankylopoeti-
ca = M. Bechterew: dominant erblich, $\male : \female = 7:1$; HLA-
B 27-Test pos.
Bei Spondylitis *tbc.*: ängstliches Abstützen der WS und Ab-
federung beim Gehen, Druck- und Stauchungsschmerz.
Steife Kopfhaltung bei zervikalem Sitz. Bei kaltem Abszeß
runde, weiche Schwellung unter nicht geröteter Haut. Rö.

b) *Bandscheibenvorfall:* (Zwischenwirbelscheibe = Nucleus
   pulposus plus Annulus fibrosus). Durch Degeneration (s. c),
   selten Traumen können die Ringfasern zerreißen = Prolaps
   des N. p. Bei Vordringen nach vorn resultieren Randzacken-
   bildungen, Durchbruch gegen den Wirbelkörper ergibt
   Schmorl-Knötchen, Ausweichen gegen das Lig. long. post.
   bewirkt Druck (direkt oder indirekt) auf die Nervenwurzeln.
   Hierbei sind die kleinen Gelenke subluxiert, und der kraniale WK rutscht nach hinten ab; meist bei L_5–S_1 und L_4–L_5.
   Anamnese: Beschwerden langsam oder akut (nach Trauma)
   aufgetreten? Anfälle wie lang und wie oft? Verhalten beim
   Aufrichten (Abstützen des Oberkörpers mit den Armen)?
   Erleichternde Lage im Bett oder Haltung beim Stehen?
   Ischias? (meist einseitig, s. Nr. 81, 1.). Husten, Niesen, Stau-
   chen, Beklopfen verstärken den Rücken- bzw. Ischias-
   schmerz.
   Untersuchung: Meist skoliotische Dauerhaltung vom Herde
   weg mit Muskelspasmen. WS steif mit Dehnungs- und
   Druckschmerz, kein peripherer Druckschmerz. Neurolog.
   Status, falls Druckschädigung der hinteren Wurzeln besteht
   (3. LWS-Bandscheibe entspricht 4. Lumbalwurzel): Im Stehen und bei Bewegungen können Parästhesien und Taubheitsgefühl der zugeordneten Dermatome (Keegan; L_5–
   S_1 = Fußsohle, L_4–L_5 = Fußrücken) auftreten und bei Entlastung verschwinden. Zirkuläres Abtasten mit Nadel ergibt hypalget. Zone. Reflexe abgeschwächt oder intakt (da
   Reflexbogen und muskuläre Innervation durch mindestens
   3 Wurzeln verlaufen). Auch fibrilläre Zuckungen im Segmentbereich durch Bandscheibendruck auf die motor. Vor-
   derwurzel. Selten Atrophien. Häufig Lasègue (evtl. ge-

kreuzt), Bragard und Brudzinski pos. Liquorbefund nicht charakteristisch

Rö.: Intervertebralraum (keilförmig) verschmälert bei Dorsalverschiebung des kranialen WK. Ein neg. Rö.-Befund darf aber nicht täuschen, während starke spondylot. Zacken bei erniedrigter Bandscheibe sogar gegen Prolaps sprechen, wie überhaupt die Höhenabnahme nur Krankheitspotential bedeutet, das erst unter komplizierenden Umständen pathogen wird. Während bei Jugendlichen der N.p. den Faserring leichter zersprengt und vorfallen kann, ohne daß sich der Abstand der Nachbarwirbel verkleinert, wandelt er sich im Alter regressiv um, wobei die degenerierte Bandscheibe nun auch rö. schmäler faßbar wird. Sicherung durch Myelographie

c) Verschmälerter Intervertebralspalt mit verengten Foramina intervertebralia durch ***Bandscheibenschäden*** *(Osteochondrose)* infolge Prädisposition, Alterung, Dauerbelastungen, Wasserverlust, Klimaeinflüssen, Kälte, Infektionen (inkl. Foci), Rheumatismus, tox. Schädigung. All diese Faktoren können als Reiz schmerz- und krankheitsauslösend auf die Nervenwurzeln und ihre Scheiden wirken, die jedoch meist zuvor mech. geschädigt sind
Rö.: (keilförmig) verschmälerter Zwischenwirbelspalt mit knochenverdichteten angrenzenden Wirbelplatten. Die rö. nachgewiesene Osteochondrose braucht aber für Schmerzen und Nervenschaden nicht verantwortlich zu sein. Es kann auch durch Entzündungen und damit Verdickung von Nervenwurzeln ein Mißverhältnis zu ihren knöchernen Umhüllungen entstehen

d) ***Statisch-dynamische Schwäche des Bandapparates*** und Nachlasen des Tonus der Muskulatur mit folgender vermehrter Beweglichkeit der WK und Haltungsanomalien: im Alter, bei Korpulenz, bei Leptosomen, nach Krankheiten, bei Unterernährung, nach Belastung und Ermüdung, bei Senkfüßen

e) *Arthritis lumbosacralis:* Steilstellung des Lumbosakralgelenkes durch Sacrum arcuatum oder Sacrum acutum. – Arthritis sacroiliaca oder Sakroileitis: Druckpunkt über dem Gelenkspalt sowie Schmerzen beim Zusammenpressen des Beckens und beim Treppabsteigen

f) Übergangswirbel: *Lumbalisation* des 1.SWK oder *Sakralisation* des 5.LWK

g) *Spondylolisthesis* = Wirbelgleiten nach vorn infolge Spaltbildung im Interartikularbereich (= Spondylolyse) des (meist 5.Lenden-) Wirbelbogens, gewöhnlich als angeb. Verknöcherungsstörung, selten traumatisch. Wirbelgleiten ist trotz der oft starken Verlagerungen selten. Vorw. Kinder. Schwäche im Kreuz und Schmerz durch Muskelermüdung, durch Belastungen verstärkt, im Liegen abklingend

h) *Traumen:* Frakturen der Wirbel einschl. Gelenke. Zerrungen der Bänder und Muskeln

i) *Wirbeltumoren* (Stauchungsschmerz): Metastasen von Hypernephrom und Karzinomen von Prostata, Bronchus, Mamma, Magen und Struma; Sarkom, multiples Myelom, Leukämien, Lymphogranulomatose, Paraproteinämien

k) *Skoliose,* Kyphoskoliose:

α) *Angeb.* Wirbel- und Rippenmißbildungen bzw. -entwicklungsstörungen und Muskeldefekte

β) *Rachitisch* (Skoliose auch durch Beckendeformation)

γ) *Statisch:* Beinverkürzungen durch Hüft- und Kniegelenksleiden (Luxatio coxae, Coxa vara und valga, X- und O-Beine, Versteifungen), Senkfüße, Frakturfolgen, Bein- und Armamputationen

δ) Schmerzhaft: Bandscheibenvorfall, Ischias

ε) Entlastungsskoliose (reflekt.): bei inneren Erkrankungen, z. B. Pleuritis, Nephrolithiasis

ζ) Rücken- und Bauchmuskelschwäche

η) Pleuraschwarten

ϑ) Rö.: Spondylitis, Wirbelfraktur, Kreuzbeinasymmetrie

l) Kyphose: Rachitisch, Alter, Jugendliche (M. Scheuermann, häufig hereditär). Gibbus bei Spondylitis tbc.

m) Vermehrte Lendenlordose: Spondylitis, Bandscheibenschäden, Adipositas, Gravidität, Nierenkoliken. Tragen hoher Absätze

n) Aufhebung der physiol. Lordose u. Kyphose (häufig als Frühsymptom): Bandscheibenschäden, Spondylitis u. a.

o) *Osteoporose:* Knochenstrukturverlust mit Frakturneigung; häufigste generalisierte Knochenerkr. (vorw. WS). Manifestation bes. im Alter und bei Frauen nach der Menopause. Diese sind gefährdeter als Männer, da sie früher Knochenmasse verlieren; daher rechtzeitig Östrogen-Gestagen-Substitution.

Risikofaktoren (mit abfallender Bedeutung): weibl. Geschlecht, fam. Disposition, Mangelernährung, Malabsorption, geringe Ca-Zufuhr, frühe Menopause, Bewegungsmangel, Alkohol- u. Koffeinabusus, hohe Protein-, Na- u. Phosphatzufuhr.

Klinik: Heftige Knochenschmerzen („alles tut weh") spontan und verstärkt schon bei leichten Erschütterungen (Treppabsteigen), v.a. untere WS mit klopfschmerzh. Dornfortsätzen bei erhaltener Beweglichkeit (als Frühsymptom). Antirheumat. Ther. hilft kaum. Horizontallage lindert. Gebeugte Haltung (Kyphose, Gibbus), sich verkürzende WS („Kleinerwerden") mit queren Hautfalten am Rücken. Kleine, vorsichtig trippelnde Schritte. Die Kranken fühlen sich schwach und müde, sind unlustig und mutlos. Myogelosen. Spontanfrakturen, bes. Schenkelhals und Wirbel.

Rö.-Befund, aber Nachweis erst bei um mehr als ein Drittel geschwundener Knochensubstanz. Knochendichte vermindert. Wirbeleinbrüche, Keil-, Fisch- u. Plattwirbel. Ausweitung der Markräume

α) *Primäre* O. = häufigste Form = idiopath. (juvenil), postmenopausale (präsenil) u. senile O. Bedeutsam ist Östrogenmangel. Langsame Entwicklung über Jahre, zunächst vorw. bei Frauen, ♀ : ♂ ~ 6:1, im Senium ♀ : ♂ ~ 2:1. Zu anfangs trabekulärem Knochenschwund tritt später der kortikale

β) *Sekundäre* O.:
- endokrin, metabolisch: Cushing-Syndrom, Hyperthyreose, Hypogonadismus, Akromegalie, Diabetes m., Hyperparathyreoidismus
- iatrogen, medikamentös: Glukokortikoide, Heparin, Schilddrüsenhormone, Gonadotropin-Analoga, Laxanzien. Nach Ovariektomie
- myelogen, onkologisch: Plasmozytom, Mastozytom, Knochenmarkkarzinose

- parainfektiös, immunogen: rheumatoide Arthritis, M. Crohn
- Inaktivität, Immobilisation: Bettruhe, Para-, Hemiplegie
- hereditäre Bindegewebserkrankungen: Osteogenesis imperfecta, Marfan-, Ehlers-Danlos-Syndrom
- komplexe Osteopathien: renale u. intestinale O.

p) **Osteomalazie:** Mineralisationshemmung d. langen Röhrenknochen, Osteoid vermehrt inf. Vit. D-Mangels (bei Kindern resultiert Rachitis), sek. Hyperparathyreoidismus. – Rückenschmerzen, Muskelschmerzen, -schwäche.
Diagnostik: Vit. D$_3$-Verminderung, alk. Phosphatase erhöht, ggf. Hypokalzämie, Hypophosphatämie.
Typ. radiolog. Zeichen: Pseudofrakturen, Mineralisationsdefekte, Looser-Umbauzonen.

q) Osteomyelitis
r) M. Paget
s) Spina bifida
t) Kokzygodynie = Neuralgie des Plexus coccygeus. Der Schmerz steigert sich beim Sitzen, bei Bewegungen und Anstrengungen sowie beim Pressen und bei Defäkation. Meist nach Traumen wie Kontusion, Luxation, Fraktur des Steißbeines nach schweren Geburten und durch Sturz; bei Entzündungen (Osteomyelitis, Tbc., Typhus usw.) und Tumoren des Steißbeines; bei Arthritis sacrococcygea. Zu beachten auch Schmerzprojektionen ins Os coccygis von Prozessen der Nachbarschaft, vor allem bei Adnexitis, Prostatitis, Tumoren, Sakraldermoid usw.; bei Alterationen der unteren LWS und des Kreuzbeines; bei Tabes; bei Venenstauung im Epiduralraum

2. *Gynäkologische* Leiden; oft am stärksten kurz ante menses: Deszensus auf Prolapsus uteri et vaginae, Retroflexio uteri, Parametritis, Parametropathia spast. (= Spannung der Ligg. sacrouterina, hier Lüftungs- und Schiebeschmerz, Adnexgegend druckempfindlich), Abort, Gravidität, Dammriß, Tumoren, Dysmenorrhoe (s. d.), venöse Stauungen im Lig. latum.
Auch nach Erhebung eines gyn. Befundes muß die WS unter-

sucht werden, zumal der vertebrale Kreuzschmerz häufiger ist als der gynäkologische.

3. *Spinale* Erkrankungen:
   a) *Intraspinal:* Meningitis, Meningealapoplexie, Meningeal- und Rückenmarkstumoren (bes. Kaudatumoren), multiple Sklerose, Myelitis, Tabes, Poliomyelitis, Syringomyelie, Hämatomyelie, Arachnitis adhaesiva
   b) *Extraspinal:* Neurinom, Lipom, intrapelvine Plexusneuritis, Ischias
4. *Nierenkoliken* (s. d.), bes. Pyelonephritis, Nephrolithiasis, Hydronephrose, Nierenabszeß und -infarkt, Tumor
5. *Infektionskrankheiten:* Grippe, Malariaanfall, Trichinose u. a.
6. *Interne Leiden* (Head-Zonen): Ulkus (Perforation?), Leber-, Gallenblasen-, Pankreas-, Milz-, Pleuraerkrankungen. Peritonismen. Retroperitoneale Lymphome
7. Prostatitis, *Prostata* abszeß, -tumoren, seltener -hyperplasie. Samenblasenentzündung. Proktitis. *Rektumkarzinom.* Durch Dehnung des Douglas-Peritoneums Druck auf den Plexus oder auf sympathische lumbosacrale Reflexbahnen
8. *Psychogen:* Hysterische Reaktion. Sexualneurosen: Coitus interruptus, psychische Traumen u. a.

Anamnese: *Schmerz:* diffus oder umschrieben, langsam einschleichend oder (seltener) akut auftretend (Bandscheibenvorfall), scharf und schneidend (Knochenprozesse), tief gelegen und dumpf (gyn. Prozesse); am stärksten abends (statisch) oder morgens (spondylarthrotisch). Schmerz im Stehen, Sitzen oder auch im Liegen, bei Bewegungen (Strecken, Beugen, Drehen; dabei Knacken und Knirschen?), bei Druck, Klopfen, Stauchungen (auch Schlag gegen die Fußsohle des gestreckten Beines) u. Belastung oder Entlastung, bei Husten, bei Arbeit. Schmerzausstrahlungen vom Kreuz in die Beine (z. B. Wurzelischias) oder umgekehrt (z. B. Senkfüße). Schmerzhafte Ermüdbarkeit)

Untersuchung: Haltung und Verlauf der *WS:* gerade, Kyphose, Skoliose, Lordose, Aufhebung der physiol. Lordose und Kyphose. WS-Beweglichkeit in allen Richtungen oder Steifigkeit. Zug am Kopf wirkt lindernd – oder Stauchungsschmerz. Beckenstand. Hartspann? Myogelosen? Segmental-nervöse Reiz- oder

Ausfallserscheinungen? Head-Mackenzie-Zonen? Troph. Ödeme, Atrophien, Durchblutungsstörungen, bes. an den Extremitäten? Gyn., neurolog., urolog., interne U. Elektrolyte.
Rö.: Verschmälerung der Intervertebralspalten (oft einseitig).
Zackenbildungen. Unkarthrotische Einengung der Foramina intervertebralia (Schrägaufnahmen). Verbiegungen und Drehun-
gen der WS. Gleiten der Wirbel. Osteoporose u. a. Strukturände-
rungen: Osteodensitometrie, Knochenszintigraphie. CT. Ggf.
Beckenkammbiopsie

87. Lähmungen

I. Zentrale motorische = spastische Lähmungen

= *Pyramidenbahnläsion;* dadurch peripherer, spinaler Reflexbogen ohne zerebrale Hemmung (Schädigung d. 1. motor. Neurons): gestörte Fein- u. Willkürbewegungen. Hypertonus (Spasmus = initialer Muskelwiderstand), Hyperreflexie, Klonus, pathol. (spast.) Reflexe, spast. Gang. Schmerzleitung und Sensibilität meist intakt, keine Muskelatrophien (später Inaktivitätsatro-
phie), keine EAR, keine fibrillären Zuckungen, häufig Mitbewegungen. – Evtl. Zusammenkrampfen der Zehen beim Gehen:
Diesen Reflex kann man auslösen, indem man den Unterschenkel des auf dem Bauch liegenden Pat. beugt, wobei sich die
ischiokrurale Muskulatur fühlbar und sichtbar spannt. Auch
Spannung des Tibialis ant. im Stehen.

Pyramidenbahnverlauf: motor. Rindenregion – Capsula interna – Hirnstamm (auch von extrapyramidalen Bahnen durchzogen) – Pons – Medulla oblongata – Medulla spinalis bis zu den spinalen Vorderhornzellen.

Bei akuter Schädigung entsteht zunächst eine schlaffe, reflektorische Lähmung = Schockstadium; erst nach Tagen entwickelt sich
der Spasmus. Eine Parese bildet sich bei Pyramidenseitenstrang-
bahnläsion aus, aber Vorderstrangbahn und subkortikospinale
(= extrapyramidale) Bahn intakt.

Beim *Rigor* handelt es sich nicht um eine Lähmung, sondern um
einen starren Hypertonus, häufig mit „Zahnradphänomen": bei
Pallidumerkrankungen wie Parkinsonismus

1. **Läsion der Hirnrinde** = Monoplegie: Traumen des Schädelda-
   ches, Knochenbruchwülste, Hirn- und Meningealtumoren,
   Gummen, Duranarben, Embolie, Thrombose, epi- und subdurale Blutungen (nach Unfall)

2. **Läsion der Capsula interna** (am häufigsten) = Hemiplegie:
   a) Apoplexien (s. d.), Lues cerebri, Tumor, Hirntraumen, Hy-
      drozephalus, multiple Sklerose (meist paraplegisch)
   b) Hemiplegia spast. infantilis und Diplegia spast. infantilis
      (M. Little, mit Adduktorenspasmen). Ät.: Geburtstraumen
      (Blutungen), meist bei schwieriger Frühgeburt, wobei häu-
      fig erbbedingte Entwicklungshemmungen mitspielen. Früh-
      kindliche Enzephalitis; seltener Meningitis, Lues cerebro-
      spinalis, Hirnblutungen nach Keuchhusten, Diphtherie u. a.

3. **Bulbäre Pyramidenbahnstörungen** = Hemiplegia cruciata (alternans) = Lähmung eines Armes und des gegenseitigen Beines

4. **Spinale Pyramidenbahnstörungen** = gewöhnlich spast. Paraplegie (-parese) der Beine:
   a) Herd (Trauma, Tumor usw.) der Mantelkante des motor.
      Gyrus centralis, Diplegia spast. infantilis (s. 2b), spast. Spi-
      nalparalyse, amyotrophische Lateralsklerose, multiple Skle-
      rose, Lathyrismus, Toxoplasmose
   b) Bei Querschnittsläsion (s. II, 4.) oberhalb des Lendenmarks
      treten spast. Lähmungen auf, während sich bei Herdsitz im
      Lendenmark und im Schockstadium schlaffe Lähmungen
      entwickeln
   c) Brown-Séquard-Lähmung (s. Nr. 145, 10c).

Zur Unterscheidung: Im Gegensatz zu den pyramidalen Läsionen
steht das *Extrapyramidale Syndrom,* das alle außerhalb der Pyramidenbahn und des Kleinhirns entspringenden Bewegungsstö-
rungen umfaßt, die im Pallidum, Striatum (Putamen + Nucleus
caudatus), Nucleus hypothalamicus, Nucleus ruber und Nucleus
dentatus des Kleinhirns und der nichtpyramidalen Rindenregion
lokalisiert sind. *Einteilung:* a) hyperkinetisch-hypotone Form:

Hyperkinesen, Tremor, Spasmus mobilis, Muskelhypotonie (z. B.
bei Athetose, Chorea u. a.); b) hypokinetisch-rigide Form: Hypo-
kinesen, Muskelhypertonie (Rigor), Spontanaktivität vermindert, Dyskinesien (z. B. Parkinson-Syndrom).

II. Periphere motorische = schlaffe Lähmungen

= Läsion des 2. motor. Neurons: Vorderhornzellen, Vorderwur-
zeln, periphere motor. Nerven oder Muskeln mit: Hypotonus,
hypo- bzw. Areflexie (am Reflexbogen sind mindestens 3 Wurzeln beteiligt), meist Sensibilitätsstörungen, Muskelatrophien,
Entartungsreaktion, öfter fibrilläre Zuckungen, keine Mitbewe-
gungs- u. Pyramidenbahnzeichen

1. *Vorderhornerkrankungen:* Poliomyelitis, progr. spinale Muskelatrophie, Myatonia congenita (Oppenheim)

2. *Funikuläre Myelose:* Parästhesien, spinale Ataxie mit gestörter
   Tiefensensibilität, Hypotonus, Paresen, Areflexie mit path. Reflexen, interne Symptome. *Ät.:* am häufigsten bei Vit. B$_{12}$-Man-
   gel, seltener bei Intoxikationen (bes. Alkohol), Avitaminosen,
   Karzinomkachexie, Leukämie, endokrine Störungen

3. *Landry-Paralyse:* Beginn mit schlaffen Beinparaplegien, dann
   ak. Aufsteigen in spinale und bulbäre motor. Gebiete = nur
   ein Syndrom, das auftreten kann im Finalstadium von Poliomyelitis, ak. Polyneuritis, Herpes zoster, Myelitis, Lyssa

4. *Rückenmarksquerschnittsläsion,* gewöhnlich mit Paraplegien
   (auch spast. Art, s. I, 4 b):
   a) Trauma; Hämatomyelie, Spinalapoplexie
   b) Kompression durch intradurale Tumoren (Neurinom, Me-
      ningeom, Arachnitis adhaesiva), intermedulläre Tumoren
      oder extradural durch Wirbeltumoren (Karzinom, Sarkom
      u. a.), Spondylitiden, Abszesse, WS-Verbiegungen
   c) Myelitis nach Infektionskrankheiten wie Masern, Scharlach,
      Grippe, Pneumonie, Sepsis, Typhus, Lues
   d) Syringomyelie

   Herdlokalisation im **Rückenmark:**
   Sitz im *Tractus corticospinalis:* spast. Parese mit gesteigerten
   und path. Reflexen: Myelitis, MS, Tumor, Trauma, Hämato-

myelie, Syringomyelie, amyotroph. Lateralskerlose, M.Fried-
reich.

Sitz im *Vorderhorn:* segmentale Begrenzung, Atrophie, Hyporeflexie, Kraft herabgesetzt, Muskelschmerzen, fibrilläre Zuk-
kungen: Poliomyelitis, Tumor, Trauma, Syringomyelie, spin.
Muskelatrophie, amyotroph. Lateralsklerose.

Sitz in der *grauen Substanz:* Lähmung, Atrophie, troph. Störungen, Analgesie, Thermanästhesie, Berührung erhalten: Tumor, Syringomyelie, Hämatomyelie.

Sitz in den *Hintersträngen:* meist Hyporeflexie, Hypotonus,
Parästhesien, Tiefensensibilität gestört (Ataxie), Hypästhesie,
Schmerzempfindungen kaum gestört, Vibrationsempfindungen
vermindert: Tabes, Tumor, Trauma, def. WS-Prozesse, funikuläre Myelose, M.Friedreich.

Dissoziierte Störung: Brown-Séquard

5. *Periphere Nerven:* Polyneuritis (s. Nr.81). Traumen

6. *Myopathien* = erbliche Degeneration der Muskelzellen mit
   wahrscheinlich neurogenem Einfluß:
   a) Progressive Muskeldystrophie (Erb)
   b) Myotonia congenita (Thomsen): seit früher Jugend steife
      Muskeln, bes. der Extremitäten: dominant vererblich
   c) Dystrophische Myotonie: Kombination von a) und b) mit
      endokrinen und psych. Störungen
   d) Myasthenia gravis pseudoparalytica = hochgradige Muskel-
      schwäche und -ermüdbarkeit vorw. der äußeren Augenmus-
      keln, der Kau- und Schlundmuskeln sowie der Nackenmus-
      keln. Überw. Frauen
   e) Myatonia congenita (Oppenheim): angeboren, Skelettmus-
      kulatur schlaff und adynamisch, Hyporeflexie. Günstige
      Prognose

7. *Muskelhypotonus* auch bei Ausfall sensibler Bahnen (Tabes)
   sowie bei Erkrankungen des Kleinhirns und der Stammgan-
   glien

8. Übersicht: ***Armlähmungen*** od. Bewegungsbehinderungen:
   a) s. 1.–6.
   b) Schädigung des *Plexus* brachialis durch HWS-Prozesse,
      Traumen, Schuß, Luxation des Humeruskopfes, Tumoren,
      Halsrippe

c) Neurogene Armlähmungen bei *Kindern:*
Typ Erb-Duchenne (C_{5-6}): Arm hängt schlaff herab, leicht einwärts gedreht
Typ Klumpke (C_8–D_1): Lähmung der Unterarme und Hände. Parrot-Pseudoparalyse: Scheinlähmung bei Säuglingen mit konnataler Lues

d) *Myogen* (s. Nr. 145, 13.): Muskelschäden, Myositis usw.

e) Durch *Sehnen-, Knochen-* und *Gelenk*prozesse: Zerrung, Fraktur, Luxation, Arthritis usw.

III. Psychogene (hysterische) Lähmungen

= Tonus und Reflexe normal; keine Atrophien, kein Fibrillieren

88. Lage und Haltung

1. **Orthopnoe,** teils Sitzen am Bettrand, Arme aufgestützt (Einsatz d. Atemhilfsmuskulatur): Herzkranke, Bronchialasthmatiker u. a. Lungenkranke mit Dyspnoe
2. **Flache** Lagerung: Kollaps. Auch Herzkranke mit Hirnanämie (hier empfehlen sich zusätzlich Analeptika)
3. **Ruhelage,** Gelenke und Kopf **gebeugt:** Polyarthritis
4. **Opisthotonus:**
   a) mit angezogenen Beinen, oft Seitenlage: Meningitis
   b) mit starr gestreckten Beinen: Tetanus
   c) Nackensteifigkeit auch bei ak. Polyarthritis, Spondylarthrosis, Spondylitis tbc., bei Anginen, nach Tonsillektomie, bei Trichinose
5. **Starre Lage:**
   a) Gehirnkrankheiten: Tumor, Enzephalitis, Parkinsonismus, z. T. Psychosen (Stupor)
   b) Lungenembolie; Angina pectoris (bei Herzinfarkt häufig Umherlaufen)
6. **Ängstliche Rückenlage,** Beine leicht angezogen: Peritonitis diffusa (z. B. Ulkusperforation). Nur re. Bein aufgestellt: Appendizitis ac., Typhlitis

7. **Seitenlage:**
   a) Pneumonie und Pleuritis, teils bei Bronchiektasen und
      Lungenabszessen: Lagerung auf der kranken Seite bevor-
      zugt
   b) Vorwiegend Rechtslage: Herzkranke
   c) Magen-Darm- u. a. Koliken (s. auch 8.)
   d) Bei schweren Baucherkrankungen
   e) Meningitis (s. 4 a)
8. **Umherwälzen** (infolge heftiger Schmerzen) bei Bauchkoliken,
   aber auch bei Pankreatitis ac. Unruhe bei Verblutung
9. *Scheinbar* weich auf Kissen liegender Kopf mit aufgelöstem
   Haar, aber Halsmuskeln und Augen gespannt; eine Augenbraue hochgezogen: *Hysterica*
10. Schmerzen bei Lagewechsel: Ulcus ventriculi
11. Bauchlage (selten): evtl. Darmprozesse (Koliken), heftige
    Kopfschmerzen
12. **Gebeugte** Haltung:
    a) Wirbelsäulen-Prozesse: z. B. Osteoporose, Osteomalazie,
       M. Paget, M. Recklinghausen, Spondylitis tbc.
    b) Appendizitis. Magen-Darm-Koliken
    c) mit. re. Hand am Rippenbogen: Cholezystitis, Gallenstein-
       kolik, Leberabszeß
    d) M. Parkinson, Parkinsonismus: Kopf und Rumpf vornüber-
       geneigt. Ellenbogen und Knie leicht gebeugt, Arme am
       Körper
    e) Schwere chronische Bronchitis
    f) Sitzen mit auf die Knie gestütztem Kopf: Perikarditis; dazu
       steife Kopfhaltung: Spondylitis im Halsbereich
13. **Lordose** mit Druck der Hände in die entsprechende Flanke:
    Nierenkoliken
14. **Entlastungskoliose** (Biegung nach der kranken Seite), am
    deutlichsten bei Kindern: Pleuritis, Pneumonie usw.
15. Aus Lage und Handbewegungen können wir bei *Soporösen*
    noch lokalisatorische Hinweise erhalten: z. B. Blase (über-
    füllt), Kopf (Schmerzen), Rippen (Bruch)
16. Die Haltung des Kranken, sein Händedruck und sein Geba-
    ren sind auch Ausdruck seiner *geistig-seelischen* Verfassung:
    Wir können Optimismus und Gesundungswillen oder theatra-

lisches Verhalten mit Flucht in die Krankheit oder Indolenz und Verzweiflung ablesen.

89. Leber und Gallenwege

(s. auch Ikterus)

A. Primäre Hepatopathie

I. Infektiös = Hepatitis

1. **Akute Virus-Hepatitis** (Hepatitis-Viren: A, B, C, D, E): Die Symptomatik der ak. Hepatitis kann stark variieren, läßt aber keinen Rückschluß auf das verursachende Virus zu. Auch pathol.-anat. ergeben sich kaum Unterschiede.

Der *klin. Verlauf* läßt sich in 3 Phasen gliedern:
- *Prodromalphase* (2–9 Tage): grippeähnliche u. gastrointestinale Symptome wie Inappetenz, Übelkeit, Widerwillen z.B. gegen Fleisch u. Tabak, Abgeschlagenheit, Kopfschmerzen; Hautjucken, Arthralgien
- *Krankheitsphase* (2–6–12 Wo.): Hepatomegalie (in 75 %), Ikterus (nur in 50 %!), meist kaum Werte über 10 mg/dl, Splenomegalie (in 25 %), Braunfärbung des Urins, Pruritus, Stuhlfarbe normal bis acholisch.
- *Rekonvaleszenzphase:* Uncharakterist. Beschwerden: Leistungsmidnerung, schnelle Ermüdbarkeit, ggf. „Post-Hepatitissyndrom" mit Inappetenz, Druckschmerz im re. Oberbauch, fehlende Gewichtszunahme (evtl. psychosomatisch durch ständige Laborkontrollen).

Laborbefunde: BSR in Prodromalphase leicht erhöht, in Krankheitsphase normal. Im *Blutbild:* Leukopenie, ggf. atypische Lymphozyten = Viruzyten (in 20 %)
Normale *Transaminasen* schließen eine H. aus. Ihr Anstieg ist weder bezüglich der Schwere noch der Prognose zu verwerten. GPT ist stärker als GOT bereits im Prodromalstadium erhöht.
Bilirubin. Anikterische Verläufe (50 %) neigen eher zur Chro-

nizität. Nicht die Ausprägung des Ikterus, sondern dessen Dauer korreliert mit dem Schweregrad der H. AP u. γ-GT normal bis leicht erhöht.

Gerinnungsfaktoren und Cholinesterase normal.

γ-Globuline sind gering u. kurzfristig erhöht.

Urobilinogen i. U.: bei Beginn d. ikterischen und in Rekonvaleszenzphase nachweisbar.

Serologie = Nachweis von Antikörpern zur Bestimmung des Virustyps (A–E), Festlegung von Krankheitsstadium u. Immunstatus:

– Hep. A: HA-Ag im Stuhl während Prodromalphase nachweisbar (Pat. ist infektiös). Anti-HAV (IgM, IgG) weisen die stattgehabte Infektion nach.
– Hep. B: HBsAg vor Krankheitsbeginn, max. bei klin. Symptomen, dann nicht mehr nachweisbar. In 10 % HBsAg-Persistenz = chron. Verlauf. HbeAg wird rascher eliminiert, sein Nachweis bedeutet hohe Infektiosität. Anti-HBc zeigt als einziger Marker die vorausgegangene Infektion an. Anti-HbsAg, Monate nach der Infektion nachweisbar, bedeutet Immunität (keine Reinfektion).
  HbeAg, Anti-HBe sollen nur bestimmt werden, wenn HbsAg positiv ist.
– Hep. C: Nachweis von HCR-Rna
– Hep. D: als Superinfektion bei Hep. B. HDV-Ag- u. Anti-ADV-Persistenz weisen auf Übergang zur chron. H. hin.
– Hep. E: Testsysteme sind bereits verfügbar, Virus-DNA u. RNA durch Hybridisierung, Polymerasekettenreaktion.

Eigenschaften der Hepatitisviren:

Inkubationszeit: A 4–5 Wo. – B 1–6 Mon. – C 6–12 Wo. – D 1–5 Mon. – E 4–6 Wo.

Infektionsweg: A fäkal-oral (selten sexuell, parenteral) – B parenteral, sexuell, perinatal, Insekten – C parenteral (Transfusion!) – D parenteral, sexuell nur mit B-Virus – E fäkal-oral

Fulminante Hepatitis: A 0,1–2 % – B 0,5–3 % – C extrem selten – D 2–30 % – E 0,3–0,8 %

Chron. Verlauf: A nie – B 5–10 % – C 40–70 % – D 60–70 % – E nie

DD: Verschlußikterus. Andere virale (v. a. infektiöse Mononukleose, Zytomegalie, s. u.), bakterielle (v. a. Weil-Krankheit) und parasitäre (v. a. Malaria) Infektionen. Arzneimittelschäden. Alkoholhepatitis.

2. **Akute H.** (Hepatitis-Viren A–E nicht nachweisbar): infektiöse Mononukleose, Zytomegalie, Röteln, Poliomyelitis, Parotitis epidemica, Gelbfieber, Coxsackie-Virus u. a.

3. **Bakterielle Hepatitis:**
   a) bei Sepsis, Tbc., Ruhr, Paratyphus, Appendizitis, Angina, Pneumonie, Salmonellosen u. a.
   b) bei Spirochätosen: Lues, M. Weil, Leptospirosen (Feldfieber)
   c) bei Protozoenkrankheiten: Amöbenruhr, Malaria, Kala-Azar, Toxoplasmose
   d) bei Brucellosen: M. Bang, Maltafieber
   e) bei Rickettsiosen: Fleckfieber u. a.

II. **Toxisch-degenerativ =** *Hepatose*
Enzymaktivitäten nur gering, deutlich erhöhte Werte nur bei exzessiver Verfettung und bei sek. Entzündung. Cholinesterase erhöht.
Hauptvertreter: *Fettleber* = Steatosis hepatis. Die wichtigsten Ursachen sind (heute bei uns): Alkoholismus, Diabetes und Über- oder Mangelernährung.
Innerhalb einer Fettleber auftretende Entzündungen werden als tox. Hepatitis oder *Fettleberhepatitis* (pleonastisch, besser wohl: Fetthepatitis) bezeichnet. Im angloamerikan. Sprachraum ist sie identisch mit alkoholischer Hepatitis.

1. *Chem. Toxine: Alkohol* (überproportionale Erhöhung der γ-GT), Äther, Chloroform, Benzol, Barbitursäure, trizyklische Antidepressiva, diphenolhaltige Laxanzien, Pyrazolon, Novocain, Antibiotika, Tuberkulostatika, Sulfonamide, Sulfonylharnstoffe, Tetrachlorkohlenstoff, Industriegase, Phosphor, Arsen und Derivate, Blei, Tabak, Lost, Pilzgifte, Pflanzenschutzmittel, Nahrungsmittelzusätze und anderes

2. *Ernährungsschäden:* Über-, Fehl- und Mangelernährung (bes. Eiweißmangel), Avitaminosen, Sprue, Zöliakie, Pellagra

3. *Stoffwechselstörungen:* Störungen des Fett-, Eiweiß- und Kohlenhydratstoffwechsels (z. B. *Diabetes mellitus*), Gicht, Dysbakterie

4. *Endokrine* Störungen: M. Basedow, Myxödem, M. Cushing, Pankreasaffektionen
5. *Eiweißzerfallsgifte:* bei Infektionen (Cholelithiasis, Tbc., Kolitis, Osteomyelitis u. a.), Gewebszertrümmerung (auch durch Op.), Verbrennungen, Röntgen-Bestrahlungen

B. Sekundäre Hepatopathien

1. *von den Gallenwegen aus:*
   a) Gallenwegsverschluß (Stein, Striktur, Malignom, Lymphome, Askaris), der in biliäre Zirrhosen übergehen kann
   b) Cholangitis, die biliäre Zirrhosen und Abszesse verursachen kann
   c) Toxische Cholangitis durch Übertritt von Pankreassekret
   d) Cholesterose = Cholesteatose = Cholesterinablagerungen im Gallenblasenepithel. Vorw. 40–60 jähr. Frauen
2. *vom Blutwege aus:*
   a) durch gesteigerten Blutzerfall
   b) durch hämatogen-miliare Aussaat von Erregern
   c) durch Besiedlung mit Tumorzellen
   d) durch Kreislaufstörungen: Stauungsleber
   e) Sauerstoffmangelleber: schwere Anämien, Herzinsuffizienz usw. Bewegungsmangel
3. *Ungünstige Einflüsse:*
   Magenleiden (chronische Gastritis, Ulzera, Magenresektion); körperliche und seelische Belastungen, psychische Alterationen (Ekel, Angst, Neid); dauerndes Kraftfahren (mit Einatmen von Benzindämpfen und -abgasen, Hypoxämie der Leber, Cholestase usw.)

C. Palpation

I. Lebervergrößerungen

= immer mit Konsistenzzunahme, außer bei ak. gelber Leberdysatrophie und Fettleber. Rand der gesunden Leber nicht deutlich zu tasten. Zu achten bes. auf die li. Leber. Atemverschieblichkeit. (Die Größenangabe „Querfinger [QF]" gibt es nicht, nur Fingerbreite [Fbr.], besser: cm

1. Diffus:

a) *Parenchym*erkrankungen, s. A I:

Zu achten ist auf die verbreiteten *anikterischen* Formen, die sich – monate- und jahrelang unerkannt – meist verbergen hinter „Diagnosen" wie Gastritis, chron.-rezid. Ulcera ventriculi aut duodeni, Z. n. Magenresektion, Cholecystopathie, Z. n. Cholezystekomie, Erschöpfungszustand, Depression usw.

Anamnese: Völlegefühl, Aufstoßen, Übelkeit, Brechreiz, Hochkommen von (teils galligem) Mageninhalt ohne Würgen, Druck bis Schmerz im Epigastrium (li. Leber!), häufig am re. Rippenbogenrand bis zum Rücken ziehend, Appetitmangel, Fettaversion, Obstipation. Daneben: gestörter Schlaf, Kopfschmerzen, Schwindel, Herzbeklemmungen, Parästhesien, kalte Füße, Schweiße, Müdigkeit, rasche Erschöpfbarkeit, Reizbarkeit und Verstimmung bis Depressionen.

Klinisch: Lebergröße nicht nur palp., sondern auch perk. und ausk. („Kratzmethode") ermitteln. Bei ihrer Bestimmung sind allerdings zu berücksichtigen: Konstitution, raumfordernde Prozesse im Thorax und Abdomen und die Deutung des Untersuchers. Nicht jede Hepatitis braucht mit einer Organschwellung einherzugehen. Weiter zu beachten: Konsistenz, Rand, Oberfläche und Form. Die li. Leber ist schlechter durchblutet (A. lienalis) und damit anfälliger als die re. Ferner: Konstitutionstyp, Kolorit, insbes. intermittierender Skleralsubikterus, injizierte Konjunktiven, Zungenbelag, Teleangiektasen am Rumpf und in den Handflächen, Pigmentationen, Leistenlymphome (bes. re.), Hyperhidrosis, Foetor hepaticus, Hypotonie

b) *Leberzirrhose* (anfangs meist hypertrophisch, später Leberschrumpfung

Klinik:

α) Kompensierte L. (ohne Aszites): Leistungsfähigkeit reduziert (60–80 %), Verdauungsbeschwerden (50–70 %), Gewichtsabnahme (30–40 %), Oberbauchschmerzen, Impotenz, Blutungsneigung, Hepatomegalie (bei $^2/_3$ der L.), Splenomegalie, Ikterus (30-50 %).

Weitere Symptome: Spider naevi, Palmarerythem, Weiß- u. Uhrglasnägel, Striae, Teleangiektasen, Gynäkomastie, keine männl. Sexualbehaarung, Hodenatrophie (Feminisierung), Rhagaden, Cheilosis, pellagroide Hautschuppung, Geldscheinhaut, Xanthelasmata, Dupytren

β) Dekompensierte L. (mit Aszites): Meteorismus, Kollateralvenen: Ösophagusvarizen, Hämorrhoiden, Caput medusae (selten), hämorrhag. Diathese.

Diagnostik:

- Leberpalpation: Organgröße (MCL): bis 12 cm, Druckempfindlichkeit (Kapselspannung), Konsistenz (weich; teigig bei Fettleber, hart bei Z.), Leberrand (scharf und derb od. höckerig bei Z., stumpf bei Stauung), Oberfläche (höckerig bei Karzinom u. Z.)
- γ-GT fast immer, alk. Phosphatase in ca. 90 % erhöht
- Gerinnungsfaktoren, Cholinesterase, Albumie vermindert
- Bilirubin oft < 3 mg/dl, meist anikterisch!
- Transaminasen normal bis leicht erhöht (Ausnahme: aktive Z.)

Ät.:

- Alkoholzirrhose (ca. $^2/_3$ aller Z.) und posthepatitische Z. (nach chron. Hepatitis) sind ca. 80 % aller Z.
- kryptogene Z.
- stoffwechselbedingte Z.: Hämochromatose, M. Wilson (= hepatolentikuläre Deg., Jugendliche; bei späterem Beginn: Westphal-v. Strümpell-Sy.), bei Glykogenose, zystischer Fibrose, Debré-Fanconi-Syndrom
- biliäre Z.
- kardiovaskulär bedingt: Rechtsherzinsuffizienz, Budd-Chiari-Syndrom, Osler-Rendu-Weber-Krankheit

c) Kardiale *Stauungsleber:* anfangs rel. weich

d) *Tumoren:*

α) bösartig: *Karzinom:* fast auschließlich metastatisch; selten prim. Leberkarzinom. Sarkom. Melanom

β) gutartig: Fibrom, Kystom, Hämangiom, Adenom

γ) Leberzysten: solitär oder multipel

e) *Blutkrankheiten:*
   α) *Leukämien:* bes. myeloische
   β) *Polyzythämien:* hauptsächlich Splenomegalie
   γ) *Hämolytischer Ikterus*
f) *Lymphogranulomatose:* bes. abdominale Form
g) Retikulo(endothelio)se: hierunter bes. großfollikuläres Lymphoblastom
h) *Abszeß* und *subphrenischer* Abszeß infolge Appendizitis, Kolitis, Ruhr, Ulkusperforation, Cholangitis, Gallenblasenempyem, Pankreatitis, Fokalinfektion, metastatisch über A. hepatica
i) *Speicherkrankheiten:*
   α) *Fettleber* (weich): bei *chron. Alkoholismus.*

> Hier seien dessen *Allg.-Erscheinungen* eingefügt, kausal schwer zu erkennen: Appetitmangel, Gewichtsverlust. Röte. Schwäche, Vigilanzabnahme, Impotenz, Refluxösophagitis, Magenschleimhaut-Erosionen mit Blutungen, evtl. Anämie; Resorptionsstörungen im Darm. Fettleber, evtl. übergehend in Fibrose u. Zirrhose. Pankreatitis, Mineral- u. Vitamin-Mangel. Kardiomyopathie, Tachykardie, Arrhythmie, Hypertonie, Arteriosklerose. Wadendruckschmerz. Myopathien, Polyneuropathie, Tremor, Doppeltsehen. Psyche: Halluzination, Delir, Vernachlässigung von Beruf, Familie usw. Hirnatrophie. Akanthozytose (Stechapfelform). γ-GT erhöht. MCV bei 75–90 % der Alkoholiker erhöht = Hinweis auf > 60 g/die. HDL anfangs erhöht.

> Weitere Fettleberursachen: Adipositas, Diabetes mellitus, Eiweißmangel, Infektionen, Vergiftungen, Anämien, Kachexie u. a.

   β) Lipoidspeicherung
   γ) Glykogenspeicherung: M. Gaucher, M. Niemann-Pick
   δ) Amyloidleber: bei chron. Eiterungen
k) *Zuckergußleber* = fibrös-plastische Perihepatitis
l) *Endophlebitis obliterans hepatica*
m) *Cholangi(oli)tis* sowie Stein und Tumor der Gallenwege (Leber nicht unbedingt verhärtet und vergrößert)
n) *Leberechinokokkus:* solitär oder multipel
o) *Leberegel* (Fasciola hepatica): übertragen von Schafen.

Schmerzhafte Leberschwellung mit Ikterus. Chron. Diarrhoen, evtl. Blutstuhl

p) *Senkleber* (in vertikaler Richtung beweglich; nur scheinbare Vergrößerung) = Tiefstand durch Ptose (z. B. bei Abmagerung) und raumfordernde Thoraxprozesse (Lungenemphysem, subphrenischer Abszeß u. a.). Tiefstand auch
vorgetäuscht durch weite epigastrische Winkel

2. **Zirkumskript:** Karzinom, Sarkom, Lues, Lymphogranulomatose und Tbc. der Leber, Schnürleber, Riedel-Lappen (bei
Cholezystitis); Zysten, Echinokokkus, Hämangiome, kaver-
nöse Lymphangiome. Durch Skoliose

3. **Sehr hart:** Tumoren: Metastasen aus Magen, Darm, Gallenblase, Niere, Pankreas, Ovar, Prostata u. a.; prim. Ca (selten,
fast nur in Zirrhosen), Sarkome (Retothel-Sa., Melanosar-
kommetastasen), selten benigne Tumoren. Leukämie, Zirrhose, Hämochromatose, Malaria

II. **Höckerige Oberfläche**

1. *Grobhöckerig:* Tumoren (s. I, 3.), Lues, Abszeß, Echinokokkus

2. *Feinhöckerig:* Atrophische Zirrhose (im Beginn glatt), Banti-
Syndrom. Cirrhose cardiaque. Zuckergußleber. Zysten

III. **Gallenblasenvergrößerungen** (respirat. verschieblich)
Fühlbare Gallenblase = Courvoisier-Zeichen spricht bei
chron. Ikterus für Tumor- und gegen Steinverschluß. Das Gal-
lenblasenkarzinom ist meist mit Steinen kombiniert.
Schmerzloser, fieberloser, komplett bleibender Ikterus mit
anhaltenden acholischen Stühlen ist tumorverdächtig. Später
Metastasen am Hilus mit Aszites durch Pfortaderkompression

1. *Hart:* Tumoren der Gallenblase selbst, seltener am Choledo-
chus, Zystikus, Hepatikus und an der Papille. Vorw. bei Frau-
en nach dem 40. Lj. mit Cholezystopathie-Anamnese. Evtl. ist
auch eine Steingallenblase zu fühlen.

2. *Prall-elastisch:* Hydrops, Empyem, Choledochusverschluß

IV. **Schmerz,** vorwiegend *Druck* schmerz

1. *Leber:* ak. gelbe Leberdystrophie (sehr stark), Hepatitis,
Stauungsleber, Abszeß, ak. Leberserositis, Leberadhäsionen
bei hämolytischem Ikterus, Gelbfieber

2. *Gallenwegserkrankungen:* Gewöhnlich Diätfehler auslösend. Verstärkter Schmerz bei Hinaufschieben der tastenden Hand unter den re. Rippenbogen (im Gegensatz zu Duodenal- und Magenprozessen). Schmerzen vermindern sich beim Zusammenkauern. Head-Zone D7–10, Druckschmerz entlang der 11. Rippe re. Ausstrahlende Schmerzen in die re. Schulter, re. Halsphrenikus druckempfindlich. Die Schmerzattacken bei b), c) und d) können sich gleichen.

a) *Cholangi(oli)tis* (s. Nr. 76, I, 1 g): meist fortgeschrittenes Lebensalter. Anamnestisch gastrointestinale Zeichen mit Fieberschüben, Schüttelfrösten und Koliken. Fettintoleranz. Intermitt. Ikterus. Milztumor.

b) *Cholezystitis:* Hydrops, Empyem, Gangrän, Perforation, Schrumpfgallenblase.
Bei *akuter* Cholezystitis Schmerzanfall, hohes Fieber, Tachykardie, Schweiße. Der Pat. liegt – im Gegensatz zur Gallensteinkolik – ruhig und bewegungslos.

c) *Cholelithiasis* (s. auch Nr. 76, II): meist pyknische Frauen, die geboren haben, ♀ : ♂ = 5:1. Steine häufig stumm. Koliken lasen sich kupieren durch entlang dem re. Rippenbogen schmerzhaft gesetzte i. c. Quaddeln mit Impletol u. a. (Differentialdiagnostikum gegenüber Entzündungen). Wegen drohender Komplikationen (ak. Pankreatitis, Hydrops, Cholezystitis, Empyem, Verschlußikterus u. a.) empfiehlt sich rechtzeitige Operation. – *Postcholezystektomiesyndrom*

d) *Gallenwegsdyskinesien* (s. auch Nr. 78, V): funkt. Störung, einer Gallensteinkolik ähnlich, ohne organ. Ursache, meist bei psychovegetat. Syndrom

DD: chron. Hepatitis, Magenleiden (Ulkus u. a.), Darmkoliken, Pankreasleiden, subphren. Abszeß, Nierenkrankheiten und paranephrit. Abszeß, Appendizitis, Adnexitis

3. *Kaum druckempfindlich:* atrophische Zirrhosen, maligne Tumoren, Lues, Echinokokkus

4. *Erneute Kolikanfälle nach Operationen:*
a) Intrahepatische Gallensteine
b) Rezidivierende Cholangitis, Cholangiohepatopathie
c) Choledochusstein

D. Perkussion und Auskultation („Kratzen")

Kratzmethode: Bei im Epigastrium aufgedrücktem Stethoskop kratzt man mit dem Finger zart von kranial nach kaudal, wobei der Ton von gedämpft auf tympanitisch umschlägt. In rückwärtiger Richtung kann man das Ergebnis kontrollieren.

1. **Vergrößerte Dämpfungsfigur:**
    a) Lebervergrößerung
    b) Senkleber
    c) Nicht abgrenzbare Dämpfungsbezirke der Umgebung; Lungeninfiltration, Pleura, paranephrit. Abszeß, Aszites
2. **Verkleinerte Dämpfungsfigur:**
    a) Leberverkleinerung: Zirrhosen. Akute Leberdystrophie
    b) Überlagerung mit Emphysem, Pneumothorax, Meteorismus, Pneumoperitoneum
    c) Hochstand infolge raumfordernder Abdominalprozesse bei Meteorismus, Aszites, Gravidität u. a.
    d) Kantenstellung: Peritonitis u. a.

E. Fieber, meist mit Lebervergrößerung

1. Ak. Hepatitis, M. Weil, Cholangitis, Cholezystitis, Empyem, Leberabszeß
2. Lebertumoren: bei nekrotischem Zerfall und z. Z. der Metastasierung vom Primärtumor in die Leber
3. Leberlues: nekrotische Gummen
4. Vereiterter Echinokokkus
5. Leberaktinomykose

Untersuchung:
Kolorit, Palpation (Form, Konsistenz, Rand, Oberfläche, Druckschmerz?), Perkussion, Auskultation. Fieber?, Juckreiz?, Bradykardie, Hypotonie, Foetor hepaticus. Übelkeit, Erbrechen, Mattigkeit, Gewichtsverlust, Zittern nach Anstrengungen, Schweißausbrüche. Pigmentierungen. Teleangiektasen („Leberstern-chen") am Leib, Palmar- und Plantarerytheme, Venektasien der Gesichtshaut. Häm. Diathese, Anämie, BSR, Blutbild, Price-Jones-Kurve, Blutungszeit. Lamblien?, Aszites?, Milztumor? Depressionen?

Blut (Serum darf nicht hämolytisch sein):

1. **Minimalprogramm im Rahmen eines Screenings:**
   - **GOT** (normal 4–22 U/l), **GPT** (n. 4–17 U/l) = hohe Sensitivität, geringe Spezifität für Leberkrankheiten: Normale Transaminasen schließen eine akute Hepatitis (GPT > GOT) aus; sind auch erhöht bei Zellschädigungen durch Alkohol (GOT > GPT), Medikamente (Toxine), Tumoren, Leberstauung, auch bei Herz- u. Skelettmuskelerkrankungen.
   - **GLDH** (n. bis 4 U/l): starker Anstieg bei Leberstauung
   - **Gamma-GT** (n. ♂ 4–28, ♀ 4–18 U/l): Früher u. starker Anstieg bei Alkoholschaden, Cholestase
   - **Alk. Phosphatase (AP)** n. 20–180 U/l: Cholestase; relativ früh erhöht bei infiltrativen u. granulomatösen Leberprozessen.
     Isoenzyme in Knochen, erhöhte AP-Aktivität bei Bronchialkarzinom, Hypernephrom, während der Schwangerschaft u. Adoleszenz bis 16. Lj. sowie bei antikonvulsiver Therapie vermindern die Spezifität.
   - **Bilirubin** (n. bis 1,0 mg/dl): Geringe Spezifität u. Sensitivität, vieldeutig. Differentialdiagnostische u. prognostische Hinweise

2. **Erweitertes Programm: hepatische Syntheseleistung:**
   - **Gerinnungsfaktoren.** Prothrombinzeit nach Quick (s. Nr. 67) erfaßt die in der Leber synthetisierten G.: I, II, V, VII, X. Hohe Spezifität u. Sensitivität. Sie sind allerdings auch bei reduzierter Vit. K-Resorption vermindert, z. B. bei Malabsorption, Cholestase, Antibiotikatherapie. Hier differenziert der *Koller-Test:* Nach Vit. K-Gabe steigt der Quick-Wert (o. g. Defekt) oder er bleibt unverändert (Lebersynthesestörung).
   - **Serumalbumin** (n. 55–64 % des Ges.-Eiw. im Plasma = 6,2–8,0 g/dl): Allenfalls von prognostischer Bedeutung. Hypalbuminämie kann zahlreiche andere Ursachen haben (Tumoren, chron. Entzündungen u. a.). Die hohe Reservekapazität vermindert die Sensitivität.
   - **Cholinesterase** (n. 2–8 kU/l): Höhere Sensitivität als Albumin, geringe Spezifität (erhöht bei Antikonzeptiva, Zytostatika).

3. Spezielle Untersuchungen:
- **Serologie** bei Virus-Hepatitis A, B, C, D, E (s. A.I.1.)
- **Gammaglobuline** (n. 12–20%) sind fast regelmäßig bei chron. Leberschäden erhöht. *IgA* bei chron. Alkoholschäden u. biliärer Obstruktion, *IgG* bei chron. aktive Hepatitis u. Alkoholschäden, *IgM* bei primär biliärer Zirrhose
- **Fe:** Vermehrt bei Hämochromatose u. (ak.) Hepatitis
- **Ammoniak** (normal bis 80 µg/dl): Erhöht bei schwerer Lebererkrankung, meist hepatische Enzephalopathie
- **Alpha-Fetoprotein:** Erhöht bei primärem Leberzellkarzinom in 90%. Verlaufskontrollen erforderlich, Anstieg auch z.B. bei Hepatitis
- **Autoantikörper:** *SMA* erhöht bei CAH (chron. aggressive H.); *ANA* bei CAH; *AMA* bei primär biliärer Zirrhose (in 90%) u. CAH mit Cholestase; *LKM* bei CAH
- **KBR** gegen hepatotrope Viren, Amöben, Echinokokken

Urin:
Urobilinogen, Bilirubin

Bildgebende Verfahren (Sonographie, Röntgen, CT, MRT)
1. Sonographie:
- *Leber:* Zysten sind definitiv zu diagnostizieren. Metastasen, Adenome, fokal noduläre Hyperplasie, Abszesse, Hämangiome bedürfen der weiteren Klärung (CT, Nuklearmedizin, Biopsie), da eine „Artdiagnose" meist nicht sicher gelingt
- *Gallenblase, -wege:* Die Trefferquote bei Cholezystolithiasis (Steingröße 3–4 mm) beträgt 95%, so daß die Cholezystographie überflüssig geworden ist. Solitäre Konkremente und kleine Steine (ohne Schallschatten) ergeben falschnegative Befunde. Vor Litholyse ist die Steinqualität mittels Abdomenübersichtsaufnahme od. CT zu klären. Das Lumen der Gallenblase ist nicht darstellbar wegen Cholezystitis in 75%, Tumors (10%), Gallenblasensediments (5%).
- *Pfortader:* Erweiterung, Verschluß d. V. portae, portokavale Anastomosen u. der quantitative Blutfluß (Duplexsonographie) sind darstellbar, hat die Portographie verdrängt.
- *Aszites* ist ab 100 ml nachweisbar (Knie-Ellenbogen-Lage), ab 200 ml in Seitenlage (Punktion, A. untersuchen!)

2. **CT Leber:** (vorher Ultraschall). Domäne sind herdförmige Veränderungen (Angio-CT): Hämangiom, Echinokokkuszyste
3. **Arteriographie (u. Portographie):** Von Sonographie und CT verdrängt. Bedeutung bei Aneursma, Hämobilie, Lebertrauma, vor Leberresektion.
4. **Röntgenuntersuchung des Gallenwegssystems:**
   - *Perorale u. i. v. Cholangiographie:* Verdrängt durch Sonographie.
   - *ERC(P):* zur DD des Ikterus (kleine Gallengangssteine, Cholangiokarzinom, Cholangitis, Mirizzi- u. Caroli-Syndrom, Pankreaskopftumoren, -zysten). Sehr gute Darstellung von Gallenwegen (u. Pankreasgang), Beurteilung der Papille. Gallen- u. Pankreassaftentnahme möglich: wichtigstes empfindlichstes Verfahren zur Beurteilung der Gallenwege.
   - *PTC:* Indikationen wie ERCP, mehr Komplikationen
5. **Leberbiopsie, Laparoskopie:**
   - *Blinde* B.: tox. Leberschäden, granulomatöse Leberkrankheiten
   - *Gezielte* B.: (Ultraschall, Laparoskopie): bei fokalen Leberveränderungen
   - *Laparoskopie:* Gezielte Gewebsentnahme, Kontrolle d. Punktionsstelle, Fotodokumentation.
6. **Duodenalsonde:** Sie wird heute von den meisten für obsolet erklärt (u. a. wegen Zeitmangels?), doch liefert sie Aufschlüsse, die durch Röntgen u. a. Methoden nicht gänzlich zu erzielen sind, z. B. Lambliensuche; Leuko., Ery., bei Cholangitis. Cholesterintafeln od. Bilirubinkalkkristalle bei V. a. Gallensteine

90. Leukopenie

= < 5000 Leukozyten/μl, vgl. Agranulozytose
1. *Reaktiv* bei Viruserkrankungen (hier meist relative Lymphozytose): Masern, Röteln, Grippe, Parotitis ep., Poliomyelitis, Encephalitis ep. u. a.

2. *Knochenmarkschäden* durch Zytostatika, ionisierende Strahlen
3. *Hypersplenismus* (verstärkter Zellabbau in der Milz)
4. *Blutkrankheiten:* perniziöse Anämie, Panmyelopathie, Hämoblastosen
5. Selten bei *bakteriellen Infektionen:* bes. Brucellosen und Typhus; Sepsis und schwere eitrige Prozesse (zu hoher Verbrauch im Vergleich zur Bildung)
6. Malaria, Pappatacifieber, Psittakose, Kala-Azar, Dengue, M. Felty, M. Libman-Sacks, Histoplasmose u. a.

---

91. Leukozytose

> 10000 Leukozyten/µl (= < 10 G/l) im peripheren Blutbild. Hyperleukozytose: reaktive Vermehrung der segmentkernigen Granulozyten > 20000/µl, Linksverschiebung, Blutbild wie bei Leukämie (leukämoide Reaktion).

Normales *Differentialblutbild:* Stabkernige Granulozyten < 3–5, segmentkernige G. 60–70; Eosinophile 1–5, Basophile < 1, Monozyten 2–6, Lymphozyten 20–30 %.

Linksverschiebung. Reaktive Zunahme der jüngeren, myeloischen Zellen, dabei über 5 % Stabkernige und 2 % Jugendliche (Metamyelozyten) gewöhnlich nicht hinausgehend.

1. **Infektionen** (ohne nennenswerte Milzvergrößerung): Pneumonie, Appendizitis, Cholezystitis, abklingende Hepatitis bei Kindern, Erysipel, Phlegmone, Abszeß, Meningitis, Angina, Scharlach, Sepsis und Peritonitis (in schweren Fällen Leukopenie), Pyelonephritis, Go., Lymphocytosis infectiosa ac., Periarteriitis nodosa.
Geringgradig: Fleckfieber, progressive Tbc., Miliar-Tbc., Trichinose, Keuchhusten, Gasbrand, Tetanus, Fünftagefieber, rheumatisches Fieber.
(Keine L. bei leichten und schweren Virusinfektionen).
Tox. Degeneration der Neutrophilen bei bakt. Infektionen, je nach Schwere graduell unterschiedlich: plumpe, dunkle Kerne; im Protoplasma grobe Granula, runde, stäbchen- oder spiralen-

förmige (Döhle-)Körperchen und abnorme Vakuolenbildung. Daneben Linksverschiebung als oft tox. Zeichen. (Diese Veränderungen fehlen bei Viruskrankheiten, Spirochätosen, Rikkettsiosen und Brucellosen.)

2. **Gewebszerfall:** Myokardinfarkt, maligne Tumoren, nach Verbrennungen, frische Frakturen

3. **Leukämien:**

Formen: akute (AML) u. chron.-myeloische Leukämie (CML), akute (ALL) und chron.-lymphatische L. (CLL).

Bei Kindern häufigste bösartige (45 %) Erkrankung, meist (80 %) ALL.

ALL u. CLL werden zu den malignen Lymphomen gerechnet.

Sonderformen sind selten: Akute Eosinophilen-L.; Basophilen-L., megakaryozytäre L.

Klinik der akuten L.: Die *Granulozytopenie* führt zu Infektionen, Fieber, Ulzerationen, die *Thrombozytopenie* zu hämorrhagischer Diathese u. Petechien, die *Anämie* zu Müdigkeit, Schwindel u. Dyspnoe. *Organbezogene Symptome* sind: Hepatosplenomegalie, Lymphome, Hautinfiltrate, Knochenschmerzen, neurolog. Symptome (bei ZNS-Befall).

Diagnostik: Das periphere Blutbild (BB) weist in 50 % eine erhöhte *(leukämisch)*, in 25 % eine normale *(subleukämisch)*, in 25 % eine verminderte Leukozytenzahl *(aleukämisch)* auf.

Hiatus leucaemicus: Myeloblasten und Segmentkernige, keine Zwischenstufen im peripheren BB. Knochenmarkbeurteilung ist essentiell.

DD: aplastische Anämie, Thrombozytopenien, Agranulozytosen, infektiöse Mononukleose (Kindesalter), präleukämisches Syndrom, hochmaligne Non-Hodgkin-Lymphome (gegen ALL).

CLL: Leukozytenzahl 20000–100000 (bis 500000)/µl, im Ausstrich 70–99 % „Lymphozyten", Immunglobuline anfangs vermehrt, später reduziert. Hepatosplenomegalie (nicht so ausgeprägt wie bei CML), Hautinfiltrationen, uncharakteristische Allgemeinbeschwerden, in 10 % Zufallsbefund.

CML: Leukozytenzahl 30000–100000 (bis 500000)/µl, Myeloblasten, Oberbauchbeschwerden (Hepatosplenomegalie), Leistungsminderung, Gewichtsabnahme, Knochenschmerzen, leukämische Infiltrate ggf. in Lungen, Nieren, Magen-Darm-Trakt, Haut, Augenhintergrund, ZNS. Falls Lymphozyten < 50 %, ist Knochenmarkbiopsie erforderlich.

DD: a) gegenüber CLL: reaktive Lymphozytosen, Non-Hodgkin-Lymphome niederen Malignitätsgrades
b) gegenüber CML: infektiös-toxische Erkr., myeloproliferative Erkr. (Polycythaemia vera, Osteomyelofibrose): Bestimmung der alk. Leukozytenphosphatase, Philadelphia-Chromosom, AML od. ALL im Blastenschub

4. *Intoxikationen:* Schlafmittel, CO, Coma diabeticum, Urämie, Pilzvergiftung u. a.
5. Nach *ak. Blutverlusten* = Knochenmarksreiz
6. Nach *Adrenalin,* Pyrifer, Histamin, Novocain u. a.

7. *Physiologisch* (geringgradig):
   a) Menses, Gravidität, Geburt
   b) Nach Mahlzeit
   c) Nach körperlichen Anstrengungen
   d) Therm. Reize, nach Bestrahlungen

92. Liquor

Kleine Unterschiede zwischen Lumbal-, Subokzipital- und Ventrikelliquor.

1. **Druckerhöhung** (normal im Sitzen: 150–250, im Liegen 60–200 mm H_2O): Meningitis (s. d.), Hydrozephalus, Hirntrauma, Hirntumor, Enzephalitis (s. d.), Hirnabszeß, Rückenmarkskompression (unterhalb der Sperre, dabei Queckenstedt neg.)
   Erniedrigter Druck: postpunktionell, posttraumatisch, postoperativ, bei spontaner Aliquorrhoe (z. B. infolge vegetat. Dysfunktion), im Rahmen einer Hypotonie (bes. bei Blutverlusten), nach Infektionen und Intoxikationen: spärl. Abtropfen bei LP, Hypotonie, Kopfschmerz, Schwindel, Ohrensausen, Übelkeit bis zum Erbrechen, Bewußtseinstrübungen. Verstärkung dieser Erscheinungen beim Aufrichten.

2. **Farbe:**

a) *Normal* = klar, farblos, (wasserhell)

b) *Trübe* (= > etwa 500/3 oder 200 Leuko./µl oder bei Bakt.):
   Meningitis ep. und purulenta

c) *Klar* bzw. leicht xanthochrom *mit Spinnwebgerinnsel:* fast
   immer Meningitis tbc.

d) *Xanthochrom:* traumatisches subdurales Hämatom, Pachymeningitis haemorrhagica int. (chron.), ältere Subarachnoidalblutung, Sinusthrombose, evtl. Tumor, Rückenmarkkom-
   pression; erhöhte Permeabilität der Meningealschranke für
   Bilirubin (bei Ikterus) und Carotine

e) *Blutig:* Ventrikelblutung, frische Subarachnoidalblutung,
   Meningitis haemorrhagica, blutende Hirntumoren, bei
   Punktionen (zentrifugieren!)

3. **Pleozytose:** > 12/3 Zellen oder 1/µl = meningeale Reizung oder
   Entzündung. (Wenn nicht extra bezeichnet = Lymphozytose).

a) *hochgradig:* Meningitis ep. und purulenta (Granulozyten),
   Meningitis tbc. (etwa 60 % Lympho.), Meningitis luetica,
   Virusmeningitis, Poliomyelitis ac., Landry-Paralyse

b) *mittelgradig:* endarteriitische und gummöse Lues cerebrospinalis, Paralyse, Hirnabszeß (gemischt), Herpes zoster,
   nach Blutungen (Granuloz.), Myelitis

c) *geringgradig:* Tabes, Enzephalitis ep., Hirntumor (gemischt), multiple Sklerose, nach epileptischen Anfällen, ak.
   Infektionskrankheiten, Vergiftungen, Blutbeimengungen
   durch Punktionen (vorw. Granuloz.)

4. **Eiweißreaktionen:**

a) *Eiweißgehalt* (= Albumine + Globuline), normal 120–
   500 mg/l, also im Verhälntis zum Serum sehr wenig, *Vermehrt* = organ. Nervenleiden wie zerebrale Blutungen,
   Meningitiden, Neurolues, Poliomyelitis (2. Woche), Enzephalitis, Abszeß, Tumoren, Rückenmarkskompression, Polyneuritis, Myelitis, multiple Sklerose, Schädel-Hirn-Trauma.

b) *Eiweiß-Elektrophorese i.L.:* normal Albumin 45–60 %;
   Globuline: $\alpha_1 = 4{,}2$–$9{,}2$, $\alpha_2 = 5{,}3$–$10{,}9$, $\beta = 9{,}2$–$15{,}2$, $\gamma = 5{,}1$–
   $13{,}1$ %

Eiweißquotient = Verhältnis der Globuline zu den Albumi-
nen, normal etwa 1:4 = 0,25: *hoch*, bes. infolge γ-Globulinvermehrung, bei allen Formen der Neurolues, bes. Paralyse, Tabes; ferner multiple Sklerose, Hirnabszeß; *niedrig* bei
Meningitis tbc. und ep., Hirn- und Rückenmarkstumor
5. **Bakterien** (bei Meningitiden): Mycobact. tuberculosis, Menin-
go-, Pneumo-, Strepto-, Staphylokokken
6. **Liquorzucker:** normal 2,7–4,8 mmol/l; vorher Blutzucker bestimmen (Liquorwerte grob geschätzt etwa 60% davon).
   a) *Vermehrt:* Enzephalitis, Poliomyelitis, Myelitis, Tumor, Epilepsie; Diabetes
   b) *Vermindert:* fast alle Meningitiden, bes. M. tbc.
7. **Liquorchlorid:** normal um 110–129 mmol/l:
   a) *Vermehrt:* Enzephalitis, Myelitis
   b) *Vermindert:* Meningitiden, bes. M. tbc.
8. Liquorenzyme: der Liquor enthält etwa 30 Enzyme (z.B.
LDH), doch steht deren Aktivität in keiner Relation zu der
der Serumenzyme.

93. Lungen

vor allem physikalische Diagnostik

A. Inspektion

I. **Interkostalräume**
1. Vorgewölbt und erweitert: Ergüsse, Emphysem, Pneumothorax
2. Eingesunken und verengt: schrumpfende pleurale oder pulmonale Prozesse, Atelektase
3. Ringförmige Einziehungen am Thorax durch Zwerchfellzug:
Rachitis, kindliches Asthma

II. **Zurückbleiben** einer Partie beim Atmen
1. Mechanisch: Erguß, Pleuraadhäsion, Pneumothorax, Infiltration, Atelektase, Phrenikuslähmung, subdiaphragmatischer Abszeß, Kyphoskoliose, Cor bovinum

2. Reflektorisch (meist durch Schmerzen): Pleuritis sicca, Interkostalneuralgie, Herpes zoster, Rippenfraktur; Steinkoliken; Hemiplegie

III. Verminderte Atemexkursionen

1. s. II. bds.
2. Emphysem, bei Dyspnoe
3. Raumfordernde abdominelle Prozesse
4. Leptosome Konstitution
5. Neurogen: Bulbärparalyse, Poliomyelitis, Koma
6. Verknöcherung der Knorpelansätze

Das *Litten*-Phänomen zeigt Stand und freies Spiel der Zwerchfelle an; es fehlt bei 1.–6.

IV. Supraklavikulargruben

1. *Eingesunken:* leptosome Jugendliche, Unterernährung, Kachexie, Spitzenzirrhose (meist einseitig)
2. *Vorgewölbt:* Emphysem: Abstand vom unteren Schildknorpelrand bis zum Manubrium sterni ist sehr klein, oft nur fingerbreit; evtl. mit „Hustenpolstern". Hautemphysem (s. u.), Adipositas, Venenkonvolute (z. B. bei Mediastinaltumoren), Aortenaneurysma, Tumor, Lymphome, Halsrippen, zu Atrophie und Hypotonie der bedeckenden Muskelschichten führende HWS-Prozesse, chron. Omarthritis

Anhang: **Hautemphysem** (allg.):

1. *Pulmonal-bronchial* bedingt:
   a) Tbc, Lungenemphysem, Pneumothorax, Asthma, Keuchhusten, Pneumonie, Bronchitis
   b) Fremdkörper, Tumor, Diphtherie in den Luftwegen
   c) Thoraxkontusion, Rippenfraktur
   d) Spontan bei körperl. Anstrengungen; aber zuweilen auch in Ruhe, durch vegetat.-nervöse Einflüsse (Bronchuskrampf und Alveolaratonie). Vorw. bei männl. Jugendlichen. Auf dem Weg über ein mediastinales Emphysem kann ein Pneumothorax entstehen.
2. *Extrapulmonal* bedingt:
   a) Bakt. Gasbildung: Gasbrand; Gasbildung in Abszessen und im Bereich einer Gangrän oder Entzündung

b) Vom Magen-Darm-Kanal ausgehend
c) Eindringen von Luft durch Hautwunden, insbes. bis zu den
   Luftwegen reichende (= Pneumatozele)
d) Iatrogen therapeutisch angelegt

B. Palpation

Stimmfremitus: „99" tief und laut sprechen lassen, bei Frauen
meist neg.:

1. *Fehlend:* Erguß, Pneumothorax
2. *Abgeschwächt:* Pleuraschwarte, Emphysem, Bronchusobliteration, Adipositas
3. *Erhalten:* normal, Tumor, Bronchopneumonie
4. *Verstärkt* = Infiltration: Pneumonie (Hepatisation), käsige
   Pneumonie, Bronchopneumonie (wenn Bronchien frei)

Ödem, unsichtbar, aber fühlbar: Empyem
Tasten von Pleurareiben und Giemen

C. Perkussion

I. Klopfschall:

1. *Sonor* = voll, laut, tief = normal
2. *Hypersonor:* Emphysem, starrer seniler Thorax, bei mageren
   Menschen, Pneumothorax
3. *Gedämpft* = kurz, leise, hoch:
   a) *mäßig:* Infiltration: beginnende Pneumonie, Bronchopneumonie, Tbc; Atelektasen, Tumor. Verschieden starke Muskulatur der Thoraxwand, Ödem am Thorax
   b) *durchschlagbar:* Pleuraschwarte
   c) *massiv:* Pneumonie (Hepatisation), käsige Pneumonie, Erguß
4. *Tympanitisch* = paukenähnlich:
   a) Pneumothorax, Kaverne, Bronchien bei Infiltrationen
   b) Entspanntes Lungengewebe: beginnende Pneumonie oder
      Atelektase, Emphysem, oberhalb großer Ergüsse
5. *Metallisch* (Stäbchen-Plessimeter-Perkussion, signe du sou;
   entspricht amphorischem Atmen): Pneumothorax, Kaverne

6. Bei *Kavernen* außerdem Schallwechsel nach Wintrich, Gerhardt und Friedreich sowie bruit de pot felé

II. **Zwerchfelle**

1. *Hochstand* (= Relaxatio), dabei schlecht verschieblich:
   a) *doppelseitig:* Meteorismus, Pneumoperitoneum, Aszites, Adipositas, Gravidität, angeboren
   b) *einseitig:* pleurale oder pulmonale Adhäsionen, Pleuritis diaphragmatica, Atelektase, Phrenikuslähmung (therapeut. Exhairese oder Quetschung, Kompression durch Drüsenpakete, Trauma), subphrenischer Abszeß, Bronchialkarzinom

2. *Tiefstand,* auch schlecht verschieblich:
   a) *doppelseitig:* Emphysem, Miliar-Tbc (Frühsymptom), schlaffe Bauchdecken
   b) *einseitig:* Erguß, Pneumothorax

D. Auskultation

I. **Atemgeräusche**

1. **Vesikuläratmen:**
   a) *Normal*
   b) *Aufgehoben:* Erguß, Pneumothorax, Bronchialverschluß (Bronchitis, Tumor)
   c) *Abgeschwächt:* Emphysem (verlängertes Exspirium), Pleuraschwarte, evtl. Atelektase, Adipositas
   d) *Verschärft* (bes. im Exspirium): Physiologisch bei Kindern, über der rechten Spitze, interskapulär, forciertes Atmen. Beginnende oder leichte Infiltration, Tbc (Zirrhose; auch hauchendes Atmen), Bronchitis (Schleimhautschwellung), Thoraxdeformität (thoraxwandnaher Bronchus)
   e) *Rauh* (unrein) = Beginnende Rasselgeräusche: Bronchitis
   f) Verlängertes Exspirium: Asthma bronchiale, asthmatoide Bronchitis, Emphysem

2. **Vesiko-bronchiales bzw. bronchovesikuläres Atmen:** Bronchopneumonie, Tbc.

3. **Bronchialatmen** = Infiltration bei freien Bronchien (bes. im Exspirium): Pneumonie (Hepatisation), Tbc (käsige Pneumo-

nie, die aber nicht lobär ist), evtl. Tumor, Kompressionen, Narbenbildungen, thoraxwandnaher Bronchus

Abgeschwächtes BA: Pneumonie mit Exsudat, großer Erguß mit Lungenkompression (Kompressionsatmen)

4. **Amphorisches Atmen:** Kavernen, offener Pneumothorax
5. **Sakkadiertes Atmen:**
   a) Physiologisch: plötzliche tiefe Inspiration
   b) Bronchusschwellung: verzögerter Luftstrom in Alveolen

II. **Nebengeräusche**

1. **Rasselgeräusche** (am deutlichsten beim Husten):
   a) *Trocken* (kontinuierlich, exspiratorisch deutlicher als inspiratorisch): Giemen, Brummen, Schnurren, Pfeifen = zähes Sekret in Bronchien: Bronchitis, Asthma
   b) *Feucht* (in- und exspiratorisch) = Flüssigkeit in Atemwegen: groß-, mittel-, kleinblasig, Crepitatio:
      Nichtklingend = bei lufthaltiger Lunge (dort Vesikuläratmen): Bronchi(oli)tis, Bronchiektasen, Trachealrasseln usw.
      Klingend = bei Infiltration plus Katarrh (AG: vesikobronchial bis bronchial): Bronchopneumonie, Pneumonie, Infarkt, Abszeß, Gangrän, Kaverne, Lungenödem
      Crepitatio (nur inspiratorisch) = Eröffnung kollabierter verklebter Alveolen: Pneumonie (I. und IV. Stadium), Atelektase, Lungenödem, Entfaltungsknistern

2. **Pleuritisches Reiben** (in- und exspiratorisch, unabhängig von Husten): Pleuritis sicca

3. **Besondere Nebengeräusche:**
   a) Haarrasseln
   b) Muskelknacken = Muskelkontraktionen während Auskultation
   c) Bronchitisches Knacken (nur inspiratorisch): Luftstrom sprengt verklebte Bronchiolen
   d) Narbenknacken (in- und exspiratorisch): bei Narbenzügen
   e) Succussio Hippokratis und fallender Tropfen: Hydropneumothorax

Bronchophonie
(„ch", „66" flüstern lassen). Stimme klingt deutlich über dem Bezirk; entspricht Bronchialatmen: Infiltration

Ägophonie
(„66" sprechen lassen) = meckernder Beiklang (als Form der
Bronchophonie) oberhalb von Ergüssen bei Öffnung kompri-
mierter Bronchiolen

E. Röntgenbefunde

1. **Hilusnahe Infiltrate** (Den Hilus bilden Bronchien, wenig Lungengewebe, Gefäße und Drüsen; re. stärker als li.):
   a) *Einseitig:* regionale Begleitschwellung bei pneumonischer
   oder tuberkulöser Infiltration, zentrale Pneumonie, Bronchialkarzinom (evtl. mit Mantelpneumonie u. Atelektase),
   Bronchusadenom, Atelektasen, Dermoidzysten
   b) *Doppelseitig:* s. a), Mediastinaltumoren (s. d., bes. Lymphogranulomatose, Lymphosarkom, Leukämie), Tbc, Grippepneumonie, chron. Bronchitis, Stauungslunge (durch Erweiterung der Lungenvenen), Pneumokoniosen (bes. Silikose),
   Lungenhämosiderose?, Sarkoidose, Aktinomykose
2. **Miliare Infiltrate** (disseminiert, interstitiell): interstitielle Pneumonie, Miliar-Tbc, Bronchiolitis obliterans, M.Boeck (oft verwechselt mit Miliar-Tbc), miliare Karzinose (mit lymphogener
Ausbreitung = Lymphangiosis carcinomatosa), selten L.sarco-
matosa, lymphogranulosa u. leucaemica; schwere Grippe, Stauungslunge, kleinste Lungenabszesse, Pneumokoniosen (bes. Silikose), Pneumomykose, fibrosierende Alveolitis, interstitielle
Lungenfibrose, Sarkoidose, Sklerodermie, häm. Diathese, Periarteriitis nodosa, Viruspneumonie (selten miliar)
3. **Diffuse Infiltrationen:** s. Nr.32
4. **Rundherde:** Tbc (Frühinfiltrat, Indurationsherde), Löffler-In-
filtrat (oft verwechselt mit Tbc), Bronchialkarzinom und multiple Metastasen, Lymphogranulomatose. – Gutartige = Adenome, Fibrome, Hamartome, Zylindrome, Leiomyome, Gummen, Neurinome, Echinokokkus
5. **Kavernen:** Tbc, Abszesse, Gangrän, Infarkt, Bronchiektasen,
Lungentumor, bullöses Lungenemphysem, Waben- oder Zy-
stenlunge, Lungenparese, Silikose (Cavum sehr selten, falls
nicht mit Tbc komb.), Pneumatozele (persistierende Höhle
nach Lungengewebseinschmelzung; bis zur Lunge reichende

äußere Verletzungen), Dermoidzyste, ausgehusteter Echinokokkus, Pseudokavernen durch Pleuraverdickung und Über-
schneidungsfiguren
6. Pleuraprozesse s. Nr. 122

Lungenfunktionsprüfung: *Spirometrie:* Vitalkapazität, je nach Alter 3,5–5,0 l, < 60 % path., nimmt ab 22. Lj. um 20 ccm/J. ab.
Atemstoßtest FEV1 nach Tiffeneau – FEV1 : VK = Sekunden-
wert, normal 80 % der VK, sinkt bis zum 65. Lj. auf 70 % ab. –
Restriktive Ventilationsstörung = VK erniedrigt, aber FEV1 normal. Obstruktive V. = FEV1 vermindert, obwohl VK normal sein
kann (s. a. Nr. 43 I). – Zur Selbstkontrolle das Peak-Flow-Meter

Grob: *Streichholztest:* Man läßt den Pat. ein brennendes Streichholz aus
15 cm Entfernung mit nicht zugespitztem Mund ausblasen. Gelingt das
nicht, so hat er höchstens eine VK von 1600 ml bzw. Sekundenkapazität
vermindert.

Blutgasanalyse, Bodyplethysmographie

Bronchoskopie: bei benignen und malignen Tumoren der Lunge
(bes. Bronchuskarzinom) mit Lavage, Absaugen von Sekret, Abstrich zur zytolog. Unters. (z. B. nach Papanicolaou) und mit Probeexzision; bei Stenosen tieferer Luftwege, Lungenatelektasen,
-gangrän und -abszeß, Tbc, chron. Bronchitiden, evtl. Asthma
bronchiale und Fremdkörper in Trachea und Bronchien. – Evtl.
Mediastinoskopie

Bronchographie: bei (Verdacht auf) Bronchiektasen, Lungenzy-
sten und Wabenlunge, bei Bronchustumoren (bes. Bronchialkarzinom) und Mediastinaltumoren, bei Lungenabszeß, chron. Bronchitis mit Bronchusdeformierungen, starken Lappenschrumpfun-
gen mit Bronchusverziehung, bronchopulmonalen Mißbildungen
und Fisteln.

Sonographie, Tomographie, CT, MRT; Zytodiagnostik des Sputums, gezielte *Punktionen,* selektive *Angiographie* der Lungengefäße. S. a. Nr. 32

94. Lymphome

(meist am Hals)

Lymphknotenvergrößerungen können *benignen* (Mononucleosis inf., Toxoplasmose, Lymphknoten-Tbc, Sarkoidose) oder *malignen* Ursprungs sein (M. Hodgkin, Non-Hodgkin-L., lymphatische Leukämie, Makroglobulinämie, Lymphknotenmetastasen).

1. **Lymphadenitis ac.:** schmerzhaft, ausgehend von *entzündlichen Herden:* Furunkel, Abszeß, Erysipel, infizierte Hautwunden, Dermatosen, Thrombophlebitis, Adnexitis, Prostatitis, Herpes zoster (inguinal oder axillar), Agranulozytose (s. d.), bei (Kopf-)Läusen usw.

2. **Infektionen** mit lymphatischer Reaktion:

   a) Zahnkaries, Granulome, Parodontose, erschwerter Zahndurchbruch, Gingivitis, Stomatitis (s. Mundhöhle)

   b) Anginen (s. d.): z. B. Diphtherie, Scharlach; chron. Tonsillitis. Vergrößerung der Rachenmandel bei Kindern

   c) Sinusitis, Otitis med., Rhinitis

   d) Röteln, Masern und Windpocken (vorwiegend am Proc. mastoideus). Sepsis, Grippe, Mononucleosis infectiosa (rasch anschwellend), rheumatisches Fieber. M. Bang, Tularämie, M. Boeck, Aktinomykose u. a. Pilze, Periarteriitis nodosa, Lymphozytosis infectiosa ac., M. Still, Felty-Syndrom

   e) Tropen: Pest (Bubonen, meist inguinal), Lepra, Trypanosomiasis, Filariasis, Frambösie u. a.

   f) Katzenkratzkrankheit: Virus. Kratz- und Bißwunden von Katzen, Hunden, Kaninchen. 1–2 Wochen mäßiges Fieber. Später schmerzhafte Lymphadenitis mit geröteter Haut im Wundbereich

   g) Subak. Lymphadenitis nuchalis et cervicalis (Piringer-Kuchinka): Jugendliche, nach rezid. Anginen und Toxoplasmose, bis walnußgroße, nicht einschmelzende Knoten in Hals-Nacken-Region. Afebril, rel. Wohlbefinden

3. **Tbc,** meist Halslymphknoten-Tbc: häufig generalisiert, langsam wachsend, oft temporär anschwellend, weich fluktuierend, später hart (Konsistenzwechsel), beweglich, im allg. in-

dolent. Neigung zu Fisteln, später Narben. Die Lymphknoten liegen fast immer vor dem Kopfnicker. Anfänglich Wohlbefinden, keine Gewichtsabnahme; BSR häufig normal. Zervikale Lymphome gelegentlich auch bei Hilus-Tbc, selten bei Lungen-Tbc.

4. **Maligne Lymphome:** M. Hodgkin (Lymphogranulomatose) u. Non-Hodgkin-L. (NHL): mit 5 % häufige Neoplasie, auf den M. Hodgkin entfallen 30–40 % d. malignen L.

   a) **M. Hodgkin:** Beginn mit meist schmerzloser Lymphknotenschwellung zervikal (ca. 57 %) mit kranio-kaudaler Ausbreitung. Es folgt die primär mediastinale, axilläre, supraklavikuläre, inguinale, pulmonale u. abdominale Manifestation.
   Fieber (41 %), meist remittierend, auch subfebril od. undulierend (Typ Pel-Epstein), Gewichtsverlust, Müdigkeit, Nachtschweiß, Pruritus u. Schwäche.
   Prognostisch bedeutsam ist die Trias aus Gewichtsabnahme (> 10 %/Jahr), Fieber, Nachtschweiß (B-Typ).
   Diagnostik: Leukozytose < 20 000/μl mit Lymphopenie. Eosinophilie in 30 %. Histolog. Untersuchung, CT u. MRT-Befunde sowie ggf. eine explorative Laparotomie ermöglichen eine Stadieneinteilung, nach der sich die Behandlung richtet.

   b) **Non-Hodgkin-L.** (s. Nr. 98): (Einteilung nach der Kieler Klassifikation)
   Klinik: wie M. Hodgkin, meist geringer ausgeprägte Allgemeinsymptome. Häufiger sind atypische Lokalisationen: Skelettherde, Mediastinum, Mikulicz-Syndrom, Pharynx, Magen-Darm-Kanal, Augen (okulodermale Lymphome). Histol. Unters. ist u. a. zur Festlegung des Malignitätsgrades unerläßlich.

5. **Chronisch-lymphatische Leukämie** (s. Nr. 91, 3.)

6. **Lues II:** hart, sehr ausgedehnt, ein- oder doppelseitig, indolent, Befinden kaum beeinträchtigt. Lues III, Lues connata bis etwa zum 14. Lebensjahr, Ulcus molle; Lymphgranuloma inguinale: sämtlich vorzugsweise inguinal, selten zervikal

7. **Karzinom, Lymphosarkom:** einseitig, rasch wachsend, hart (Lymphosarkom weicher), unverschieblich, verbacken. Pri-

märtumor suchen, der bei zervikalem Sitz der Metastasen fast immer in der Mundhöhle, im Pharynx oder Larynx liegt. – Virchow-Drüse = supraklavikuläre Lymphknotenmetastase eines Magen-Darm-Karzinoms. – Probeexzision und Punktion eines Lymphknotens

8. Maligne **Retikulose** = maligne Proliferation histozytärer Zellen, ausgehend von Lymphdrüsen (derb, indolent), Milz, Leber, seltener Knochenmark mit entsprechendem Organbefall. Meist jahrelanger Verlauf, fieberlos. Hohe BSR, uncharakt. Blutbild, später häufig aplastische Anämie und hämorrh. Diathese.

Hierher gehört das *großfollikuläre Lymphoblastom* = M. Brill-Symmers = diffuse Hyperplasie der retikulären Zellen in den Lymphknoten: meist am Hals schleichend im mittleren Alter beginnend, später Mediastinaldrüsen, Milz und Leber befallen mit Spleno- und Hepatomegalie; ferner Aszites, Pleuraergüsse, Exophthalmus, Mikulicz-Syndrom, afebril. *Ät.* ungeklärt; angenommen wird maligne Neoplasie, latente Präsarkomatose oder Reaktion des lymphoretikulären Gewebes auf tox.-infektiöse Faktoren.

Retikulosarkom s. Retothelsarkomatose = allmähliche maligne Entartung von Retikulumzellen des lymphat. Gewebes: Lymphome weich, später ulzerierend, verschieblich, langsames Wachstum, rel. guter AZ, nur geringe Gewichtsabnahme, aber schlechte Prognose. Lokalbefund wie bei Lymphosarkom. Metastasen bes. in Schädelbasis mit Hirnnervenausfall.

Zu den polymorphen Retikulosen gehört die Mycosis fungoides

9. Hochgradige **allergische** Zustände: nach Serum-Inj. usw.

10. **Status lymphaticus** oder thymolymphaticus: blasse, adipöse, hypoplastische Pat. mit Hyperplasie des lymphatischen Gewebes, Resistenzschwäche gegen Infektionen

11. **AIDS:** Zelluläre Immunschwäche mit rezidiv. Erkr. an opportunistischen Erregern u. Parasiten mit maligner Entartung (Kaposi-Sarkom) und Lymphomen. – Ät.:
HIV (human immunodeficiency virus), das parenteral über-

tragen wird. Gesichert ist die Infektion durch Inokulation erregerhaltiger Körperflüssigkeiten: Blut u. -produkte (Transfusion), kontaminierte Injektionsbestecke (Drogenabhängige) und Geschlechtsverkehr (Sperma, Vaginalsekret). Prä-, peri- (ca. 20–65 %) u. postnatale Übertragung ist möglich.

Risikogruppen: Homo-/Bisexuelle ca. 64 %, i.v.-Drogenabhängige ca. 12 %

Diagnostik: Virusnachweis ca. 2 Wo. nach Infektion (PCR); HIV-AK-Nachweis ca. 6–8 Wo. post infectionem. Hohe BSR. Absolute T_4-Lymphopenie (< 200/µl) bei Aids-Vollbild; T_4/T_8-Quotient erniedrigt bzw. T_4-Lymphozyten < 20 % aller L.

Klinik: Bis zur Manifestation können 10 Jahre und mehr vergehen.
Akute primäre HIV-Infektion, Frühphase (1–6 Wo. p.i.): 30–60 % der Infizierten erkranken ähnlich wie bei Mononukleose: Fieber od. -schübe, Schwitzen, Nachtschweiß, Schlappheit, Myalgien, Inappetenz. Danach Latenzdauer etwa 2–5 J.

Syndrom bei mäßiger Immundefizienz:
– Lymphadenopathie bei 50–70 %: Lymphome (zervikal, submandibulär, oxzipital, axillär u.a.), persistieren mindestens 3 Mo.
– idiopathische thrombozytopenische Purpura
– orale Candidiasis, Haar-Leukoplakie, Stomatitis
– periphere Neuropathie, ca. 20–40 % der Infizierten
– kutane Manifestation: chron. mukokutane HIV-Infektion, rezidiv. Zoster u.a. Effloreszenzen
– allg.: Leistungsabfall, wäßrige Durchfälle, Gewichtsverlust, trockener Husten, Dyspnoe, Hepatosplenomegalie

Erworbenes Immunmangelsyndrom: Pat. sind durch zahlreiche Erreger gefährdet:
– Viren: Herpes-simplex-V., Zytomegalie-V., Varicella-Zoster-V., Epstein-Barr-V. u.a.
– Bakterien: Tbc u.v.a.
– Pilze: Pneumocystis carinii (taxon. Einordnung umstritten), Kryptokokkose, Histoplasmose, Kokzidioidomykose u.a.
– Protozoen: Toxoplasma gondii, Kryptosporidien u.a.

Bei den späteren AIDS-Manifestationen stehen die Pneumocystis-carinii-Pneumonie mit ca. 60, das Kaposi-Sarkom (Haut) mit ca. 20 u. die HIV-Enzephalitis mit 30–90 % an der Spitze.

Zusammenfassung nach der *Lokalisation:*
Cervikale Lymphome nicht extra aufgeführt, da häufigster Sitz
Inguinale Lymphome: s. 1. bei Entzündungen an den Beinen; 6.,
5., 4.; Entzündungen oder Karzinome der Analgegend, des Rektums, der Prostata, des Genitales usw.; Koxitis
Axillär: Fortleitung von Entzündungen oder Karzinomen von
Thoraxwand, Arm, Mamma, Hals, Lungen, Pleura, Herpes zoster usw., 5.
Kubital: s. 6., 5., Dermatosen
Mesenterial: s. 3., 7., 5., 4., unspez. Lymphangitis
Mediastinal: s. Nr. 98

Abzugrenzen gegen Lymphome:

1. *Parotitis* ep.: fast immer zunächst eine Seite, dann die andere;
   abgehobene Ohrläppchen. Vor allem Knaben. Mittleres (bis
   hohes) Fieber. Kau- und Schluckbewegungen sowie Mimik behindert. Virus, Epidemien. Kompl.: Orchitis, die aber nur bei
   Erwachsenen häufig ist
2. Sekundäre Parotitis: von Mundinfektionen aus (bei Stomatitis,
   Angina, Narkose), bei Rhinitis
3. Metastatische Parotitis (einseitig): Scharlach, Sepsis u. a.
4. Temporäre einseitige Parotisschwellung, meist während des Essens: bei Entzündungen des Ausführungsganges und bei Speichelsteinen
5. Doppelseitige chron. Parotisschwellungen:
   a) Konstitutionell, bes. bei Adipösen (Lipomatose)
   b) Intoxikationen: Hg, Blei, Jod, evtl. Diabetes
   c) M. Hodgkin, Tbc, Lues, Blutkrankheiten
   d) Endokrin: ovarielle Erkrankungen, menstruell, Hypothyreose, hypophysäre Fettsucht, Dystrophia adiposogenitalis
   e) Allergische Vorgänge
   f) Spätödem der Dystrophiker, oft in Verbindung mit Submandibularschwellungen
   g) Uveoparotitis (Heerfordt): häufig dabei vergrößerte andere
      Speicheldrüsen und Tränendrüsen. Subchron., febriles
      Krankheitsbild.
6. Mikulicz-Syndrom = chron. symmetrische, schmerzlose Schwellung der Tränen- und Speicheldrüsen, dadurch Augen und

Mund trocken, bei Neoplasma, maligner Retikulose, chron.
lymphatischer Leukämie u. Sialose

7. *Andere Schwellungen am Hals:*
   a) Erkrankungen der *großen Speicheldrüsen:* meist einseitig,
      umschrieben, wenig verschieblich, im ak. Stadium sehr
      druckschmerzhaft. Bei chron. Entzündungen derbwandige
      Abszesse
   b) *Entzündungen* (Phlegmone) im Halsbindegewebe: derbe
      Infiltration, starker Druckschmerz, evtl. Kiefersperre; Öso-
      phagus und Trachea können infiltriert und komprimiert
      werden: durch Peritonsillarabszeß, schwere Angina, Peri-
      ostitis und Osteomyelitis von Ober- u. Unterkiefer, Gingivi-
      tis, Otitis, Mastoiditis u. a., meist lymphogen, selten hämato-
      gen (Pyämie). Aktinomykose
      Holzphlegmone (Reclus): derbwandige Abszesse meist am
      seitl. Hals; alte kachektische Personen. Chron. Verlauf
   c) *Halstumoren:*
      Mitte: Schilddrüse und angeb. Halszysten. – Seitl. Halsge-
      gend und Supraklavikulargegend: Neurofibrome, Fibrome,
      tiefere Lipome, Sarkome, branchiogene Karzinome, seitl.
      Kiemengangszysten, Hämangiome, Lymphangiome, Karo-
      tisdrüsengeschwülste
      Am Nacken: Lipome, Atherome, Dermoide (evtl. entzün-
      det), Myome
   d) Aneurysmen

Untersuchung: Größe, Konsistenz (hart, weich, fluktuierend),
Lage, regionär oder generalisiert, isoliert, verbacken, zusammen-
geballt, glatte oder höckerige Oberfläche?, verschieblich gegenein-
ander sowie gegen Unterlage und Haut?, dolent?, langsame oder
schnelle Entwicklung und Dauer?, Haut lokal gerötet?, Hautinfiltrate? (Leukämie, M. Hodgkin), Mundhöhle, Angina?, Fieber?, Alter der Pat., Fisteln?, Milztumor?, Leber, Mediastinaltumor? Blutstatus, serologisch (Hanganatziu-Deicher-Reaktion usw.), Sternalpunktion, Exzision eines Lymphknotens zur histol. Untersuchung,
Knochenprozesse? (Karzinom, Tbc, Leukämien, M. Hodgkin)
Effekt der Röntgen-Tiefenbestrahlung oder Chemo- oder Helio-
Therapie?

Sitz der Lymphome bei Hals-Kopf-Prozessen:
Submental = aus vorderer Mundhöhle
Am Kieferwinkel = aus hinterer Mundhöhle, Gaumenmandeln, Gebiß, Gesicht
Hinter dem Kopfnicker und retropharyngeal = aus Nasen-Rachen-Raum (incl. Rachenmandel), Tuben, Mittelohr
Auf dem Kopfnicker = Prozesse hinter dem Ohr
Umgebung der Ohrmuschel = aus äußerem Ohr
Parotisgegend = aus Stirn- und Scheitelbereich
Submandibular = von der Kopfhaut
Okzipital = aus Hinterkopf und hinterer Scheitelgegend.

95. Lymphopenie

Absolute L. = < 1000/µl; relative L. weniger sicher verwertbar = < 20 %

1. Bei den meisten *ak. Infektionskrankheiten* im Beginn: Bes. Bedeutung haben Miliar-Tbc (obligat), Tbc (mit infauster Prognose), schwere Sepsis, Masern
2. *M. Hodgkin, Lymphosarkom,* AIDS, ausgedehnte Lymphknoten-Tbc, Karzinommetastasen in Lymphknoten
3. Überfunktion der NNR mit Überproduktion von Glukokortikoiden, Mineralkortikoiden und Androgenen
4. Angeb. Immundefekte: z. B. Agammaglobulinämie
5. Nach Zytostatika

96. Lymphozytose

Absolute L.: > 4000/µl; (relative L., bei Neutropenie, diagn. kaum zu verwerten)

1. **Lymphatische Leukämie** (s. Nr. 91, 3.)
2. **Infektionskrankheiten,** virale u. bakt.: Pertussis, Mumps, Rö-

teln, Windpocken, Hepatitis, Malaria, Brucellose, Typhus; bes.
ausgeprägt bei Mononucleosis infectiosa u. Infekten mit lym-
photropen Viren

3. *Lymphozytär-eosinophile* **Heilphase** *ak. u. chron. Infektionen:*
z.B. Tbc, Syphilis

4. *Lymphocytosis infectiosa acuta:* Leukozyten > 50000/µl, rel.
Lymphozytose von ca. 90%. Kinder. Mäßiges Fieber

97. Magersucht

Identisch mit Magerkeit = hochgradiger Gewichtsabbau, z.T. bis
zur Kachexie

1. **Psychogene Eßstörungen** (häufig)
Störung der Nahrungsaufnahme oder Abmagerung ohne organ. Ursachen:
   a) **Anorexia nervosa s. mentalis:** Pubertätsmagersucht, Häufigkeit ca. 1% weibl., 0,1% männl. Pat. Extreme Magersucht durch Fasten infolge Angst durch Übergewicht. Gewichtsverlust bis zur Kachexie (Körpergewicht um mehr
   als 20% des Sollgewichts vermindert), dabei Amenorrhoe. Letalität 10%, kann in Bulimie übergehen.
   b) **Bulimische M.** mit Erbrechen u. Laxanzien- u. Diuretika-
   Abusus. Häufig, ca. 2% aller Frauen von 18–35 J.
   c) **Konstitutionelle M.** bei Asthenie.

2. **Zerebral-endokrin:**
   a) Hypophysäre Insuffizienz. Extrem = Simmonds-Kachexie;
   Sheehan-Syndrom: überw. Frauen, häufig post partum er-
   krankend. Blasse, dünne, atrophische Haut, spitze Nase,
   Zahnausfall, kleine Unterkiefer, atrophierende Genitali-
   en, Haarausfall genital und axillar, Hypotonie, Hypoglykämie, Intoleranz gegenüber Insulin, Hyperkalzämie, Untertemperatur, Kälteempfindlichkeit, Grundumsatz erniedrigt. – Evtl. bei Diabetes insipidus
   b) Postpartuale Magersucht: nach der ersten Geburt oder
   Fehlgeburt. Verlauf meist gutartig

c) Nebenniereninsuffizienz (M.Addison)

d) Teils bei schwerem Typ-I-Diabetes

e) M.Basedow, Hyperthyreose, Kachexia strumipriva

f) Hirntumoren, schwere Psychosen u. ä.

g) Lipodystrophia progressiva: Gesicht und Oberkörper abmagernd, aber untere Körperhälfte lipomatös

3. **Maligne Tumoren.** Beim Mann mit abnehmender Häufigkeit: Bronchial-, Prostata-, Kolon- u. Magenkarzinom, bei der Frau: Mamma-, Kolon- u. gynäkologische Tumoren. Zu Vorsorgeuntersuchungen: Zytodiagnostik nach Papanicolaou, Mammographie u. a. Beim Mann: Digitale rektale Untersuchung (Prostata).

4. **Gastrointestinal:** Ulkus, Diarrhoen (s. d.), Erbrechen, Malabsorption, Fermentmangel, Würmer (halonierte Augen, guter Appetit)

5. **Leber-** und **Pankreas**insuffizienz

6. **Chron. Infektionen:** Tbc (bes. des Darmes), Sepsis, Typhus, Malaria, chron. Pneumonie, Lungenabszeß, Meningitis, Enzephalitis, progr. Paralyse, Tabes, Periarteriitis nodosa, AIDS u. a.

7. Erhebliche *Arteriosklerose:* Nephrosklerose, Zerebralsklerose. – Senium

8. *M. Biermer, Leukämien.* M. Hodgkin. Plasmozytom

9. *Chron. Vergiftungen:* Tabak, Alkohol, Pb, As, Hg, P, Anilin, Narkotika, Rauschgifte u. a. – Strahlennoxen

10. *Appetitlosigkeit* (s. d.), oft psychisch bedingt, z. B. Depressionen

11. *Unterernährung,* Fehlernährung. *Avitaminosen* (z. B. Beri-Beri)

12. *Überarbeitung,* körperlich und geistig; ungesunde Lebensführung, ausschweifende Lebensweise

98. Mediastinaltumoren

Zunehmendes, dumpfes bis schmerzhaftes Druckgefühl, bes. interskapulär ausstrahlend. Trockener Husten. Rekurrenslähmung (s. d.) mit Heiserkeit. Schluckstörungen durch Druck auf Vagus und Ösophagus. Durch Druck auf Nerven Pupillendifferenzen. Durch Kompression der V. cava sup. Schwellungen der Hals- und Kopfvenen, Zyanose, Dyspnoe sowie Ödeme des Gesichtes und eines oder beider Arme, weiterhin Vorwölbung einer (selten beider) Fossa supraclavicularis und öfters Pleuraerguß. Umschriebene Dämpfung; abgeschwächtes, stellenweise bronchiales Atmen, mitunter Bronchophonie.

1. Maligne Lymphome einschl. M. Hodgkin
2. Leukämien
3. Bronchus- und Ösophaguskarzinom sowie Metastasen. Sarkom. – Sarkoidose
4. Substernale Struma
5. Tuberkulöse Lymphome (Pakete)
6. Im w. gutartige Tumoren: Thymom, Fibrom, Lipom, Chondrom, Osteom, Angiom, Neurinom, kongenitale Mischgeschwülste (z. B. Teratome)
7. Hilusdrüsenschwellungen (s. Nr. 93, E, 1.)

Abzugrenzen:

1. Mediastinitis: Schüttelfrost, Fieber, heftiger Retrosternalschmerz. Entzündl. Ödeme para- und suprasternal. Kompressionszeichen. Rö.: meist intensiver Schatten bds. des Brustbeins. Ät.: eitrige Entzündungen der Halsregion (Mundbodenphlegmone, Retropharyngealabszeß, Strumitis u. a.), metastatisch und posttraumatisch
2. Zentrale Pneumonie
3. Senkungsabszesse (z. B. bei Spondylitis tbc.), mediastinale Zysten
4. Pericarditis exsudativa et adhaesiva, Perikarddivertikel, Aortenaneurysma, Mitralstenose
5. Ösophagusachalasie
Untersuchung: s. bes. Nr. 93

99. Meningitis

Evtl. Schüttelfrost, Fieber, Kopfschmerzen, Erbrechen, Schweißausbrüche, Wechsel von Röte und Blässe, deutlich sichtbare
Aa. temporales superficiales. Krämpfe, Singultus, Trismus mit
Zähneknirschen. Unruhe im Schlaf, Somnolenz, Druck auf Augen, Jochbeine und die Vorderwand des Gehörganges schmerzhaft. Nackenstarre mit Opisthotonus und angezogenen Beinen,
ängstliches Ruhehalten des Kopfes; Kahnbauch.
Brudzinski Nackenzeichen (u. a.) = beim Kopfbeugen werden die
Beine angezogen.
Kernig = streckt man im Sitzen das gebeugte Bein oder hebt man
das gehobene gebeugte Bein, so treten Krampf seiner Beuger
und Genickschmerz ein.
Lasègue = Dehnungsschmerz im N. ischiadicus bei Heben des gestreckten Beines. Bei Meningitis beugt sich dabei auch das andere Bein.
Leistenbeugereflex = bei kurzem, kräftigem Druck auf die Lei-
stenbeugen erfolgt Flexion der Beine in den Knie- und Hüftge-
lenken. Wird der gebeugte Arm nach hinten gehoben, so tritt
beim Strecken schmerzhafte Flexionskontraktur auf. (Das gleiche gilt auch für Plexusneuritis brachialis.) Haut- und Muskelei-
genreflexe häufig gesteigert, später erloschen. Oberflächenhyper-
ästhesie. Meist Miosis, später Mydriasis; Nystagmus, Strabismus
(s. d.)
Liquor (s. d.): Druckerhöhung, Pleozytose, Eiweißvermehrung,
Elektrophorese usw.

1. **M. epidemica:** vorw. Jugendliche. Plötzlicher Beginn mit Schüttelfrost, hohem Fieber und Herpes. Gesicht gerötet. Hohe Leukozytose. In schweren Fällen Bakterienembolien bes. in die Extremitäten. Meningokokken im eitrigen Liquor oft nicht aufzu-
   finden.
   Waterhouse-Friderichsen-Syndrom = foudroyante Meningo-
   kokkensepsis bei Kleinkindern mit Purpura, Zyanose, gefährl.
   Kollaps, Krämpfen, Sopor infolge massiver Blutung in beide
   Nebennieren mit Ausfall ihrer Funktion.

2. **M. tuberculosa:** fast stets hämatogen entstanden. Vorw. Kinder und Jugendliche. Schleichender subfebriler Beginn mit Mattigkeit, Appetitmangel, Kopfschmerzen, Erbrechen, Obstipation als Frühsymptome. Blässe. Schmerzen bei jeder Berührung; daher ängstlich gespanntes und ablehnendes Verhalten. Zusammenzucken bei Erschütterungen, Geräuschen, Licht. Die Kinder spielen nicht mehr, ziehen sich zurück, sind still, unlustig, verstimmt, reizbar. Unruhiger Schlaf bis Dösigkeit, Gähnen. Trousseau-Flecke. Krämpfe. Wegen Sitzes an der Hirnbasis Hirnnervenlähmungen, bes. Augen betroffen: Pupillenstörungen, Ptosis, Strabismus (häufig infolge Abduzensparese); ferner Fazialisparese. Gelegentlich Chorioidealtuberkel. Blutbild und BSR können normal sein. Liquor (s. d.): Pleozytose, vorw. Lymphoz.; Eiweißvermehrung; Spinnwebgerinnsel, darin spärlich Mycobact. tuberc.; Zucker unter 50 mg/dl. Nachweis von Tbc-Antikörpern im Liquor und Blut durch die Tbc-KBR.

3. **M. luetica** des II. (= ak.) und III. (= chron., Gummen) Stadiums: häufig Hirnnervenlähmungen, da basaler Sitz. Meningitische Symptome nicht ausgeprägt

4. **M. purulenta** (Pneumo-, Strepto- und Staphylokokken usw.):
   a) *Fortgeleitet:* Otitis med., Sinusitis, Erysipel und Furunkel des Kopfes, Parotitis, perforierte Hirnabszesse, Sinusthrombose
   b) *Metastatisch* (hämatogen und lymphogen): Lungeninfiltrationen (bes. Pneumonie), Grippe, Pleuraempyem, Sepsis, Endokarditis, Scharlach, Erysipel, Typhus u. a.
   c) *Traumatisch:* Schädelfrakturen

5. Pachymeningitis ext. = Extraduralabszeß: meist otogen

6. M. bei Leptospirosen (M. Weil, Feldfieber u. a.); bei M. Bang, Listeriose, Toxoplasmose

7. *Physikal.* bedingt: M. (Pleozytose) nach (unsachgemäßer?) LP, Enzephalographie usw. Traumatische M. bei Kindern mit Schädelmißbildungen, Hydrozephalus

8. **M. serosa** = nichtbakteriell, meist mäßige Zell- und Eiweißvermehrung bei erhöhtem Druck und gutartiger Verlauf (vielfach verwandt mit 9.). Zahlreiche Fälle bleiben ätiol. ungeklärt:
   a) *Sympathische* (Begleit-)Meningitis = M. concomitans (Liquor rel. eiweißreich, hoher Eiweißquotient): fortgeleitet

von Stirnhöhlenempyem, Otitis, Oberlippenfurunkel, Enzephalitis, Hirnabszeß, Osteomyelitis u. a.
b) *Virus*-M.: Viruskultur aus Liquor, Antikörperbestimmung.
Primäre Form oder sekundär bei:
Poliomyelitis: frühzeitige hochgradige, allerdings rasch zu-
rückgehende Pleozytose, anfangs fast nur polynukleär, später überw. mononukleär; dabei Eiweiß nur gering vermehrt.
Parotitis ep.: M. häufig; während Mumpsepidemien oft M.
ohne Parotitis. Hohe Pleozytose, überw. mononukleär, bei
prakt. normalen Eiweißwerten im Liquor. Komplementfixa-
tion im Serum.
Enzephalitis, Grippe, Masern, Windpocken, Röteln, infektiöse Mononukleose, Hepatitis ep., Herpes, durch Zecken-
biß
Echovirus-M.: rel. häufig, oft endemisch. Fiebertyp manchmal dreigipflig. Polyadenie. Hochgradige Pleozytose. Ähnl.
Poliomyelitis, Abgrenzung durch Virusbestimmung.
Coxsackie-M.: rel. häufig. Uncharakt. Fieber. Polyadenie,
oft Milztumor und Muskelschmerzen. Liquor sehr unterschiedlich. Virusnachweis im Stuhl
c) Chron.-rheumatische M.
d) Arachnitis adhaesiva: bei Infektionskrankheiten, Entzündungen der Umgebung nach Schädeltraumen
e) Polyradikulitis: deutl. Eiweißvermehrung bei wenig Zellen
f) Idiopathische mononukleäre M.
9. **Meningismen** (= ak. Hydrozephalus) = flüchtige meningeale
Reizung in Begleitung fieberhafter o. a. Erkr., aber ohne Menin-
gitis-Zeichen. – Liquor wasserhell, zellarm (bis 9/3 Z.) und ei-
weißarm: unter 30 mg/dl. Druck erhöht, jedoch gewöhnlich
nicht über 200 mm Wasser (8. hiervon nicht völlig abzugrenzen):
a) *Infektiös*-tox. = im Anfangsstadium akuter Infektionskrankheiten:
Bakt.: Pneumonie, Scharlach, Typhus, Fleckfieber, Ruhr,
Sepsis, Diphtherie, Koliinfektion u. a.
Virus: Masern, Grippe, Windpocken, Röteln, Vakzination,
Poliomyelitis, Parotitis ep., Herpes, Hepatitis, infektiöse
Mononukleose u. a.
b) *Tox.:* Würmer, Blei, Penizillin, Gravidität usw.

c) *Karzinose* (generalisierte der Pia und Arachnoidea), seltener Sarkomatose und Leukämie der Meningen
d) Bei *Blutungen:* Apoplexien (bes. Ventrikelblutung, Subarachnoidalblutung, Aneurysmenruptur, Malazien), traumatische epi- und (ak.) subdurale Blutung, chron. subdurale Blutung = Pachymeningitis haemorrhagica int. (durch Hirnatrophie, Infektionen, Alkoholismus, Traumen bei älteren Leuten), blutende Hirntumoren, Rückenmarkskompression
e) Nach LP, bes. mit artefiziellen Blutungen
f) Angioneurotisch: menstruell?, Hysterie
g) Nach Insolation

100. Menstruationsanomalien, Zyklusstörungen

Eine **normale Menstruation** dauert nicht länger als 5, max. 7 Tage und tritt durchschnittlich alle 28 Tage (Normintervall 28–35 Tage) auf. Der Blutverlust soll nicht mehr als 80 ml betragen.

I. **Regeltempostörungen** (abnormer Blutungsrhythmus): meist liegt eine *Ovarialinsuffizienz* zugrunde:
1. *Amenorrhoe:* Fehlen od. Ausbleiben der Regel, > 3 Mo.
2. *Oligomenorrhoe:* zu seltene R., > 35 Tage, < 3 Mon., unabh. v. d. Stärke
3. *Polymenorrhoe:* zu häufige R., < 22 Tage

II. **Regeltypusstörungen** (Blutungsstärke abnorm):
1. *Hypomenorrhoe:* zu schwache R., < 25 ml Blut, < 2 Vorlagen od. Tampons tgl.
2. *Hypermenorrhoe:* zu starke R., > 150 ml Blut, > 5 Vorlagen od. Tampons tgl.

III. Anomalien der **Blutungsdauer** (aber regelm. Zyklus):
1. *Menorrhagie:* verlängerte u. verstärkte R., > 7–14 Tg.
2. *Brachymenorrhoe:* verkürzte u. meist schwache Blutung von Stunden bis 1,5 Tagen

IV. **Metrorrhagien:** Dauer > 10 Tage, azyklisch (R. stark od. schwach)

V. **Zwischen-, Zusatzblutungen** (biphasischer Zyklus):
1. *Irreguläre Z.:* Schwache Blutung bei erhaltenem Zyklus, unabhängig von der Periode
2. *Prä-* u. *postmenstruelle* Blutung. – *Ovulationsblutung*

VI. **Dysmenorrhoe = Algomenorrhoe:** schmerzhafte Periode mit ausgeprägten Allgemeinbeschwerden

VII. **Prämenstruelles Syndrom (PMS)**

I. Regeltempostörungen

1. **Amenorrhoe:**
Fehlen od. Ausbleiben der Menses > 3 Mo., wenn eine Gravidität nicht besteht (sekundäre A.), od. keine Menarche mit 16 Jahren (primäre A.). – Oligomenorrhoe s. o.
Physiologisch: vor Menarche; während Gravidität, Laktationszeit, Menopause.
Pathologische A.:
a) nach der *Lokalisation* der Ursache: hypothalamisch, hypophysär, ovariell, uterin; extragenital
b) nach dem *Gonadotropinspiegel* (Follikelphase: FSH 5–9 E/l): normogonadotrop (70 %), hyper- (20 %), hypo- (10 %)
c) nach dem *Prolaktinspiegel* (Norm: < 700 mU/l): hyper-, normoprolaktinämisch
d) nach dem *Androgenspiegel:* hyperandrogenämisch
Ursachen:
a) *Hypothalamische A.:* GnRH-Sekretion vermindert (hypogonadotrope A.)
   α) Psychogen-psychoreaktiv bei Streß, Angst, schwerer Arbeit; Notstandsamenorrhoe (Kriegs-, Flucht-, Häftlings-A.), Orts-, Arbeitswechsel, Anorexia nervosa, Leistungssport, Gewichtsreduktion, Grossesse nerveuse (Scheinschwangerschaft), Melancholie, nach Ovulationshemmern. – Falsche Angaben in der Anamnese
   β) Organisch (selten): GnRH-Mangel infolge Anlage- u. Reifungsstörungen, Tumoren, Schädel-Hirn-Trauma; bei Kallmann-Syndrom

b) *Hypophysäre A.:* meist organ. Ursachen (Hypophysentumoren):

α) bei prim. A. (selten) durch ACTH-produzierende Tumoren (80 %), Entzündungen

β) bei sek. A. führen Adenome (Prolaktinom), Dopamin-Antagonisten (Metoclopramid, Neuroleptika u. a.) od. die primäre Hypothyreose zu einer Hyperprolaktinämie mit A. und Galaktorrhoe (30–80 %).

Gelegentlich verursacht ein Prolaktinom auch eine postpartale A.: Chiari-Frommel-Syndrom.
Eine Agalaktie kommt beim heute seltenen Sheehan-Syndrom (postpartale HVL-Nekrose infolge Blutung) vor, das mit einer HVL-Insuffizienz einhergeht.

c) *Ovarielle A.* als hypergonadotrope A.:

α) Hauptursache der prim. A.: Gonadendysgenesie (Ullrich-Turner-Syndrom, Swyer-Syndrom); testikuläre Feminisierung, Ovotestes

β) Hauptursache der sek. A.: Klimakterium praecox; weiterhin Ovarektomie, Ovarialinsuffizienz, -tumoren u. a.

d) *Uterine A.:*

α) Prim. A.: Fehlbildungen, z. B. Gynatresie, Uterushypood. -aplasie

β) Sek. A.: Endometritis. Nach Abort u. a. Forcierte Curettage (vollständige Endometriumentfernung, Asherman-Syndrom. Nach Uterusexstirpation

e) *Extragenitale A.:*

α) *AGS* (adrenogenit. Sy.), Cushing-Syndrom, Akromegalie, Hypothyreose, M. Addison

β) Schwere *interne Leiden:* Kachexie, Anämie, Leukämie, M. Hodgkin, Typ-I-Diabetes u. a.

γ) *Intox.:* Tabak, Morphin, Blei u. v. a.

Untersuchung:

– Beckenbesichtigung
– Temperaturmessung rektal morgens (vor dem Aufstehen): bis zur Ovulation < 37°, nach der Ovulation und post conceptionem > 37°
– Schwangerschaftstests: Gravindex, Gravitest, Pregnosticon

- Bestimmung der hypophysären Gonadotropine, der diencephalen Stimulationshormone, der ovariellen Hormone u. Stimulationstests
- Vaginalabstrich, evtl. Probeabrasio

2. **Oligomenorrhoe:** meist infolge generativer Ovarialinsuff.

3. *Polymenorrhoe* mit folgenden Formen:
   a) verkürzte Follikelphase
   b) verkürzte Corpus-luteum-Phase
   c) verkürzter monophasischer Zyklus

4. *Anovulatorischer Zyklus:* Periodische Blutungen ohne Ovulation und Corpus luteum infolge verminderter GnRH- und nachfolgender reduzierter LH- u. FSH-Sekretion. – *Diagn. Hinweis:* Basaltemperaturmessung, Progesteronbestimmung am 22. Zyklustag.

5. *Polyzystische Ovarien:* Symptomenkomplex aus polyzystisch veränderten Ovarien, Hyperandrogenämie mit Hirsutismus, Akne und Anovulation mit Amenorrhoe.

6. *Hyperthecosis (ovarii):* Selten. Ähnlich 5., histol. aber keine Follikelzysten.

II. Regeltypusstörungen

1. **Hypomenorrhoe:** bei Ovarialinsuff.; infolge von Endometriumatrophie nach Langzeitmedikation von Gestagenen o. ä., prämenstrueller Endometriumregression, unvollkommener Abstoßung des Endometriums, bei Synechien

2. **Hypermenorrhoe:**
   a) In 80 % organisch: Myome, Polypen, Retroflexio. – Endometriose. – Adnexitis, Parametritis. – Post partum aut abortum. – Intrauterinpessar. – Lokale Stauung
   b) Funktionell: Gestagendefizit (Corpus-luteum-Insuff.)
   c) Extragenital: Hyperämie: sitzende Lebensweise, chron. Obstipation; Herzinsuff., Hypertonie; Erregungen, exzessive Masturbation, Coitus interruptus. – Gerinnungsstörungen (z. B. Antikoagulanzien). – Nierenkrht.

III. Anomalien der Blutungsdauer

1. **Menorrhagie:** Ursachen wie Hypermenorrhoe
2. Bradymenorrhoe: Ursachen etwa wie Hypomenorrhoe

IV. Metrorrhagie

1. *Organisch:* Karzinome (Tuben, Endometrium, Zervix), submuköse Myome, Polypen, Chorionepitheliom, Sarkom; – Endometritis, Salpingitis, Erosionen und spezif. Ulzera der Portio u. Vagina; – Blutungen in der Gravidität (s. d.), Tubarabort; – Intrauterinpessar

2. *Funktionell:* Follikelpersistenz mit ggf. wochenlanger Durchbruchblutung. – Psychogen: z. B. Schreck-, Protest-, Demonstrationsblutung

V. Zwischen-, Zusatzblutungen

1. *Organ.:* Entzündungen (Kolpitis, Endometritis), Myome, Korpus- u. Zervixpolypen, Karzinome von Uterus, Vagina, Vulva
2. *Funktionell:*
   – prämenstruelle Blutung: Corpus-luteum-Insuffizienz (2–3 Tage vor M.)
   – Ovulations- = Mittelblutung: Östrogenentzugsblutung, oft mit Mittelschmerz
   – postmenstruelle Blutung: Schmierblutung nach der Regel durch verzögerte Regeneration des Endometriums

VI. Dysmenorrhoe = Algomenorrhoe

Menstruation mit meist schon Stunden zuvor beginnenden kolikartigen Unterleibsschmerzen mit abklingender Tendenz, dazu Übelkeit, Erbrechen, Kopfschmerzen, ggf. Migräne, Kreuzschmerzen, Schwindel.

Krankheitswert besitzt die D. bei ca. 10 % der Frauen, vorw. leptosome Typen. Die häufige primäre D. junger Mädchen bis zum 20. Lj. bessert sich spontan nach der ersten Schwangerschaft.

1. **Organisch:**
   a) *Entz.* (s. a. Nr. 3 u. 56): Endometritis, Salpingitis, Parametritis, Pelviperitonitis, Douglasabszeß
   b) *Tumoren:* intramurales Myom, Ovarialzysten u. -tumoren (evtl. mit Stieldrehung) u. a. – Endometriose
   c) *Mech.:* Lageanomalien: Descensus, Retroflexio (fixierte Form; mobile belanglos), Anteflexio, Uterusfixation durch Op.-Narben. – Zervixstenose (Narben?). – Hämatokolpos (z. B. Hymenalatresie). – Intrauterinpessar
   d) Genitale Hypoplasie u. Fehlbildungen
2. **Funkt.:** hormonale u. vegetat. Störungen, z. B. Parametropathia spastica
3. **Psychogen:** Schreck, Depression. Ablehnung der Weiblichkeit. Konflikte mit Umgebung: Schule, Beruf, Eltern, Schwiegermutter, Ehemann. Schlechte Eheaussichten. Neid auf vom Glück begünstigte Freundinnen (Verlobung, Niederkunft). Unerfüllter Kinderwunsch. Sexuelles Unbefriedigtsein; Coitus interruptus

VII. Prämenstruelles Syndrom (PMS)

Psychophysische Beschwerden Tage vor den Menses. Mastodynie, Dysmenorrhoe, Kopfschmerzen (Migräne?), seel. Verstimmung, evtl. Ödembildung. Sehr häufig, 20–40 % aller Frauen, teils behandlungsbedürftig

Anhang: Laktierende Mamma: Der Nachweis von Kolostrum ist nur ein zweifelhaftes Graviditätszeichen; denn es ist auch zu finden bei:

α) Genitalerkrankungen: Ovarialkarzinom u. a. -tumoren, Adnexitis, Corpus luteum-Zysten, nach Kastration
β) Nichtovariellen Endokrinopathien: Hypophysen- und Nebennierenrindentumoren
γ) Allg.-Erkrankungen: Tbc, Meningitis, Enzephalitis ep., nach Op. und Verbrennungen
δ) Psychogen: psych. Traumen (z. B. Vergewaltigung), eingebildete Schwangerschaft, Psychosen

Auch bei Männern gelegentlich Milchfluß: bei Chorionepitheliom, Hypophysentumor u. a.

Grüne Muttermilch:

α) Alimentär: Lipochrome, Flavine
β) Kupferhaltige Medikamente
γ) Vereinzelt bei Ikterus
δ) Pyocyaneus-Inf. mit Abszeßdurchbruch in die Milchgänge
Blutende Mamma: s. Nr. 33, II, 5b

101. Meteorismus

= vermehrte Gasansammlung im Darm (M. intestinalis) od. in der freien Bauchhöhle (M. peritonealis) bei verminderter Resorption und Flatulenz

I. Bei **Magen-Darm-Erkrankungen,** meist mit Diarrhoen

1. *Abnorme Gasproduktion bei Dysbakterie* (= im Gleichgewicht gestörte und degenerierte Bakterienflora):
   a) *Dyspepsien* (s. Nr. 38, 5.) = mangelhafte Verdauung. Normalerweise entwickeln sich die Darmgase vorw. im Kolon durch Gärung der Kohlenhydrate, weniger durch Fäulnis der Eiweiße.
   *Gärungs*dyspepsie ist bedingt durch zu große Kohlenhydratzufuhr (z. B. grobes Gemüse, Obst) und ungenügende Vorverdauung (mittels Diastase) mit rascher Dünndarmpassage infolge gesteigerter Peristaltik, c) und d).
   *Fäulnis*dyspepsie entsteht durch reichliche Eiweißzufuhr, c), d) und Eiweiß (als Schleim, Eiter und Blut) aus dem Darm bei Entzündungen und Tumoren.
   b) Enterokolitis, Ruhr, Typhus, Fleckfieber, Darm-Tbc, Ileitis terminalis, Darmdivertikulose, Zöliakie, Sprue, Hefebesiedlung des Darmes, Hungerödem u. a.
   c) Bei Anazidität (s. d., z. B. Gastritis, Magenkarzinom) oder Hyperazidität (z. B. Ulkus)
   d) Enzymmangel im Darm:
   bei Achylie, Insuffizienz der Pankreas- und Dünndarmdrüsen, Leber- und Gallenwegsleiden

e) Tox. Darmlähmung infolge bakterieller Zersetzung: Ileus
   (bes. paralyt.), Peritonitis, Sepsis, Typhus u. a.
2. *Stauung des Darminhaltes* = Resorption und Flatulenz vermindert: Obstipation, Spasmen, Atonie, an den Flexuren, im
   Gebiet von Op.-Narben oder Hernien, Stenosen (bes. tiefe
   Kolonstenose bei Tumor), Ileus (s. d.)
3. M. peritonealis = Gasansammlung im Abdominalraum nach
   Magen-Darm-Ruptur

II. Bei **parenteralen Erkrankungen**

1. *Stauung* bzw. Stase im *Pfortaderkreislauf,* dadurch verminderte Gasresorption:
   a) Rechtsherzdekompensation
   b) Erkrankungen der Leber (bes. Leberzirrhose als Frühsym-
      ptom) und der Gallenwege
   c) Entzündungen im Abdomen
   d) Pfortaderthrombose, Thrombose und Embolie der Mesen-
      terialgefäße
2. *Pankreas:* Pankreatitis, Tumor, Steine u. a.
3. *Neurovegetativ* = Motilitäts- und Sekretionsstörungen des Inte-
   stinaltraktes (ohne organ. Substrat), evtl. mit Pfortaderstauung,
   bei neuropathischer Anlage oder viszeralen Reflexen: Steinkoliken, Nieren- und Uretererkrankungen, Ulkus, schwere Pneumonie, Poliomyelitis, Wirbelsäulenprozesse, Aerophagie, Hysterie usw. (Der Darm ist verschiedenartig innerviert: Sympathikus, Vagus, autonome chem. Rezeptoren. Medikamentös ist daher kein gleicher Effekt in allen Darmabschnitten zu erzielen.)
4. *Mechanische* Faktoren, die über reduzierte Peristaltik (dadurch Stauung) und verlangsamte Blutzirkulation zu verminderter Gasresorption führen:
   a) Konstitutionell: Adipositas, schlaffe Bauchdecken, Ptose,
      große Flexuren (bes. Fl. lienalis), Megakolon und -sigma
   b) Mangelnde Bewegung: schlecht bewegliche oder tiefste-
      hende Zwerchfelle (Emphysem, Pleuraschwarte)
   c) Rachitischer „Froschbauch" der kleinen Kinder, vorw. in-
      folge großer Muskelschwäche

Anamnese und **Untersuchung:** Zeitweise wanderndes Völlegefühl
und spannendes Druckgefühl im Oberbauch, oft mit Atemnot,

gelegentlich mit Herzbeklemmungen, Angstgefühl, Verstimmung, Eßunlust, Kopfdruck, Schwindel. Flatulenz und Aufstoßen häufig. Linderung nach Flatulenz, Defäkation, Aufstoßen
und oft nach Bewegungen. Besserung und Wandern der Mißempfindungen bei Änderung der Haltung und Lage; Verschlimmerung beim Hinlegen und evtl. bei Bewegungen, durch warme
Leibwickel und heiße Speisen (Suppe).
Inspektion, Palpation, Beklopfen, Perkussion, Auskultation.
Schmerzhafte Zone am Beckenkamm handbreit neben der WS.
Bei sehr dünnen und schlaffen Bauchdecken kann normaler Gasgehalt des Magen-Darm-Kanals Meteorismus vortäuschen. Rö.:
geblähte Darmschlingen, vor allem der Flexura lienalis und im Epigastrium. Durch Abknickungen des Darmes subileusartige Bilder.

Anhang: **Aerophagie** = (gewohnheitsmäßiges) Luftschlucken: Es
bewirkt immer Luftaufstoßen (Ruktus, Rülpsen), bzw. häufiges
Aufstoßen setzt stets Aerophagie voraus. Beide Vorgänge werden reflektorisch gesteuert von der Magenwandspannung. Es bestehen mehr oder weniger ausgeprägte Zeichen des Meteorismus (s. o. Anamnese), oft mit (geruchlosen) Flati.
Luft wird geschluckt:
1. zugleich mit Speisen, Getränken und dem Speichel,
2. bei der Inspiration, meist bei offenem Munde.

Pathogenese:
1. Bei psychisch und vegetativ Labilen = vegetative Fehlsteuerung
   durch Konflikte wie verletztes Selbstbewußtsein und Geltungs-
   bedürfnis, Unterdrückung; bei Emotionen; oft wunschgeleitet
2. Durch Bauchkrankheiten; Gefahr der neurot. Fixierung des ae-
   rophagischen Reflexes:
   a) Gastritis, frisches Ulkus; seltener Enterokolitis, Cholezysto-
      pathie
   b) Verminderte Zwerchfellbeweglichkeit (Relaxatio u. a.)
3. Physiol. bei Säuglingen nach den Mahlzeiten

Anhang: **Flatulenz** = vermehrter Abgang nicht resorbierter
Darmgase:
1. Bei Gesunden
2. Bei Aerophagie

3. Organpath.: Gärungsdyspepsie, Enteritis, Enzymmangel, Hefebesiedlung des Darmes, Karzinom u. a.
4. Bei psychisch Unausgeglichenen.

102. Miktionsstörungen

Lokal oder neurogen bedingt. Zerebrales (im Gyrus centralis
ant.) und spinales (im unteren Sakralmarkt) Blasenzentrum,
dazu Nervenbahnen (N. pelvicus und N. pudendus) zum Sphincter vesicae int. et ext. – Der normale Miktionsdruck beträgt 60–
70 mmHg.

Symptome der gestörten Miktion:
- *Pollakisurie* = (schmerzhafter) Drang zu häufigem Wasserlas-
  sen mit nur kleinen Harnmengen
- *Dysurie* = schmerzhafte, erschwerte Harnentleerung
- *Algurie* = Schmerzen bei der Miktion (kaum solitär)
- *Strangurie* = Harnzwang, Schmerzen bei der nicht zu unter-
  drückenden Miktion (Tenesmen)
- *Harnsperre* (s. Nr. 15) = Unvermögen, die Harnblase zu entlee-
  ren
- *Harninkontinenz* (s. d.) = unwillkürlicher Urinabgang. *Enuresis*
  (nocturna) = Einnässen (Bettnässen bei Nacht).
Nebenbei: Hämaturie, Lip(oid)urie, Chylurie, Pneumaturie u. a.
sind keine M.

I. Pollakisurie

1. **Reizblase** = Sammelbegriff für Blasenfunktionsstörungen un-
   terschiedlicher Genese vorwiegend bei 30–50jährigen Frauen.
   Ursache: nicht organ. Psycho-vegetativ-hormonale Faktoren.
   Klinik: Harndrang, oft mit Enuresis, kaum Erleichterung nach
   der Miktion, nach der Harnröhre ausstrahlende Schmerzen;
   z. B. bei Kälte, Erregung.
   Diagn.: Urethralabstrich mit Färbung nach Papanicolaou ist
   wegweisend.

2. **Zystitis:** überw. Frauen (kurze Harnröhre) u. Kinder:
Ät.: E. coli u. andere Enterobakterien, selten Staphylokokken.
Man unterscheidet die akute unkomplizierte, die hämorrhagische und die eitrige Zystitis; daneben existieren pseudomem-
branös nekrotisierende Formen.
Klinik: Leitsymptome sind P., Dysurie, Nykturie, Strangurie, re-
tropubischer Schmerz; in schweren Fällen: Urge-Inkontinenz,
terminale Hämaturie. Bei Frauen beginnen die Beschwerden
oft nach dem Geschlechtsverkehr (Honeymoon-Zystitis).
Diagn.: Leukozyt-, Bakteriurie. Sonographie u. Urographie
schließen Harnstauung u. Urolithiasis aus.
Eine Zystographie ist bei rezidivierender Z. indiziert, um ein
Karzinom auszuschließen.
DD: Bei der Frau: Vulvovaginitis, Urethralsyndrom, akute Pyelonephritis; bei chron. Verlauf: nichtinfektiöse Z.: Zytostatika-
u. Chemozystitis, eosinophile, interstitielle Z., Carcinoma in situ.

3. **Benigne Prostatahyperplasie (BPH;** Synonyma: Prostatahypertrophie, –adenom, adenomyofibromatose):

Häufigkeit: Bei etwa 50% der Männer über 50 J. und 80–90% über
65 J. $^1/_3$ der urolog. Konsultationen u. $^1/_5$ der urolog. Op. gehen auf die
BPH zurück.

Ät.: Erwiesen sind die kausalgenetischen Risikofaktoren *Alter*
und intakte *Androgeninkretion*. Bei der BPH ist die Ge-
schwulstbildung an sich harmlos. Krankheitsverursachend sind
ihre Rückwirkungen auf Harnwege und Nierenfunktion.

Klinik: Die BPH ist häufigste Ursache der Harnabflußbehin-
derung.

a) *Obstruktive* Symptome: zögernder Miktionsbeginn, abneh-
   mende Harnstrahlkraft, Nachträufeln; Restharngefühl,
   Miktion in mehreren Portionen
b) *Irritative* Symptome: Pollakisurie, vor allem als Nykturie,
   imperativer Harndrang
c) *Seltenere Symptome* sind: Algurie/Strangurie (meist infekt-
   bedingte Schmerzen), episodische Makrohämaturie (aus
   Venenkonvoluten am Blasenausgang), Ischuria paradoxa
   (Überlaufblase), Urämiesymptome (Durst, Gewichtsabnahme) durch stauungsbedingte Niereninsuffizienz.

Stadieneinteilung:
a) Reizstadium, kein Restharn
b) Restharnstadium, Restharn 50–150 ml
c) Stadium d. chron. Harnstauung: Restharn > 150 ml, Rückstau in die oberen Harnwege, Kreatininanstieg, Blasensteine.
Diagn.: *Digitale rektale Palpation;* Begrenzung, Oberflächenbeschaffenheit, Konsistenz, Größe, Dolenz.

Der Tastbefund erlaubt keine Rückschlüsse auf die Abflußbehinderung – eine geringfügige Vergrößerung kann zu erheblichen Symptomen führen u. umgekehrt.

Labordiagnostik: Urin: Hämaturie? Infektion? Serum: prostataspezifisches Antigen (PSA), normal < 4 μg/ml, = wichtigster Test für DD BPH – Karzinom.
Ultraschall (ersetzt heute meist das Urogramm): Restharnvolumen, Prostata-Konfiguration, Rückstau in oberen Harnwegen. Transrektale Sonographie ermöglicht Biopsien in hypoechogenen Zonen u. genaue Volumenmessung.
Urodynamik: Harnflußmessung. – Urethrozystoskopie.
DD: Phimose bzw. Meatusstenose, Harnröhrenstrikturen, narbige Veränderungen am Blasenausgang (Sphinktersklerose, Kontraktur); Blasensteine, neurogene Detrusorerkrankungen, bes. Prostatakarzinom.

4. Prostatakarzinom
Nach dem Bronchialkarzinom zweithäufigster Krebs des Mannes (10 % aller malignen Tumoren). Als latentes Karzinom ist es in 50 % bei über Achtzigjährigen nachweisbar.
Ausbreitung: meist in der Dorsalzone, die Kapsel infiltrierend.
Metastasierung: lymphogen in pelvine Lymphknoten, hämatogen meist in Knochen, Leber, Lunge.
Klinik: Meist asymptomatisch. Erst im lokal fortgeschrittenen Stadium stellen sich Miktionsbeschwerden ein (im Gegensatz zur BPH). Zum Diagnosezeitpunkt haben bereits 50 % der Erkrankten Fernmetastasen – Knochenschmerzen sind oft „Erstsymptome".
Diagn.: *Früherkennung.* Vorsorgeuntersuchung ist ab dem 45. Lebensjahr indiziert: Beim K. ist das Organ vergrößert, sehr hart, höckerig, dolent.

Mit der digitalen rektalen Untersuchung erfaßt man 1,5 % der Karzinome; bei unauffälligem Befund u. erhöhtem PSA-Wert findet man in 14 % ein Karzinom. Ist der Tastbefund suspekt und das PSA erhöht, beträgt die Karzinomwahrscheinlichkeit 65 %.

Labor: Prostataspezif. Antigen (PSA) > 10 µ/ml ist verdächtig. Doch es steigt mit dem Lebensalter an und ist gering erhöht auch bei gr. Adenom u. Prostatitis; evtl. dazu PAS-Velocity u. -Density.

Alkal. (AP) u. saure Phosphatase (SP) haben wenig Wert.

Sonographisch gesteuerte transperineale *Aspirations-* (Zytologie) und *Stanzbiopsie.* Transrektale *Sonographie* erfaßt Kapseldurchbruch, Bläschendrüseninfiltration; ermöglicht gezielte Biopsie, Verlaufskontrolle. *Skelettszintigraphie:* Knochenmetastasen können Monate vor ihrer rö. Darstellung erfaßt werden. *Lymphadenektomie* (offen od. laparoskopisch): Erfassung des Nodi-Stadiums.

5. *Prostatitis* (ac.), Prostataabszeß: P. teigig, sehr dolent, evtl. Ejakulation schmerzhaft. Ät.: lokal und metastatisch.
6. *Blasenneoplasma* und -ulzera
7. *Frühgravidität* (wachsender Uterus)
8. *Sphinkterhypertonie* bei Rückenmarkprozessen (s. II, 5.)

II. Dysurie
= erschwerte Miktion, dadurch beginnende Retention. Urinstrahl dünn, gedreht, geteilt usw.

1. Hochgradige Phimose und Paraphimose
2. *Urethra:* Strikturen (meist nach Traumen oder Go.), Steine, Fremdkörper, Tumoren, Sklerodermie der Glans, angeborene Stenosen
3. *Prostata:* s. I, 3.–5.
4. *Blase:* Steine, Tumoren, Divertikel, Fremdkörper, Sphinktersklerose (lange Vorgeschichte), Harnsperre
5. *Neurogen:*
   a) Sphinkterhypertonie: zerebrale oder spinale Tumoren und Traumen, Tabes, Myelitis, Apoplexie, beginnende Poliomyelitis und multiple Sklerose, Läsion im Plexus sacralis (durch Kreuzbeinbrüche)

b) Detrusorlähmung: Rückenmarksleiden, periphere Nervenerkrankungen
6. *Psychogen:* passagere funkt. Störungen
7. *Medik:* Adrenalin, Ephedrin. Nach Lokalanästhesie

III. **Strangurie** = schmerzhafte Miktion (Tenesmus)
1. *Vor* der Miktion: Zystitis, Reizblase und Blasenulzera (Dehnungsschmerz), Entzündungen in der Nachbarschaft der Blase
2. *Initial:* Urethritis, Entzündungen des Sphinkters
3. *Während* der Miktion: Urethritis, Urethrastrikturen, Steine
4. *Terminal:* Blasenbodenentzündungen (bes. ak. (Zystitis), Prostatitis und Prostatatumor (Schmerz am Damm), Urethritis post. (Go.?)

IV. **Incontinentia urinae** (s. d.) = Sphinkterinsuffizienz.

Anhang: *Pneumaturie* = Luftharnen:

1. Fisteln zwischen Harnwegen und Darm oder Vagina bei Morbus Crohn, zerfallenden Tumoren, nach Traumen usw.
2. Harnwegsinfektionen mit gasbildenden Bakterien
3. Gärung ammoniakalischen oder diabetischen Urins
4. Artefiziell (iatrogen): Einschleppen gasbildender Bakterien durch Katheter. O_2-Insufflation der Blase.

Fäkalurie: bei Blasen-Darm-Fistel

103. Milztumor, Splenomegalie

1. **Hämatologische Systemerkrankungen:** meist mit Hepatomegalie:
   a) Chronisch-myeloische *Leukämie,* Osteomyelofibrose; chronisch-lymphatische Leukämie, M. Hodgkin u. maligne Lymphome haben erhebliche Milztumoren mit Verdrängungssymptomen u. Anämie
   Diagn.: Blutbild, Knochenmarkpunktion, Sonographie, Histologie: Lymphknoten, Beckenkammstanzzylinder

b) *Hämolytischer Ikterus* durch hämolytische Anämie, Zieve-Syndrom, M. Wilson, HELLP-Syndrom

c) *Polycythaemia* rubra vera (nicht bei Polyglobulien), hereditäre Sphärozytose.

Diagn.: Blutbild (Retikulozytose, Erythrozytenmorphologie), Ikterus (indirektes Bilirubin erhöht), Urobilinogen vermehrt, LDH erhöht, ggf. Abdominalbeschwerden, Knochenmarkpunktion

M. Wilson: Coeruloplasmin vermindert, Kupfergehalt in Leberbiopsie

2. **Hepatolienale Erkrankungen:** Akute Hepatitis, Cholangitis, Leberzirrhose (Banti-Syndrom). Toxischer Leberzellschaden: Chlorkohlenwasserstoffe, Kupfersulfat, Alpha-Amanitin (aus Knollenblätterpilzen) u. a.

3. **Mechanisch verursachte Splenomegalie** = Stauungsmilz:
   a) *Pfortaderthrombose:* Hier meist Ösophagus- od. Magenfundusvarizen bei chronischem Leberleiden nachweisbar. Ggf. Aszites. P. entwickeln sich u.a. durch abdominale Infektionen, Entzündungen, myeloproliferative Erkrankungen, Kollagenosen, Pharmaka, Nabelinfektion bei Neugeborenen
   b) *Milzvenenthrombose* bei akuter Pankreatitis, Pankreaskarzinom u. -zysten; meist mit Magenfundusvarizen, ggf. Aszites; heftige Oberbauchschmerzen, evtl. Melaema
   c) *Milzinfarkt:* v.a. infolge Embolie meist bei Endokarditis
   d) *Milzzyste* (seröse, Lymph-, Blut-Z.): Größere führen zu einer prallelastischen Organvergrößerung, isolierter Tumor, Druckgefühl (Verdrängungserscheinungen).
   DD: Echinokokkuszyste (verkalkte Zystenwand).
   e) *Benigne Tumoren:* Milzhämangiom und Lymphangiokavernom (selten). Meist Zufallsbefund, evtl. nur linksseitiger Oberbauchdruck.
   f) *Wandermilz:* Descensus der M. infolge Dehnung der Aufhängebänder, z.B. bei Enteroptose, Splenomegalie, Aszites, Traumen. Kompl.: Stieldrehung, Thrombose
   Diagn.: Sonographie, CT, ggf. MRT, Splenoportographie (DSA-Technik), ggf. Ösophagogastroskopie.

4. **Infektionskrankheiten:**
   a) *akute:* Weiche, kaum tastbare Milz bei Typhus (groß, rel.
   derb), Paratyphus, Brucellose, Leptospirosen, Virushepati-
   tis, Röteln, infektiöser Mononukleose, Rickettsiosen, Viruspneumonie, Toxoplasmose, Kala-Azar, Bilharziose, Histoplasmose, Malaria, Q-Fieber, Maltafieber, Scharlach
   b) *chronische:* Milz derb, groß bei Malaria (immer größer u.
   härter werdend), Endocarditis lenta, Sarkoidose, Miliartuberkulose, Lues (v. a. III. Stadium u. Lues connata), chron.
   Cholangitis. – Tropische: Viszerale Leishmaniase, Schistosomiasis u. a.
   Diagn.: Bakteriologie (Blutkultur, Abstrich), Virusnachweis, Serologie
   c) *Milzabszeß:* Schmerzen im li. Oberbauch, Abwehrspannung, Fieber, Druckschmerz, BSR erhöht, Leukozytose.
   Diagn.: Rö. Thorax (pulmonale Ursache?), Sonographie,
   CT, Blutbild (Leukozytose, Linksverschiebung), BSR erhöht, Blutkulturen
   d) *Sepsis:* Schweres Krankheitsbild, Milztumor steht nicht im
   Vordergrund.
   Diagn.: Keimnachweis in aeroben u. anaeroben Blut-,
   Stuhl- u. Urinkulturen, Sonographie, CT, ggf. Skelettszintigraphie, Fundusskopie

5. **Kollagenosen, rheumatische Erkrankungen:** Still-, Reiter-
   Krankheit, Felty-Syndrom, systemischer Lupus erythematodes
   u. a.

6. **Speicherkrankheiten:** Anhäufung von Stoffwechselprodukten
   in Geweben und Organen (Hirn, Milz, Leber, Knochenmark):
   a) M. Gaucher: erblich; angeborener Mangel an Betaglukosi-
   dase, der zur Glukozerebrosid-Speicherung in Retikulumzellen führt. Minderwuchs, Hepatosplenomegalie, Kno-
   chen- u. Gelenkschmerzen, Osteoporose, Spastik, geistige
   Retardierung, Krampfanfälle.
   Diagn.: Zerebroside in Knochenmarkzellen.
   b) M. Niemann-Pick: erblich; angeborene Lipidstoffwechsel-
   störung mit Sphingomyelin-Ablagerung in Leber, Milz,
   Knochenmark, Lymphknoten u. Gehirn.

Klin. unterscheidet man: Typ A: Hepatosplenomegalie, Krampfanfälle, Ataxie, Tetraspastik; letaler Verlauf bis 3.Lj.; Typ B u. C langsamerer Verlauf.

c) M.-Hand-Schüller-Christian: Langerhans-Zellhistiozytose im Kindesalter. Trias aus Exophthalmus, Diabetes insipidus, Skelettveränderungen (Knochendefekt am Schädel); Stomatitis, Hepatosplenomegalie, Hypercholesterinämie.

d) Glykogenspeicherkrankheiten: Depots in Organen mit Hepatosplenomegalie infolge angeb. Enzymdefekts. Klass. Form = M. Gierke.

Untersuchung:

Inspektion

Palpation: Milz normalerweise nicht palpabel (Pat. in re. Seitenlage, li. Arm über den Kopf gehoben. Arzt steht an der re. Seite, mit re. Hand fühlend bei Entgegendrücken der Milz mit der anderen Hand, oder an der li. Seite, mit li. Hand von oben her fühlend. Tief einatmen lassen!) Feststellung von Lage, Größe, Konsistenz (nur bei ak. Infektionskrankheiten Konsistenz vermindert, bei chron. u.a. Prozessen vermehrt), Oberfläche, Form, Rand (Kerben), Schmerz (Infektionen), Atemverschieblichkeit.

Perkussion: Vergrößerung der Milzdämpfungsfigur auch bei Wandermilz u. Pleuraerguß. Verkleinerung (außer bei kleiner Milz) bei raumfordernden abdominellen Prozessen sowie Überlagerung durch geblähten Darm oder Magen oder durch Emphysem.

Auskultation: Perisplenitis sicca (Infarkt?). „Kratzmethode"

Spezialuntersuchungen:

Isolierte Splenomegalie oder hepatolienales Syndrom?, Fieber? Blutstatus, Sepsisherde?, Lymphome?, Ikterus? usw. – Sonographie. Rö., CT, Splenoportographie. Szintigraphie. Sternal- und Milzpunktion. Laparoskopie, Probelaparotomie

DD: Nieren- und Nebennierentumoren, Zystenniere, Wandniere, Hydronephrose. Kotfüllung der Flex. lienalis, Kolonkarzinom. Pleuraerguß.

104. Miosis

Engstellung (< 2 mm im Durchmesser)
Abhängig vom Okulomotorius (= Sphincter pupillae) und Sympathikus (= Dilatator pupillae)

1. Tabes, progr. Paralyse
2. Meningitis (im Beginn), evtl. Tumor und Blutung im Ponsbereich
3. Vergiftungen: Morphin, Opium und Derivate, Nikotin, Alkohol, CO, Narkose
4. Nach Parasympathikomimetika: Pilocarpin, Cholin, Physostigmin (Glaukommedikamente) und Sympathikolytika: Alpha- u. Betablocker
5. Physiolog: im Schlaf, im Hellen, Senile, Neugeborene. Starke Ermüdung
6. Augensympathikuslähmung: Miosis, Enophthalmus + Ptosis = Horner (ist jedoch meist einseitig): Mediastinaltumoren (s.d.), Halstraumen, -rippe, Syringomyelie, Struma
7. Lokal bedingt: Iritis und Folgezustände

105. Monozytose

> 8 % Monozyten (normal = 4–8 %)

1. Bei fast allen *ak. Infektionskrankheiten* in der *Abwehrphase* (= Höhe der Erkrankung): vor allem bei Viruskrankheiten (Masern, Windpocken, infektiöse Mononukleose, Parotitis ep., Hepatitis usw.), Typhus, Fleckfieber und Protozoenkrankheiten, bes. Malaria
2. *Chron. Infektionskrankheiten:* Lues, Tbc, latente Malaria, Kala-Azar, Rekurrens, Endocarditis lenta
3. Chron. Prozesse: Karzinom, Leberzirrhose, M. Hodgkin, Kachexie u.a.
4. Eisenmangelanämie, Retikulose, Monozytenleukämie.

106. Mundhöhle

1. **Stomatitis** bzw.Gingivitis **catarrhalis** = Schleimhaut gerötet, geschwollen, evtl. mit Blutungsneigung; Ptyalismus; Lymphome: bei schweren ak. Infektionskrankheiten wie Sepsis, Pneumonie, Typhus, Masern, Angina; Leberleiden; chem. Reize wie Schwermetalle, Medikamente (Antibiotika, Pyrazolone, Salicyl, Barbiturate u.a.), starke Gewürze; Prothesen, defektes Gebiß, ungenügende Mundpflege; Vitaminmangel

2. **Stomatitis ulcerosa** = Mundfäule: mit eitrig belegten Ulzera, meist am Zahnfleisch, schmerzhaft (s. auch 1.):
   a) Von kranken Zähnen aus
   b) Mit Fieber: Sepsis, ak. Leukämie, Agranulozytose (s.d.)
   c) Skorbut
   d) Chron. Intoxikationen: Hg (mit diffusen bläulichen Schwellungen, später weißlich belegte nekrotische Ulzera), Blei (grauschwarzer Zahnfleischsaum), As (brauner Saum), Bi (grauvioletter Saum), Cu (dunkelroter oder grasgrüner Saum), Ag (violetter, metallisch glänzender Saum), P, Brom, Jod, Salicyl usw.
   e) Stomatitis gangraenosa = Noma: vorw. bei Kindern nach schweren Infektionen, Leukämie usw.

3. **Diphtherie:** Membranen bes. an den Lippen, meist gleichzeitig Rachen-D.

4. a) **Lues** connata: grauweiße Plaques
   b) *Primäraffekt:* hochrote derbe Infiltrationen, krümeliggelb belegt
   c) *Lues II:* grauweiße, schleierartig zarte Ulzera (Plaques muqueuses) und Papeln, geschwollene Kubitaldrüsen
   d) *Lues III* (ulzerierte Gummen): hochrot, rundlich, kraterartig (wie „ausgestanzt"); Grund speckig, glatt, derb, indolent

5. **Tuberkulose:** blaß, unregelmäßig begrenzt, oberflächlich, schmerzhaft, unterminierte Ränder, kleine Knötchen (Abblassen auf Glasspateldruck)

6. **Karzinom:** harter wallartiger Rand, zerklüfteter Ulkuskrater, höckeriger rauher Grund, Knötchen ausdrückbar, leicht blutend, z.T. schmerzhaft, Umgebung derb infiltriert, regionäre Lymphome

7. *Aktinomykose:* meist Gesichts-Hals-Bereich, auch Lungen und Darm. Derbe, querverlaufende, wulstige, bläul.-rote Infiltration; später wölben sich Hautherde vor und erweichen. Fisteln, bröckeliger Eiter; darin Aktinomyzesdrüsen. Oft von kariösen Zähnen ausgehend

8. **Aphthen** = Stomatitis aphthosa: Virus; gelblich-weiße, linsengroße, seichte Ulzera mit rotem Rand, vorw. Kinder, sehr schmerzhaft, kontagiös, häufig rezidivierend und oft familiär, entzündl. Schübe bei M. Crohn und Colitis ulcerosa

9. *Angina Ludovici* = Mundbodenphlegmone: ausgehend von Zahnerkrankungen, Lymphdrüsen- und Parotis-Abszessen. Heftige Schmerzen beim Schlucken und Sprechen, Trismus. Mundboden brettartig infiltriert. Schüttelfrost. Gefahr des Absteigens in die Halsfaszien mit Larynxödem. – Zungengrundabszeß

10. *Maul- und Klauenseuche* (Stomatitis ep.): Virus, von Rindern und Schweinen übertragen, beim Menschen aber selten, in Verbindung mit Tierepidemien. Hohes Fieber, Mund trokken, Schleimhaut entzündlich gerötet und geschwollen, dann diffuser Bläschenausschlag mit leicht blutenden Ulzera, bes. an Lippen, Zunge, Wangen
    DD: Stomatitis aphthosa

11. *Herpes zoster:* meist dabei Herpes labialis

12. *Soor* = Candidiasis, Moniliasis = grauweiß glänzende, fleckige, festhaftende Pilzrasen, Zungengrund ödematös: bei unhygienisch ernährten Kindern, bei Fiebernden und Kachektischen, bei Diabetes mellitus, Vit. B_2-Mangel, Antibiotika, Gravidität, Immundefizienz (AIDS u. a.)

13. *Traumatisches* Ulkus: bes. im Zahnbereich. Am Zungenbändchen: bei heftigen Hustenstößen (bes. Keuchhusten)

14. *Koplik-Flecke* bei Masern = Ansammlung leicht erhabener Stippchen mit hyperämischem Hof an der Wangenschleimhaut gegenüber den Molaren

15. *Vorzugsweise am Gaumen:*
   a) Hellrote Flecken (Enanthem): Masern, Röteln, Scharlach
   b) Petechien = häm. Diathese (s. d.): z. B. bei Anämien, Leukämien, infektiöser Mononukleose
   c) Bläschenförmige oder aphthenähnliche Eruptionen bei
      Varizellen und Variola
16. *Leukoplakia oris* = grauweiße flache Auflagerungen durch
    Epithelwucherung bei Rauchern, Trinkern usw.
17. *Braune* Schleimhautpigmentflecke: M. Addison, seltener Melanosarkomatose und Bronzediabetes. Aber auch bei stark pigmentierten Rassen; evtl. bei Pfeifenrauchern und Tabakkauern
18. Zahnfleischblässe = beweisend für Anämie
19. Mäßig lockere hyperämische Zahnfleischschwellung: Gravide
20. Mundwinkel*rhagaden:* z. B. schwere Eisenmangelanämie. Bei
    zu tiefem Biß infolge abradierter oder ausgefallener Zähne
    oder zu flacher Prothese
21. s. auch Angina, Zunge, Zähne

107. Muskelatrophien

(s. a. Nr. 87, II)

1. **Erbliche Myopathien:** Progressive Muskeldystrophie (Typ Erb
   u. Typ Duchenne): beginnt mit symmetrischem Schwund der
   rumpfnahen Muskulatur, dabei Parese und Erlöschen der Reflexe
   Dystrophia myotonica
2. **Systemerkrankungen des Rückenmarks:**
   a) Progressive spinale Muskelatrophie: zuerst symmetrische
      Handmuskelatrophie, später Unterarme und Schultergürtel
      befallen. Areflexie, fibrilläre Zuckungen. 30–40 J.
   b) Neurale Muskelatrophie: beginnt an Füßen, mit Hypästhesie und Schmerzen
   c) Amyotrophische Lateralsklerose: zuerst im allg. Handmuskelatrophien, Pyramidenzeichen
   d) Poliomyelitis ant. ac.

3. Herderkrankungen des Rückenmarks:
   a) Querschnittsläsion: Trauma, Tumor, Myelitis, Arachnitis
   b) Hämatomyelie: meist traumatisch, Atrophien der Hände
   c) Syringomyelie = anlagebedingte Höhlenbildungen in der
      grauen Substanz vorw. des Halsmarks. Atrophien der
      Hand- und Armmuskeln mit schlaffen Paresen und Are-
      flexie, Schmerzen, Parästhesien, Analgesie und Therman-
      ästhesie (= häufig Verletzungen und Verbrennungen) bei
      leidlich erhaltener Berührungs- und Tiefensensibilität;
      troph. und vegetat. Störungen. Fibrilläre Zuckungen. Spä-
      ter an den Beinen spast. Paresen mit Pyramidensympto-
      men. Urinretention

4. Läsion der motorischen Nerven (s. Nr. 81): Polyneuritis, Ischias,
   Spondylitis, Arthritis, Tumoren, Traumen (Druck, Schuß, Quetschung, Fraktur), Karpaltunnelsyndrom usw.

5. Durch **Inaktivität:** Alterung. Langes Krankenlager. Ruhigstel-
   lung infolge Schmerzen (z. B. bei Arthropathien); durch Ver-
   bände; bei psychogenen Lähmungen

6. Sudeck-Atrophie = Dystrophien der Nerven, Haut, Muskeln
   und Knochen (rö. scheckige Aufhellung) der Extremitäten:
   nach Nervenläsionen, Traumen, Ostitiden, Arthritiden usw.
   Hierunter gehört das *Schulter-Hand-Syndrom* = angiospasti-
   sche reflektorische Dystrophie, vor allem nach Angina pectoris (Herzinfarkt), Wirbelsäulenprozessen, Herpes zoster, Hemiplegien: ein- oder beidseitige Spannung und Schmerzen, dann
   Steifheit der Finger (Strecken und Faustschluß erschwert),
   auch schmerzhafte Schultersteife. Hände anfangs warm,
   feucht, ödematös und rot-bläulich, später glatt und blaß, zuletzt atrophisch mit Fingerkontrakturen

Anhang: *Umfangsmessungen:* Man mißt:
Beine: 15 cm oberhalb des oberen Patellarandes, Mitte Patella,
größter und kleinster Unterschenkelumfang, Knöchel, Fuß-
spann, Vorfuß
Arme: Deltamuskelansatz, Bizepsmitte, 10 cm unterhalb des Ole-
kranons, 10 cm oberhalb des Handgelenks, Handgelenk, Mittel-
hand

108. Muskelbewegungen

(Mot. Reizerscheinungen, Dyskinesien)

I. **Muskelzuckungen**
1. *Fibrilläre bzw. faszikuläre Zuckungen* = Läsion bzw. Reizung des peripheren motor. Neurons: Fokalinfektion, Spondylitis, amyotrophische Lateralsklerose, spinale progressive Muskelatrophie, Bulbärparalyse, Syringomyelie, Polyneuritis (seltener); toxisch (Alkohol u. a.)
   Abzutrennen ist das *Muskelwogen* = *Myokymie* nach Unterkühlungen, Strapazen, traumat.Schock; bei Neurasthenikern.
2. *Myoklonien* = klonische Zuckungen ganzer Muskeln ohne nennenswerten motor. Effekt: Meningitis ep., Enzephalitis, multiple Sklerose, Epilepsie, Kleinhirnaffektion, idiopathisch (familiär)
3. *Idiomuskulärer Wulst* (Beklopfen des z. B. M. pectoralis): konsumierende Leiden wie Dystrophie, Tbc, Karzinom, Typhus
4. *Myorhythmien* = rhythm. Muskelkontraktionen bei M. Parkinson- und -ismus

II. **Tic**
   = Zwangsneurose bei Neuro- und Psychopathen, sehr selten bei organisch Kranken (z. B. Enzephalitis): bes. Fazialistic (meist psychogen und doppelseitig; davon abtrennen: Spasmus facial, s. Nr. 85, I 3.), krankhaftes Räuspern, an die Nase fassen, Haarzupfen, Kopfdrehen, Hochheben der Schulter, krampfhaftes Abspreizen des kleinen Fingers usw.; sprachliche Stereotypien

III. **Krämpfe** (s. d.)

IV. **Tremor** (s. d.)

V. **Chorea**
   = Störung im extrapyramidalen System = motor. Teil des Stammhirns = Striatum, Pallidum u. a. Kerne: rasche, weit ausfahrende, unkoordinierte, arhythmische Bewegungen wie Herumschleudern der Arme, Gestikulieren, Hin- und Herwerfen des Körpers mit Rumpfdrehungen, clownhaftes Grimassieren:

1. *Chorea minor* (Sydenham): nach Streptokokkeninfektion, bes. rheumat. Fieber, selten Scharlach, Enzephalitis ep. 7–15jähr. Kinder, labiles Wesen, Hypotonus. – Chorea gravidarum = meist im 3.–5.Mon. bei jungen Frauen auftretendes Rezidiv einer Kinderchorea mit Reizbarkeit, Unruhe, Konzentrationsschwäche
2. *Chorea Huntington:* dominant hereditär, Erwachsene, progressiv, Hypotonus, Persönlichkeitsverfall, Demenz
3. *Chorea senilis:* infolge zerebralen Abbaus
4. *Hemichorea:* Stammhirnherde (Blutung, Malazie, Tumor), Hemiplegia spast. infantilis
5. *Chorea electrica* (Henoch-Syndrom): Encephalitis lethargica mit synchronen Myoklonien

Abzutrennen: psychogene Imitationschorea, Verlegenheitsbewegungen
Tourette-Syndrom: häufig, choreat. Zeichen mit Tics, Schnaufen, Echolalie bis Wutausbrüchen. Ät.: Striatumläsion od. bei Neurou. Psychopathen

VI. **Athetose**
= Herdsitz wie V.: langsame, wurmartige, unkoordinierte, bizarre Bewegungen, vorw. der Finger, im Kleinkindesalter beginnend:

1. *Doppelseitig:* frühkindliche Hirnläsionen (häufig als M. Little), evtl. mit Idiotie und Epilepsie verbunden; selten angeboren-hereditär
2. *Hemiathetose:* einseitige frühkindliche Hirnläsionen, meist als Hemiplegia spast. infantilis

109. Mydriasis

(s. auch Anisokorie)

Weite > 5 mm = abhängig vom sympath. innervierten Dilatator pup. und vom parasympath. (N. oculomotorius) inn. Sphincter pup.

Helläugige haben meist größere Pupillen als Dunkeläugige.

1. Meningitis (am Anfang Miosis) u. a. Hirndrucksteigerungen
2. Koma (s. d.): bes. epileptische Anfälle; Moribunde
3. Okulomotoriuslähmung: durch Botulismus, Methylalkohol, Giftpilze u. a.
4. Nach Zyankali, Cocain; nach Mydriatika: Atropin, Scopolamin; Secale, Hyoscin
5. Lues cerebri
6. Multiple Sklerose (mit Hippus), sehr selten
7. Glaukom. Erblindung
8. Psychisch:
   a) Hysterischer Anfall. Manisch depressives Irresein
   b) Dysphorie: Angst, Schreck, Schmerz, Atemnot
   c) Euphorie: Freude, sexuelle Erregung
9. Physiolog.: im Dunkeln; beim Erwachen

110. Myokardschäden

Myokarditis, Kardiomyopathie = Myokardiopathie, Myokard-fibrose, Myokardose

1. **Myokarditis** = parenchymat. od. interstit. seröse bis eitrige, akute od. chronisch-rezid. Herzmuskelentzündung:
Klin.: „Herzklopfen", Palpitationen bei Herzrhythmusstörun-gen, Herzinsuffizienz mit Belastungsdyspnoe, schnelle Ermüd-barkeit, Unruhe
Diagn.: Labor (Entzündungsparameter: BSG, CRP, CK, LDH); Serologie (KBR), Antistreptolysin-Reaktion (ASR); EKG: Ar-rhythmien (Extrasystolie), Blockformen, AV-Blockierungen, ST-Streckensenkung, T-Negativierung. Echokardiographie: Di-latation d. Herzhöhlen, Kontraktionsstörungen, evtl. Perikard-erguß. Rö.-Thorax: Kardiomegalie, pulmonale Stauung. Herz-muskelbiopsie (Aschoff-Geipel-Knötchen).
DD: Kardiomyopathie, Myokardinfarkt, hyperkinetisches Herzsyndrom

Formen:
a) *Virusmyokarditis* = häufigste M.: Coxsackie- u. Influenzaviren dominieren als Erreger
b) *Rheumatische* M. bei rheumatischem Fieber, wobei oft zusätzlich eine Endo- und Perikarditis bestehen (= Karditis)
Pathognomonisch sind histol. nachweisbare Aschoff-Geipel-Knötchen
   – Exudative Form mit hochfieberhaftem Verlauf und ausgeprägter Herzinsuffizienz
   – Rezidivierende myokarditische Schübe mit mäßigem Fieber
c) *Bakterielle* M., insbes. bei Diphtherie, Scharlach, Angina, Sepsis, Tbc
d) Seltene Erreger: Spirochäten, Rickettsien, Trypanosomen u. a. Protozoen. – Pilze. – Helminthen
e) Metabolisch: z. B. Urämie
f) *Allergische* M. bei Arzneimittelexanthem od. Seruminjektion; infektallergisch als Begleitkrankheit bei fieberhaften Allgemeininfektionen
g) *Granulomatöse* M. (selten) bei Sarkoidose, Tbc, M. Hodgkin, Lues
h) *Idiopathische* M.: z. B. Fiedler-M., frühkindlich
i) *Postinfarkt-,* Postkardiotomiesyndrom, in 5 % nach Myokardinfarkt, in 25 % nach Herz-Op. vorkommend
Klin.: Myo-, Perikarditis mit Stenokardien

2. **Kardiomyopathie:**
Diagnose erfolgt per exclusionem, wenn keine KHK, Herzfehler, Hypertonie und Perikarderkrankungen vorliegen: EKG, Echokardiographie, Rö. Thorax, Herzkatheter, ggf., Herzmuskelbiopsie
Klin.: Belastungsdyspnoe (Herzinsuffizienz), Rhythmusstörungen, Stenokardien, Synkopen, betonter Herzspitzenstoß, ggf. art. Embolien

Primäre K. (Genese unbek., oft fam.-gehäuft):
a) *Hypertrophische K.* (HCM): Progrediente Hypertrophie aller Wandschichten, bes. des li. Ventrikels mit abnehmender

diastol. Füllung bei anfänglich normaler systol. Herzfunktion (hypertrophische nichtobstruktive K. = HNCM).
Die Hypertrophie bei Enge der aortalen Ausflußbahn führt zur hypertrophischen obstruktiven K. = HOCM

b) *Kongestive/dilatative K.* (CCM/DCM) = häufigste Form: Ventrikelvergrößerung als Dilatation (ohne Hypertrophie) mit verkleinertem Schlagvolumen. Hämodynamisch steht die verminderte systol. Pumpleistung im Vordergrund. Männer sind häufiger als Frauen betroffen, oft um das 40. Lj.

c) *Restriktive/obliterative K.* (RCM/OCM): selten; diastol. Ventrikelfüllung gestört, systol. Funktion normal: Endocarditis fibroplastica Löffler, Endomyokardfibrose, -fibroelastose.

Sekundäre K.:

Auftreten infolge von Grundkrankheiten:

a) Nach infektiöser *Myokarditis,* bakt. oder viral

b) Nach *Myokardinfarkt* (Dressler-M.)

c) *Metabolisch-nutritiv:* als sog. Myokardose: Alkoholismus (häufig), Menge und Abususdauer kausal individuell.
Eiweißmangel, Unter- und Fehlernährung; Vitaminmangel (bes. B1 = Beri-Beri).
Leberleiden. Urämie. Diabetes mellitus.
Profuse Durchfälle und Erbrechen.
Schwere Infektionen.
Hyperthyreose (Tachykardie, syst. Austreibungsgeräusch).
Myxödem (Bradykardie, leise Herztöne).
Hämochromatose. Amyloidose. Porphyrie. Phäochromozytom.

d) *Medikamente,* zunehmende Tendenz: gefürchtet die K. unter Zytostatika, v. a. Adriamycin, Doxorubicin, Daunorubicin. Hypnotika. Trizyklische Antidepressiva. Phenothiazin u.. a.

e) *Toxine:* Tabak. Kobalt, As, Antimon, Pb, Hg, P, CO, Tetrachlorkohlenstoffe, Insekten- u. Schlangengifte usw.

f) *Kollagenosen:*
Chron. Polyarthritis: Herzbeteiligung in 50%.
M. Still.

Systemischer Lupus erythematodes.
Sklerodermie: Kardiomegalie u. Myokardfibrose häufig
M. Bechterew u. M. Reiter: vorw. Perikarditis.
g) Als *Schwangerschafts*komplikation und postpartal.
h) Bei *Myopathien* und Neuropathien
i) *Infiltrativ:* Herzverfettung, -tumoren, Leukämien.
j) *Physikal.:* durch Traumen und Strahlen. – Nach Herz-Op.
Untersuchung: s. a. Nr. 69.

111. Nägel

Zu beachten: Größe, Form, Krümmung, Dicke, Härte, Biegsamkeit, Oberfläche, Farbe, Ausfall, Brüchigkeit. – Bei Frauen haben die Nägel eine längselliptische, stark gewölbte Form, während sie bei Männern rechteckig, flacher und kräftiger sind. Sie enthalten u. a. Cholesterin, Keratin (Glutamin), Tryptophan, Calciumphosphat, Schwefel.

1. *Wälle und Furchen* (Beau-Furchen) = troph. Störungen: schwere Infektionskrankheiten wie Typhus, Pneumonie, Tbc, Grippe, Scharlach, Malaria; Nephritis, Unterernährung, Diabetes, Tetanie (auch Längsfurchen und Nagelausfall), periphere Durchblutungsstörungen wie Endangiitis obl., M. Raynaud; Nervenleiden wie Syringomyelie, Neuritiden, Tabes, multiple Sklerose, Hemiplegie
2. *Weißliche Querstreifen* = Mees-Streifen = Lunulastreifen = Leukonychia, dazu Trübungen, Nagelverdickungen und Unebenheiten, Risse: Polyneuritis, vor allem infolge As- und Thalliumvergiftung. Geringere Nagelveränderungen auch bei Au, Hg, Pb. Chron. Fluormangel? Physiol. bei Neugeborenen
3. *Atrophische* und *brüchige* Nägel mit verstärkter Längsrillung (ab dem 30. Lebensjahr physiologisch), mehrfacher Querrillung bzw. Querfurchung und winzigen Dellen; rissige und sich auffasernde Kanten (cave Nagelknabbern, bis zum 12. Lj. häufig); sehr langsames Wachstum: *Komplexe* Ursachen: chron. Infekte (z. B. Kolitis), Intoxikationen. Avitami-

nosen (insbes. Nikotinsäuremangel: Sprue, Pellagra), chron. Eisenmangel, Hungerdystrophie, Nervenkrankheiten (Läsion peripherer Nerven, Syringomyelie), endokrine Ausfälle; Arteriosklerose, Hypoxämie. – *Lokal* bedingt: Onychomykosen (Trichophytie, Epidermophytie, Mikrosporie), Paronychie, Ekzem (mit Effloreszenzen an der Nagelwurzel), Psoriasis, Pityriasis, Sklerodermie, Trauma (falsche, brüske Nagelpflege, Verletzung der Matrix); bei Röntgenologen, angeb. Mißbildung. Brüchige, sich spaltende Nägel mit *Schwarz*färbung vom freien Rande: angeboren. Mykosen, Ekzem. Chem. und mech. berufliche Läsionen. Durch Nagellack und Nagellackentferner.

4. *Ausfall* der Nägel: Tetanie, Diabetes u. a. Ständiger Nagelverlust durch Zerstörung der gesamten Matrix infolge von Paronychie, Traumen, Erfrierung, Verbrennung, Lues, Syringomyelie usw. Sich abstoßende Nägel mit subungualen Blutungen u. Paronychien: Typhus, Fleckfieber.

5. *Onycholysis* = Abheben des Nagels von seinem Bett: Ekzem, Mykosen, Psoriasis vulg., Alopecis areata, Akrozyanose, Diabetes, chron. Fingertraumen, Warzen, Clavi.

6. *Uhrglasnägel* als Abortivform von bzw. bei Trommelschlegelfingern (s. d.). An den Zehen: Endangiitis obliterans, Arteriosklerose, Spinalprozesse.

7. *Koilonychie* = Löffel- und Plattnägel, auch Dellenbildung an Nagelwurzel, oft brüchig: Eisenmangelanämie, bes. achyl. Chloranämie. Ekzem. Posttraumatisch.

8. Subunguale *Blutungen* u. *Paronychien:* häm. Diathese, Leukämie, Panmyelophthise, Endocarditis lenta (mit Druckempfindlichkeit der Nägel), Typhus, Fleckfieber, Maul- u. Klauenseuche, Lues connata u. a. Oft auch Manikürverletzung.

9. *Dermatosen* mit Nagelveränderungen: Psoriasis, Ekzeme, Mykosen, Lichen ruber, Pityriasis, Lues, Soor, Sklerodermie, Lepra.

10. Große Nägel: Akromegalie

11. Sehr harte Nägel: Myxödem

12. Sehr weiche Nägel: Konsumierende Erkrankungen

13. Langsames Wachstum (s. 3.): z.B. schwere Erkrankungen, Unterernährung, Nikotinsäuremangel

14. Onychogryposis = hochgradige Nagelmißbildung (bes. an der Großzehe), die Nagelbettverödung erfordert: bei angeb. Hyperkeratose; durch mech. Reizungen (z.b. Hallux valgus) oder Entzündungen wie Mykosen, Ekzem, Lues, Tbc.
15. Eingewachsener Nagel (meist Großzehe): durch Druck zu enger Schuhe, seltener unzweckmäßiges Beschneiden und abnormales Nagelwachstum.
16. Hyperkeratosis subungualis: bei Ekzem, Psoriasis, Erythrodermia exfoliativa, Panaritien, angeb. Hyperkeratose.
17. Hereditäre Anomalien: z.B. bei Arachnodaktylie.
18. Nägelkauen: Bei Kindern sehr verbreitet. Meist bei Nervösen als Abreaktion von Spannungen; häufig aber auch ohne pathognostischen Wert.

112. Nasenbluten (Epistaxis)

1. **Örtlich** bedingt:
   a) Habituelle: „essentielle" Ruptur der Venektasien am Locus Kiesselbachii, bes. bei Kindern
   b) Tumor, Polypen, Ozäna, Traumen, Septumperforation
2. **Symptomatisch:**
   a) Arterielle Rhexisblutungen bei *Gefäß*- und *Kreislaufkrankheiten:* Arteriosklerose, Hypertonie, Herzleiden (z.B. chron. Endokarditis)
   b) *Nephritis, Nephrosklerose*
   c) *Häm. Diathese* (s. d., meist Blutungen per diapedesin): z.B. M. Biermer, Leukämie, M. Osler, Gravidität, Menses, Ultraviolettstrahleneinwirkung, Skorbut, Vit. K-Mangel
   d) *(Ak.) Infektionskrankheiten* (mit Rhinitis; s.d.): Rhinitis ac., Grippe, Masern, Diphtherie, Lues, Keuchhusten, Angina, Fleckfieber, Parotitis, Scharlach, Typhus, M. Bang
   e) *Ikterus* (s.d.), Leberzirrhose
   f) *Vikariierend:* z.Z. der zu erwartenden Menses bei Amenorrhoe; statt Hämorrhoidalblutungen usw.

g) Luftdrucksenkung: Hochgebirge, Flugzeug, Ausschleußung
   aus dem Caisson
h) Körperliche Anstrengung; heftiges Schneuzen
3. Bei *Kindern* häufig infolge rheumatischen Fiebers.

113. Nystagmus

(horizontal, selten vertikal u. rotatorisch)

1. **Zerebral:** Multiple Sklerose, Meningitis, Paralyse, Hirnabszeß,
   Sinusthrombose, Hirntumor, Kleinhirnläsionen, Hirntraumen,
   Ponsherd, Friedreich-Ataxie, evtl. Enzephalitis, Schlafmittel-
   vergiftung, Alkoholabusus, Toxoplasmose.
2. **Labyrinthogen** (vestibulär):
   a) *Innenohrerkrankungen:* (Prozesse des Labyrinths u. des
      Akustikus (s. Schwerhörigkeit 4., 5.): z.B. Menière-Krank-
      heit
   b) *Künstliche* Reizung des N. vestibularis:
      α) Kalorisch = Durchspülung der Gehörgänge mit Wasser
         von etwa 27° bzw. 47° bewirkt normalerweise nach
         10 sec 2–3 min anhaltenden N. nach der Gegenseite bzw.
         nach der gleichen Seite. Bei Labyrinthaffektionen abwei-
         chende Latenzzeit und Dauer des N. oder gar kein Effekt
      β) Rotatorisch = normalerweise lebhafter bds. gleichstar-
         ker N. von etwa 30 sec Dauer entgegengesetzt der Dreh-
         richtung
3. M. Basedow, vegetative Dystonie: schwach
4. Bei Bergarbeitern als Berufskrankheit
5. Bei Amblyopie
6. Erblich bzw. angeboren: ständiges Zittern der Augen, fast nur
   bei Männern
7. Physiolog.: initialer Einstell-N., Endstell-N.; optokinetisch
   (z.B. „Auto"- oder „Eisenbahn-N."), bei raschem Lagewechsel, nach lebhaftem Kopfschütteln. Durch Ermüdung bei längerem Fixieren. Bei längerem Aufenthalt im Dunkeln. Bei Neugeborenen.

Diagn.: Gleichgewichtsprüfung. Neurolog. U., Elektronystagmographie, Frenzel-Brille.

Abzutrennen von N.: ständiges langsames Hin- und Herwandern der Augen bei Komatösen. Unregelmäßige Zuckungen der Bulbi bei Debilen und vegetativ Erregbaren.

114. Obstipation

(s. auch Ileus)

= Defäkation „zu selten", „zu schwer", Stuhlgang „zu hart" oder „zu wenig" – eine „normale" Stuhlfrequenz ist nicht definiert, oft nur Diskrepanz zwischen der Stuhlfrequenz und -menge und der Erwartung des Patienten. Obstipierte entleeren den Enddarm meist unter Zuhilfenahme der Bauchpresse. Frauen häufiger befallen.

1. „Pseudoobstipation":
Bewegungsarmut (sitzende Lebensweise, Bettruhe), schlackenarme Kost, geringe Trinkmengen, Schwächung der physiologischen Defäkationsreflexe durch Unterdrückung, allg. Schwäche mit Exsikkose, schlaffe Bauchdecken, psychische Einflüsse, Laxanziengebrauch, zu häufige Klistiere schaffen Bedingungen, die der normalen Defäkation entgegenstehen. Nimmt der Patient deshalb Laxanzien, führt die Diarrhoe erneut zur postdiarrhoischen Obstipation. – *Genaue Stuhl- und Ernährungsanamnese.*

2. Obstipation bei Erkrankungen von Organsystemen:
   a) *Metabolisch und endokrin:* Diabetes mell., Hypothyreose, Hyperparathyreoidismus, Hyperkalzämie, Hyperkaliämie, Porphyrie, Bleivergiftung
   b) *Neurogen:* angeboren = M. Hirschsprung = Megacolon, Querschnittslähmung, Paraplegie, Meningozele, Cauda-equina-Tumor, Hirntumoren, Tabes dorsalis, multiple Sklerose, Parkinson-Syndrom, intestinale Pseudoobstruktion, Chagas-Krankheit, autonome Neuropathien.

c) *Kolorektale Ursachen:* Tumoren, entzündliche Stenosen (Divertikulitis, M. Crohn, ischämische Kolitis, Amöbiasis, Endometriose), Volvulus, Hernien, Fremdkörper (Gallenstein, Kotstein, Bezoar), Intussuszeption und Prolaps, Kollagenosen (Sklerodermie, Dermatomyositis)

d) *Anale Ursachen:* Stenose, Fissur, perianaler Abszeß, Kryptitis, Papillitis, Tumor. *Dyschezie* = Kotansammlung im Rektum mit Defäkationsschmerz = nur Symptomenbild: bei Hämorrhoiden, evtl. mit thrombophlebitischen Prozessen; Fissura ani, Periproktitis u. a.

3. **Medikamentöse Ursachen:**
   Zumeist durch Motilitätshemmung: Opiate, trizyklische Antidepressiva, Chlorpromazin, Antikonvulsiva, Anti-Parkinsonmittel, β-Rezeptorenblocker, Adrenalin, Anticholinergika, α-Methyldopa, Clonidin, Calciumantagonisten, Antazida (Aluminiumhydroxyd, Magnesiumaluminat), evtl. Cholestyramin, H_2-Rezeptor-Antagonisten (insb. Cimetidin), Isoniazid, Bleomycin, Antikonzeptiva, Eisen

4. **Habituelle Obstipation:**
   a) O. mit langsamer Kolonpassage (bei Anomalie der intrinsischen Nervenplexus): *Bestimmung der Transitzeit mit H2-Atemtest, radiologisch oder mit Metalldetektor (Ewe)*
   b) Funktionelle Störungen der Defäkation *(Rektummanometrie, Defäkogramm!):*
      α) Funktionelle O. durch mangelnde Erschlaffung der Puborektalisschlinge bei der Bauchpresse mit einem inneren Rektumprolaps als Folge *(„Anismus"),* meist bei jungen Frauen
      β) Bei herabgesetzter Rektumsensitivität, z. B. im Alter

115. Ödeme

= pathol. Flüssigkeitsansammlung im Interstitium (also: extrazellulär, extravasal), bes. in Haut, Subkutis.

Nach **pathogenetischen** Gesichtspunkten unterscheidet man:

a) Hydrostatisches Ö.: hoher intravaskulärer Druck, allg. od. lokal, z. B. Links- u. Rechtsherzinsuffizienz, Phlebothrombose; ungenügende NaCl-Ausscheidung

b) Ö. bei Kapillarschäden = erhöhte Kapillarwandpermeabilität: z. B. Entz., Toxine, Allergene, Quincke-Ödem

c) Ö. bei Verminderung des onkotischen Druckes (mit Hydrämie): Hypalbuminämie < 2,5 g/100 ml: z. B. Mangelernährung, Hungerdystrophie, nephrotisches Syndrom, Enteropathien, Leberzirrhose

d) Lymphödem = Lymphabfluß gestört: primäres od. sekundäres (z. B. Tumoren, Filarien, Obliteration)

I. Generalisierte Ödeme

1. **Kardial** = statisches, kaltes Ödem, mit Nykturie, Zyanose, Dyspnoe = Abnahme des Herzminutenvolumens – Abnahme des zirkulierenden Blutvolumens bei Zunahme des Gesamtvolumens – hormonal gesteuerte Zunahme der NaCl- und Wasserretention – zusätzlich venöse Hypertonie und Abnahme des Glomerulusfiltrats. Periphere Ödeme bei Rechtsherz- oder globaler Herzinsuffizienz.

   Bei Adipositas statische Ödeme auch ohne Herzinsuffizienz möglich.

2. **Hypoproteinämisch** (bei Plasmaalbumingehalt < 2,5 g/dl):

   a) **Nephrotisches Syndrom:** Serumalbumin stark, großmolekulares Eiweiß (α_2-, β-Globuline) weniger erniedrigt, hochgradige Proteinurie, Lipoproteine und Cholesterin erhöht, zusätzl. Na-Retention u. Störung der kapillaren Permeabilität: durch (hochfieberhafte) Infektionen, Vergiftungen, Verbrennungen, bei Azidose (Coma diabeticum); Lipoidnephrose; Amyloidnephrose; Kollagenosen

   b) **Leberinsuffizienz,** mangelnde Albuminsynthese, Druckerhöhung im Abflußgebiet von V. portae u. V. cava inf., Na-Retention infolge sek. Hyperaldosteronismus (s. a. Nr. 76, 89)

   c) *Exsudative Gastroenteropathie:* Plasmaproteine treten ins Darmlumen aus, alle Eiweißfraktionen betroffen (quant. Bestimmung des intestinalen ^{51}Cr-Albumin-Verlustes), schwere Verläufe bei Colitis ulc., M. Crohn, M. Ménétrier, Polyposis. – Die primäre Resorptionsstörung (Malassimilationssyndrom) infolge exokriner Pankreasinsuffizienz, Sprue-, Kurzdarmsyndrom, intest. Lymphangiektasie, intest. Pseudoobstruktion hat als Leitsymptom eher Durchfall u. Steatorrhoe (s. Nr. 38)

d) *Hungerödem* und Ödem bei *kachektischen* Zuständen sind nicht allein Folge der Hypoproteinämie, sondern auch Folge aus Elektrolytverschiebungen und einseitiger Ernährung (z. B. beim Alkoholiker)

   α) Kachexie infolge Karzinom, Lerberkrankh., Tbc u. a.

   β) Perniziöse u. a. Anämien, chron. Leukämien

   χ) *Kwashiorkor:* vorw. Afrika, kleine Kinder nach Abstillen mit Wachstumsstörungen, Pigmentanomalien, Leber-, Pankreas-, Nierenschäden und Anämie

   δ) Normalbuminotisches Spätödem: oft dabei Parotis- und Submandibularisschwellungen

3. **Endokrin** (bes. Schilddrüse, Hypophyse, Gonaden):

   a) Amenorrhoe u. a. Menstruationsanomalien (s. d.): Unterschenkelödem, bes. bei Mädchen

   b) Prämenstruell: Unterschenkelödeme, bes. bei Pyknikerinnen: Wasserretention infolge der hormonalen Umstellung

   c) Gravidität: z. T. mech. Abflußbehinderung (s. II, 1.)

   d) Klimakterium

   e) *Myxödem:*

      α) bei *angeb. Hypothyreose,* zumeist infolge Aplasie, Hypoplasie oder Ektopie der Schilddrüse *(primäre H.),* seltener infolge genet. bed. Jodverwertungsstörung oder exogener Noxen in der Fetalzeit. *Hypothyreose im Kindesalter* mit Unterentwicklung, Wachstumshemmung, Entwicklung irreversibler Defekte des ZNS (Vorsorge mittels TSH-Screening i. d. 1. Lebenswoche). *Endemischer Kretinismus* = prä- u. perinatale Schilddrüsen-Insuffizienz durch extremen Jodmangel (Kropfendemiegebiet).

      β) bei *erworbener Hypothyreose: primär* nach Autoimmunthyreoiditis, Thyreostatika, Lithiumther., Thyreoidektomie, Radiojodther., exzessiver Jodzufuhr u. a.;

sekundär bei vermind. TSH-Sekretion infolge Hypophysenadenom oder -op. Sheehan-Syndrom, Schädel-Hirn-Trauma oder „idiopathisch";
tertiär (TRH-Mangel) sehr selten.
Vorw. Frauen, oft im Klimakterium auftretend. Die Ödeme sind festelastisch und hinterlassen keine Dellen. Haut rauh, leicht verhornt, abschilfernd, fältchenreich, rissig, trocken, sulzig, blaß, kalt. Gesicht breit, pastös, amimisch; schmaler Lidspalt infolge dicker Lider, Mund breit, Lippen dick, Nase fleischig. Hände breit, unmodelliert, Finger kurz, dick mit harten Nägeln, klobige Füße. Sprödes Kopfhaar, spärl. Haarwuchs, Haarausfall. Makroglossie. Großer Bauch. Sprache heiser, monoton, langsam, Stimme tiefer. Abnahme des Hörvermögens und der körperlichen und geistigen Fähigkeiten, Müdigkeit. Bradykardie. Oligurie. Obstipation. Parästhesien (N. medianus), Muskel- und Gelenkschmerz. Untertemperatur und Kälteempfindlichkeit. Erhöhte Toleranz nach Glukosebelastung. Im EKG Niedervoltage.
f) Prätibiales Myxödem bei M. Basedow (selten).
g) Tetanie: Ödeme der Hände und Füße, gedunsenes Gesicht.
i) Nach Insulin bei Diabetikern auch ohne Nephropathie (in der Ther.-Frühphase bei Alkalose).
j) Bei (Hyper-)Aldosteronismus oder dessen Vorstufen (s. Nr. 74). Überdosierung von Medikamenten mit mineralokortikoider Wirkung (Carbenoxolon, Lakritze, viele Glukokortikoide, andere Steroidhormone wie Progesteron, Testosteron).
k) Hypokaliämie bei Laxanzienabusus; im Anschluß an längerdauernde Diuretika-Medikation.

4. **Renal:** zuerst Lidödem, dann Anasarka (rel. warm, weich, leicht einzudrücken). Bei nephrotischem Syndrom sehr niedriger onkotischer Druck infolge Hypalbuminämie (s. 2.). Bei *Glomerulonephritis* Abnahme des Glomerulumfiltrats, gesteigerte Kapillarpermeabilität im Glomerulum *und* in der Peripherie, hydrostat. Druckerhöhung in den geschädigten Kapillaren. Bei allen Formen positive Na-Bilanz.

5. **Neurogen bzw. angioneurotisch** (s. a. II):
   a) *Zentralnervös* (mit troph. Störungen in gelähmten Glie-
      dern): Läsionen des Dienzephalons (Enzephalitis, Lues, Tu-
      mor usw.), Hemiplegie, Poliomyelitis, Syringomyelie u. a.
   b) Bei *peripheren Nervenläsionen:* M. Raynaud u. a. Vasoneu-
      rosen, Bandscheibenschäden mit troph. Ödem der Arme
      und Beine, Polyneuritis, Medianuslähmung, Sklerodermie
      u. a.
   c) *Allergisch* (häufig mit Urtikaria, Pruritus, Migräne, Asthma;
      Eos.): nach Seruminjektionen und Bluttransfusionen. Heu-
      fieber (Lidödem). Medikamente (z. B. Penicillin).
   d) Im hysterischen Anfall.

6. **Avitaminotisch:**
   a) B$_1$-Mangel (Extrem: Beri-Beri)
   b) B$_2$-Mangel: Sprue, Pellagra

7. **Infektionskrankheiten** mit vorwiegend *Lidödemen:* Starke Rhinitis, Trichinose, Keuchhusten, Fleckfieber, Recurrens.

8. **Medikamentös bedingt:** – allergisch-toxisch, infolge Na-Retention, Nephrotoxizität – z. B. Steroidhormone, Carbenoxolon
   (s. o.), Antihypertensiva (Guanethidin, Hydralazine, Rauwol-
   fia, α-Methyl-Dopa, Minoxidil), nichtsteroidale Antirheumati-
   ca (Phenylbutazon, Indometacin), Diuretika-Abusus (s. o.), D-
   Penicillamin u. a.

9. *Idiopathisch:* seltene nicht einzuordnende, nicht diuretikaindu-
   zierte Fälle, zumeist Frauen.

II. **Lokalisierte Ödeme**

1. **Kompressionsstenose** größerer Venen oder Lymphbahnen
   (teils einseitig): Tumoren, Lymphogranulom, Leberzirrhose
   und Pfortaderthrombose (V. portae) u. a. Aszitesursachen,
   wobei der Aszites den Beinödemen vorangeht.
   Beckenvenenkompression: gyn. Leiden, Gravidität, Prostatakarzinom u. a.
   Bei *intrathorakalem Tumor* oder Perikardadhäsion (Panzerherz) = Kompression der V. cava sup.: bläuliches Ödem des
   Halses (Stokes-Kragen), des Gesichtes und der Arme.
   Bei Thrombosen der V. cava sup. *oder* inf.: Ödeme nur der
   oberen bzw. unteren Körperhälfte.

2. **„Reisebein"** = durch hitzebedingte Vasodilatation + Insuffizienz der Wadenmuskelpumpe, oft bei Frauen. Rollstuhlfahrer.

3. **Lymphödem** (s. Nr. 39 III) = dickes weißes Ödem, kissenartig, eher derb, meist schmerzlos: *primär* familiär (Typ *Nonne-Milroy* und Typ *Meige*) infolge Lymphangiodysplasie; drei Schweregrade: leichtgradig = nachts reversibel, irreversibel, hochgradig = *Elephantiasis,* Beginn meist einseitig, im Verlauf zu 50 % beide Beine, 80 % Frauen – Lymphographie *sekundär* nach wiederholten Entzündungen (Lymphangitis, Erysipel, Phlebitis usw.), nach Traumen (Frakturen), Tumoren des kl. Beckens, maligne Lymphome, Operationen, insb. „radikale" Tumorchirurgie (Mastektomie, kl. Becken), Strahlentherapie (Leisten, Becken), bei Filariasis und Bilharziose.

4. **Bauchdeckenödeme:** – oft Teil generalisierter Ödeme (s. o.)
   a) Als Teil eines kardialen Hydrops (lat. u. kaudal)
   b) Nephrogen
   c) Kachektisch
   d) über Entzündungen: z. B. Appendizitis, Magenperforation
   e) Thrombose der epigastrischen Venen, selten fortgeleitet von Beinvenenthrombose
   f) Oberbauch: Magenkarzinom, exzessive Pylorusstenose.

5. Meist **einseitig, umschrieben:**
   a) Varizen, Thrombophlebitis, Erysipel, Phlegmone, entzündliches Ödem in der Umgebung von Eiterherden, bei Gasödem, chron. Lymphangitis (s. II 3.), nach Insektenstich und Schlangenbiß.
   b) Oberkörper: intrathorakaler Tumor (Thoraxwand), über Pleuritis exsudativa (bes. Empyem), Pericarditis exsudativa (über Herzgegend); paranephrit. Abszeß (Lendengegend), subphren. Abszeß (am Rippenbogen). Auch nach längerem Aufliegen von feuchten Wickeln.
   c) Lidödeme (meist entzündlich und schmerzhaft) bei Sinusthrombose, Sinusitis, Blepharitis, ak. Conjunctivitis, Hordeolum externum (= Infektion einer Talgdrüse) oder internum (= Infektion einer Meibohm-Drüse), Lidabszeß, Lid-

ekzem, Tränensackerweiterung, Erysipel, Orbitalphlegmo-
ne, Trachom, Tularämie, Insektenstich, M. Basedow.

d) Ödem z. B. des re. Armes: bei bettlägerigen Herzkranken,
die häufig auf der re. Seite liegen.

e) Traumatisches Ödem (hart, chron.): nach Frakturen, Quetschungen, Distorsionen usw., im Rahmen der *Sudeck*-
Dystrophie.

6. *Allergisches (Quincke-) Ödem:* Rasch auftretend, oft im Ge-
sichts-(Lippen) u. Halsbereich, parallel oder gefolgt von Eosinophilie (s. Nr. 46); auslösendes Agens?

7. *Hereditäres Angioödem* infolge C_1-Esterase-Inhibitor-Man-
gels. Rezidivierende zumeist umschriebene Ödemschübe
(„Anfälle") im Gesicht, an Extremitäten, im Larynx (Erstik-
kungsgefahr!) und Gastrointestinaltrakt. Familienanamnese,
einmalige Bestimmung der C_1-Esterase-Aktivität, im Notfall
Substitutionstherapie.

8. *Ischämisches, postischämisches Ödem:* Nach erfolgreicher
Wiedereröffnung der art. Strombahn infolge der ischämischen Kapillarschädigung.

9. *Höhenbedingte Ödeme* an Gesicht, Handrücken, Beinen bei
Touren ab 3500–4000 m, vorwiegend Frauen.

10. *Ödeme durch Artefakte,* insb. Selbststau im Oberarmbereich
(Schnürfurche?), Klopferödem auf den Handrücken.

11. *Lipödem:* Unexakter Begriff. Symm. Fettpolster der Unterschenkel, wenig eindrückbar, druckdolent, Fußrücken aus-
gespart. Nur Frauen.

12. Zusammenstellung der **Lidödeme:** Lider geschwollen, verdickt, gespannt, kaum beweglich; enge Lidspalte mit herabge-
sunkenem Oberlid: I 2a, 3e, g, 4., 5c, 6., 7., teils 8.; II 1., 3a,
5c, 6. Statische Lidödeme
Wäßrige Schwellungen unter den Augen: meist Hypothyreose,
bes. bei klimakt. Frauen.
Lidsäcke = einfache Altersatrophie.

Untersuchung:
Manifestes Ödem (= Haut blaß, kalt, geschwollen mit Dellen)
oder Präödem bzw. latentes Ödem (= blasse Haut mit vermehr-
tem Turgor, Gewichtszunahme).

Lokalisation: statisch (Höhenlokalisation, beim liegenden Pat.
Flanke, Rücken, Arme, über Os sacrum), Augenlider, Bauchdek-
ke usw.
Ausbreitung: diffus, symmetrisch, lokalisiert.
Entwicklung: langsam, rasch, bleibend, flüchtig, schubweise.
Einfluß von Bettruhe, Tageszeit, Arbeit, Diät, Medikamenten.
Allg.: Alter, vegetative Labilität, Allergie?, Entzündungen?, Zu-
stand der Blut- und Lymphbahnen usw.
Blut: Hypoproteinämie?, Albumin-Globulin-Quotient, Anämie,
Hydrämie, Kreatinin, Na, Cl.
Urin: Spez. Gewicht, Oligurie?, Albumin, Sed., Na, K, Cl.

116. Ohrgeräusche (Tinnitus)

1. *Otogen:*
   a) Krankheiten mit besserer Knochen- als Schalleitung: Otitis
      med., Otitis ext., Tubenbelüftungsstörungen, obturierender
      Zeruminalpfropf, Fremdkörper im Gehörgang, Gehör-
      gangsfurunkel
   b) Krankhafte Reizbildung im Hörnerv (s. auch Schwerhörig-
      keit): Akustikustumor. Neuritis acustica durch ak. oder
      chron. Infektionen, Diabetes mell., Nierenleiden u.a. Nach
      starker Wärmeeinwirkung. Lärmschwerhörigkeit, akusti-
      sche Traumen (Knalltrauma)
   c) Medikamentöse bzw. toxische Alteration des N. acusticus:
      Aminoglykoside, Salicylsäure, Chinin, Nikotin, Alkohol,
      Koffein, CO, As, Pb
   d) Ménière-Syndrom: meist einseitig (s. Schwindel 1.)
   e) (Beg.) Hörverlust (s. Nr. 143). Otosklerose
2. *Zerebral:* Schädelbasisbruch u.a. Schädel-Hirn-Traumen, Basis-
   aneurysma, Hirntumor, Hirnleistungsstörungen im Alter
3. *Vaskulär:* mit Autoauskultation von Gefäß- und Muskelgeräu-
   schen: Hypertonie, Hypotonie, Ohnmacht, Vasoneurose, Aorteninsuffizienz, arteriovenöses Aneurysma, Anämie, Polyzyth-

ämie, Hypothyreose, Tetanie, Zervikale Sympathikusreizung infolge HWS-Prozessen

4. *Emotional:* z.B. Hysterie, Psychopathie (rel. selten)

117. Ohrschmerz (Otalgie)

Der Ohrschmerz wird geleitet über 4 sensible Nerven: N. trigeminus, N. vagus, N. glossopharyngeus und Plexus cervicalis C_3. Daher können im Ohr entstandene Schmerzen ausstrahlen in Rachen, Zähne, Hals und Schläfe – und umgekehrt.

1. **Otogen:**
   a) *Otitis med. ac.:* heftige, ausstrahlende Schmerzen und Klopfen im Ohr; Liegen, bes. nachts, verschlimmert. Äußeres Ohr empfindlich. Fieber. Typ. Trommelfellbild. Nach Perforation blutig-eitrige Sekretion; folgende Adhäsivprozesse.
   Ät.: aszendierend vom Nasenraum (Rhinitis, Sinusitis) durch die Tube – begünstigt durch raumbeengende Vorgänge – oder hämatogen: Pneumokokken, Streptokokken, z.B. Scharlach (Gefahr der Knochennekrosen), Haemophilus, Klebsiella, Bacteroides-Gruppe, Staph. aureus, bei Säugl. auch E. coli, Diphtherie, Typhus, Tbc; *serös* auch bei Virusinfekten wie Grippe, Masern. Bei Säuglingen verbreitet, vielfach okkult, oft schwere Ernährungsschäden bewirkend
   b) *Mastoiditis:* Schmerzen am Warzenfortsatz bei ak. oder chron. Otitis media. Bei Otitis med. ac. Anhalten oder Wiederauftreten von Schmerz und Fieber spricht für M. purulenta; dabei pulsierendes Klopfen, bes. nachts, Fossa mastoidea und Proc. styloideus geschwollen und druckschmerzhaft, Schmerzen bei Kopfbewegungen, zunehmende Schwerhörigkeit, periph. Fazialisparese möglich, starke rahmige Sekretion
   c) *Tuben- und Mittelohrkatarrh* mit Druckgefühl
   d) Diffuse *Gehörgangsentzündung:* Tragus druckschmerzhaft. Gehörgangshaut geschwollen, gerötet, mazeriert

e) *Gehörgangsfurunkel:* Ohrmuschelansatz schon bei zartem Betasten empfindlich, erhebl. Druck- und Zugschmerz, ausstrahlend. Die Schmerzen steigern sich nachts und – bei vorderem Sitzen – beim Kauen. Gehörgang zirkumskript geschwollen und gerötet, evtl. teigige, indolente Schwellung hinter dem Ohr. Gewöhnlich fieberfrei. Hörvermögen herabgesetzt bei Verlegung des Ganges

f) *Verletzung* des häutigen oder knöchernen Gehörganges

g) *Karzinom* des Mittelohres: durch Druck auf sensible Nerven unerträgliche Schmerzen

h) *Herpes zoster* oticus: Brennen im Ohr, danach Herpes an Ohrmuschel und im Gehörgang. Häufig Lähmung des N. facialis, cochlearis und vestibularis

2. **Reflektorisch:** (Reflexotalgien):

a) Ausgehend von *Zähnen* über N. trigeminus: tiefe Karies, Pulpitis, Granulome, Peridontitis (z. B. Stümpfe), Kieferosteomyelitis, Dentitio difficilis, verlagerte Zähne

b) *Kiefergelenk* gegend (N. trigeminus): falscher Aufbiß, Arthritis; Parotitis: Ohrschmerz während des Kauens

c) *Tonsillengegend* (N. glossopharyngeus): Anginen, Tonsillarabszeß, kurz nach TE, Malignome, Fremdkörper des Ösophagus

d) Ausgehend von *Zungen* gegend über N. lingualis: Zungen-Karzinom, Ulzerationen, Erkrankung der Speicheldrüsen, z. B. Steine

e) Ausgehend vom *Kehlkopf* (sens. Vagus): Ulzera, z. B. Tbc, Karzinom, Larynxödem. Fremdkörper. Arthritis cricoarytaenoidea

f) Aus dem Gebiet des C_3: bei Myogelosen und Lymphomen am Hals. Bei HWS-Prozessen häufig mit Ohrensausen und Schwindel

g) Arteriitis temporalis

h) Otalgia nervosa: ohne Entzündungen

118. Optikusatrophie

Papille grau, später weiß; Gesichtsfeld eingeschränkt, zentrales Skotom, Amblyopie oder Amaurose. *Primär* oder *sekundär* (nach Stauungspapille, s. d., und Neuritis optica).
1. Multiple Sklerose, Meningitis, Hirnabszeß, Toxoplasmose
2. Hirntumor, bes. Hypophysentumor
3. Vergiftungen (Neuritis): Alkohol, Nikotin, CO, Blei, Botulismus, Methylalkohol, Chinin, Nephritis, Leukämie, Diabetes
4. Augenleiden: Chron. Glaukom, Retinitis pigmentosa, erbliche O.
5. Mangelnde Durchblutung des Sehnerven: Arteriosklerose. Embolie der Zentralarterie der Netzhaut. Blutverluste
6. Tabes, seltener progr. Paralyse und Lues cerebri
7. Schädelbasisfraktur
8. Sinusitiden, die auf den Sehnerv übergreifen (selten)

119. Perikarditis

Oft kombiniert mit Myokarditis
P. sicca s. fibrinosa
P. exsudativa: serös, serofibrinös, purulent, hämorrhagisch
P. adhaesiva s. constrictiva. Extrem: Panzerherz = P. calcarea

I. Akute Perikarditis

1. *Primär:* ak. Polyarthritis
2. *Fortgeleitet:* Herzinfarkt, Lungenembolie, Pleuritis, Lungenabszeß, Pneumonie, Mediastinitis, Ösophagitis, Neoplasmen, Peritonitis u.a.
3. *Hämatogen:* Infektionskrht. wie Tbc, Sepsis, Scharlach, Diphtherie, Go.; Viren; Mykosen. Malignome. Urämie. Kollagenosen u.a.
4. *Allergie:* z.B. Serumkrankheit

5. *Autoimmunprozeß*
6. *Traumen:* Ruptur des Herzens oder eines Aortenaneurysmas. Thoraxtraumen. Nach Herz-Op. Bestrahlung

Sonderformen:
1. *Hydro* perikard = Transsudat beim kardialen Hydrops, selten bei Dystrophie, nephrot. Syndrom u. Myxödem
2. *Hämo* perikard: Tbc, Neoplasmen, Traumen, häm. Diathese
3. *Chylo* perikard: sehr selten. Verletzung des Ductus thoracicus
4. *Pneumo* perikard: selten. Durchbruch eines Karzinoms (Bronchus, Ösophagus) oder einer Kaverne (Tbc, Lungenabszeß). Trauma

Klinik: Retrosternaler Schmerz u. Oppressionsgefühl, abhängig von Körperlage und Atmung. Fieber, Schweißausbrüche, Dyspnoe, Tachykardie, Angst. Bei P. sicca schabendes od. Lokomotivgeräusch. Bei (großem) Erguß: Spitzenstoß u. epigastr. Pulsation fehlen, Herztöne leise. Venöse Einflußstauung: Halsvenen, evtl. Hepatomegalie, Ödeme, Aszites
Rö. (DL + Aufn.): Herzsilhouette verstrichen bis breite Zeltform. Beweis durch Echokardiographie

Das Perikard kann max. 3 l Exsudat aufnehmen, das zunächst den Einstrom in die Vorhöfe behindert, später die Koronarperfusion, das Schlagvolumen und die RR-Amplitude reduziert.

Häufige Ursachen:
a) *Rheumatismus:* P. als Teil der (Pan-)Karditis, gewöhnlich bei ak. Polyarthritis. Meist 8.–20. Lj.
b) *Myokardinfarkt:* als Begleiterscheinung sehr häufig fibrinöse P. (evtl. hämorrhag.) mit Reibegeräusch am 2. bis 3. Tag
c) *Urämie:* Die Ergüsse sind fibrinös, selten seröfibrinös od. blutig und können erheblich sein
d) *Tbc:* meist serös-hämorrhag. Erguß mit folgender Herzbeutelverdickung durch „käsige" (purulente) Masse
e) *Viren:* vorw. Echo- u. Coxsackie-Viren. Meist mit Myokarditis. I. d. R. blande Verläufe
f) *Neoplasmen:* Sarkome, Karzinome. Erguß immer blutig

II. Chronische Perikarditis

Rezidivierende Perikardergüsse vorw. bei rheumatischen Erkrankungen und bei der Tbc, *persistierende* bei Urämie und Neoplasien.

Weitere Ursachen: chronisch-idiopathischer Perikarderguß, P. bei Kollagenosen, Cholesterinperikarditis, Chyloperikard, Strahleneinwirkungen auf das Herz, Pilzinfektionen.

Pericarditis constrictiva: Hauptursache: Tbc.

Weiterhin: Herz- u. Perikardtumoren, kardiochirurgische Eingriffe, Thoraxtrauma, Systemerkrankungen des Bindegewebes, Urämie, Erkrankungen durch Pilz, Parasiten.

Kalkeinlagerungen sind rö. erkennbar.

120. Peritonitis

Gewöhnlich synonym mit akuter P.; chron. P. s. u. A 6.
Serös, fibrinös, eitrig, jauchig, blutig oder komb.
Fast immer durch Erreger und ihre Toxine: Kolibakt., Entero-, Strepto-, Gono-, Pneumokokken, Tbc-Bakt., Proteus, Anaerobier u. a. Selten asept. P.
Allg. Symptome: Puls weich, klein, frequent. (Nach Gallenblasen- oder Leberrupturen: bradykard). Fieber (bes. rektal). Zunge trocken, borkig-braun. Facies abdominalis. Appetitlosigkeit, aber starker Durst. Die Kranken bleiben meist ängstlich still liegen; häufig terminale Euphorie. Kalter und klebriger Schweiß. Zyanose, Atmung kostal, flach, frequent (bei lokaler P. bleibt nur die befallene Partie zurück, z.B. bei Appendizitis re. unten). Urin: Oligurie, oft Albuminurie. Stuhl: meist angehalten (paralyt. Ileus), bei nekrotisierender Enteritis (s. Nr. 38) anfangs wäßrig, blutig; Windverhaltung. Blutbild: starke Neutrophilie; bei schweren Fällen Übergang in Leukopenie.
Lokale Symptome: Leibschmerzen (dauernd) und Druckempfindlichkeit. Deutlicher Loslaßschmerz. Miktionsschmerzen

(Strangurie) bei Übergreifen auf Blasenperitoneum. Bauchdek-
kenspannung, zirkumskript (= lokale P.) oder diffus (= allg. P.).
Bauchdeckenreflexe neg. Zwerchfell steht anfangs tief, später
hoch. Manchmal Singultus. Aufstoßen, Erbrechen (initial und als
Koterbrechen infolge Darmlähmung). Paralytischer Ileus
(= Darmlähmung, „Grabesstille"). Plätschergeräusche; Meteorismus. Fibrinös-eitrig-jauchiger Aszites. Rö.: freie Luft nur nach ga-
strointestinaler Perforation, Spiegelbildungen bei beginn. Darm-
paralyse. Ultraschall: umschriebener Flüssigkeitssaum.

A. Arten der Peritonitis

1. **Direkt:** offenes Trauma, Operation, Peritonealdialyse
2. **Perforation:** plötzl. reißender Bauchschmerz, Schock, Atmung
   erschwert und sehr oberflächlich, Stimme kupiert: Ulzera des
   Magen-Darm-Kanals (= Pneumo.-P., z.B. bei Ulcus ventr. aut
   duod., Colitis ulcerosa, Tbc, Karzinom, Typhus abd.), Appendizitis, Gallensteine, Gallenblasenempyem, Adnexitis, Tubarruptur, Pankreasnekrose, Ruptur einer Hydronephrose oder der
   Harnblase, Leber-, Nieren-, Drüsenabszesse u. a.
3. **Fortgeleitet (Durchwanderung):** (s. a. 2.): Appendizitis, Kolitis,
   Ileus (s. d.); Cholezystitis, Pankreatitis, Leberabszeß, Nierenabszeß; Pleuritis; Vulvovaginitis go., Endometritis, Pyosalpinx;
   Embolie u. Thrombose der Mesenterialgefäße u. a.
4. **Hämatogen** (selten) = ak. metastat. P.: z.B. bei Pneumonie, Tbc
5. **Umschrieben:** z.B. perityphlit.-, subphren.-, Douglas-Abszeß.
   Die chron. P. ist häufig lokalisiert
6. **Chron. P.** (s. a. Ascites II.): bei chron. Hepatitis, Cholezystitis,
   Appendizitis, Grippe, Tbc, Rheumatismus u. a.

B. Sitz der ak. lokalen Peritonitis

1. **In Ileozäkalgegend:** Appendizitis ac. (s. d.), Ileus, Enterokolitis,
   (Para-)Typhus, Ileitis term. Crohn, Ileozäkal-Tbc, entzündete
   Divertikel, Darminfarkt, Pneumokokken-P., Netztorsion. Wür-
   mer
2. **Oberbauch:** Gallenblase, Magen, Duodenum, durchwandernde
   Pleuritis (Empyem), subphrenischer Abszeß, Pankreasnekrose,
   Abszeß, Ruptur oder Infarkt der Milz, ak. Pfortaderthrombose

3. **Unterbauch:** Adnexitis, Tubargravidität, Abort, Ovarialzysten-
ruptur, Pelveo-P. (Go., Puerperium usw.), Funikulitis, Testes,
Prostatitis, Blasenulzera oder -ruptur, Divertikulitis, inkarze-
rierte Hernie
4. **Dorsal:** Nephrolithiasis, Nierenembolie, Pyelonephritis, Pyo-
nephrose, (para-)nephritischer Abszeß, eitrige Nephritis

C. Peritonismen

= peritoneale Reizerscheinungen (nicht Entzündungen) durch
Ausstrahlungen im Nervensystem:
1. Vom *Herzen* aus: Koronarinsuffizienz (bes. Myokardinfarkt),
seltener Perikarditis
2. Von den *Lungen* aus (häufig appendizitisähnlich): Pneumonie
(meist zentrale Form, ausgeprägt bei Kindern), Pleuritis,
Asthma bronchiale
3. Vom *Magen* aus: Ulkus, Gastritis, Magenneurose
4. Von *Gallenblase* aus: Cholangitis, Cholezystopathie, Karzinom, ak. Stauungsleber, subphrenischer Abszeß
5. Von *Milz* aus: Milzinfarkt
6. *Ak. Pankreatitis* u. Fettgewebsnekrose (s. Nr. 27, II, 6.)
7. Von *Niere* aus: (Para-)nephritischer Abszeß, Infarkt, Steine,
dynam. Hydronephrose, Praecoma uraemicum (s. Koma 2a)
8. Vom *Genitale* aus: Adnexitis, Extrauteringravidität, Ovarial-
zystenruptur, Epididymitis, Parametropathia spast.
9. Von *Bauchgefäßen* aus: Arterielle Spasmen (s. Nr. 27, IV)
10. *WS* (s. Kreuzschmerz): Spondylitis mit Spinalganglionitis und
Sympathikusreizung. Neoplasmen u. a.
11. *Zerebrale* Prozesse: Meningitis, Enzephalitis, tabische Krisen,
Poliomyelitis, multiple Sklerose, Syringomyelie, Myelitis, Bleikolik
12. *Infektionskrankheiten:* (Para-)Typhus, Ruhr, Darm-Tbc, Sepsis, Angina, Grippe, Scharlach, Masern, Diphtherie, Otitis
med., Tetanus
13. *Praecoma diabeticum* (Oberbauch), M. Addison, Tetanie
14. Verletzung der Nn. intercostales: z. B. Schuß
15. Hysterie, Neurasthenie
16. Habituell straffer Bauch
17. Willkürliche Abwehrspannung

121. Pigmentanomalien

A. Pigmentationen

Meist durch Anhäufung von Melanin bedingt, außer 4.–9., 22., 25.

1. **Endokrin** (durch Melanin):
   a) *M. Addison* (leichtere Formen = Addisonismus) = *primäre* Insuffizienz beider Nebennierenrinden mit reaktiver Stimulation der ACTH-(adrenokortikotropes Hormon) und MSH- (Melanozyten stimulierendes Hormon) des Hypophysenvorderlappens: Haut (incl. Handfurchen) und Schleimhäute pigmentiert, ausgeprägt an Druck- und belichteten Stellen, Konjunktiven und Nagelbett frei, zu 15% zusätzl. *Vitiligo* (s. B). Adynamie, Abmagerung, Exsikkose, Apathie, Gedächtnisschwund, Hypotonie mit synkopalen Anfällen, Erbrechen, Oberbauchkoliken, Diarrhöen. Spontanhypoglykämie und Intoleranz gegenüber Insulin (10 E.). Manchmal Verlust der Körperbehaarung und der Fähigkeit zu schwitzen. Im Serum K vermehrt, Na u. Cl vermindert. Hypothermie, Grundumsatz erniedrigt. Sek. Anämie, Lymphozytose, Eosinophilie.
   Ät.: infolge Autoimmunadrenalitis, NNR-Tbc, seltener Metastasen, Granulome, Amyloidose, Hämochromatose (s. 4.), einige Pilzerkrankungen, Traumen, Blutungen, Thrombose und Embolie der Nebennieren. – *Sekundäre* NNR-Insuffizienz infolge einer hypophysären oder hypothalamischen Erkrankung seltener, ohne Hautpigmentierung
   Funktionsprüfungen der NNR: 17-Hydroxy-Steroid- oder 17-Ketosteroid-Ausscheidung im Urin (hier vermindert), Serum-Cortisol-Tagesprofil, ACTH-Kurztest und -Langzeittest.
   b) *Gravidität* (wahrscheinlich infolge von NNR-Unterfunktion): an Warzenhöfen, in der Linea alba, am Genitale, Striae gravidarum, im Gesicht (= Chloasma uterinum). Auch bei multiparen Brünetten

c) *Ovarielle* Dysfunktion: im *Klimakterium,* bei A- u. Dysmenorrhoe, Störung der Menarche; Ovarialtumoren, Endometritis, Adnexitis. Auch nach massiven Hormongaben

d) *M. Basedow:* De- und Pigmentationen der Haut an unbekleideten Partien

2. **Avitaminotisch:** *Kriegsmelanose* (außer Unterernährung und Vitaminmangel auch Nebenniereninsuffizienz). *Skorbut, Sprue, Pellagra* (B_2-Mangel; Erytheme an unbedeckten Körperstellen, die in braun-grünliche Verfärbung übergehen)

3. **Chron. Leiden** = Chloasma cachecticorum: Leberzirrhose (braungraugelbl. Ton, periokuläres Chloasma hepaticum), chron. Nephritis (erdfarben, vorw. im Gesicht), chron. Malaria, Karzinomkachexie (braungrau), M. Hodgkin, Kala-Azar, Trypanosomiasis, Speicherkrankheiten

4. **Bronzediabetes** (= *Hämochromatose,* Siderophilie) = wahrscheinlich angeborene erbliche Eisenstoffwechselstörung, bei der es zu einer abnormen Speicherung und Fixierung des Eisens (Hämosiderin) bei besonderer Leberselektion kommt. Hautpigmentationen (Hämosiderinablagerungen in den Ohren sichtbar bei durchfallendem Licht) mit Milztumor, Hepatomegalie mit Zirrhose, Diabetes mell. infolge Pankreasbeteiligung. (Glukosurie und P. können fehlen.) Fast nur Männer, evtl. familiäre Disposition. Leber- und Sternalpunktion (Nachweis von Fe); mikrochemischer Nachweis von Fe in exzidiertem Hautstückchen oder Magenschleimhautbiopsaten. Serumeisen u. Ferritin erhöht. Langfristige Aderlaßbehandlung. Infauste Prognose

   Gegen die genuine Hämochromatose sind abzugrenzen die **symptomat.** *Hämosiderosen:* bei Leberzirrhosen versch. Genese (toxisch, nach Hepatitis, bei ausgeprägter Fettleber, M. Wilson); Kachexie, Unterernährung, chron. Infekten; nach Hämolysen (s. Anämien 2.), Fe-Injektionen u. häufigen Bluttransfusionen

5. **Blutkrankheiten:** *Perniziöse* u.a. Anämien. Chron. Porphyrie. Methämoglobinämie nach Toxikosen endogener und exogener Art

6. **Argyrosis** = stahlgraue Tönung der Haut, Schleimhaut und Konjunktiven. Bei chron. Gebrauch von Arg. nitricum, Ad-

sorgan u. Targophagin; berufl. Silberexposition, Silberplomben

7. **Arsenmelanose:** Netzartige Hautbräune, auch Konjunktiven befallen

8. Chrysiasis: durch Goldablagerungen

9. **Ikterusähnlich** (s. Nr. 76): nach Karotten, Trypaflavin usw.

10. Nach Ultraviolett-, Röntgen- und Wärme-**Bestrahlung.** Nach Einreiben mit Kölnisch Wasser an belichteten Hautpartien

11. Pigmentierte Narben nach **Kratzeffekten** (s. Pruritus 126): Ungeziefer, Unreinlichkeit, Leberzirrhose usw.

12. In **Narben:** Brandnarben, z. B. nach Verbrühungen oder zu heißen Wärmepackungen, Heizkissen. Narben nach Ulcera cruris (s. d., bes. bei Varizen), Lupus, Herpes zoster, bei Sklerodermie usw. Nach mit Blutextravasaten einhergehenden Entzündungen und Traumen, Op-Narben

13. **Epheliden** = Sommersprossen: konstitutionell bei Rothaarigen und Hellblonden

14. **Naevi pigmentosi:** angeboren. „Leberflecken" genannt, haben aber nichts mit Leberleiden zu tun, nach Zahl und Größe im Laufe des Lebens zunehmend. – Bisweilen mit Haaren besetzt = Naevi pilosi

15. Pigmentflecke verschiedener Art als Hinweis auf Tumordisposition oder *Tumor.* Sie alle können plötzlich zu **Melanomen** oder **Melanosarkomen** entarten. Bei metastat. Melanosarkom u. U. diffuse Hautpigmentation, während die Hautmelanome selbst eher bläulich und nicht braun schimmern

16. Neural: infolge von Nervenkompression durch Tumoren Pigmentflecken in den entsprechenden Dermatosen. Nur Pigmentflecken *(café au lait)* als forme fruste des M. Recklinghausen (Neurofibromatose)

17. Dunkle Rassen

18. Albright-Syndrom: Pigmentflecken, multiple Knochenzysten, Pubertas praecox. Vorw. Frauen

19. Peutz-Jeghers-Syndrom: Pigmentierungen der Haut (bes. Lider, Finger, Zehen) und der Schleimhäute (bes. Lippen, Mundhöhle) mit Darmpolyposis und erhöhtem Ca-Risiko. Erblich, selten

20. Acanthosis nigricans = schwarzgraue, matte, verhornte Papeln in den Beugen, Achseln und dem äußeren Genitalbereich: bei Endokrinopathien und bei Erwachsenen Hinweis auf Adenokarzinom des Abdomens

21. Melanodermatitis toxica: flächig im Gesicht, meist durch Kosmetika

22. Ochronose = durch die Haut scheinende schwarzgefärbte Knorpel (Nase, Ohr, Larynx) durch Homogentisinsäure, die durch Mangel des Enzyms Homogentisinase infolge unvollständigen Abbaus von Tyrosin und Phenylalanin entsteht. Begleitsymptom: Alkaptonurie = braunschwarz werdender Urin beim Stehenlassen. Aet.: Idiopath., meist rez. erblich, Häufigkeit 1:100000

23. *Mech.:* P. an Druckstellen: Hut, Kragenknopf, Strumpfbänder, Büstenhalter, Korsett, Bruchband, Schuhe

24. Periokuläre Pigmentierungen sind oft familiär und ohne Krankheitswert, jedoch immer auf Leberleiden achten

25. Braune Finger bei Zigarettenrauchern und manchen Arbeitern

B. Depigmentationen

1. *Vitiligo:* vorw. symmetrisch, pigmentreiche Umgebung; kaum reversibel. Meist ab 25. Lebensjahr auftretend. Oft anlagebedingt; häufig nach Infektionskrankheiten, bei Neurodermitis und Abdominaltumoren zu beobachten, auch bei perniziöser Anämie.

2. *Albinismus* totalis und Naevi depigmentosi: angeboren

3. *Endokrin:* Myxödem, Hyperthyreose, hypophysärer Zwergwuchs, Dystrophia adiposogenitalis, Sexualdrüseninsuffizienz, Hypoparathyreoidismus, Diabetes mellitus

4. *Leukoderma syphiliticum* = meist kleine pigmentlose Flecke am Hals in überpigmentierter Umgebung

5. *Leukoderm* bei oder nach Psoriasis vulg., seborrhoischem Ekzem, Lichen ruber, Pityriasis, Dermatomykosen u. a.

6. Pigmentlose Narben im Nacken nach Pedikulose und Follikulitiden, nach Verbrennungen und Röntgenbestrahlungen

7. *Striae distensae:* nach Gravidität; bei Abmagerung

122. Pleuraerguß u. Pleuritis sicca

(s. a. Nr. 32 u. 93)

Pleuritis *sicca* = P. fibrinosa: Ohrnahes, auf Stethoskopdruck sich verstärkendes, in- und exspirat. Reiben, anfangs weich, später knarrend. Kranke Seite bleibt im Inspirium zurück; heftiger Seitenschmerz und Bruststiche, bes. beim Einatmen, körperlageabhängig. Reizhusten; Stimme kupiert, klanglos. Zwerchfell oft vermindert beweglich. Keine Dämpfung, solange kein Erguß vorliegt.

Pleura*erguß* = I.–VI.: Befallene Seite schleppt nach mit fehlender Zwerchfell-Verschieblichkeit. ICR verstrichen, Stimmfremitus abgeschwächt bis aufgehoben. Massive Dämpfung. Atemgeräusch leise bis aufgehoben; bei Lungenkompression Kompressionsatmen, Bronchophonie und Ägophonie; oft Pleurareiben und feines Rasseln (bronchial) an der oberen Ergußgrenze. Mediastinum nach der gesunden Seite verdrängt. Bisweilen interlobäre Begrenzung. Atemnot. Lage auf der kranken Seite bevorzugt.

Pleuritis *adhaesiva:* Bei der Schwarte ist das Mediastinum nach der kranken Seite verzogen; die Thoraxseite ist eingesunken. P. fibroplastica = P. calcinosa = Panzer-Pleura
Ätiopathogenetisch unterscheiden sich diese 3 Formen nicht.

I. **Transsudat**
= Hydrothorax: Nichtentzündl., meist serös. Meist allg. Hydrops. Ohne Fieber und Schmerzen; lageverschieblich. Klar, gelblich-grün:
1. Kardial: meist initial re.
2. Nephrogen (Nephrose, Nephritis)
3. Dysproteinämisch: Hungerdystrophie
4. Kompression der Brustvenen: durch Mediastinaltumoren (s. d.), große Aneurysmen. Meigs-Syndrom. Leberzirrhose
5. Punktion einer Pleuraechinokokkenblase
6. Ergüsse, reflektorisch ausgelöst durch Abdominalprozesse

II. **Exsudat**
= Pleuritis exsudativa: Entzündl. = serofibrös, hämorrhag., eitrig. Getrübt, fibrinreich, klebrig:

1. **Tbc:** Vorzugsalter 15–30 J. Meist ak.-fieberhafter Beginn. Lymphozyten, meist steriles Punktat, daher Kultur, Tierversuch. Meist hämatogen, selten lymphogen oder fortgeleitet von Lungenherd

2. **Begleit**pleuritis (fortgeleitet) im Verlauf von oder bei abklingenden Lungenerkrankungen: (Broncho-)*Pneumonien,* auch virusbedingte; Lungeninfarkt, -abszeß, -gangrän, Bronchiektasen, Lungenlues, Pilze, Parasiten u. a.

3. **Rheumatisch:** bei chron. Polyarthritis u. Kollagenosen (s. Nr. 22) immunogen. Oft Teilerscheinung einer Polyserositis

4. **Tumor** (z. T. schmerzhaft): Bronchialkarzinom, Lungenmetastasen vom z. B. Uterus aus, fortgeleitete Karzinome von Magen, Oesophagus, Mediastinum, Mamma, Schilddrüse usw. aus: gewöhnlich sekundäre Pleuritis carcinomatosa, selten primär. – Pleuramesotheliom: oft schmerzhaft, sich rasch ausbreitend, blutiges Exsudat; rö. Knoten, aber lange Zeit nur Exsudat. – Sarkommetastasen (selten Erguß). Bei Lungentumoren wird der zunächst seröse Erguß erst blutig, wenn sie bis zur Pleura visceralis vordringen. Tumorzellennachweis immer versuchen

5. **Metastatisch** *(= hämatogen):* vom Mediastinum bzw. Abdomen aus oder bei Infektionskrankheiten (Sepsis, Typhus, Scharlach, Grippe, Trichinose, 1., 3.)

6. **Durchwanderungspleuritis** = *lymphogen* vom Bauchraum aus:
   a) *Rechts:* Cholezystitis, Cholangitis, Leber-, subphrenischer und paranephritischer Abszeß, Peritonitis, Appendizitis
   b) *Links:* Ulkusperforation, Pankreasaffektion, paranephritischer Abszeß, Peritonitis, Milzinfarkt

7. *Leukämie, Lymphogranulomatose*

8. Bei längerem Bestehen von I., z. B. infiziert von Lungenprozeß

III. **Empyem**
   = *Pleuritis purulenta:* s. II, 2., 1. (meist steril, falls nicht mischinfiziert), 5., 6. Trauma. Einbruch in Pleuraraum bei Lungenabszeß oder Kaverne. Jauchig bei Lungengangrän und Mediastinaltumor. Am häufigsten ist das E. nach Pneumonien versch. Genese, auch Viruspneumonien, bes. Grippeempyem.

IV. **Hämothorax:** s. II, 4., 1. Lungeninfarkt. Trauma, häm. Diathe-
se (z.B. Skorbut), Typhus, Marasmus, Nephritis, Leukämie.
Gefäßläsion bei der Punktion.
Bei älteren Proz. infolge Hämolyse rötl. Exsudat, während
frische nach Zentrifugieren klar sind mit massenhaft Ery. am
Boden

V. **Chylothorax:** Austritt von Chylus aus dem Ductus thoracicus;
meist Tumoreinbruch in den Ductus, auch bei Stauung (Tumoren), Strumen, Mißbildungen , Entzündungen, Tbc und
Trauma. Milchig getrübt infolge feinster Fettpartikelchen,
auch beim Stehenlassen. Sehr selten

VI. **Pseudochylös:** durch Zelldetritus jeder Art, bes. bei Tbc, keine Duktusbeteiligung. Beim Stehenlassen klar, da der Detri-
tus sedimentiert

Untersuchung:
Ein erstmalig aufgetretener Pleuraerguß ohne sichere Diagnose
(z.B. Herzinsuffizienz) sollte aus diagnostischen Gründen punk-
tiert werden.

Ein Pleuraerguß wird festgestellt durch
- Perkussion: 300–400 ml
- Röntgenübersichtsaufnahme: 200–300 ml
- Röntgen i. Seitenlagerung: < 200 ml
- *Sonographie:* < 100 ml
- CT u. MRT je < 100 ml

Parameter	Transsudat	Exsudat
Gesamteiweiß (GE)	< 30	> 30 g/l
GE-Pleura/Serum	< 0,5	> 0,5
LDH	< 200	> 200 U/l
Pleura/Serum	< 0,6	> 0,6
Cholesterin	< 60	> 60 mg/dl
Bilirubin Pleura/Serum	< 0,6	> 0,6

Spezifisches Gewicht und Rivaltaprobe sind obsolet.

Pleura-Probepunktion für chem., bakt., zytol. Auswertung:
Wichtige diagnostische Kriterien sind das *Aussehen* (klar, serös,
serosanguinös, hämorrhagisch, purulent, chylös, braun, schwarz),
der *Eiweißgehalt* und die *zellulären* Bestandteile. Ein erniedrigter *Glukosewert* (< 60 mg/dl) liegt bei rheumatoider Pleuritis,

beim Empyem, malignen u. tuberkulösen Erguß und bei Lupus-
Pleuritis vor. Hier sollten zusätzlich *immunologische* Parameter
bestimmt werden: Rheumafaktoren, antinukleäre Antikörper,
LE-Zellen, Komplement.
Erhöhte *Amylasewerte* weisen auf eine Begleitpleuritis hin.
Bei *Triglyzeriden* > 110 mg/dl liegt ein chylöser Erguß vor.
Ist das *Bilirubin* erhöht, spricht man von Cholothorax.
Suche nach *Tumormarkern* (z. B. CEA) und mikroskopisch nach
Tumorzellen.
Erregerdiagnostik mit aeroben und anaeroben Kulturen. Bakte-
rien: Mycobact. tbc., Enterobacteriaceae, E. coli, Pneumo-, Strep-
to-, Staphylokokken. Pilze. Parasiten.

123. Polyurie

sehr variabel, > 2 l/die

1. **Diabetes mellitus**
2. **Diabetes insipidus:** = Ausfall des antidiuret. Hormons des Hy-
   pophysenhinterlappens (ADH) und damit fehlende Wasserre-
   sorption in den Tubuli: essentiell (angeb., dominant erblich)
   oder bei Prozessen wie Tumor (Histiozytose X), Entzündung,
   Trauma, Op. im HHL-Hypothalamusbereich: quälender Durst,
   Polydipsie (auch nachts), Polyurie (um 10 l/die), Harn wasserhell, spez. Gewicht 1000 bis 1005. HHL-Präparate beseitigen
   Durst und Polyurie unter Ansteigen des spez. Gewichts, während das durch Dursten oder NaCl-Gaben nicht gelingt.
3. **Nephrogen:**
   a) *angeboren:* X-chromosomal-rezessiv mit fehlendem An-
      sprechen der Nierentubuli auf ADH
   b) *erworben:* (häufig mit Hyposthenurie, meist mehr oder we-
      niger kombiniert mit 5.): Schrumpfniere, Nieren-Tbc, inter-
      mittierende Hydronephrose, Pyelonephritis, Zystitis (meist
      Pollakisurie), Nephrose und Nephritis im Stadium der
      Ödemausschwemmung, Nephrolithiasis nach Abgang eines
      Uretersteines, Prostatahypertrophie- und -tumoren

4. **Ödemausschwemmung** (s. Ödeme, Aszites): kardial, hypoproteinämisch, endokrin, renal, angioneurotisch, marantisch
5. **Reflektorisch** = *anfallsweise* P. nach *Spasmen* (Urina spastica): Epileptischer Anfall, Migräne u. a. Zerebrale Angiospasmen, nach Angina pectoris und paroxysmaler Tachykardie, nach Asthmaanfall, nach Nephrolithiasis u. a. Nierenleiden (s. 3.), nach psychischen Erregungen, nach kalten Bädern, Diathermie der Nieren, nach Fieberabfall
6. **Prim. Polydipsie** = psychogen (Dipsomanie): bei Neurotikern, starker Durst mit sek. Polyurie: bes. unter Mitwirkung von Alkohol, Kaffee, Tee, Kochsalz

124. Polyzythämie, Polyglobulie

Violettrote Skleren und Mundhöhlenschleimhaut. Ery. > 6 Mio./mm^3. Meist dabei Leukozytose und Thrombozytose sowie Splenomegalie.

1. **Idiopathisch:** Polycythaemia rubra vera (Vaquez-Osler), stets mit Plethora vera und Milztumor, Typ Gaisböck (mit Hypertonie, ohne Milztumor)
2. **Symptomatisch** (= Polyglobulie):
   a) *Äußerer O_2-Mangel:* Höhenklima, bei Neugeborenen
   b) *Innerer O_2-Mangel:* M. coeruleus, schwere erworbene Herzinsuffizienz, Stenosen der Luftwege (s. Dyspnoe) und schwere Lungenerkrankungen mit verkleinerter Atmungsoberfläche (Asthma bronch., Emphysem, Tumor, chron. Infiltrationen, Stauungslunge, Pneumonosen)

   O_2-Mangel bewirkt allg. Schwäche, Müdigkeit, Kopfschmerz, Ohrensausen, Schwindel u. a.

   c) *Blutgifte:* Benzol, Pb, Hg, CO, As, P, Cu, Fe, Kobalt, Adrenalin
   d) *Zentral-endokrin:* Stammhirnerkrankungen, Cushing-Syndrom, NNR-Überfunktion, Hyperthyreose
   e) *Nephrogen:* Zystennieren, Hydronephrose, Hypernephrom

3. Durch **Bluteindickung** (wenig Plasma) = Pseudopolyglobulie:
Profuse Diarrhöen, anhaltendes Erbrechen, abundante Schweiße, Kardia- und Pylorusstenose, Lungenödem, Herzinsuffizienz, Hypertonie, allg. Exsikkose

4. **Lokal** = Kapillarstase: Venöse Stauung, Kollaps, Kältezyanose,
Vasoneurose, gelähmte Extremität

125. Priapismus

= langdauernde schmerzhafte Erektion ohne sexuelle Empfindung durch anhaltende (art.) Hyperämie der Corpora cavernosa
penis und venöse Stase, v. a. nachts in Bettwärme

1. **Peripher** (Reflexbahn über die Nn. erigentes):
   a) *Prostata*hyperplasie u. -karzinom
   b) *Thrombosen:* V. femoralis et iliaca ext., Kavernitis. – Hier-
      her auch Blutkrht. mit hohen korpuskulären Anteilen wie
      chron. Leukämien, Sichelzellenanämie. – Penishämatom
   c) *Entz.* im Genitalbereich: Prostatitis, ak. Spermatozystitis,
      ak. Urethritis (z. B. Go.)
   d) Gefüllte Blase

2. **Zentral,** neurogen (Reflexbahn vom Großhirn bis zum Erektionszentrum im Lumbalmark, das gereizt od. enthemmt wird):
   a) *Psychogen:* Sexualneurosen, seel. Fehlhaltung
   b) *RM-Erkr.:* Myelitis, MS, RM-Traumen, Tumoren
   c) *Medikamente:* z. B. Sympathikolytika, Psychopharmaka,
      Heparin (selten, z. B. bei Dialysen). Kantharidenvergif-
      tung. – Schwellkörper-Autoinjektionsther. (Papaverin lo-
      kal) bei erektiler Dysfunktion
   d) *Idiopath.:* Ursache häufig nicht eruierbar

126. Pruritus

Pathologische Reizung taktiler Nerven durch exogene oder endogene Ursachen. Entscheidend ist die persönliche angeborene oder erworbene Überempfindlichkeit. Starke Beeinflussung durch psychische Stimmungslage, Hauttemperatur (in Wärme verstärkt), erhöhte Hautdurchblutung, Wollkleidung, Alkohol, Gewürze usw.

1. **Generell** (ohne Effloreszenzen):
   a) *Interne Leiden:* Diabetes mellitus, Ikterus (durch Gallensäuren. Nicht bei hämolytischen Formen. Intensität des Juckreizes läuft parallel der Schwere des Krankheitsbildes). Niereninsuffizienz (NaCl- und N-Retention im Gewebe). Leukämien. Lymphogranulomatose. Maligne Tumoren. Magen-Darm-Störungen (Appendizitis u. a.). Gicht (Ablagerung von Harnsäure in der Haut). Diabetes insipidus (selten). M. Basedow. Fokalinfekte
   b) *Endokrin:* Bei Frauen in der Pubertät und im Klimakterium. Im Senium. Menses und Gravidität (tox.)
   c) *Chem. Toxine:* meist allerdings mit Ausschlägen: Flecken, Papeln, Quaddeln, Bläschen, umschrieben oder übergehend in Erythrodermien, oft an Streckseiten der Unterarme, die in ihrer Art mehr vom betroffenen Menschen als von dem Agens bestimmt sind: Abusus von Alkohol, Kaffee, Tee, Tabak, Gewürzen, Morphin, Cocain, Sulfonamide, Antibiotika, Pyrazolone, Salicylate, Chinin, As, Atropin u. a. An alle diese ist heute in zunehmendem Maße zu denken.
   d) Berührung mit *Stoffen,* bes. Wolle
   e) *Hypovitaminosen*
   f) *Psychogen:* Aufregungen, vegetative Dystonie, Neurasthenie, Hysterie, Psychosen. Psycholabile können bereits auf Vorstellung hin mit Juckreiz reagieren.
   g) *Pruritus senilis* sine materia: bei 25% aller alten Menschen. Durch Entfettung, Austrocknung u. Verlust von wasserbindenden Substanzen
2. **Parasiten:** Scabies, Pedikulose, Wanzen, Mücken, Flöhe, Oxyuren, Askariden u. a.

3. **Juckende Dermatosen,** also mit – meist lokalisierten – Hautausschlägen:

a) *Urtikaria: Endokrin:* z. B. Sexualdrüseninsuffizienz, Gravidität (Allergie gegen das Embryonaleiweiß?), Menses (selten, toxisch?). *Allergie* gegen bestimmte Nahrungsmittel (Fische, Erdbeeren, Alkohol usw.); gegen äußere Reize (Primeln, Brennesseln, Haare, Insektenstiche usw.); gegen Medikamente (Chinin, Jod, Salicyl, Antibiotika, Sulfonamide, Serum usw.). Bei Quincke-Ödem. Magen-Darm-Störungen, Nährschäden. Würmer. Durch Kälte und Wärme (offenbar Freiwerden von Histamin). Foci. Psychisch (oft sexueller Natur)

b) *Ak. allerg. Kontakt-Dermatitis:* Haut entzündlich gerötet am Ort der Einwirkung (z. B. Hutbanddermatitis), aber häufig mit Fernreaktionen. *Ät.:* zahlreiche Chemikalien wie industrielle Kunststoffe, Wasch-, Färbe- und Präpariermittel; Kosmetika; Schuhcreme

c) *Stark juckend:*
Verschiedenartige *Arzneimittel*exantheme (s. 1 c).
Ekzem (teils als Gewerbeekzem)
Neurodermitis
Lichen ruber: lachsfarbene, wachsartig durchscheinende, flachpapulöse, schuppende Herde, die zu scheibenförmigen Bezirken konfluieren. – Prurigo Hebrae: vorw. Kinder; an den Streckseiten bis hanfkorngroße, blaßrosa, dichtstehende, intrakutane, derbe Knötchen, meist besser fühlbar als sichtbar. – Strophulus infantum: Kleinkinder mit exsudativer Diathese, derbe Knötchen mit kleinen Bläschen darauf (windpockenähnlich). – Fox-Fordyce-Syndrom: bis hirsekorngroße, dichtstehende, gelbbräunliche Papeln mit glänzenden Schuppen (xanthelasmaähnlich), bes. im Mamillenbereich, an den Labien und am After

d) Weitere mehr oder weniger stark juckende Effloreszenzen:
Mykosen: z. B. Epidermophytie.
Dermatitis herpetiformis (Duhring): gruppenweise aufschießende Bläschen und derbe Knötchen auf geröteter Haut, Eosinophilie.
Herpes simplex: juckendes Vorstadium.

Pityriasis rosea: ovale strohgelbe Flecken mit rosarotem schuppenbedecktem Saum.

Mycosis fungoides: den polymorphen Retikulosen zugehörig. Maligne Lymphome.

Perniones.

Thrombidiasis (Streckseiten)

e) Sek. Kratzeffekte

4. **Lokalisiert:**

a) *P. vulvae:* s. 1., 2., 3., wobei psych. Traumen, Kontakt mit Wäsche, Waschmitteln, Salben, lokalen Antikonzeptiva und Hefepilzen; Bettwärme, Diabetes, Leukämie, M. Hodgkin, Alkoholgenuß und Oxyuren hervorgehoben seien. Vulvitis, Kolpitis, Fluor, Trichomonaden, Fisteln, Varizen, Kraurosis, Leukoplakie, Vaginalsoor (selten), zerfallende Tumoren; Gravidität; psychosexuelle Störungen, Onanie, Sexualdrüseninsuffizienz

b) *P. ani:* s. 1., 2., 3., bes. Oxyuren. Fissuren, Proktitis, Fisteln, Hämorrhoiden, Polypen, Erythrasma, Ekzema marginatum, Ekzem durch Zeitungen (Druckerschwärze) als Toilettenpapier, Pilzerkrankungen, Prostatitis, Prostatahypertrophie, chron. Obstipation, chron. Kolitis. Vieles Sitzen

c) *P. genitalium* bei Männern: s. teils b), weiterhin Go., Balanitis, Phimose, Varikozele usw.

d) An den **Beinen** durch Blutstauung: z.B. Durchblutungsstörungen (s.d.), Varizen, Leberzirrhose. Juckreiz zw. den Zehen: Mykosen; auch an Allergie gegen Antibiotika denken

127. Psychische Störungen

A. Psychosen

= Geisteskrankheiten, die auf einem zerebralen oder extrazerebralen, bekannten oder bisher unbekannten *körperlichen* Leiden beruhen.

I. **Endogen** = *erblich*

1. **Schizophrener Formenkreis:** Dementia simplex; vorwiegend hebephrene, katatone und paranoide Bilder
2. **Manisch-depressive Psychose:** manische Phasen, depressive Phasen (s. C. I.); dazwischen atypische Phasen, Zyklothymie, zykloide Rand-P. (Motilitäts-P., Verwirrtheiten usw.), Degenerations-Psychosen
3. **Genuine Epilepsie:** Dämmerzustände, Verstimmungen
4. **Erbl. Hirnatrophien:** Chorea Huntington, M. Pick (regionär)

II. **Exogen** = *erworben* mit wechselnd starker genet. *Disposition*

1. **Hirnorganisch:**
   a) *Hirnatrophien* das höheren Lebensalters: Arteriosklerotische Form, incl. genuine Hypertonie und M. Parkinson. (Prä)senile Formen depressiver, paranoider, halluzinatorischer, katatoner und dementer Art sowie vorzeitige Versagenzustände
   M. Alzheimer = hochgradiger präseniler Hirnschwund, primärneuronale Degeneration. Gilt als häufigste Form der senilen Demenz
   b) Meningitis, Enzephalitis, Hirnabszeß
   c) Progr. Paralyse, Hirnlues
   d) Hirntumoren, multiple Sklerose
   e) Hirntraumen, Blutungen
   f) Erworbener Schwachsinn nach Hirntraumen und -entzündungen usw., bei Kretins, Mongoloiden
   g) Neurasthenisches Syndrom nach Hirntraumen usw.
   h) Hirnmißbildungen, Hydrozephalus
2. **Symptomatisch** (vorw. extrazerebrale Leiden):
   a) *Ak. Infektionen:* Pneumonie, Sepsis, Erysipel, Typhus, Scharlach, Grippe u. a.
   b) *Interne Leiden,* teils mit Autointoxikationen: Herz-Kreislauf-Dekompensation, Urämie, Pseudourämie, Eklampsie, ak. gelbe Leberdystrophie, Leberzirrhose, Magen-Darm-Leiden, Anämien (schwere Blutverluste, M. Biermer u.a.), Karzinose, Kachexie, Diabetes, M. Basedow, Tetanie, Pellagra
   c) Gravidität, Puerperium, Laktation, Menses, Klimax

d) Sonnenstich, Hitzschlag
e) Unterernährung, Erschöpfung, postoperativ
3. **Exogen-toxisch:** Alkohol (Rausch, chron. Abusus, Dipsomanie, Delirium tremens, Halluzinose, Korsakow-Syndrom), Rauschgifte, Äther, Benzin, Schlafmittel, Morphin, Cocain, CO, Atropin, Hg, As, Blei, Antabus u. a.

B. Abnorme Persönlichkeitsanlagen

(Konstitution)

I. Erblicher Schwachsinn

1. Debilität, Imbezillität, Idiotie
2. *Partielle* Begabungsdefekte: Analphabetie, kongenitale Wortblindheit, Rechenschwäche, Legasthenie u. a.

II. Psychopathie

= angeb. Charakteranomalie: asthenische, stimmungslabile (erregbare), selbstunsichere (sensitive, anankastische), willenlose, depressive, geltungssüchtige (hysterische, s. auch C. I. 7 a), explosible, hyperthyme, fanatische, gemütlose, sexuell perverse Persönlichkeiten bzw. Konstitution

III. Neuropathie

= konst. Nervosität = Übererregbarkeit u. rasche Erschöpfbarkeit mit vorw. körperlichen (vegetativen) Symptomen, bes. in Form der *vegetativen Dystonie* (s. d.). Psychosyndrome gehören nicht unbedingt hierher, doch überschneiden sich II. und III. häufig (z. B. sensitiver Psychopath bei vegetativer Dystonie) (Gegensatz zu III. = „Neurasthenie")

C. Abnorme Erlebnisreaktionen

(„Neurosen")

= abwegige (heftige, andauernde, erschwerte) Verarbeitung eines Erlebnisses, von dem sie zeitlich ursächlich, sinnvoll und ihrem Verlauf nach abhängt. Psychotherapie erfolgreich.

I. Abnorme Reaktionen auf **äußere Erlebnisse**

1. **Reaktive Depression** = übermäßige Depression nach Schicksalsschlägen. Vielfach schwierig zu erkennen. Hinweise sind:

Schlafunvermögen, Antriebs- und Lustlosigkeit, Müdigkeit, Konzentrationsschwäche, Kontaktmangel, Hemmungen, Labilität, Verstimmung, Unzufriedenheit, Angst, Schwermut, Hoffnungslosigkeit, Weinen, Suizidgedanken (z. B. Bilanzsuizid), Appetitmangel, ubiquitäre Schmerzen (Kopf, Bauch usw.), Herzsensationen

2. **Hypochondrische** Reaktion = unbegründete Krankheitsbefürchtung

3. **Angstreaktionen**

4. **Schreckreaktionen** (überraschend eintretend)

5. **Reaktive Erregungszustände:**
   a) *Heiter = reaktive* Manie, Freudentaumel
   b) *Zornig* = gereizt, blindwütig

6. **Neurasthenische** Reaktion = erworbene Nervosität = nervöse Erschöpfung und Versagenszustände infolge körperlicher oder geistiger Überanstrengung, seelischer Belastung, schweren Erkrankungen, Intoxikationen, Unterernährung (Gegensatz = B. III.)

7. **Zweckreaktionen:**
   a) *Hysterische* Reaktion = zweckgerichtete, wunschgeleitete (tendenziöse) *psychogene* Reaktion („psychogen" ist also „hysterisch" übergeordnet) mit psychischen, somatogenen oder komb. Symptomen. Hierher auch demonstrativ-theatralische Suizidversuche und Selbstbeschädigung (*„Hysterie"* aufgelöst hierher und unter B. II.)
   b) *Simmulation, Aggravation*

8. **Wahnreaktionen:**
   a) *Paranoische Reaktion* = Wahnideen infolge wirklicher oder vermuteter Beeinträchtigungen:
      α) *Sensitiv-paranoische* R. = sensitiver Beziehungswahn = Wahnideen sensitiver Psychopathen durch Niederlagen
      β) *Expansiv-paranoische* R. = Wahnideen bei Querulanten. (Querulanz ohne Wahn: s. fanatische Psychopathen, B. II.)
   b) *Induziertes „Irresein"* = Übernehmen von Wahnideen

9. **Haft-, Unfall-, Kriegs**reaktionen: alle Bilder unter 1.–8. möglich, bes. auch als Rentenwunsch

II. Abnorme Reaktionen auf **innere Konflikte**
= abwegige seelische Verarbeitungen von unlösbar scheinenden inneren Spannungen, Disharmonien, Konflikten usw. *(= Neurosen i. engeren S.).* Ausgelöst durch:

1. Konflikte des **Selbsterhaltungstriebes:** Spannungen zwischen Lebensangst und Selbstbehauptungswillen (übertriebenes Sicherungsgefühl) u. a.
2. Konflikte des **Machttriebes:** Spannungen zwischen Minderwertigkeitsgefühl und Geltungsstreben, zwischen Schüchternheit und Aggression
3. Konflikte des **Gemeinschaftstriebes,** incl. *Sexualtrieb:* Spannungen zwischen Liebeswünschen und Moralauffassung, zwischen Vereinsamungsfurcht und Bindungsscheu, zwischen Anlehnungsbedürfnis und Protest gegen alles Übergeordnete, zwischen Elternbindung und Gattenliebe usw.

Es gibt Überschneidungen und Übergänge bei den einzelnen abnormen Erlebnisreaktionen; weiterhin zwischen ihnen und den Psychopathien, wobei zu entscheiden ist, ob die abartige Charakteranlage oder der auslösende Anlaß überwiegt. Klarer ist es, statt „Neurose" und „neurot." zu sagen: „abnorme Erlebnisreaktion" und „reaktiv", „psychogen" oder „psychopathisch".

128. Ptosis der Lider

1. **Erworbene Nervenlähmungen** (P. häufig einseitig):
   a) Lähmung des äußeren *Okulomotorius*astes (= Ophthalmoplegia ext. = P. + Bulbusstellung nach außen unten) und damit das M. levator palpebrae sup.: Ät. s. *Strabismus* 2., z. B. Tabes (Frühsymptom), rheumatisch, basale Meningitis, Bulbärparalyse, amyotrophische Lateralsklerose, Migräne, Trauma, Tumor, Blei-, CO-Vergiftung
   b) *Halssympathikus*lähmung (inn. Müller-Lidmuskel) = Horner-Syndrom

2. **Hereditär,** angeb.? (P. beiderseits):
   a) Neurogen: konstitut. Innervationsschwäche des Oberlides.
      Kernaplasie im Okulomotoriusbereich u. a.
   b) Muskulär: meist infolge schwacher Anlage des M. levator
      palpebrae; evtl. mit Epikanthus. Als Ermüdungszeichen bei
      Myasthenie
3. **Lokal** bedingte P. durch Infiltration und damit Schwere des
   Oberlides: Trachom, Keratoconjunctivitis ep., Fremdkörper-
   conjunctivitis, Blepharospasmus, Orbita- od. Lidtumor, Tularämie usw.
4. **Psychogen:** häufig durch Spasmus des fühlbaren M. orbicularis
   oculi mit Augenbrauentiefstand und Längsfalten auf der Stirn

Abtrennen: **enge Lidspalte:**
Bei *Ptosis* und *Enophthalmus.* Bei Blepharospasmus infolge Con-
junctivitis, Fremdkörper, Spasmus facial, Tetanus, psychogen.
Blepharophimose nach narbig abgeheilter Conjunctivitis. Blepha-
rochalasis = Herabhängen der erschlafften Lidhaut, z. B. nach
Lidödem und familiär.
Enophthalmus = Zurücksinken des Bulbus: Fettschwund der Or-
bita. Horner, Krampf der äußeren Augenmuskeln; Migräne.
Nach Traumen (Oberkieferbruch). Microphthalmus congenitus.

Anhang: andere **Lidstellungsanomalien:**
1. *Ektropium,* fast nur am Unterlid, meist einseitig:
   a) Gewebserschlaffung im Alter
   b) Narbenzug durch Entzündungen, Verletzungen, Verätzun-
      gen, Verbrennungen
   c) Fazialisparese
   d) Spastisch (Orbikulariskrampf) bei anhaltenden Entzündun-
      gen (Blepharitis)
2. *Entropium* meist am Unterlid, überw. einseitig: scheuernde
   Wimpern (Trichiasis) mit Fremdkörpergefühl; evtl. Ulcus corneae.
   Ät. wie a), b), d)

129. Pulsqualitäten

1. a) **Pulsus durus** – b) **mollis:** Arterientonus, Unterdrückbarkeit:
   a) Essentielle Hypertonie, (chron.) Nephritis mit Schrumpfnieren (RR ~ 230/125)
   b) Mitralstenose (110/85), Endo- und Myokarditis, Dekompensationen, Kollaps (75/45), Fieber, schwere Anämie

2. a) **P. altus** *(magnus)* – b) **parvus:** Amplitude, Schlagvolumen:
   a) Aorteninsuffizienz u. Mesaortitis (125/30), Arbeit. Fieber (kleine Wandspannung). Bei vegetativ Labilen durch abnorme Gefäßwanderschlaffung (evtl. 125/0)
   b) Mitral- und Aortenstenose (110/85), Myokarditis, Kollaps, schwere Anämie

3. a) **P. celer** (schnellend) – b) **tardus** (träge): systolischer Druckanstieg:
   a) Aorteninsuffizienz, Fieber
   b) Aortenstenose. Verdickte, rigide Gefäße

4. *P. irregularis* (s. Nr. 21)

5. *Dikroter Puls* = doppelschlägig = bei geringer Wandspannung (Fieber) wird Arterienbewegung als 2. Schlag gefühlt: bes. bei Typhus und Pneumonie als infaustes Zeichen

6. *P. alternans* et *inaequalis* = wechselnd kleiner und großer Puls infolge ungleich starker Kontraktionen; am besten zu hören oder zu fühlen mit Hilfe des Blutdruckapparates: erhebliche Herzinsuffizienz (meist bei Hypertonie)

7. *P. paradoxus* = bei Inspiration kleiner: Pericarditis adhaesiva

8. *P. differens* = Pulsgröße differiert zwischen re. und li.: A. radialis liegt auf einer Seite tiefer. Aortenaneurysma (das auf A. subclavia drückt), seltener Aneurysmen der A. anonyma oder A. subclavia, Mesaortitis. Verengerungen der Gefäßlumina (Arteriitis, hochgradige Ateriosklerose; temporäre Spasmen). Tumoren (z. B. des Mediastinums) oder Narben mit Druck oder Zug auf die Gefäße. Bei Herzinfarkt, pektangionösen Zuständen, Panzerherz. Auch bei zerebralen Prozessen (z. B.

Apoplexie) und Lähmung peripherer Armnerven beobachtet.
– Differenzen von weniger als systol. 20 u. diastol. 15 mmHg
haben jedoch keine signifikante diagnostische Bedeutung, da
sie sehr häufig auch bei Gesunden (re. meist erhöhter RR) vorkommen und übrigens bei der übl. indirekten Meßmethode auf
Meßfehlern beruhen können: zeitl. Unterschied der Messung,
ungleiche Armumfänge, variierende Ad- und Abduktion der
Arme. Die Manschetten sollen 13 cm breit sein und den Arm
in etwa 2 Touren umfassen.

9. *Pulsdefizit* = frustrane Kontraktionen bei zu vorzeitigen Extrasystolen oder schwerer Herzinsuffizienz

130. Pupillenentrundung

1. *Lues:* Progr. Paralyse, Tabes, Lues cerebri u. a. neurolog. Erkr.
2. Synechien nach Iritis, Sphinkterrissen, Kontusionsverletzun-
   gen, Op., Glaukom
3. Angeboren u. oft ohne Bedeutung

131. Pupillenstarre

1. **Reflektorisch** (= Argyll Robertson-Phänomen = Lichtreaktion
   neg., Konvergenz erhalten) = Herd im Schaltneuronensystem.
   Bei luet. Genese ungenügende Reaktion auf Mydriatika und
   Miotika.
   a) *Tabes:* Hypotonie, Areflexie, sensible Ausfälle (bes. An-
      algesien) und sensible Reizerscheinungen (Parästhesien,
      Kältehyperästhesie vor allem des Rumpfes, lanzinierende
      Beinschmerzen, gastrische Krisen, Larynx-, Pharynx-, Rec-
      tum-, Blasenkrisen), Störung der Tiefensensibilität (Ata-
      xien), Pupillenstörungen (Miosis, Anisokorie, Entrundung),
      Augenmuskellähmungen, Optikusatrophie; Retention und

später Inkontinenz von Urin und Stuhl; trophische Störungen (Knochenatrophie, Arthropathie, Mal perforant), Impotenz, fehlende Druckempfindlichkeit der Hoden; Achillessehnen druckempfindlich (Frühsymptom); psych. Störungen. Meist Astheniker

b) *Paralyse:* Seelische Auffälligkeiten (Manien mit Größenwahn, Depressionen, Demenz), Pupillenstörungen, „verwaschene" Sprache, zittrige Schrift, uncharakteristischer Reflexstatus, epileptische und apoplektische Anfälle, Liquorbefund (Pleozytose, γ-Globulinvermehrung)

c) *Lues cerebri:* Endarteriitis, Meningitis oder Gummen

d) Enzephalitis ep., Parkinsonismus, M. Parkinson, Meningitis, Apoplexie, multiple Sklerose, Tumoren der Vierhügelgegend, Contusio cerebri

e) Herpes zoster im Trigeminusast I u. II

f) Alkoholismus

g) Glaukomanfall (einseitig)

Abzugrenzen: *Erweiterungsreaktion* der Pupillen bei vegetativ labilen, ängstlichen und sensitiven Personen, selten bei organ. Hirnkranken; ausgelöst durch kräftigen Händedruck oder unverhoffte Berührung, die als psych. Emotion wirken. Dadurch kann die Lichtreaktion aufgehoben werden.
Pardoxe Pupillenreaktion = Erweiterung bei Belichtung und Verengerung bei Verdunkelung: bei Neurolues; Schädeltraumen

2. **Absolut** = Lähmung des inneren Okulomotoriusastes (und damit des M. sphincter pupillae und M. ciliaris) = abs. P. + Akkommodationslähmung + Mydriasis = Ophthalmoplegia int.

a) Lues cerebri, seltener Tabes, Paralyse

b) Epileptischer Anfall, Koma, Enzephalitis. Botulismus, postdiphtherisch. Selten hysterischer Anfall, katatonischer Stupor

c) Abusus von Morphin, Atropin, Scopolamin, Alkohol

d) Wenig ausgiebige Reaktion bei Synechien (nach Iridozylitis und Traumen)

e) Exitus letalis

3. **Amaurotisch** = Herd im Optikus: doppelseitig bei totaler Amaurose. Bei Blindheit eines Auges: direkte Reaktion neg., konsensuelle intakt

4. **Pupillotonie** = gewöhnlich einseitig zunächst weite, sehr träge, aber ausgiebig auf Licht und verzögert auf Konvergenz reagierende Pupille, oft verbunden mit Areflexie (= **Adie**-Syndrom). Normales Verhalten auf Cocain und Pilocarpin. Keine Sensibilitätsstörungen, Liquor intakt. Gutartig. Vorw. bei Frauen. *Ät.* unklar; hereditär-familiäres Vorkommen, Auftreten nach Hirntraumen, Infektionen (z.B. Enzephalitis), Intoxikationen (Alkohol, Diabetes)

5. **Hemianopisch:** bei Hemianopsien. Herd im Tractus (nicht in der Gratiolet-Sehstrahlung)

132. Reflektorische Zonen

Segmentdiagnostik (nach Head, McKenzie usw.)

Das kranke Organ sendet über seine vegetativen Nerven via Grenzstrangganglien – Rami communicantes – Hinterwurzeln – sensible Nerven Reize zu den Hauptsegmenten, die mit Verspannung (darin Druckschmerzpunkte), Quellung (weich im akuten, derb im chron. Stadium) oder Einziehung (= Bindegewebsschwund) reagieren. Diese befallenen *Dermatome* und Myotome können auf rückläufigen Reflexbahnen die Dysregulation des Organs unterhalten; Persistenz nach Abklingen der ak. Erscheinungen = latentes Stadium = Rezidivgefahr.
Hier greift die *Segmenttherapie* an mit Novocain bzw. Impletol (i.c., paravertebral usw.), „Bindegewebs"-Massage, warmen Umschlägen, Pflastern, hyperämischen Einreibungen, Kurzwelle, Ultraschall, Iontophorese, künstl. Hautemphysem, Akupunktur usw. Eine bedeutungs- und reizvolle Kunst ist das *Diagnostizieren* aus diesen Segmenten

Untersuchung:
1. *Inspektion:* Anisokorie, Kolorit, mimische Krampfung, Lage- und Haltungsasymmetrien usw.
2. *Palpation:*
   a) *Berührung:* hyperästhetische Zonen (Head)

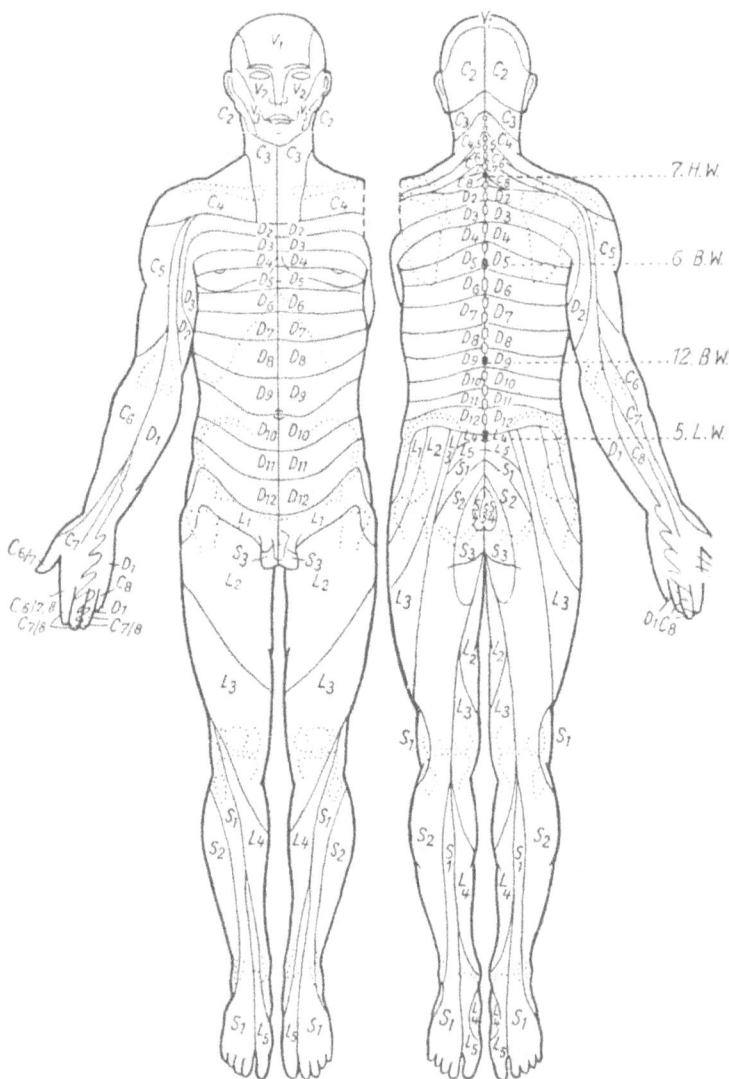

Dorsal: Hautnervengebiete
1 Rr. cutanei dorsales
2 Rr. cutanei laterales
3 Nn. clunium superiores
4 R. cutaneus lateralis n. iliohypogastrici
5 Nn. clunium medii
6 N. cutaneus femoris lateralis

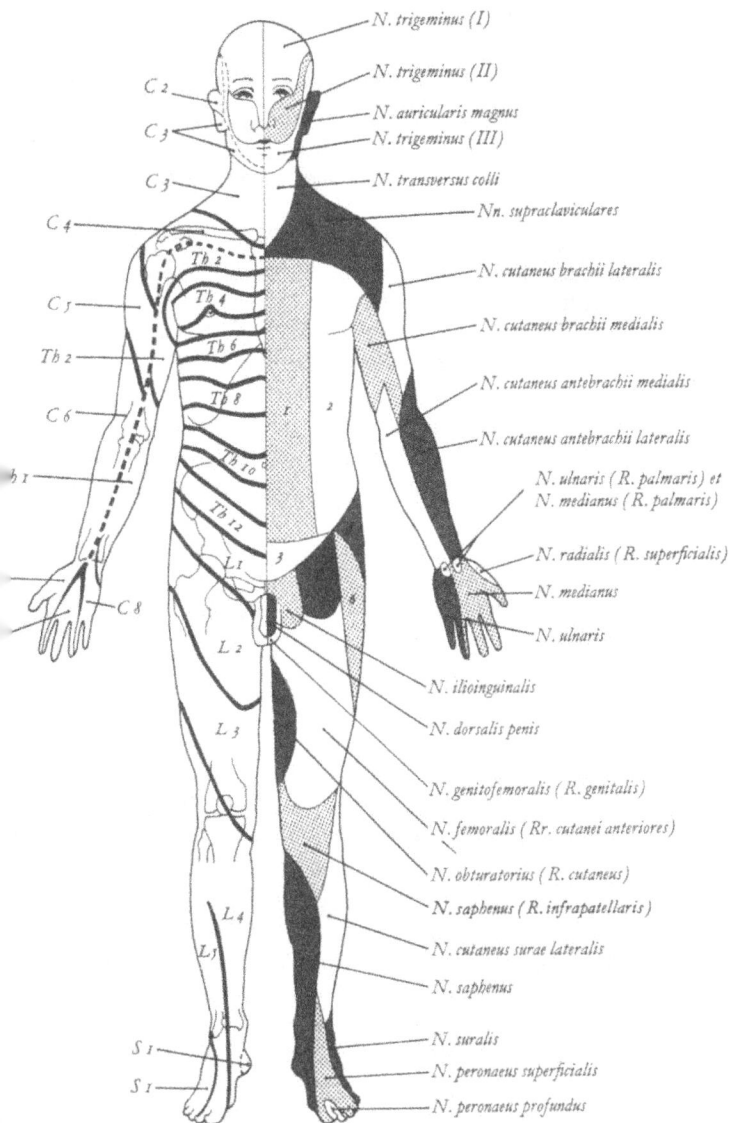

N. trigeminus (I)

N. trigeminus (II)

N. auricularis magnus

N. trigeminus (III)

N. transversus colli

Nn. supraclaviculares

N. cutaneus brachii lateralis

N. cutaneus brachii medialis

N. cutaneus antebrachii medialis

N. cutaneus antebrachii lateralis

N. ulnaris (R. palmaris) et
N. medianus (R. palmaris)

N. radialis (R. superficialis)

N. medianus

N. ulnaris

N. ilioinguinalis

N. dorsalis penis

N. genitofemoralis (R. genitalis)

N. femoralis (Rr. cutanei anteriores)

N. obturatorius (R. cutaneus)

N. saphenus (R. infrapatellaris)

N. cutaneus surae lateralis

N. saphenus

N. suralis

N. peronaeus superficialis

N. peronaeus profundus

C 2

C 3

C 3

C 4

C 5

Th 2

C 6

Th 1

C 8

Th 2

Th 4

Th 6

Th 8

Th 10

Th 12

L 1

L 2

L 3

L 4

L 5

S 1

S 1

...ral: Segmentinnervation der Haut (Dermatome); zum Teil nach *Hansen-*
...ack. Thieme Stuttgart, 1962

cutanei anteriores   4 R. cutaneus lateralis n. iliohypogastrici
cutanei laterales   5 R. femoralis n. genitofemoralis
...utaneus anterior n. iliohypogastrici   6 N. cutaneus femoris lateralis
= „Hiatuslinien". Hier grenzen Dermatome, welche nicht aus benachbar-
...ückenmarkssegmenten versorgt werden, aneinander („Segmentsprung")

b) *Betasten:* Verspannungen, Muskelhärten, Abwehrspannung

c) *Druck-* und *Stoß*palpation = Tiefenpalpation: tiefe hyperalgetische Zonen. Der stärkste Druckschmerz ist nur selten im kranken Organ selbst lokalisiert, meist in der Tiefe des zugeordneten Segments.

d) *Bindegewebsstrich:* Steichen unter Druck paravertebral von kaudal nach kranial, wobei sich normalerweise eine elastische Hautfalte vorausschiebt.

3. *Dermographismus* (s. d.): im „kranken" Segment häufig intensives, diffuses und langdauerndes Reflexerythem, evtl. mit Urtikaria. (Normal = schmale, blaßrote Streifen.)

4. *Perkussion* und Tipp-Perkussion mit nur einem Finger.

5. *Hustenphänomen* neg. = Die beim Husten normalerweise auftretenden Einziehungen der Thorax- und Bauchwand werden infolge der Muskelspasmen (z. B. bei Pneumonie, Pleuritis, Cholezystopathie) nicht sichtbar.

6. *Novocain*, Impletol usw.

Perakute Krankheitsprozesse können auch die benachbarten Segmente erregen.

Fehlerquellen: Rheumatismus, Myogelosen, Myositis, Muskelkontrakturen, organ. Körperasymmetrien, Ödem, Tumor, Pleuraerguß, Meteorismus, Aszites, Hepato- und Splenomegalie, Dermatitis, Sklerodermie, Hautatrophie, organ. Nervenleiden (z. B. bei Hemiplegien, Hirntumor, multipler Sklerose, Syringomyelie). Nervendruckpunkte bei Alteration peripherer Nerven (z. B. Neuritis). Hyperpathie.

Die reflektorischen Zeichen wie Mydriasis, Lidspaltenerweiterung und Glanzauge, Krampfung der Gesichtsmuskulatur, Haltungs- und Bewegungsasymmetrien (z. B. Entlastungsskoliose), viszero-viszerale Reflexe (gastrointestinal, koronar, zerebral usw.), Vasokonstriktion (zyanotische Blässe), Vasodilatation (meist als Dermographismus), Anisohidrosis (auf der kranken Seite stärkeres Schwitzen), Herpes, Piloarrektion, Reflexdifferenzen sind an den entsprechenden Stellen abgehandelt.

Übersicht der Maximalpunkte von Verspannung und Schmerz (zu beachten ist, daß z. B. D_5 dem 6. BW und D_9 dem 12. BW entsprechen):

1. **Wirbelsäulen**-Prozesse (mit spinaler und vegetat. Nervenreizung): Schmerzen im gesamten Segmentbereich. Haut sulzig, begleitende Muskultur angespannt. Oft Striae. Beim Streichen dicht paravertebral tritt diffuses Erythem auf. Troph. Störungen

2. **Ischialgie** = D_{10}–S_4:
   a) Paravertebral li. vom 3.–4. LW bei Ischialgie re.
   b) Über Iliosakralgelenk
   c) Im Bereich der Gesäßbacke verschiedene Maximalpunkte
   d) Kniekehle und entlang der Wadenmitte

3. **Brachialgie** = C_{3-8}, D_{1-6}:
   Maximalpunkte an Hals, Nacken, Schultergürtel, Ellenbeuge

4. **Kopfschmerzen** = C_{2-8}, D_{2-12}, L_{4-5}:
   a) Quellung über dem 7. HW und kranial davon
   b) Handtellergroße Einziehung interskapulär kranial
   c) Bereich der distalen Spina scapulae
   d) Distale Clavicula und vorderer Deltoideus
   e) Fossa supraclavicularis, äußerer Rand des Sternokleidomastoideus, oberer Trapeziusrand
   f) Im Verlauf der Rippenbögen
   g) Lenden- und Kreuzbeingegend

5. **Herz** = D_{1-8} (max. D_{4-5}), C_{3-4} (Phrenikus) li., Trigeminus I; Aorta thoracica: dto., aber nur bis D_3 bds., bes. li.
   Ausgeprägte Reflexzeichen bei Angina pectoris (max. D_{1-4}) mit ausstrahlenden Schmerzen in den li. Arm (= Hyperalgesie von D_1)
   a) Parasternal li. (max. D_{4-5})
   b) In der Mamillarlinie ober- und unterhalb der Mamille
   c) Fossa supraclavicularis und oberer Trapeziusrand li.
   d) Über der li. Augenbraue (= Trig. I), meist Spontanschmerz
   e) Li. unterer Thoraxrand
   f) Li. neben dem 2.–4. BW
   g) Bds. vom li. Angulus scapulae und Achselhöhle
   h) Li. lat. Infraspinatusbereich
   Quellungen über dem 7. HW und li. parasternal

6. **Lungen, Bronchien, Pleura** = D_{2-9}, $C_{3-4}(_{-8})$, Trig. I:
   a) Über dem Sternum (bes. Angulus Ludovici) und parasternal

b) Bereich der dist. Clavicula und lat. davon
c) Äußerer Rand des Sternokleidomastoideus
d) Fossa supraclavicularis (C_4, darin Phrenikusdruckpunkt; s. Singultus), z. B. bei basaler Pleuritis
e) An der oberen Stirn (Trig. I), meist Spontanschmerz
f) Paravertebral, bes. neben dem 6. u. 7. BW. Bei Asthma bes. im Gebiet der Ursprünge der unteren Rippen. Bei frischer Pleuritis bes. neben dem 11.–12. BW (Boas; aber auch bei Ulcus ventriculi et duodeni und Cholezystopathien)
g) Infra spinam distal u. lat. davon (Schulterschmerz)
h) Bds. der Protuberantia occipitalis ext.

Quellungen: bei a), g) und über dem 7. HW.
Bei Pneumonie re. (bes. bei Kindern) kann sich die Segmenterregung bis D_{12} (= pos. McBurney) erstrecken.

7. **Ösophagus** = D_{4-5} bds.
8. **Magen** = D_{5-9} (max. D_{7-8}), C_{3-4} li., Trig. I:
a) Auf li. oberen M. rectus abdominis (bei D_7), der gespannt ist; hier auch hyperästhetische Zone
b) Fossa supraclavicularis und oberer Trapeziusrand, meist als Spontanschmerz
c) Obere Stirn lat. li. (= Trig. I), als Spontanschmerz
d) Dicht li. vom 10.–12. BW = D_{8-9} = Boas-Druckpunkt
e) Bereich li. Angulus scapulae
f) Dicht unterhalb der li. Spina scapulae lat.
Bei komplizierender Duodenitis, Cholezystitis usw. greifen die Zonen nach re. über. Zahlreiche viszero-viszerale Reflexe.

9. **Duodenum** = D_{6-10}, C_{3-4} (gering) re.:
a) Auf re. oberen med. M. rectus (D_{8-9}), der gespannt ist (auch bei Cholezystopathie)
b) Dicht re. vom 11.–12. BW = D_9 = Boas, ausgeprägt bei nach dorsal penetrierendem Ulcus duod. (auch bei Cholezystopathie)
Das Duodenum hat die gleichen Segmente wie die Gallenblase, doch nur schwache Hals- und Schulterzonen. Bei Begleitgastritis und komplizierender Pankreatitis auch Zeichen li.

10. Jejunum + Ileum = D_{9-11}

11. Zäkum + Colon ascendens = D_{11}–L_1, C_{3-4}, re.

12. *Appendix* = D_{11-12} re. (= McBurney), C_{3-4} re. Bei hochgeschlagener Appendix kann der Tiefendruckschmerzpunkt verlagert sein, doch bleiben die Segmentzeichen regelrecht.

13. Colon transversum = D_{11}, C_4

14. Colon descendens + Sigmoid = D_{11}–C_2, C_{3-4} li.

15. Rectum = L_{2-3}, S_4

10.–15. = **Gesamtdarm:**
   a) Unterhalb des Nabels, McBurney, li. Unterbauch
   b) Handbreite Bereiche bds. paravertebral in Höhe der Crista iliaca; bes. bei Diarrhöen. Bei spast. Obstipation in Richtung des Kreuzbeins verlaufende Einziehung
   c) Hinter den Trochanteren. Bei spast. Obstipation in Richtung Kreuzbein verlaufende Einziehung
   d) Über den Mm. graciles

16. **Leber, Gallenblase** = D_{6-10} (max. D_{8-9}), C_{3-4} re., Trig. I:
   a) Re. oberer M. rectus (D_{8-9}), der versteift ist (bes. bei Cholezystopathien); hier ausgeprägter hyperästhet. Zone
   b) Entlang des gesamten unteren re. Thoraxrandes, der verspannt ist, bes. in der Axillarlinie und re. vom 11.–12. BW (Boas)
   c) Region im 6.–7. ICR unterhalb der Mamille
   d) Re. Fossa supraclavicularis, oberer Trapeziusrand und Deltoideus, meist als spontaner Schulterschmerz
   e) Re. obere Stirn (= Trig. I), gewöhnlich Spontanschmerz
   f) Re. vom 2.–3. BW und um den re. Angulus scapulae
   In allen Regionen auch Quellungen und Einziehungen.
   Bei konsekutiver Pankreatitis auch Segmentzeichen li.

17. **Pankreas** = D_{7-9} (max. D_8), C_4 li.;
   a) Im li. Epigastrium, das versteift ist
   b) Li. vom 10.–12. BW
   c) Ins li. Schulterblatt ausstrahlende Schmerzen (C_4)
   Reflekt. Erbrechen, Meteorismus, Kollaps usw.

18. **Milz** = D_{7-11}, C_{3-4} li., Trig I (li. obere Stirn)

19. **Niere, Ureter** = D_{10}–L_3, C_4 (Ureter vorw. L_{2-4}):

a) Gewebsstreifen vom 12. BW – 1. LW nach lat. ziehend. Bei Pyelonephritis und paranephrit. Abszeß lat. Hypochondrium versteift
b) Bereich über u. neben der unteren LWS u. Kreuzbein
c) Dicht medial vom inneren Skapularand (D_4)
d) Handbreit oberhalb der Patella

Schwellungen und Einziehungen in a–c.

Bei Nephrolithiasis Hodenzugschmerz (= Hpyeralgesie des M. cremaster, L_2) und viszero-vizerale Reflexe wie Anurie, Meteorismus, Ileus, Erbrechen, Kollaps.

20. **Harnblase** = D_{11}–C_3 und am oberen Ende der Analfalte

21. **Uterus** + Adnexe = D_{10}–L_3 (bes. neben dem 5. LW). Bei Dysmenorrhoe Einziehung über dem oberen Kreuzbein

22. **Hoden** + Nebenhoden = D_{12}–L_3 re. bzw. li.

23. **Gefäßerkrankungen**, bes. Spasmen:
Spannungserhöhungen in allen Segmenten, paravertebrale Regionen bevorzugt; bei Befall der Beine am ausgeprägtesten sakral und lumbal; der Arme zervikal. Einziehungen am Gesäß.

133. Reflexe

Reflexbogen = afferenter Schenkel (= sensibler Nerv) – spinales Reflexzentrum (= Vorderhornzellen) – efferenter Schenkel (= motor. Nerv).

A. Schleimhautreflexe

1. **Cornealreflex neg.** = Läsion des N. trigeminus: Tumoren im Bereich des Kleinhirns und der Schädelbasis. Koma, epileptischer Anfall

2. **Rachenreflex:** (Prüfung li. und re.): neg. bei Lähmung des N. glossopharyngeus, aber auch bei Gesunden. Gesteigert bei Alkoholikern

3. **Saugreflex pos.** (bei Spateleinführung): Somnolente, Schwachsinnige

B. Hautreflexe

1. **Bauchdecken-** (D_{8-12}) und **Cremasterreflexe** (L_{1-2}) **negativ** = Läsionen der Reflexbahn, aber auch der Pyramidenbahn (= Fremdreflexe):
   a) Nicht neurogen („physiolog."): Fettreiche, gespannte oder schlaffe Bauchdecken: Adipositas, bei und nach Gravidität, Aszites, Bauchtumor
   b) Multiple Sklerose, Poliomyelitis
   c) Apoplexie (auf gelähmter Seite neg.)
   d) Evtl. Appendizitis (fehlt re.)
   e) Im Bereiche von Operationsnarben
2. **Rektussehnenreflex** = Beklopfen der Ansätze am Rippenbogen = spin. Eigenreflex (im Gegensatz zu 1.), also gesteigert bei Pyramidenbahnläsion, z.B. multipler Sklerose
3. **Fußsohlenreflex** = Plantarreflex (S_{1-2}): nur einseitiges Fehlen von Bedeutung: z.B. Hemiplegie, Ischias
4. **Analreflex** neg. = Läsion des unteren Rückenmarks

C. Muskeleigenreflexe („Sehnenreflexe")

Bizepsreflex C_{5-6}, Trizepsreflex C_{6-7}, Radiusperiostreflex C_{7-8}, Patellarsehnenreflex L_{2-4} (= Höhe des 10.–11. Brustwirbels), Achillessehnenreflex L_5–S_2 (= Höhe des 12. BW).

1. **Gesteigert** = heftige Zuckung schon durch leichtes Beklopfen + reflexogene Zone verbreitert + evtl. Adduktorenkontraktion des anderen Oberschenkels bei Prüfung des PSR: infolge Läsion der Hirnrinde oder bei Pyramidenbahn (dadurch spin. Reflexzentrum enthemmt), aber auch bei Reizung der Vorderhörner; einseitige Steigerung bei zerebralen Prozessen der Gegenseite, seltener bei oberhalb des Reflexbogens gelegenem Rückenmarksherd der gleichen Seite. Mit Hypertonus (Spasmus) und path. (spast.) Reflexen, evtl. Kloni, spastischen Lähmungen (s.d.):
   a) *Pyramidenbahnläsion:* Hemiplegien durch Apoplexien (anfangs meist neg.), Tumor, Trauma, Hemiplegia und Diplegia

spastica infantilis u. a. Multiple Sklerose, Meningitis (im Beginn), Lues cerebrospinalis, selten progr. Paralyse. Spast. Spinalparalyse, amyotrophische Lateralsklerose, Koma bei Urämie, Pseudourämie, Hypochlorämie, Hypoglykämie
b) Reizung des Reflexzentrums: Tetanus, Strychninvergiftung u. a.

2. **Lebhaft:** Vegetative Dystonie, Neurasthenie, M. Basedow, Tetanie, Hysterie

3. **Abgeschwächt bis fehlend** = Läsion des Reflexbogens: mit Hypotonus und meist schlaffen Lähmungen (s. d.). Zweifelhaft neg. Reflexe können sich durch Hyperventilation verstärken:
   a) Läsion des *sensiblen* Schenkels, der hinteren Wurzeln u. der Hinterstränge: Polyneuritis (s. Ischias), Tabes, evtl. Paralyse, funikuläre Myelose, Friedreich-Ataxie
   b) Läsion im *Reflexzentrum* = *Vorderhornzellen:* Poliomyelitis ac., Landry-Paralyse, Querschnittsläsion des Rückenmarks (Tumor, Trauma, Myelitis usw.), progressive spinale Muskelatrophie, Dystrophia musculorum progressiva, Syringomyelie u. a.
   c) Läsion des *motorischen* Schenkels und der vorderen Wurzeln: Polyneuritis, Querschnittsläsion
   d) *Hirndruck:* Tumor, Trauma, Hydrozephalus, spätere Meningitis (z. T. auch durch Schädigung von hinteren Wurzeln)
   e) *Apoplexien* im 1. Schockstadium
   f) Bei den meisten *Koma*formen (s. d.): Coma diabeticum; epileptischer Anfall; Narkose; CO-Vergiftung u. a.
   g) Bei hohem *Fieber:* z. B. Pneumonie
   h) Bei peripheren Durchblutungsstörungen (s. d.)
   i) Adie-Syndrom
   k) Sehr selten angeboren. Narkolepsie. Mitunter im Senium
   l) *Einseitiges* Fehlen: z. B. Plexusneuritis, Ischias (ASR), Lues cerebrospinalis

D. Path. = spast. Reflexe (s. Nr. 87, I u. Babinski)

Neurologischer Status

1. *Motilität* = aktive Bewegungen:
   Gang, Haltungen und Stellungen, Behinderung alltäglicher
   Bewegungen? Beugung und Streckung, Ab- und Adduktion.
   Pro- und Supination. Lähmungen (s. d.), grobe Kraft. Motorische Reizerscheinungen (Hyperkinesen, s. Nr. 108): klon. und
   ton. Krämpfe (s. d.), Tremor (s. d.), fibrilläre Muskelzuckungen, Chorea, Athetose.
2. *Tonus* = passive Beweglichkeit: gut zu prüfen auch durch Hin-
   und Herschütteln der Hände und Füße:
   a) *Hypertonus* (s. Nr. 87, I) = *Spasmus* = federnder Wider-
      stand im Beginn, dann nachlassend = Pyramidensymptom,
      oder *Rigor* = gleichmäßiger Widerstand, mit Zahnradphä-
      nomen bei Erkrankung der Basalganglien = extrapyrami-
      dal bedingt. Kataleptische Starre = wächserne Biegsam-
      keit
   b) *Hypotonus* (s. Nr. 87, II) = leicht ausführbare passive Be-
      wegungen und überdehnbare Gelenke = Läsion des extra-
      pyramidalen Systems (Kleinhirn, Stammhirn), der Hinter-
      stränge (z. B. Tabes), der Vorderhörner (z. B. Poliomyeli-
      tis), der peripheren Nerven (z. B. Neuritis); auch der Pyra-
      midenbahn im ak. Anfangsstadium (Apoplexie).
3. *Trophik:* Muskelatrophien? (s. d.)
4. *Reflexe* (s. A–D)
5. *Sensibilität* (s. d.)
6. *Koordination:* Störung = *Ataxie* (s. d.): Mitbewegungen, Dia-
   dochokinese, Romberg, FNV, KHV usw.
7. Neuritische und meningeale Zeichen: Lasègue, Bragard,
   Brudzinski, Kernig, Valleix
8. Blasen- und Mastdarmfunktion: s. Nr. 79 u. 102
9. *Hirnnerven:* 1. Olfactorius, 2. Opticus, 3. Oculomotorius,
   4. Trochlearis, 5. Trigeminus, 6. Abducens, 7. Facialis, 8. Vestibulocochlearis (früher, JNA, stato-acusticus), 9. Glossopharyngeus, 10. Vagus, 11. Accessorius, 12. Hypoglossus:
   a) Trigeminus-Austrittspunkte (s. Nr. 84, 10.)

b) Augen (N. opticus, N. oculomotorius, Sympathikus, Parasympathikus u. a.): Visus (s. Amaurose), Gesichtsfeld (s. d.), Farbensinn, Pupillen (s. Anisokorie, Miosis, Mydriasis und Entrundung), Pupillenreaktion (s. Nr. 131 und 5). Augenbewegungen (s. Strabismus). Nystagmus (s. d.). Ptosis (s. d.). Augenhintergrund (s. Nr. 118 u. 153). Exophthalmus (s. d.)

c) Fazialis (s. Nr. 53)

d) Geruch = N. olfactorius (s. Anosmie)

e) Gehör = N. cochlearis (s. Schwerhörigkeit)

f) Vestibularisreaktionen (s. Schwindel und Nr. 113, 2.)

g) Geschmack: vordere 2/3 der Zunge = N. trigeminus + N. facialis; hinteres Zungendrittel und Gaumen = N. glossopharyngeus. Prüfung mit Zucker (süß), Zitronensäure (sauer), Salz, Chinin (bitter). Ageusie = Geschmacksstörung: bei Prozessen an der Schädelbasis wie Fraktur, Tumor, Lues. Außerdem aber ist die Geschmacksempfindung herabgesetzt infolge Schädigung der Geschmackspapillen durch Zungenbelag, Stomatitis, bei starken Rauchern und Greisen.

h) Schluckstörungen (s. d.) = N. vagus + N. glossopharyngeus + N. facialis + N. hypoglossus

i) Zunge (s. d.) = N. hypoglossus

k) Sprache (s. Nr. 150, II) = N. facialis + N. trigeminus + N. hypoglossus

10. *Vegetatives* Nervensystem (s. Nr. 166): Dermographismus (s. d.), Schweisse (s. d.), Piloarrektion usw.

11. *Cortikale* Funktionen: Aphasie (s. Nr. 150, I), Alexie, Agraphie, Apraxie = Unfähigkeit, Bewegungen richtig auszuführen trotz intakter Beweglichkeit, Agnosie = Unfähigkeit, das Wahrgenommene zu erkennen

12. Urin- und Blutbefund. LP, Enzephalographie, Myelographie, EEG. Rö. von Schädel und Wirbelsäule. Arteriographie. Evtl. CT, MRT, SPECT. Neurologe, Augenarzt, HNO-Arzt usw.

134. Rhinitis, Schnupfen

I. **Akute** Entzündungen

1. a) *Rhinitis ac.* (Virus): durch „Erkältung"; reichlich wäßrig, später schleimig-eitrig
   b) Meist *mit Rhinitis beginnend:* Grippe, Masern, Pertussis. Sinusitis (s. II.)

2. *Spezifische* Entzündungen:
   a) *Nasendiphtherie:* bräunlich-blutig-eitrig
   b) *Coryza syphilitica:* bei Lues connata: eitrig-blutiger Schnupfen, Schniefen, Blepharoconjunctivitis, Mundrhagaden, Sattelnase, makulo-papulöses Exanthem; Infiltrationen, Schuppungen und Blasenbildungen an den Fußsohlen und Handtellern, Haarausfall. Meteorismus, Schwellungen der Milz, Leber und Kubitaldrüsen. Hutchinson-Trias: Keratitis parenchymatosa, Labyrinthitis, eingekerbte Incisivi. Meningitis, Parrot-Pseudoparalyse (Arm)
   c) *R. gonorrhoica:* meist Neugeborene, eitrig, Gonokokkennachweis
   d) Rotz = Malleus humidus: Sepsisbild

II. **Chronische** Entzündungen

1. *Sinusitis* (Schmerzqualitäten s. Nr. 84, 4a):
   Sinusitis *maxillaris:* sehr verbreitet, bes. bei Kindern, häufig unerkannt. Fam. Disposition. Müdigkeit, Unlust, Appetitmangel, Nervosität. Verstopfte Nase; einseitiger, chron.-rezid. Schnupfen; schleimiges bis eitriges, gelbgrünes, teils borkiges, oft stinkendes Sekret in Nase und Rachen, deren Hinterwand granuliert ist. Räuspern, Krächzen, Husten dauernd oder rezid., bes. nachts und morgens, teils anfallsweise. Neigung zu Sino-(pharyngo-laryngo-tracheo-) Bronchitits („Erkältungen"), Tubenkatarrh, Otitis. Liegen Septumdeviation, Nasenpolypen, Rachenmandelhyperplasie u.a. vor? Öfter borkige Ekzeme, Furunkel und Rhagaden am Naseneingang. Evtl. Hyposmie. Probespülung. Rö.: polypöse Polster, wandständige Verdickung bis Verschattung; bei jeder Durchleuchtung emp-

fiehlt sich ein Blick auf die Nebenhöhlen.

Sinusitis *front.:* meist von Kieferhöhlen ausgehend

2. R. *hyperplastica* = „Stockschnupfen" infolge Muschelschwellungen und polypöser Degeneration

3. Nasen*polypen* u. a. Tumoren

4. *Ozäna* = R. atrophica foetida: Atrophie der Schleimhaut und ihres Knochenskeletts. Nase trocken, verstopft; eitrig-borkiges, stinkendes Sekret. Anosmie

5. Lues III und Tbc. (meist Lupus) nasi

6. Durch Fremdkörper: einseitige Sekretion. Kinder

7. Dauernde **Mundatmung:** Die Nasenatmung schützt die Lungen durch Erwärmen, Anfeuchten und Entstauben der Luft; Mundatmer disponieren zu Katarrhen der Luftwege.

   a) *Adenoide* = insbes. *Rachenmandelhyperplasie:* Kinder (entstehend meist im 3. J.) bis zur Pubertät. Stumpfer, dösiger Gesichtsausdruck mit herabhängender Unterlippe, Spitzgaumen und Kieferkompression. Nasale Sprache. Schnarchen und Stöhnen im Schlaf, evtl. Pavor nocturnus. Geruchs-, Geschmacks- und evtl. Gehörsinn beeinträchtigt. Blässe, Appetitmangel, dauernder Kopfdruck, Neuropathie, Unaufmerksamkeit, schlechte Schulleistungen. Neigung zu Nebenhöhlenentzündung (Nasenausgänge verlegt), chron. Laryngobronchitis, Asthma, Tubenkatarrh, Otitits med., Zahnkaries, Enuresis. Unters.: Postrhinoskopie, Palpation.

   b) Hyperplasie der Nasenschleimhaut und Muscheln; Polypen

   c) Septumdeviation, Nasendeformation, enge Nase, hoher Gaumen.

III. **Allergische R.** und *Rhinitis vasomotorica*

Ausgelöst durch Überempfindlichkeit gegen Gerüche, Staub und chem. Reize (z. B. Tabakrauch). Wäßriger Niesschnupfen, plötzlich auftretend und verschwindend. Brennen und Jucken in der verlegten Nase. Am häufigsten Allergie gegen Gräserblüte = *Pollinosis* (Heufieber). Manchmal verbunden mit Asthma bronchiale

135. Röte, bes. des Gesichts

= gewöhnlich Dilatation der Hautgefäße, abhängig von Konstitution.

1. Hohes Fieber: z. b. Pneumonie, Fleckfieber (dunkelrot-bläulich, gedunsen mit Lidödem und Conjunctivitis), Scharlach; bei florider Tbc. häufig rote Wangen in blassem Gesicht = „hektische Röte"
2. Wechselnde Rötung, fleckig (marmoriert): Vegetative Dystonie, Hyperthyreose, Klimax, Pubertät, Menses, psychogen
3. Vergiftungen: Alkoholiker (mit Phlebektasien an Nase und Wangen, chron. Conjunctivitis), Atropin, CO, Morphin, Cyan, Thallium
4. Diabetes mellitus (Kapillarhyperämie, jedoch keine Gefäßzeichnung sichtbar; oft Vollmondgesicht). – Cushing-Syndrom
5. Essentielle Hypertonie (bläulich tingiert). Habitus apoplecticus
6. Plethora vera u. a. Polyglobulien: mit Zyanose und stark geröteten Konjunktiven
7. Zentral-nervös bedingt: evtl. Hirntumor u. a.
8. Dermatosen: z. B. Dermatitis, Rosacea, Erysipel, ak. Erythematodes
9. Physiolog.: Bauern und Arbeiter im Freien; Hitzeeinwirkung z. B. bei Heizern und Köchinnen (bes. Lider gerötet). Bei allen auch größere Venen erweitert. Sonnenbrand, heißes Bad, feuchte Umschläge
10. Kosmetische Färbung der Wangen
11. Einseitig bzw. auf einer Seite ausgeprägter: evtl. Läsion des Halssympathikus bei Lungenkrankheiten (bes. bei Kindern), z. B. auf der Seite einer Pneumonie (livide Röte) oder Tbc. Selten bei peripherer Fazialislähmung

136. Roseolen

1. *Typhus abdominalis:* meist am 9. Tag, am Bauch, mehrfache Schübe. Abblassung auf Glasspateldruck
2. *Fleckfieber:* 4.–6. Tag, am ganzen Körper, gleichzeitiges Aufschießen, im allg. rein makulös mit petechialer Umwandlung
3. *Lues* II, Lues connata: makulo-papulöse, sehr dicht stehende, rosarote, unterschiedlich große, rundliche Herde, evtl. mit blassem Saum
4. Röteln, Paratyphus, Cholera, M. Bang, Fünftagefieber, Rekurrensfieber, Miliar-Tbc., Meningitis ep., Trichinose, M. Weil, Arzneimittel

137. Schlaflosigkeit (Agrypnie)

Auch erschwertes Einschlafen, unterbrochener Schlaf, nicht ausreichender Schlaf, vorzeitiges Erwachen.

1. Herzinsuffizienz (typ. nächtl. Erwachen nach 24.00), Dyspnoe (s. d.), Angina pectoris. – Nykturie. – Schlafstörungen älterer Menschen sind vorw. bedingt durch zerebrovaskuläre oder kardiozerebrale Insuffizienz, oft als einziges oder Frühsymptom. Vorsicht mit Hypnotika; dafür (nach Kardiaka u. Hirndurchblutungsförderung) fallweise Tranquilizer
2. Pulmonal: bes. Asthma bronchiale, Husten
3. Niereninsuffizienz (Urämie). Zystitis und Prostatahypertrophie (infolge Pollakisurie)
4. Intestinal: Obstipation, Diarrhöen, Flatulenz. Magenüberladung. Ulcus duodeni (morgendl. Schmerz). Hiatushernie (Schmerzen kurz nach dem Hinlegen)
5. Hirnprozesse: Zerebralsklerose (Hypoxie), Hirntumor, Enzephalitis, Basalmeningitis, Paralyse, MS usw.
6. Neurasthenie, Überarbeitung: Einschlafen erschwert
7. Psychogen: Unfähigkeit zur Entspannung infolge Weiterwirkens von Gedanken und seelischen Konflikten sowie (sexuel-

le) Einsamkeit. Psychosen (s. d.), bes. Depressionen, Schizophrenie; Psychopathie, Hysterie (übertriebene wortreiche Schilderung), seelische Spannungen
8. Vegetative Dystonie, Klimax, Hyperthyreose
9. Fieber
10. Schmerzen: Neuralgie, Kolik, Rheumatismus, postoperativ; nächtl. arterielle Durchblutungsstörungen
11. Pruritus (s. d.)
12. Schweiße (s. d.)
13. Chron. Intoxikationen: z. B. Thallium, Blei, Koffein, Weckamine. Fallweise auch bei Hypnotika-Abusus
14. Unbequemes Bett. Überhitztes Schlafzimmer

138. Schlafsucht, Müdigkeit, Hypersomnie

(s. auch Koma)

1. Encephalitis ep., Basalmeningitis
2. Typhus, Paratyphus, Miliar-Tbc., Trichinose, Grippe, Psittakose, Fokalinfektion. – Müdigkeit als Vorbote von Infektionskrankheiten (z. B. beg. Hepatitis, Tbc.). – Rekonvaleszenz bei schweren Krankheiten
3. Zerebral: 1., 2. Tumor. MS. Dienzephale Fettsucht. Narkolepsie. Psychosen. Depressionen (häufig wechselnd mit Schlaflosigkeit), Arteriosklerose. Hysterie. Kleine-Levin-Syndrom = androtrope periodische Hypersomnie
4. Intoxikationen: z. B. intestinale Gifte, Schlafmittelabusus, Alkohol- u. Nikotinabusus (CO)
5. Endokrin: Hypothyreose, Myxödem. Hyperparathyreoidismus. Morgendliche Hypoglykämie. Diabetes mellitus. Nebenniereninsuffizienz: vor allem Müdigkeit am Abend
6. Konstitutionelle Hypotoniker: Müdigkeit am Morgen
7. Hungerzustand. Übertriebene Fastenkuren
8. Maldigestionssyndrom, Afermentie. Würmer
9. Anämien

10. Elektrolytstörungen: z. B. Hypokaliämie, Hyperkalzämie
11. Malignome
12. Psychogen: morgendliche Müdigkeit
13. Physiolog.: bei zu wenig schlafenden Überarbeiteten
14. Schlafapnoe-Syndrom = Apnoephasen während des Schlafes: beim Pickwick-Syndrom = kardiopulmonales Syndrom der Adipösen, nach Gewichtsreduktion reversibel. Auch bei neurolog. u. Pharynxerkr.

139. Schluckstörungen (Dysphagie)

Dysphagie kann sich äußern in Schmerzen (Odynophagie), Obstruktionsgefühl u. Regurgitation.
Schluckakt: Der Zungengrund transportiert die Speise durch den Pharynx, wobei sich Kehlkopf und Nasenraum reflekt. abschließen. Die Speiseröhrenmuskeln befördern dann den Inhalt in etwa 12 sec nach unten.
Innervation: Zunge = N. hypoglossus.
Gaumensegel = N. vagus + N. facialis
Rachen und Schlund = N. glossopharyngeus + N. vagus

1. Zentrale Zungen- (= Hypoglossus-) Lähmung: Apoplexie, Tumor, Traumen
2. Periphere Zungenlähmung: Trauma des N. hypoglossus
3. Zentrale Vaguskernläsion: Bulbärparalyse, Pseudobulbärparalyse, Malazie, Tumor, Abszeß der Medulla oblongata, Botulismus. – Neuromuskulär: Dermatomyositis, Myotonia dystrophica
4. Stomatitis, Angina (s. d.), Peritonsillarabszeß, Diphtherie. Lymphadenitiden der Rachenhinterwand. Entzündungen im Mund-Rachenraum = schmerzhaft. Fremdkörper. Wolfsrachen
5. *Gaumensegellähmung* = Läsion der Nn. vagus et accessorius: Gaumenbogen hängt ein- bzw. beidseitig herab und hebt sich nicht. Dadurch mangelhafter Abschluß zw. Epi- und Mesopharynx mit näselnder Sprache, erschwertem Gurgeln und

Regurgitation durch die Nase und Tube; Saugen und Blasen unmöglich. *Ät.:* infektiös: postdiphtherische Neuritis (eins.), Peritonsillarabszeß, Meningitis purulenta, Lues III (örtl. Gummen); toxisch: As, Pb, Alkohol; zentralnervös: Blutungen und Tumoren der Schädelbasis (nur auf Herdgegenseite), Pseudobulbärparalyse und Syringobulbie (doppels.), Tabes

6. Sensibilitätsstörungen im Larynx und Pharynx: Koma, Narkose, Anästhesierung, Schlafmittel- und Morphinvergiftung

7. Glottisödem, Kehlkopf-Tbc., Retropharyngealabszeß

8. *Ösophagusprozesse:* Retrosternaler Schmerz, Regurgitation und mitunter Erbrechen unverdauter Nahrung ohne HCl, oft Sodbrennen:

a) Organ. *Stenosen:* allmählich zunehmendes, dauerndes Passagehindernis, zuerst für feste, dann für breiige und zuletzt auch für flüssige Speisen: Karzinom: überw. Männer ($\male : \female$ = 9 : 1), gewöhnlich primär, starke Schmerzen (Stenose bessert sich zwischenzeitlich infolge geschwürigen Zerfalls). Kompression (Mediastinaltumor, Struma retrosternalis, Aortenaneurysma, A. lusoria), Fremdkörper, großer Bolus, Askariden, Strikturen (nach Ulzera, Verätzungen), Atresie

b) *Divertikel:* Pulsion (Druck von innen mit nachgebender Wandmuskulatur), Traktion (Zug von außen)

c) *Ösophagitis:* Ät. s. Gastritis: z.B. durch Reflux, bei Tbc., Soor, Herpesviren, M. Crohn. Nach Verätzung (Säuren, Laugen). Alkohol. Durch längeres Festsetzen von Tabletten oder Kapseln (Analgetika, Tetrazyklin u. a.)

d) *Ulzera:* teilweise wie bei c)

e) *Ösophagismus* = Krampfzustände bzw. Tonussteigerung mit Dysphagie, die meist intermittierend ist und plötzlich auftritt, wobei oft gerade (kalte) Flüssigkeiten zurückkommen: Tetanie, Tetanus, Lyssa, Trichinose, Botulismus, Strychnin-, Belladonna- und Nikotinvergiftung, Syringomyelie. Psychogen: veget. Neurose, Hysterie, bei Kleinkindern infolge erzwungener Fütterung. Idiopathisch: meist Personen über 50 J. Reflekt. Auslösung durch benachbarte Organprozesse. Ösophagusenge durch (Dauer-)Spasmus des M. cricopharyngeus

f) Lähmung der Ösophagusmuskulatur infolge Erkrankung von Vagusästen: Polyneuritis, Alkoholismus, Blei- u. Arsenintoxikation, Apoplexie, multiple Sklerose, Lues

g) Ektasien: oberhalb organ. Stenosen; idiopath. Ösophagusdilatation (Megaösophagus). – Hiatushernie mit Einklemmen von Ösophagus und Magenpartien in den ZF-Schlitz

h) Plummer-Vinson-Syndrom: brennende schmerzhafte Dysphagie infolge Schleimhautatrophie mit Mundwinkelrhagaden, Glossitis, chron. Gastritis, Hypazidität und Splenomegalie bei komplexem Vitaminmangel u. Eisenmangelanämien. Fast nur bei Frauen

Untersuchung: Endoskopie, Biopsie, Rö., evtl. Kardiadilatation und Bougierung

9. Kardiospamus, Achalasie, Kardiastenose: Regurgitation

10. Pleuritis diaphragmatica, Zwerchfellhernien, Relaxatio diaphragmatica

11. Psychogen: Druck- und Kloßgefühl im Hals durch Krampf der hinteren Rachenwandmuskulatur (Globus hystericus). Trokkener Mund, Foetor ex ore, erschwertes Schlucken. Jedoch sind häufig entzündl. (Nasennebenhöhlen) und allerg. Vorgänge maßgebend.

140. Schüttelfrost

(Leichtes Frösteln ist nicht gemeint, das „ganze Bett wackelt".) Geht gewöhnl. raschem t-Anstieg voraus. Meist Bakterieneinbruch in Blutbahn (= Bakteriämie). Oft dabei Herpes (s. d.), Erbrechen. – Bei lokalen Eiterprozessen (wie Mastitis) ist Sch. Warnzeichen beginnender Pyämie.

Pneumonie (bes. kruppöse), Sepsis (s. d.), Erysipel, Pyelonephritis, Grippe, Malaria, Lungengangrän und -abszeß, Scharlach, Meningitis ep. aut purulenta, Sinusthrombose, Paratyphus, Fleckfieber, Recurrens, M. Weil, Gelbgießerfieber, Pappatacifieber, Gelbfieber, Tularämie, Pest

Selten: Fünftagefieber, Angina, Osteomyelitis ac., Hepatitis ep., Poliomyelitis u. a. Viruserkrankungen; Gallen- und Nierenstein-kolik
Iatrogen: Transfusion gruppenfremden Blutes. I. v. Injektion von Bakterientoxinen und -aufschwemmungen, von ausgefällten Lö-sungen.

141. Schulter-Arm-Schmerzen

1. **Arthritiden** (s. d.): bes. Polyarthritis
2. **Periarthropathia (-arthritis) humeroscapularis** = Syndrom ei-ner schmerzhaften teilweisen Schultergelenkversteifung, oft mit Bursitis calcinosa subacromialis. Reizquellen liegen nicht im Schultergelenk. Primärherd suchen!
   a) Posttraumatisch: Schulterprellung, Distorsion, Sehnenzer-rung, Luxation, Fraktur, Periostläsion, Hämatome, nach Überanstrengungen oder brüsker Massage
   b) Halswirbelsäulen-Prozesse (s. 3., bes. Bandscheibenschä-den) mit segmentalen Reizzuständen im Halssympathikus oder im Plexus cervicalis
   c) Reflekt. Reize bei inneren Erkrankungen (s. 12.): z. B. Ste-nokardien, Bronchialkarzinom, Cholezystopathie
   d) Zentral-nervöse Reize: Apoplexien, Tabes, Poliomyelitis u. a.
   e) Infektionen: z. B. Fokalinfektion
3. **HWS**-Syndrom (s. Nr. 86, 1a–c): Spondylarthrose, Osteo-chondrose ohne und mit Bandscheibenvorfall, Spondylitis tbc., Tumor, Subluxation zwischen Atlas und Epistropheus, Traumen usw. Halssympathikus direkt oder reflektorisch ge-reizt und Wurzeln des Plexus cervicalis in den eingeengten Foramina intervertebralia alteriert. Dadurch schmerzhafte Muskelspasmen und Durchblutungsstörungen mit Ausstrah-lungen bis in die Finger und Parästhesien, Hyper- oder Hyp-ästhesien bzw. -algesien, zuweilen auch gestörte Motorik. Er-scheinungen verschlimmern oder bessern sich durch bestimm-

te Kopfstellungen und -bewegungen (mit Reiben u. Knacken) sowie Körperlagen, Entlastungshaltung? Obere Trapeziusränder schmerzhaft verspannt. Bei Bandscheibenvorfall heftige Schmerzattacken im Nacken („Nackenschuß").

Entstehende Bilder des *zervikalen* oder zervikobrachialen oder zervikozephalen *Syndroms:*

Plexus- und *Brachialneuralgie*

Sudeck-Syndrom (s. Nr. 107, 6.)

Schulter-Hand-Syndrom (s. Nr. 107, 6.)

Dupuytren-Kontraktur (s. Nr. 52 B 3.)

Skalenus-Syndrom = Druck des an der 1. Rippe ansetzenden M. scalenus ant. auf Plexus cervicalis (C_5–D_1) und A. vertebralis unter Mitwirkung des direkt oder reflekt. gereizten Sympathikus. Meist doppelseitig, vorw. Frauen. Druckschmerzpunkt in der med. Supraklavikulargrube (Skalenusansatz), Schmerzausstrahlung bes. ins ulnare Gebiet, Parästhesien; Atrophie der kleinen Handmuskeln. Schmerz verstärkt durch Rückwärtsnehmen der Schultern, Außenrotation des im Ellbogen gebeugten und gehobenen Oberarmes sowie Neigung des Halses zur Gegenseite und hinten; vermindert durch Vorschieben der Schulter.

Ät.: neben HWS-Prozessen seltener Halsrippen usw., dazu Indurationen oder Spasmen des Skalenus durch Infektionen, Pleuraspitzenprozesse, kleine Traumen usw. Begünstigt durch körperliche Belastungen.

Weitere mögliche Folgen des zervikalen Syndroms:

Angiospasmen des Armes

Supraspinatusehnensyndrom

Periarthropathia(itis) humeroscapularis (s. 2.)

Kopfschmerzen (s. Nr. 84, 8.): Zervikale Migräne, Trigeminus- und Okzipitalneuralgie

Periphere Fazialisparalyse

Zerebrale Spasmen

Brustschmerz: Interkostalneuralgie, Zoster

Angina pectoris; Arrhythmien, paroxysmale Tachykardie

Zwerchfellparese (N. phrenicus)

Singultus durch periph. Phrenikusreizung

Magen-Darm-Störungen, Obstipation. Gallenwegsdyskinesien

Tetanie
Durch Irritation der A. vertebralis, des Kleinhirns und des
N. vestibulocochlearis und N. vestibularis: Schwindel, Me-
nière-Syndrom, Ohrensausen, Hörstörung, Flimmerskotom

4. **Neural** (s. Nr. 81): Echt entzündliche, toxische, metabolische,
immunologische und allergische Genese: isolierter Spontan-,
Druck- und Dehnungsschmerz (bes. Valleix-Druckpunkte =
Nervenaustrittsstellen), Muskelparesen und -atrophien, abge-
schwächte Reflexe, Hypästhesie oder auch Hyperästhesie,
EAR: (Plexus-)Neuritis, (Poly-)Neuropathie, Neurinom, Neu-
rom, Stumpfschmerz, Phantomschmerz, Karpaltunnelsyndrom, Supinatorsyndrom u. a.

5. Mech. Irritation peripher Nerven und Gefäße:
Schmerz wie bei 4., häufig sensible und motor. Reizerscheinungen (Hyperpathien, Parästhesien und Neigung zu reflekt.
Paresen und Kontrakturen), nur selten echte Paresen, Atrophien und sens. Ausfälle:

a) Verletzungen und Verwundungen

b) Druckwirkung von Tumoren, Granatsplittern, Exostosen
usw.

c) Skalenus-Syndrom (s. 3.)

d) Halsrippen-Syndrom: nicht überbewerten, da die meisten
Halsrippen erscheinungsfrei sind

e) Kausalgien = brennende Schmerzen = periphere vegetative Störung, z. B. nach Schußverletzungen

f) Narbenzug an Nerven und Gefäßen

g) Hyperabduktions-Syndrom: angewinkelter Unterarm liegt
bei außenrotiertem Oberarm über dem Kopf. Bei vielen
Menschen werden dabei die Armpulse kleiner, aber nur
bei wenigen (z. B. im Schlaf) neurovaskuläre Störungen
wie Parästhesien und Schmerzen

h) Kostoklavikular-Syndrom: forciertes Rückwärts- oder
Abwärtsbewegen der Schulter läßt Armpulse kleiner
werden

i) Pancoast-Tumor = Lungenkrebs in der med. Lungenkup-
pel. Durch Sympathikusläsion heftiger Schulterschmerz,
in den Arm ausstrahlend. 1.–2. Rippen dorsal geschwollen
und druckschmerzhaft, rö. destruierend. Als Frühsymptom

Anhidrosis in der oberen Körperregion. Horner. Lungen-
spitzenfeld homogen verschattet mit Dämpfung und abge-
schwächtem Atmen. Zuweilen Handmuskelatrophie mit
Hyp- und Parästhesien

  k) Irritationen nach Traumen und Entzündungen vor allem
des Ellenbogengelenkes

  l) Gefäßerkrankungen (z. B. Periarteriitis nodosa) durch
Reiz der Vasa nervorum

6. **Traumen** (s. auch 2.): Prellung, Stich, Bänderzerrung, Tendovaginitis (auch der Bizepssehne), Paratenonitis crepitans am
Unterarm, Hygrom („Überbein"), Sehnenriß (z. B. der Supra-
spinatussehne), Luxation (federnde Fixation, leere Gelenk-
pfanne), Fraktur (abnorme Beweglichkeit, Krepitation, Bewe-
gungs- und Druckschmerz, Hämatom), Schuß

7. **Knochentumoren:** Karzinom- und Hypernephrommetastasen,
Sarkom (meist blühend aussehende Jugendliche), Ewing-Sar-
kom, multiples Myelom

8. *Osteomyelitis*, Ostitis fibrosa generalisata (Recklinghausen),
Ostitis deformans (Paget)

9. *Periostitis:* mech. durch direkte Einwirkung, bakt. fortgeleitet
oder haematogen: z. B. Lues

10. Überanstrengungs*periostosen:* an allen vorspringenden Knochen möglich, z. B. Epicondylitis humeri radialis (lat.), seltener ulnaris (med.), oft als lokale Manifestation eines Zervikal-
syndroms

11. *Zentralnervöse* Prozesse (Hinterhörner und -stränge, selten
sensible Hirnrindenherde): Tabes, Lues cerebrospinalis, Tumor, Syringomyelie, multiple Sklerose, Pachymeningitis cervicalis hypertrophica

12. *Viszerale Reflexe:*
  a) links: Angina pectoris, Aortenaneurysma, Pankreatitis
  b) rechts: Cholelithiasis (N. phrenicus), subphrenischer Abszeß
  c) beiderseits: Pleuritis, Bronchialkarzinom, Lungen-Tbc.,
Abdominalblutungen, z. B. Tubarruptur; Herpes zoster

13. Schmerzen durch Reizung spinaler und sympathischer Nervenendigungen in den Muskeln = *„Myalgien"*. Ursächliche
Reizquelle suchen! Verschlimmerung durch Bewegung, bes.

im Anfang; Ruhe und Wärme lindert: Diagnose erst per exclusionem stellen!

a) *Myositis* mit tastbaren *Myogelosen* = reflektorische knotige Muskelkontraktionen (Hartspann):

   α) Myalgia rheumatica: meist gleichzeitig Polyarthritis. Kopffoci, Einfluß von Kälte und Nässe. Schmerz im Schulter- u. auch Beckengürtel bei Bewegung, nicht in Ruhe. BSR u. CRP erhöht

   β) Sepsis, Typhus, Go., Lues, Tbc., Trichinose, Malaria, M. Weil, M. Bornholm, Haffkrankheit, Recurrens, Pappatacifieber u. a.

   γ) Ak. eitrige Myositis bei offenen Wunden (Strepto-, Staphylokokken, Gasbrand) und fortgeleitet bei Osteomyelitis, Tendovaginitis u. a.

   δ) Polymyositis (selten): Vorw. Jugendliche. Heftig schmerzhafte Muskelhärten, beginnend im Gesicht und an den Schultern, später übergreifend auf Extremitäten. Fieber. Schweres Leiden
   Dermatomyositis: M. mit chron. schmerzh. Anasarka

   ε) Myositis ossificans: durch häufige kleine Traumen (z. B. „Reit- und Exerzierknochen")

   ζ) Myositis ossificans multiplex progressiva: angeb., überw. Knaben. Weiche, später verknöchernde Schwellungen zunächst der Nacken-Schulter-Rückenmuskulatur. Mikrodaktylie

b) Myalgien, reflekt. ausgelöst durch Degeneration oder Entzündung der WS (s. 3.)

c) Myalgien bei Skelettdeformitäten (z. B. Plattfüße, Skoliose) mit überbeanspruchten Muskelgruppen

d) Myalgien bei Diabetes, Gicht; vor tetanischen Krämpfen

e) Myalgien durch Überanstrengung („Muskelkater")

f) Myalgien bei Durchblutungsstörungen der Muskulatur, die darauf mit Kontraktion reagiert

g) Psychogene Muskelkontrakturen

Systematik der Schmerzentstehung:

1. Nervenendigungen im Gewebe: 1., 2a), 6., 8., 9., 10., 13.
2. Periphere Nervenstämme und Plexus: 4., 5., 7.

3. Zervikale Wurzeln: 2b), 3.
4. Zentral-nervös: 2d), 11.
5. Vegetative Nerven (vorw. Sympathikus) sind im wechselnden Maße überall mit betroffen, bes. 2c), 3., 12.

Anamnese: Schmerzcharakter: ziehend, schneidend und begrenzt (sensible Nerven), oder brennend und ausgedehnter (Sympathikus). Leichte Ermüdbarkeit mit Störung der feineren Verrichtungen.
Auslösendes Ereignis: Unfälle, schweres Heben, Kopfbewegungen, Erkältungen, Witterungseinfluß usw.

Untersuchung: Inspektion: Haltungsanomalien, bes. steife Schiefhaltung, z. B. rheumat. Schiefhals.
Palpation: Druckschmerzpunkte und Verspannungen über der HWS und in den Muskeln. Wirkt Zug am Kopf lindernd oder Stauchungsschmerz? (= HWS-Prozesse).
Funktion: bes. Beweglichkeit von HWS und Schulter.
Neurolog. Status: Hypästhesie, Hyporeflexie, Paresen, Atrophie, EAR. Vegetative Zeichen (z. B. lebhafte Reflexe, troph. Störungen).
Rö.: bes. HWS, Schultergelenk. – CT.

142. Schweiße (Hyperhidrosis)

Reizzustand des Hypothalamus und vegetativer Nerven durch Toxine, O_2-Mangel usw. – Der Mensch hat 2 Mio. Schweißdrüsen mit bestimmten Prädilektionsregionen. Gesunder Schweiß ist wäßrig, klar, geruchlos, nimmt aber durch bakt. Zersetzung rasch Geruch an.

   1. *Infektionskrankheiten* Tbc. (nachts), Grippe, Rheumatismus (bes. Hand- und Fußschweiß, oft sauer), Encephalitis ep. Poliomyelitis ac. im Beginn, Sepsis, Trichinose, Malaria, M. Bang, Maltafieber, Fiebersturz (Krisis; Schweißausbruch bei Fieberabfall mit absinkender Pulsfrequenz ist prognostisch günstig)

2. *Psycho-vegetatives Syndrom,* Hyperthyreose (bes. Kopf und
   Handflächen), Klimakterium; Neurasthenie, Erschöpfung,
   Rekonvaleszenz (auch postoperativ); Hungerzustand; psychogen (z.B. Angstschweiß)
3. Plötzliche *Schweißausbrüche:* Kollaps (z.B. bei großen Blutverlusten), Angina pectoris-Anfall, ak. Herzdekompensation,
   Hypoglykämie, Fiebersturz, Hitzschlag, Seekrankheit,
   Schreck. – *Kalter Schweiß* insbes. bei Kollaps, Angina pectoris-Anfall, Übelkeit, Nikotinvergiftung
4. Anämien, chron Leukämien, M.Hodgkin, Lymphosarkom
5. Dermatosen, bes. Epidermophytie u.a. Dermatomykosen: vor
   allem Hände und Füße befallen
6. Hidrotika: parasympathische Mittel (Pilocarpin, Cholin, Prostigmin), Salicyl, Alkohol. Linden- und Holunderblütentee.
   Heiße Getränke, Bäder und Packungen
7. Physiologisch: Konstitution. Körperl. Arbeit (bes. bei Untrai-
   nierten), feuchte Luft, Hitze, Adipositas, Potatoren, Polydipsie
8. Ausgeprägte Kopfschweiße: Säuglingsrachitis (bes. am Hinterhaupt), Hyperthyreose, Poliomyelitis u.a.
9. *Nachtschweiß:* Bronchitis, Herzleiden, Rheumatismus und Fokalinfektion, vegetative Dystonie, Hyperthyreose, ak. Tbc.,
   Reichl. Trinken am Abend
10. *Einseitiges* Schwitzen = zentral-nervöse Prozesse und einseiti-
    ge Erkrankungen des Grenzstranges: Enzephalitis, Hirntu-
    mor, Syringomyelie (oft nur einzelne Glieder, auch Anhidro-
    se), Mediastinaltumoren usw.
11. *Feer-Krankheit:* Kleinkinder. Zyanose der feuchtkalten Hände
    und Füße. Unruhe, schlechte Laune, Unlust. Abmagerung,
    Schweiße, Haarausfall, Hypertonie, Tachykardie, Tremor, Hy-
    perglykämie. Ät.: Hg-Intox.
12. *Chromhidrosis* = farbiger Schweiß, mit penetrantem Nieder-
    schlag bes. an der den Achseln anliegenden Wäsche: Aus-
    scheidung von Medikamenten (z.B. Brom = braun, Fe u. Cu
    = blau), Benzol und Phenol mit Derivaten (bläulich-bräun-
    lich); bei Bakterien in der Achselhöhle wie Prodigiosus und
    Sarzine (rot) sowie Pyocyaneus (grün); bei Ikterus (gelb), bei
    intestinalen Leiden (z.B. blau durch Indikanausscheidung bei

Ileus, Peritonitis, Obstipation). Bei gefärbter Wäsche. Als hysterische Demonstration.

Schwarzfärbung unter Schmuck aus Metall = Schwefelverbindungen mit diesem (Ag_2S, Au_2S, CuS): (prä)menstruell bei vegetativ labilen oder endokrin gestörten Frauen

13. *Hämatidrosis* = in die Schweißdrüsen eindringendes Blut wird mit ausgeschieden. Ät.: Hämophilie, Menstruationsanomalien, Nervenkrankheiten, Gelbfieber, Pest. Bevorzugt Achselhöhle, Stirn, Lider, Nase

14. *Urhidrosis* = mit dem Schweiß sich auf der Haut niederschlagender Harnstoff als silberglänzende Kristalle. Ät.: Urämie. Vorw. Kopfhaar, Augenbrauen.

143. Schwerhörigkeit

1. **Gehörgang:** Fremdkörper, z. B. Wattepfropfen. Zeruminalpfropf: plötzlich einsetzende Sch. durch eindringendes Wasser, Furunkel, Ekzem

2. Tuben- und Mittelohrkatarrh: mit Druckgefühl

3. **Otitis media** – Bei chron. Trommelfelldefekt kann sich ein *Cholesteatom* entwickeln = glänzende Plattenepithelgeschwulst mit eitrig-foetider Sekretion. Cholesteatomlamellen oder -klumpen

4. **Otosklerose:** mit Ohrensausen, vererbbar, vorw. Frauen

5. **Labyrinth-** und **Akustikus**-Prozesse:
   a) *Infektionen*, die zu *Labyrinthitis* und *Akustikusneuritis* führen: fortgeleitet von Otitis med., Meningitis, Sinusitis; metastatisch bei Rheumatismus, Grippe, Pneumonie, Typhus, Fleckfieber, Parotitis ep., Osteomyelitis, Tbc. usw. Herpes zoster oticus
   b) *Toxische* Neuritis acustica: Blei, Alkohol, Nikotin, Chinin, Salicyl, Streptomycin u. a. Diabetes, Nephritis
   c) *Lues* cerebri, Tabes, progr. Paralyse, Lues connata
   d) Menière-Syndrom
   e) Alters-Sch. = Degeneration des Hörnervs, z. T. erblich

f) Labyrinthgefäße: Arteriosklerose, Spasmen u. a.

g) Blutungen im Labyrinth: Anämie, Leukämie geburtstrau-
   matisch usw.

h) Traumen: Schädelbasisfraktur, Trommelfellruptur usw.

i) Hörnervdegeneration durch Lärm: Detonationen; Schmie-
   de, Arbeiter in geräuschvollen Maschinenhallen, an der
   Kreissäge usw. Laute Musik

k) Akustikustumoren, oft mit Übergreifen auf den Kleinhirnbrückenwinkel: eins. allmählich zunehmende Sch., Schwindel, Kopfschmerz, Ohrensausen. Gesichtsfeld. Evtl. Nystagmus. Augenhintergrund

l) Kleinhirn- und Ponsherde: z. B. Tumor, Abszeß

m) Erbliche Taubheit

Hörsturz = plötzl. auftretende Innenohr-Sch. (bis Ertaubung)

6. **Psychogen:** hysterische Reaktion, Psychopathen, Simulanten,
   evtl. als Unfallneurose

144. Schwindel (Vertigo)

Die pathogenetische Vielfalt des Schwindels beruht auf den weit-
verzweigten Gleichgewichtsbahnen im Groß- und Kleinhirn, Medulla, Innenohr, Peripherie. So gibt es häufig auch mehrere An-
griffspunkte, z. B. können Toxine über die Zentren oder die Vasomotoren Schwindel auslösen. Wir unterscheiden
der Qualität nach: Dreh-, Schwank- und Lift-Schw.;
dem zeitl. Ablauf nach: anfallsweisen (Attacken-, Sekunden-
Schw.) und Dauer-Schw.;
der Dynamik nach: Lage- und Bewegungs-Schw.
Kennzeichnend sind Unsicherheit, Taumeln, Schwanken, Lateral-
pulsion bis Fallneigung, Liftgefühl, Scheinbewegungen der Umgebung, Drehgefühl.
Begleitsymptome können sein: Fieber, Nausea, Erbrechen, Kopfschmerzen, Tinnitus, Hypakusis, Bewußtseinsstörungen.
Ohnmachtsähnliche Vorgänge mit Unsicherheit, Ataxie, Benommenheit, „Schwarzwerden" vor den Augen, Sternchensehen,

Doppeltsehen, Gesichtsfelddefekte und Kopfdruck gehören jedoch nicht zum Schwindel.
Der direkt otolog. bedingte (vestibulär i.e.S.) Schwindel umfaßt nur 10 %, der unspezifische (indirekt otolog.) Sch. 90 % der Fälle; dabei kardiovaskuläre Ursachen, bes. Arteriosklerose des Gehirns an 1. Stelle. Wegen der Multiätiologie ist eine exakte Trennung nicht möglich.

1. **Vestibulär** *(Labyrinth-Sch.)* = echter *Drehschwindel* mit Nausea, Erbrechen, Nystagmus und Gleichgewichtsstörungen (s. Ataxie) wie Schwanken, Taumeln und Ziehen bzw. Drehen nach einer Seite.
Beim Romberg-Versuch ändern sich durch verschiedene Kopfhaltungen Schwindelgefühl und Fallneigung; Fallrichtung nach der Gegenseite des Nystagmus. Vorbeizeigen (Barany). Oft Schwerhörigkeit bzw. Taubheit.
Ät.: Gestörte Blutversorgung (s. a, b, e, f), Entzündungen (s. c), Intoxikationen (s. d) usw. des Labyrinths = inneres Ohr, innerviert vom N. vestibulocochlearis (N. acusticus) = N. vestibularis + N. cochlearis
a) *Vaskulär:* Vegetative Dystonie, Orthostase (Sch. vorw. morgens beim Aufstehen), Hypotonie und Kollaps (s. d.), Hypertonie, Arteriosklerose der großen und kleinen Hirnarterien sowie der extrakraniellen Arterien, Spasmen oder organ. Wandveränderungen der größeren Äste der A. auditiva int. Blutungen. Dumping-Syndrom. Pressorisch: Husten- und Lachsynkope; bei Defäkation. Medikamentöse Wirkung. Neurasthenie. Migräne. Hungerzustand
b) *Kardial:* Herzinsuffizienz, KHK, Herzinfarkt. Mitral-, Aorten- und Aortenisthmusstenose. Rhythmusstörungen, bes. Adams-Stokes-Anfall, Salven von ES, absolute Arrhythmie, paroxysmale Tachykardie; Karotissinus-Syndrom, Sick-Sinus-Syndrom, extreme Bradykardie, hyperkinet. Herzsyndrom usw. Alles oft bei gleichzeitiger Zerebralsklerose
c) *Infektionen* = Labyrinthis bzw. Neuritis vestibulocochlearis (sive fr., JNA, statoacusticus): Grippe, Meningitis ep., Encephalitis, auf das Ohr übergreifende Otitits media u. Sinusitis, Poliomyelitis, Lues, Typhus, Fleckfieber, Zoster oticus u. a.

d) *Medikamente u. Intoxikationen:* Alkohol, Nikotin, Koffein, Chinin, Salicyl, Morphin, Barbitursäure u. a. Hypnotika, Psychopharmaka, Ergotismus, Atropin, Blei, Hg, As, Zn, Streptomycin, Aminoglykosid-Antibiotika. Digitalis, Beta-Blocker, Diuretika, Botulismus, Urämie, Coma diabeticum, Würmer u. a.

e) *Endokrin:* Hyperthyreose, Klimakterium, evtl. ante menses, Hypoglykämie

f) *Anämie,* Leukämie, Labyrinthblutungen; Polyzythämie

g) Akustikusneurinom, Meningeom

h) Obtruierender Zeruminalpropf, Trommelfellfistel, Cholesteatom

i) Otosklerose

k) Menière-Syndrom = plötzliche Anfälle von Drehschwindel mit Nystagmus, Übelkeit, Kopfschmerz, Ohrensausen, Schwerhörigkeit. Ät.: Labyrinthödem auf Grund von Gefäßspasmen, Hirntumor, Trauma, Allergie, Fokalinfektion, Herz- und Kreislaufdekompensation (Hypoxämie), Unterernährung, hormonalen Störungen, Endoliquordruckschwankungen, Lues, Wirbelsäulenprozessen. Es gibt auch idiopathische Formen; überhaupt ist die Genese des Hydrolabyrinths im Grunde unklar. Vorw. Männer im mittleren Alter. Menière wird fälschlich zu häufig diagnostiziert beim Symptom Sch.; insbesondere ist die Hörstörung unabdingbar.

l) Traumen des knöchernen und häutigen Labyrinths durch Schädelbasisbruch: Übelkeit, Erbrechen, Taubheit, Ohrensausen, Ausfluß von Liquor

2. **Zerebellar** und **zerebral** (bes. Stirnhirn): transitor. zerebral-ischämische Attacken, vor Apoplexien (s. d.), bulbo-pontine Tumoren, Abszeß, nach Trauma, Zerebralsklerose, vor epileptischen Anfällen oder als Äquivalent, Commotio, Meningitis, Enzephalitis, Lues cerebri, Paralyse, Tabes, multiple Sklerose, Syringomyelie, Insolation. – Wallenberg-Syndrom = durch Ischämie der A. cerebelli (inf.-sup.) bedingter plötzlicher Drehschwindel mit Erbrechen, homolateraler Gaumensegelparese, kontralateraler Sensibilitätsstörung, Trigeminusausfall. – Die unter 1. genannten Faktoren können auch zerebral angreifen.

3. **Okulär** *(Seh-Sch.)*: infolge Augenmuskellähmungen mit Doppelbildern (s. 2. und Nr. 155, 2.), Refraktionsanomalien. Glaukom(anfall), Nystagmus (s. d.)
4. **Zervikal:** Bei Spondylosis def. u. a. = intermittierender Durchblutungsmangel der A. vertebralis, bes. bei (raschen) Kopfdrehungen und im Verein mit Atherosklerose
5. **Psychogen:** neurotische oder hysterische Reaktion, Depression, Aggravation. Höhen-Sch. (= Angst vor Absturz). *Hyperventilation*
6. Bei Gesunden: durch schnelle Umdrehungen des Körpers, Karussellfahren, Aufzugfahren. Kinetosen: See-, Höhen-, Lift-, Auto- und Eisenbahnkrankheit = Zirkulationsstörungen im Labyrinth

Untersuchung: Subtile Anamnese, zu 70% treffsicher für die Diagnose. Da der Pat. die Beschwerden nur uncharakteristisch schildert, ist ein längeres Gespräch unabdingbar. – Allg.-Unters. mit Labor, RR, Schellong, EKG usw. – Übw. zum HNO-Arzt (Vestibularis- u. Hörprüfung), Neurologen (evtl. EEG u. Echo-EG), Röntgenologen (Schädel, HWS) und Ophthalmologen. – Doppler-Ultraschall, Szintigraphie, Rheographie, CT, MRT

145. Sensibilitätsstörungen

Anamnese: Überempfindlichkeit, Mangel an Empfindung, Mißempfindungen, Unsicherheit beim Essen, Anziehen, Zuknöpfen, Nähen. Fallenlassen von Gegenständen. Vorbeigreifen. Unsicherheit im Dunkeln. Leichtes Verletzen und Verbrennen.
Mißempfindungen: taub, pelzig, „Ameisenlaufen", „Einschlafen", Prickeln, Kribbeln, Gefühl der Trockenheit. Veränderte Temperaturempfindung beim Waschen und Hantieren mit Gegenständen. Gesteigerte Empfindlichkeit gegen Kälte (Tabes) oder Wärme.
Schmerz: Ort, zeitl. Beginn, Qualität; abhängig von Tageszeit, Jahreszeit, Wetter, Stellung und Haltung, Anstrengung, Erschütterung, Bewegung, Ruhe, Wärme, Kälte, Helligkeit, Dunkelheit, Essen und Trinken, seelischen Erlebnissen

Untersuchen: Beginn, Dauer, Art, Stärke, Ausdehnung, Seitengleichheit der Empfindung:

A. *Parästhesien* = spontane Empfindungsstörungen

B. *Oberflächen-* oder *Hautsensibilität:*

   a) *Berührung:* An-, Hyp-, Hyperästhesie (Hyperpathie)
   b) *Schmerz* (spitz und stumpf): An-, Hyp-, Hyperalgesie (Hyperpathie). Bei Hirn- und Rückenmarksleiden manchmal verspätete Wahrnehmung
   c) *Temperatur* (kalt und warm): Thermanästhesie, Kälte- bzw. Wärmehyperästhesie (-hyperpathie)
   d) Ortssinn: Pat. muß eine berührte Stelle zeigen
   e) Raumsinn: Zahlen auf die Haut schreiben

C. *Tiefensensibilität:*

   a) Lage- und Bewegungssinn: Beugung der Zehe
   b) Gewichts- und Drucksinn
   c) Vibrationssinn: Schwingende Stimmgabel
   d) Stereognosie: z.B. Schlüsel durch Betasten erkennen

1. **Parästhesien** (Kribbeln, „Ameisenlaufen", Taubsein, Brennen):
   a) Herde des Gyrus centralis post.: Traumen, Tumoren, Hirnabszesse usw. (P. auf der Herdgegenseite)
   b) Hinterstrangdegenerationen: Tabes (auch segmental als „Gürtelgefühl"), funikuläre Myelose, multiple Sklerose, beg. Poliomyelitis, Querschnittsläsion des Rückenmarks
   c) Periphere Nervenläsion (s. Ischias): z.B. Polyneuritis
   d) Periphere Durchblutungsstörungen: s.d., bes. 5.
   e) Bei Migräne, Tetanie, Kälte, Wärme, Foci
   f) Bei Anämie, Unterernährung
   g) Direkte oder reflektorische Sympathikusreizung bei Wirbelsäulenprozessen usw. (s. auch Nr. 141)

2. **Hyperästhesie, Hyperalgesie, Hyperpathie:**
   a) Beginnende Poliomyelitis ac., Meningitis, Thalliumvergiftung. Bei Tabes Kältehyperästhesie
   b) Neuropathie, Hysterie, Simulation
   c) Segmental begrenzt = *Head*-Zonen bei Ulkus, Cholezystitis, Angina pectoris: Schmerzreiz springt von sympathi-

schen Fasern über den Ramus communicans griseus auf die zugehörigen Spinalnerven über

3. **Hyp- und Anästhesie** (für alle Qualitäten):
   a) *Zerebral* = Herd im sensiblen Anteil der Capsula int.: Hemianästhesie (Apoplexie) oder in der Rinde des Gyrus centr. post.
   b) *Segmental:* Querschnittsläsion des Rückenmarks, Tabes, funikuläre Myelose. (Rückenmarksherd liegt etwa 2 Segmente höher als Anästhesiezone.)
   Schädigung des Conus terminalis = Reithosenanästhesie
   c) *Peripher:* Trauma eines Hautnerven, Polyneuritis. Vorübergehend bei Durchblutungsstörungen (s. d.)
   d) Simulation, hysterische Reaktion, Schwachsinn

4. Gleichzeitiges Bestehen von *Hypästhesie* und *Hyperpathie* = Wahrnehmung von nur gröberen Berührungen, die unangenehm schmerzhaft empfunden werden: Irritation sensibler Bahnen, bes. im Regenerationsstadium.
   Einseitig bei Herd im Thalamus (Malazie, Blutung, Entzündung, Tumor)

5. *Orts- und Raumsinn* = Wir lassen eine bestimmte Hautstelle mit dem Finger zeigen und den kleinsten Abstand zweier Hauptpunkte ermitteln: gestört (dabei Hypästhesie) = Läsion der peripheren Nerven (z. B. Neuritis, Traume), der Hirnstränge (z. B. Tabes) oder der Rinde der hinteren Zentralwindung

6. *Lage- und Bewegungssinn* = Wahrnehmung, in welche Stellung Glieder des Pat. gebracht bzw. in welcher Richtung sie bewegt wurden: Störung wirkt sich als Ataxie und Hypotonus aus: Hinterstrangerkrankungen (Tabes, Friedreich-Ataxie, funikuläre Myelose), manche Herde in der hinteren Zentralwindung und im Thalamus, evtl. bei Polyneuritis

7. *Gewichts- und Drucksinn:* Kleinhirnaffektionen, Gewicht auf der Herdseite unterschätzt

8. *Vibrationssinn:* Schwirren fehlt bei Tabes, funikulärer Myelose, multipler Sklerose u. a.

9. *Stereoagnosie* = taktile Agnosie = Nicht-Erkennen eines in die Hand gelegten Gegenstandes: Tumor, Trauma, Blutung, Malacie in der Rinde des Scheitellappens

10. **Dissoziierte Empfindungsstörungen:**
    a) *Berührungs-* und *Tiefensensibilität gestört*, Schmerz- und
       Temperaturempfindung intakt = Störung in sensiblen Hin-
       terstrang: Tabes, funikuläre Myelose
    b) Berührungs- und Tiefensensibilität intakt, aber *Analgesie*
       und *Thermanästhesie* = Herd in der grauen Substanz des
       Rückenmarks: Hämatomyelie, Syringomyelie (beide sym-
       metrisch); intramedulläre Tumoren
    c) *Brown-Séquard-Lähmung:* Halbseitige Rückenmarksläsi-
       on bewirkt spastische Lähmung und Herabsetzung der Tie-
       fensensibilität auf der verletzten Seite bei Analgesie und
       Thermanästhesie auf der gesunden Seite.
       Ät.: Trauma, Haematomyelie, Hyelitis, Tumor, Thrombose,
       Aneurysma, Periarteriitis nodosa
11. **Psychogene** (hysterische) S.: Begrenzungen nicht anatomisch.
    Angaben wechseln. Ausbreitung z.B. strumpfförmig oder
    über genau eine Körperhälfte, Übergangszonen fehlen. Sug-
    gestiv beeinflußbar

146. Sepsis

Pyämie = Eitererreger im Blut mit Bildung metastat. Abszesse
(s. auch Peritonitis)
= schrankenloses Bakterienwachstum in reaktionslosem Gewebe.
(Dagegen *Bakteriämie* = vorübergehende Bakterieneinschwem-
mung ins Blut, z.B. Typhus, Pneumonie, Anginen, nach Zahnextraktionen). Schüttelfrost, inter- und remittierendes Fieber mit
Schweißausbrüchen. Gesicht blaß, eingefallen, halonierte Augen.
Kollaps, kleiner Puls, Tachykardie. Trockene borkige Zunge.
Milztumor. (Blutige) tox. Diarrhoen. Embolische Petechien und
Pusteln. Anämie, haem. Diathese, hämolyt. Ikterus, Leukozytose
(in schweren Fällen Leukopenie) mit Lympho- und Eosinopenie.
BSR. Arthritis, Abszesse, Karditis, Pleuritis, Bronchopneumo-
nien evtl. mit Abszeß, febrile Albuminurie oder tox. Nephritis,
Meningitis usw.

Erreger: Staphylo-, Strepto-, Pneumokokken, Klebsiella, Enterobacter, Bacterium coli, Pseudomonas, Gasbrandbazillen usw., mittels aerober u. anaerober Blutkulturen.

Ausgangsstellen suchen! (s. auch Entzündungen):

1. **Thrombophlebitisch, phlebitisch** (Operation!): Puerperalfieber, Pylephlebitis (bei Bauchprozessen), Prostatitis, Furunkel (bes. im Gesicht mit Gefahr der Sinusthrombose), Otitits med., Angina, Parulis, Panaritium. Metastasen in alle Organe möglich
2. **Lymphangitisch:** Parametritis, mesenteriale Lymphknoten, Miliar-Tbc., Gasbrand, Phlegmone
3. **Von Hohlorganen aus:** Infizierter Uterus, Appendix, Gallenwege (Empyem), Pyelon (Urosepsis), Nebenhöhlen, Pleuraraum, Gelenke, Osteomyelitis
4. **Septische Endokarditis** (s. d.)

147. Singultus

(Schluckauf, nicht verwechseln mit Aufstoßen, s. Nr. 101 Anhang)

Plötzlicher heftiger klonischer Zwerchfellkrampf mit rascher inspirat. Zwerchfellsenkung und gleichzeitigem Stimmbandspasmus durch Phrenikus- bzw. Vagusreizung. Ursprung des Phrenikus im Plexus cervicalis C_4. Der Nerv empfängt Impulse vom Nucleus reticularis und enthält sensible Fasern vom Thorax- und oberen Bauchraum. Oberer Phrenikusdruckpunkt = zwischen den Ursprüngen der Kopfnicker; unterer (Mussy) = Schnittpunkt der Parasternallinie mit der verlängerten 10. Rippe.

1. **Anhaltend** = mit organ. Substrat:
   a) *Zentral* = Reizung des Centrum tendineum oder des Rückenmarks oberhalb C_4:
      Mechanisch (durch Druck): Tumor, Apoplexie, Hydrozephalus, Schädel-Hirn-Traume, ak. Bulbärparalyse
      Entzündlich: Enzephalitis (ep.), Meningitis (tbc.), Poliomyelitis, Hirnabszeß, Tabes, Lues cerebrospinalis, Tetanus, Syringomyelie

Schlechte Durchblutung: Anoxämie, Zerebralsklerose. Epilepsie. Agonie

Toxisch: Alkoholismus, Urämie, Coma diabeticum, Kernikterus, Hypoglykämie, Typhus, Ruhr, Malaria. Verbrennungen. Nach Brechmitteln

Bei nicht auffindbaren Auslösungsmechanismen können auch spontane Erregungen im extrapyramidalen oder bulbären Kerngebiet vermutet werden.

b) *Periphere* Phrenikusreizung: Halslymphome, Aortenaneurysma, Herzinfarkt, Perikarditis, Pleuritis (diaphragmatica), Zwerchfellhernien, Mediastinitis, Mediastinaltumoren (z.B. Bronchialkarzinom), Struma, Wirbelsäulenprozesse, Ösophagusprozesse (Ösophagitis, Divertikel, Karzinom, Spasmen), Phrenikusquetschung

c) *Reflektorische* Phrenikusreizung: Peritonitis (diaphragmatica), Magenleiden (z.B. chron. Gastritis, Anazidität, Tumor, Kaskadenmagen), Pankreasnekrose und -karzinom, Leberkarzinom, Cholangitis, subphrenischer Abszeß, Ileus, Obstipation, Gravidität, Meteorismus, intraabdominelle Blutungen, nach infektionsfreien Laparatomien u. Prostataresektion

2. **Psychogen:** bei vegetativ-labilen oder hysterischen oder psychopathischen Personen; häufig bei Kindern

3. **Vorübergehend:** Nach Genuß von Alkohol, kohlensäurehaltigen Getränken, Brot, nach hastigem Rauchen, bes. bei labilen Personen. Bei gefülltem Magen. Aerophagie. Häufig ohne erkennbaren Grund bei Gesunden.

Bei *Säuglingen* und Kleinkindern sehr häufig, da ihr Vegetativum noch labil ist. Der Abkkühlungsreiz beim Auspacken kann bereits S. auslösen. Jeder Nahrungsaufnahme kann S. folgen, bedingt durch Magenüberdehnung bei zusätzl. Aerophagie; hier bestehen dann Ructus und S. nebeneinander.

148. Sodbrennen, Pyrosis

= Motilitätsstörung der unteren Speiseröhre, oft ausgelöst durch Reflux von Mageninhalt in den Ösophagus (Regurgitation) unabhängig von der Magensäureproduktion, d.h. das Refluat kann sauer, aber auch alkalisch sein.

1. *Physiologisch:* nach opulentem Mahl, durch Wein, Fruchtsäfte, Hefegebäck, Schokolade usw. Häufig bei Graviden (infolge weiter Kardia) und im Alter
2. *Refluxkrankheit:* idiopath. oder bei Ösophagitis (s. Nr. 139, 8.), Pylorusstenose, Hiatushernie, Kaskadenmagen, nach Magen-Op.
3. *Neuromuskulär:* Sklerodermie, M. Raynaud, Perniziosa, Polyneuropathie (Diabetes, Alkoholismus), nach Vagotomie
4. *Funktionell:* bei Cholelithiasis, Colon irritabile
5. *Medikamente:* Karminativa, Spasmolytika

149. Speichelsekretion

Aus Gladulae parotis, submandibularis, sublingualis. Menge 1–2 l/die.

1. **Verringert,** Extrem = Aptyalismus, Asialie, Xerostomie (s. auch Durstgefühl, Exsikkose u. Nr. 170, 9.): Mundhöhle trocken mit hochroter, evtl. brennender Schleimhaut und rissiger, belegter Zunge. Neigung zu Parotitis.
   a) Sympathikotonus: nach Atropin usw.
   b) Vergiftungen: Opium, As. Nach Rö.-Tiefenbestrahlung
   c) Große Wasserverluste: Starkes Schwitzen (s. Schweiße), profuse Blutungen, Erbrechen, Diarrhoen, Diabetes mell. et insipidus
   d) Schwere Infektionen: Sepsis, Peritonitis, Botulismus
   e) Sjögren-Syndrom, Mikulicz-Syndrom

2. **Vermehrt** = Ptyalismus, Sialorrhoe:
   a) Vagotonus: nach Pilocarpin, Muscarin, Nikotin, scharfen
      Gewürzen usw.
   b) Zentral-nervös: Enzephalitis, M. Parkinson, Bulbärparalyse,
      Tabes, Migräne, Gravidität, Neurosen, Trigeminusneuralgie,
      Seekrankheit. Lyssa
   c) Bei allen Stomatitiden (s. Mundhöhle), Tonsillarabszeß
   d) Vergiftungen: Hg, Cu, Blei, Chlor, Brom
   e) Zu Schwangerschaftsbeginn (Frühgestose), dazu Vomitus

150. Sprachstörungen

I. Aphasie

= Beeinträchtigung von Verständnis und Finden der Worte. Herd
sitzt in der Rinde vorwiegend der linken Hemisphäre (sensori-
sches Wernicke- und motorisches Broca-Sprachzentrum), Formen:

1. **Motorische** Aphasie: Pat. versteht, kann aber selbst nicht sprechen
2. **Sensorische** Aphasie: Pat. versteht Worte kaum, spricht aber,
   jedoch meist verkehrt („Wortsalat" = Paraphasie). Oft auch
   dauerndes Wiederholen von Worten = Perseveration, die aber
   auch bei II. vorkommen kann
3. **Amnestische** Aphasie: Pat. versteht und spricht Worte, die er
   jedoch schwer findet. Angedeutet bei Ermüdung und Aufregung

Aetiologie (s. 1.–3.):

a) Apoplexien (s. d.) links, Zerebralsklerose, Demenz
b) Hirntumor, Traumen, z. B. Schuß
c) Abszeß, Enzephalitis, Meningitis
d) Oft anfallsweise: Progr. Paralyse, Lues cerebri
e) Epilepsie: Verwirrtheitszustände u. temporär nach Anfall

II. Dysarthrie, Anarthrie

= artikulorische Sprachstörungen = nur Aussprache behindert bei
richtigem Verständnis der Wortinhalte = zerebral, bulbär oder
peripher (N. facialis, trigeminus, hypoglossus) bedingte Innervationsstörungen des Sprechapparates (Lippen-, Zungen-, Gaumen-
muskulatur usw.) oder als psychische Reaktion

1. **Bulbäre** Sprache: Sprache klingt nasal, undeutlich, verwaschen,
   „kloßig" infolge von Sprachmuskellähmungen durch Erkrankung von in der Medulla oblongata (= Bulbus) gelegenen Ner-
   venkernen: Bulbärparalyse und Pseudobulbärparalyse (= Läsion der Bahn zwischen Großhirn und Medulla oblongata, meist
   bei Apoplexie oder Zerebralsklerose), Poliomyelitis, progr.
   spin. Muskelatrophie, amyotroph. Lateralsklerose, Myasthenie
2. **Silbenstolpern** = Innervationsinkoordination der Sprachmus-
   kulatur (Hängenbleiben, Schleifen, Verwaschensein):
   a) Progr. Paralyse, seltener bei multiplen Enzephalomalazien
      und bei Chorea
   b) Vorübergehend bei Toxikosen (Hypnotika, Alkoholrausch,
      Delirium tremens), Infektionspsychosen, epileptische Ver-
      wirrtheit, Ermüdung
3. **Skandieren** = Worte zerhackt: Multiple Sklerose; selten Klein-
   hirntumor, Zerebralsklerose, M. Wilson. Ähnlich bei erheblicher Dyspnoe
4. **Stottern** = Tonisch-klonische Innervationen der Sprachmus-
   keln; gleichzeitig krampfartige Gesichtsdyskinesien. Seelische
   Anlage, keine neurolog. Störung. Z. B. bei neuropathischen
   und hysterischen Personen. Bei Kindern zwischen dem 3.
   und 5. Lebensjahr ohne bes. Bedeutung
5. **Stammeln** = Versagen der Kinder – physiolog. bis zum 4. Lebensjahr – beim Aussprechen schwieriger Worte und Mitlaute
   (z. B. „dasagt" statt „gesagt"). Auch bei Schwachsinnigen
6. **Logoklonie** = mehrfaches Wiederholen von Endsilben (z. B.
   „Bilder-der-der"): Progr. Paralyse, postenzephalitische Zustände, Altersdemenz
7. **Palialie** = Wiederholung ganzer Wörter und Sätze (s. 6.)
8. **Monotone** Sprache: M. Parkinson, nach Enzephalitis ep., bei
   Rigor, Myxödem

9. **Nasale** Sprache: durch fehlenden Abschluß des Nasenraumes
   von der Mundhöhle = Rhinolalia aperta (Gaumensegellähmung, Perforation des harten Gaumens) oder durch Verlegung der Nase = Rhinolalia clausa (Stockschnupfen bei
   Hyperplasie der Rachenmandel oder der hinteren Muscheln,
   Tumor usw.); s. auch 1.; Trigeminusläsion
10. **Klobige** Sprache: Gaumenmandelhypertrophie, Peritonsillarabszeß, Angina, Diphtherie; s. auch 1.
11. **Lallen** = unverständliches Sprechen durch Zungenlähmung
12. **Lispeln** = „s, sch, z" werden falsch ausgesprochen: Zahnstel-
   lungsanomalien, Gaumenspaltbildung, gestörte Sprachent-
   wicklung, Unaufmerksamkeit usw.
13. **Aphonie** (s. d.)
14. Stimme **kupiert**, schwach, klanglos: Pleuritis, Herzdekompensation usw.

151. Sputum

Sputa werden *mikroskopisch und kulturell* untersucht. Voraussetzung für zuverlässige Ergebnisse ist das aus der Tiefe des Bronchialbaums gewonnene Material. Dies kann mikroskopisch evaluiert werden *(Gram- u. Pappenheimfärbung):*
Sputa mit < 25 Plattenepithelien pro Gesichtsfeld bei 100facher Vergrößerung sind für die Untersuchung geeignet; ↑ 25 Epithelzellen aus der Mundhöhle sprechen für Saliva.

Folgende Forderungen sollen erfüllt sein:
– frisch expektoriertes Morgensputum nach vorheriger Rachenspülung
  ohne Desinfektion (Mundwasser)
– vor Sputumgewinnung keine Antibiotika
– Materialtransport in sterilen Sputumgefäßen
– Materialgewinnung an 2 od. 3 aufeinanderfolgenden Tagen
Nota: Kinder u. Schwerkranke können Sputum meist nicht herausbefördern.

Am häufigsten findet man u. a. das folgende *Erregerspektrum* bei ambulanten und Klinikpatienen: H. influenzae 40 bzw. 23 %, Streptoc. pneumo-

niae 23 bzw. 14 %, Staphyloc. aureus 15 bzw. 14 %, Pseudomonas aeruginosa 9 bzw. 15 %, Klebsiella/Enterobacter 4 bzw. 22 %.
Die Bedeutung der Erregersuche darf aber in praxi nicht überschätzt werden.

1. **Schleimig, wäßrig** (sinkt im Wasser nicht): aus Mund, Nasennebenhöhlen, Pharynx, Larynx, Trachea
2. **Schleimig-eitrig:** ak. und chron. feuchte Bronchitis (s. d.), ältere (Broncho-)Pneumonien
3. **Eitrig-konfluierend,** grün-gelblich (sinkt im Wasser):
   a) *Grippebronchitis*
   b) *Lungenabszeß:* massenhaft rahmig-eitriges, nicht stinkendes, teils sanguinolentes Sputum mit elast. Fasern. Schüttelfrost, sept. Fieber. Einzelne oder multiple Herde. Rö.: isolierter Rundschatten oder Cavum, häufig mit Spiegel, mit umgebender Infiltration. Bei peripherem Sitz bzw. Durchbruch entstehen Pleuraexsudat oder Empyem bzw. Pyopneumothorax. – Ät.: Nach Pneumonien. Vereiterung von Infarkten, Tumoren, Gummen und Echinokokken. Metastatisch bei Pyämie (Angina, Furunkel usw.). Aspiration. Stichwunde. In die Lunge durchbrechende Empyeme oder Abszesse des Mediastinums, der Leber und Wirbelsäule
   c) *Tbc.:* münzenförmig geballt
   d) *Große stinkende Mengen:* Putride Bronchitis; *Bronchiektasien:* seit Jahren zunehmender Auswurf, bes. morgens, sich absetzend in 3 Schichten: unten rahmig-eitrig – trüb-serös – schleimig; oft Hämoptyse. Feuchte Rasselgeräusche, Giemen und Brummen. Häufig entwickeln sich bronchopneum. Infiltrate. Trommelschlegelfinger.
   Lugengangrän: meist nach Pneumonien und sept. Infarkten. Schokoladenfarbener Auswurf mit Lungendetritus und reicher Mischflora, bes. anaerobe Fäulnisbakterien, aus nicht scharf abgegrenztem Zerfallsherd. Schüttelfrost, sept. Fieber, Kollaps, verfallenes Aussehen. Dämpfungsbereich mit grobem Rasseln.
4. **Zäh** (klebt am Glas):
   a) Asthma bronchiale (zäh, glasig-grau)
   b) Bronchitis sicca (wenig zäher, glasiger Schleim), beginnende Pneumonie

c) Keuchhusten (zäher Schleim)
5. **Serös-schaumig,** teils rosa: Lungenödem
6. **Gefärbt:**
   Farblos, weißgelb bis weißgrau: aus Mund, Nebenhöhlen, Pharynx, Larynx, Trachea
   Gelb bis gelbgrün: Eiter, z. B. Grippebronchitis
   Grasgrün: ak. käsige Pneumonie, biliäre Pneumonie, evtl. Grippe; Pseudomonas
   Rot bis rotfarben: s. Hämoptyse
   Pneumokoniosen = Staublungen:
   Grauschwarz: Anthrakose (Kohlenstaub)
   Gelblichrot: Silikose
   Blau: Siderose (Eisenstaub)
   Grau: Chalikose (Kalkstaub), Asbestose

Mikroskopisch, danach Kultur (aerob u. anaerob):

1. Epithelzellen aus verschiedenen Tiefen. Fibrin- und Schleimgerinnsel. Fettkörnchen. Leuko., Eos. Ery. Kristalle: Fettsäure, Haematoidin, Oxalate, Tripelphosphat, Cholesterin, s. 6. u. 7.
2. Zellkomplexe von Tumoren (Pappenheim oder Papanicolaou)
3. Elastische Fasern = Zerstörung des Lungengewebes: Lungenabszeß; Tbc.
4. Herzfehlerzellen: bei kardialer Stauung, Pneumonie, Lungeninfarkt, nach Hämoptyse
5. Eosinophile, Curschmann-Spiralen, Charcot-Leyden-Kristalle: Bronchialasthma
6. Bakterien (Methylenblau, Gram, Ziehl-Neelsen; Kultur): Tuberkelbakt., Pneumo-, Strepto-, Staphylokokken u. v. a.
7. Pilze (s. Nr. 32 C, III): Streptothrix, Aktinomykose u. v. a. Candida albicans (normal)
8. Parasiten: Echinokokkus, Askaris, Lungenegel, Distomum pulmonale

152. Star, „grauer"

= Linsentrübung = Katarakt
1. Angeboren
2. Altersstar
3. Nach Traumen: Contusio bulbi, Perforation
4. Diabetes mellitus, Tetanie, Endangiitis obliterans, Myotonie
5. Bei Iridocyclitis, Netzhautablösungen usw.
6. Feuerstar (Glasbläser, Hochofenarbeiter), Röntgenstar
7. Nach Staroperation (zurückgebliebene Linsenreste)

Glaukom = grüner Star (ohne Linsentrübung), s. Nr. 35 (Anhang C)

153. Stauungspapille

= Drucksteigerung im Schädel oder in der Orbita. Papille gerötet, verbreitert, unscharf begrenzt, prominent = Optikusödem. Stark gefüllte Venen bei schmalen Arterien, Gefäße am Rand abgeknickt, später Blutungen. Visus lange Zeit erhalten. Langsamer Übergang in Optikusatrophie (s. d.)

1. *Hirntumoren* = Astrozytome, Gliome, Hypophysentumoren, Meningiome, Neurinome meist des Acustikus im Kleinhirnbrückenwinkel. Foster Kennedy-Syndrom = Tumoren der vorderen Schädelgrube mit Optikusatrophie (Amblyopie) auf der Tumorseite und Stauungspapille kontralateral. Metastasen (bes. Karzinom). Gummen; Tuberkulome, Hämangiome, Aneurysmen. Parasiten.

Symptome: heftige, anhaltende, diffuse Kopfschmerzen, die sich durch Pressen verstärken: Schädel lokal klopfempfindlich; Nervenaustrittspunkte druckempfindlich. Dösiges, gleichgültiges, stumpfes Wesen mit starrem Gesichtsausdruck u. a. psych. Alterationen. Erbrechen, häufig Bradykardie. Neurolog. Ausfälle (Hirnnerven, Augen, Lähmungen, Ataxie, fokale und ge-

neralisierte Krämpfe, Aphasie, Agnosie, Apraxie usw.). LP
(Vorsicht!) Rö., EEG, Arteriographie
2. Hirn- und Hirnhautblutungen
3. Hirnabszeß, Meningitis
4. Hydrozephalus: nach Geburtstrauma, nach (intrauterin acqui-
   rierter) Enzephalitis und Meningitis, bei Lues connata. Selten
   erblich
5. Diabetes mellitus
6. Orbitaprozesse

154. Sterilität, Infertilität

Eine Ehe wird als steril bezeichnet, wenn bei bestehendem Kinderwunsch innerhalb von 2 Jahren keine Schwangerschaft einge-
treten ist. 20 % aller Ehepaare bleiben ungewollt kinderlos. Steri-
litätsursache ist in 50 % bei der Frau, in 40 % beim Mann zu suchen, in 10 % bleibt die Ursache ungeklärt.
Infertilität: i. e. S. = Unvermögen, die Frucht auszutragen, i. w. S. =
Sterilität

A. Frau

Sterilitätsursachen liegen zu 40 % in den Ovarien, in 30 % in den
Tuben. (S. a. Nr. 101, bes. I, 1.)
„Basisdiagnostik" = Anamnese, klin. u. gynäkol. Untersuchung

1. **Ovariell:** Ät.: Störungen der Follikelreifung, reichend vom normalen ovulator. Zyklus bis zur azyklischen Amenorrhoe
   a) (Allg.) genitale Hypoplasie, Intersexualität. Oft mit Ame-
      norrhoe
   b) Endokrin: M. Basedow, Myxödem, Dystrophia adiposogeni-
      talis, Simmonds-Sy., Akromegalie
   c) Konsumierende Krht.: Tbc., chron. Nierenleiden, Diabetes
      usw.
   d) Chron. Intoxikationen: Nikotin- u. Alkoholabusus, M, Pb
      u. a.

Diagnose:
Basaltemperaturkurve: Bei Anovulation bleibt der Temperaturanstieg aus oder die hypertherme Phase ist verkürzt (Corpus-luteum-Insuffizienz)
Vaginalzytologie, Zervixindex, Follikulometrie
Hormonanalysen: Prolaktin (obligat), ggf. Gonadotropone, Progesteron, Östrogene, Testosteron
2. **Tubar:** Ät.:
   a) Salpingitis: septisch-puerperal, meist durch Aborte. Go. usw.
   b) Tubenverklebung nach Entz. im Abdomen (z. B. Appendizitis)
   c) Tubenendometriose und -adenomyose
   d) Fehlbildungen. – Tubenligatur (Sterilisation)
   Diagn.:
   Laparoskopie mit Chromopertubation (Methylenblau)
3. **Uterin:** Selten. Ät.:
   a) Myome u. a. Tumoren
   b) Endometriose(itis). Uterusschleimhautatrophie (z. B. nach Abrasio post abortum aut partum)
   c) Lageanomalien (Retroflexio, Anteflexio) mit möglicher Quetschung der Tubenabgänge
   d) Uterusanomalien: U. bicornus, didelphys, arcuatus
   Diagn.: Hystersalpingographie, Hysteroskopie, Laparoskopie
4. **Zervikal:** Selten. Ät.: Zervikalkanalobliteration u. -stenosen nach Emmet-Rissen (post abortum, partum aut abrasiones). Zervizitis
   Diagn.: Postkoitaltest nach Sims-Huhner.
   In vitro-Penetrationstest; gekreuzter in vitro-P.
5. **Vaginal:** Selten. Ät.: Kohabitation infolge anatom. oder funktion. Anomalien nicht möglich
6. **Extragenital:** Frigidität. Psychosexuelle Störungen. Psychisch bedingte Amenorrhoe
7. **Physiolog.,** relativ (meist passager, reversibel):
   Pubertät, Gravidität, Laktationszeit, Klimakterium
   Knaus-Ogino: Zeitraum etwa vom 1.–8. und vom 17.–28. Tag post menstruationem. (Eizelle nur etwa 1 Tag, Sperma 2 Tage befruchtungsfähig.)

Zu selten oder zu häufig ausgeübter Coitus
Erschwerte Konzeption nach langem Gebrauch antikonzeptio-
neller, bes. chem., Mittel
Spermaimmunität: durch Antigene von der Frau gebildete Antikörper, die die Spermien inaktivieren

B. Mann

1. Impotentia coeundi = Erektionsstörungen:
Nach heutiger Ansicht liegen ihr zu etwa 50 % organ. Ursachen
zugrunde. Diese sind auszuschließen, bevor eine psychogene
Impotenz angenommen wird.

a) *Psychogen:* Hemmungen, Erwartungsspannungen, Versa-
gensangst, Neurosen. Kein echter Kontakt zur Partnerin. –
Als Sonderform: Ejaculatio praecox

b) Schwere Allgemeinkrankheiten u. Erschöpfungszustände:
z. B. Nephritis, Hungerzustand, Rekonvaleszenz, Arteriosklerose

c) Chron. Intoxikationen u. Medikamente: Alkoholismus u. a.
– Antihistaminika, zentral wirksame Antihypertonika, Diuretika (bes. Aldactone, Triamterene), Betablocker, Hypnotika, Opiate, Psychopharmaka (z. B. Antidepressiva), Lipidsenker u. a.

d) Endokrin: Diabetes mellitus und insipidus. M. Basedow,
Adipositas, Magersucht usw.

e) Rückenmarks- und Gehirnleiden (Erektionszentrum im Sakralmark): Querschnittsläsion, Myelitis, Syringomyelie,
dienzephale Störungen, Enzephalitis, Tabes, Tumor, Traumen (Kopftrauma, Hämatomyelie)

f) Phimose, Penisfehlbildungen

Diagnose:

α) Anamnese, Sexualanamnese, psychosexuelle Exploration.
Labordiagnostik: Blutfett, Blutzucker, Hormone (Testosteron, Prolaktin)

β) Intrakavernöse Pharmakotestung: Ermöglicht ät. Klassifizierung in nichtvaskuläre (neurogen, psychogen, hormonell)
und vaskuläre (arteriell, kavernös/venös) erektile Dysfunktion

γ) Doppler- od. Duplex-Sonographie der Penisarterien = wichtigste Unters. zur Aufdeckung art. Durchblutungsstörungen
δ) Kavernosometrie und -graphie

2. **Impotentia generandi = Fertilitätsstörungen:**
= keine Spermien im Ajakulat oder bei Oligospermie, Nekrospermie oder bei verminderter Hyaluronidasebildung (dadurch können Spermien die Eimembran nicht durchdringen). Normalerweise 3–4 ml Ejakulat mit ca. 50 Mio. Spermien/ml.
   a) Infantilismus. Hierher: Klinefelter-Syndrom = im Pubertätsalter sich manifestierende Testishypoplasie mit Azoospermie und Gynäkomastie. – Senium
   b) Hodenatrophie, Mikroorchie, Maldescensus testis (nach dem 1. Lj. bei 1 %, z. B. Kryptorchismus), Hypogonadismus
   c) Entz.: Spermatozystitis, Epididymitis und Orchitis: hämatogen bei Go., Parotitis ep., Sepsis, Tbc., Lues, Typhus, M. Bang oder fortgeleitet von Urethritis, Prostatitis und Zystitis
   d) Varikozele: häufig, bei 20 %. Ät.: infolge Stauung im Plexus pampiniformis erhöhte Temperatur, wodurch Morphologie, Dichte u. Beweglichkeit der Spermien beeinträchtigt sind
   e) Nach (örtl.) Traumen und Operationen. Bei Urethrastrikturen. Retrograde Ejakulation = durch mech. od. funkt. Störung fließt Ejakulat in die Blase. – Vasoligatur (Sterilisation)
   f) Allg.: Chron. Alkoholismus, Leberkrankheiten, Tbc., Lues, Tumoren. Dystrophia myotonica

Fertilitätsdiagnostik:
Neben der Basisdiagnostik (Anamnese, klinische Untersuchung, Inspektion u. Palpation des Genitale) ist das Spermiogramm von ausschlaggebender Bedeutung.
Die mikroskopische Ejakulatuntersuchung erfolgt nach WHO-Kriterien (2 Untersuchungen innerhalb von 2 Wochen nach 3–4 tägiger Sexualkarenz) und erfaßt:
   a) *Spermiendichte,* Gesamtzahl und Konzentration/ml:
      – Normozoospermie 20–250 Mio./ml
      – Oligozoospermie <20 Mio./ml
      – Azoospermie: keine Spermien im Zentrifugat

b) *Spermienbeweglichkeit:* >50 % sind in der Zählkammer beweglich

c) *Spermienmorphologie* (HE-Färbung): >30 % sind normal gefärbt.

Sind morphologische Abnormitäten sowie eine Oligo- und Asthenozoospermie gleichzeitig vorhanden, spricht man von einem OAT-Syndrom (Oligo-Astheno-Teratozoospermie-Syndrom).

Ggf. kommen in Frage: *genetische* Untersuchung (Klinefelter-Syndrom u. a.), *endokrine* Diagnostik, *Hodenbiopsie.*

---

155. Strabismus

convergens, divergens, verticalis (= Höhenschielen) u. a.

1. **St. concomitans** = Begleitschielen = abweichendes Auge geht in konstantem Sehwinkel mit. Konvergent infolge Gleichgewichtsstörung eines Muskelpaares, Hypermetrophie, Amblyopie eines Auges; divergent infolge Myopie. Ät.: angeboren oder erworben. Bei Kleinkindern sind die Augenbewegungen noch nicht koordiniert (= physiol.)

2. **St. paralyticus = Augenmuskellähmungen** = Schielwinkel wechselnd groß. Das Auge steht bei Lähmung des N. abducens (inn. M. rectus lat.) nach innen, des N. oculomotorius (inn. M. rectus sup., inf. u. med. sowie M. obliquus inf.) nach außen unten (= *Ophthalmoplegia ext.*), des N. trochlearis (inn. M. obliquus sup.) nach innen oben. Gleichzeitige Lähmung dieser 3 Nerven = *Ophthalmoplegia totalis* (mit Ptosis + Exophthalmus + starrer Mydriasis). Augenmuskellähmungen bewirken oft *Doppeltsehen* (Diplopie), das am häufigsten bei Abduzensparese (z.B. bei MS und nach Diphtherie) vorkommt (doch ist genau zu fragen, ob nicht nur ein unklares Sehen vorliegt); bisweilen Höhenschielen

   a) Basalmeningitis: Tbc., Lues u. a.

   b) Basale Tumorenoder Aneurysmen

   c) Tabes, Enzephalitis ep., multiple Sklerose (flüchtig)

d) Infektionskrankheiten: Diphtherie, Rheumatismus, Botulismus, Typhus, Toxoplasmose u. a.
e) Intoxikationen: Diabetes, Alkoholismus, Blei u. a.
f) Nach Trauma der Schädelbasis, Operation
g) Gefäßprozesse: fortgeschrittene Zerebralsklerose, Migräne (flüchtig)
h) Orbitahämatom, Sinusitis, Otitis
i) Angeboren
3. **Déviation conjuguée:** bei supranukleärer Lähmung (= am häufigsten) Blick nach dem Herd; bei Ponsläsion Blick vom Herd weg. Oft mit entsprechender Zwangshaltung des Kopfes. *Ät.:* Apoplexie, Hirntumor, Hirntrauma. Bei Reizzustand (z. B. Gefäßkrampf) aber entgegengesetzte Blickrichtung.

156. Struma

Schluckenlassen; Hautvenenerweiterungen über Struma. Lage der Karotiden feststellen. – Evtl. Struma retrosternalis
1. **Pubertäts-** oder *Adoleszenten*-Struma: diffuse Hyperplasie, parenchymatös
2. **Struma nodosa** = Kolloidstruma: meist endemisch (Jodmangel), eu- bis hypothyreot, vorwiegend ältere Frauen. Oft Dyspnoe, mechanisches Kropfherz (Stauung der V. jugularis). Ein Knoten kann parenchymatös sein. Z. T. als St. calculosa
3. **M. Basedow,** *Thyreotoxikose, Hyperthyreose* = Parenchym-Struma: mit Exophthalmus u. Tachykardie. Glatte, warme, feuchte Haut, Wärmeintoleranz (Pat. hält sich gern im Warmen auf im Gegensatz zum vegetat. Dystoniker). Sicht- und tastbare Vibration über die Struma mit auskultatorisch lauten Geräuschen. Gewichtsverlust trotz gutem Appetit. Feinschlägiger Tremor. Achillessehnenreflexzeit verkürzt. Schreckhafter Gesichtsausdruck. Augensymptome: Exophthalmus nicht selten einseitig oder ungleich ausgeprägt. Glanzauge. Weite Lidspalte mit zurückgezogenem Oberlid beim Blick geradeaus, so daß die Sklera über der Iris sichtbar sein kann (Lagophthalmus).

Beim Blick nach oben runzelt sich die Stirn nicht. Zurückblei-
ben des Oberlides bei Blicksenkung = Graefe (auch bei Nervösen und bei frischer Fazialislähmung). Seltener Lidschlag =
Stellwag (auch bei M. Parkinson). Konvergenzschwäche =
Moebius (s. Nr. 5).

Tech. Unters.: T_3-Test, T_4-Test, PBI (normal 4–8 µg/dl) erhöht,
TSH-RIA- u. TSH-TRH-Test. Sonographie. Technetiumszinti-
gramm. Evtl. Radiojodtest u. Feinnadelpunktion.

Die Read-Formel: GU = 0,75 (Pulsfrequenz + 0,74 × RR-Amplitude) –
72, ist als zu grob umstritten; die Frequenz darf nicht durch außerthy-
reogene Faktoren path. beeinflußt sein. – Hyperthyreose ist unwahrscheinlich, wenn Cholesterin >200 mg/dl.

Ät.: genetisch (familiär, Astheniker), nach psychischen Traumen, endokrine Störungen (z. B. Gravidität), Thyreoiditis usw.
♀ : ♂ = 3 : 1

4. Struma *basedowificata:* aus 3. hervorgegangen durch Jodmiß-
   brauch
5. Schilddrüsenvergrößerung in der *Gravidität* und evtl. *mensuell*
6. Schilddrüsen-*Adenome:* Sie können endokrin aktiv sein. Div.
   Typen, z. B. autonomes Sch.-A.
7. **Struma maligna** (*Karzinom,* Sarkom): hart, mit der Umgebung
   verbacken, stetig wachsend, ausstrahlende Schmerzen (zum
   Ohr) durch Druck auf Nervenstämme (Recurrenslähmung?);
   dadurch oft schiefe Kopfhaltung. Durch Druck auf die Venen
   Cyanose des Gesichtes und der über der Struma derben Haut.
   Atemnot, Heiserkeit, Schlingstörung. Horner. Metastasen
8. *Strumitis, Thyreoiditis* = ak., subak. und chron. Formen (Rie-
   del-Struma, Hashimoto-Struma). Akute Formen meist im Ge-
   folge von bakteriellen und Virusinfektionen (z. B. Sepsis): dolente, beiderseits derbe, mäßige Anschwellung der Schilddrüse,
   Haut gespannt und gerötet, trockener Rachen, Fieber. BSR
9. Struma der *Kretins:* in den Endemiegebieten von 2.

157. Tachykardie

Herzfrequenz >100/min.
Einteilung nach dem EKG. Häufig sind (s. a. Nr. 21):

I. T. mit *normalem QRS-Komplex:*
   (1) nichtparoxysmale T.: Sinustachykardie, nichtparoxysmale AV-Knoten-Tachykardie
   (2) paroxysmale T.: Vorhoftachykardie, AV-Knoten-T., Präexzitationssyndrome, Vorhofflimmern, -flattern

II. T. mit *verbreitertem QRS-Komplex:* ventrikuläre T., Präexzitationssyndrome, supraventrikuläre T. bei Schenkelblock, Kammerflattern, -flimmern.

1. *Sinustachykardie*
   Frequenz 100–180/min. Zahlreiche Ursachen:
   a) *Physiologisch:* Kleinkind, körperliche Belastung, Angst, Streß, Erregung, nach Aufwachen, nach Essen
   b) *Pharmakologisch u. tox.:* Kaffee, Tee, Alkohol, Nikotin, Kokain, Haschisch, Amphetamine (Weckamine), LSD, Meskalin; Katecholamine (Adrenalin), Theophyllin, Atropin (Vagolytika), Betasympathikomimetika (Fenoterol u. ä.), die meisten Vasodilatanzien, Schilddrüsenhormone u. a.
   c) *Pathologisch:*
      – Fieber: 1 °C Temperaturerhöhung steigert die Frequenz um 10/min
      – Anämie, Blutung
      – Hyperthyreose: kann einziges Symptom sein
      – Hypoxie: z. B. Aufenthalt im Gebirge
      – Hypotension, Kollaps, Schock
      – Herzinsuffizienz, dekomp. Klappenfehler
      – (Ak.) Myokarditis, Endokarditis, Perikarditis
      – Embolien: Lunge, Koronarien, Gehirn, Niere usw.
      – Vagusausschaltung: Tumor, Hirnprozesse, postoperativ. Guillain-Barré-Syndrom, Landry-Paralyse

2. *Vorhoftachykardie:*
   a) *Vorhofflattern:*
      Vorhoffrequenz 280–320/min, meist mit 2:1-Blockierung der

AV-Überleitung – Kammerfrequenz demnach ca. 150/min
Vork.: organische Herzerkrankung
b) *Vorhofflimmern:*
Vorhoffrequenz >400, Kammerfrequenz <180/min:
- Hyperthyreose
- Koronare Herzkrankheit, ak. Herzinfarkt
- Arterielle Hypertonie
- Alkoholexzeß
- Syndrom des kranken Sinusknotens; Mitralvitium
Beachte: bei diesen Patienten droht eine arterielle Embolie!

3. *Nichtparoxysmale AV-Knoten-Tachykardie:*
Normale P-Wellen, Frequenz zwischen 70 und 130/min;

Re-entry-Kreis im AV-Knoten. Ursachen:
a) Digitalisintoxikation (häufig mit 2:1-Block)
b) KHK und Karditis
c) nach Herzoperationen

4. *Präexzitationssyndrom, WPW-Syndrom:*
Zugrunde liegt eine akzessorische (atriofaszikuläre) Bahn
(Kent-Bündel) zwischen Vorhof und Kammermuskulatur, so
daß diese früher erregt wird als über normalen Weg (AV-Knoten, His-Bündel). PQ = < 0,11, Deltawellen (= träger Anstieg
zum verbreiterten QRS)

Beim *Lown-Ganong-Levine-Syndrom* (LGL) ist eine solche Bahn bisher morphologisch nicht nachgewiesen.

5. *Ventrikuläre Tachykardie* (s. a. Nr. 21, 8.):
Frequenz >100/min mit breitem QRS-Komplex.
Die nichtanhaltende Kammertachykardie dauert mindestens
3 Herzaktionen, kürzer als 30 sec, die anhaltende K. länger als
30 sec. Hier drohen Hypotonie und Schock. *Ät.:* meist Herzinfarkt
Diagn.: His-Bündel-EKG

Schwere Sonderformen (s. Nr. 21, 8.):
α) *Kammerflattern:* Frequenz >200/min. QRS-Komplex u. T-
Welle sind nicht abgrenzbar. Häufig Übergang in Kammerflimmern
β) *Kammerflimmern:* Frequenz >350/min = funkt. Herzstill-
stand. Kardiogener Schock mit Koma

Ät. für α) u. β): ak. Myokardinfarkt, KHK, Kardiomyopathie, Elektrolytstörungen (Hypokaliämie, -magnesiämie), WPW-Syndrom, Stromunfall u. a.

γ) *Torsade de pointes* (QT-Syndrom): Ventrikuläre Kammertachykardie mit Selbstlimitierung oder passagerem Kammerflimmern, ggf. plötzlicher Herztod. *Ät.:* medikamentös (Antiarrhythmika, trizykl. Psychopharmaka), Elektrolytstörungen u. a.

δ) *Polymorphe* Kammertachykardie: ähnl. γ), QRS schwankt. *Ät.:* schwere KHK

6. **Paroxysmale T.:** Frequenz 150–220/min. Supraventrikuläre (= meist funkt.) und ventrikuläre (= meist organ.) Form:

a) *Funktionell* (meist) = extrakardial: Psychovegetat. Syndrom (z.B. Schreck), Hyperthyreose, HWS-Prozesse, Überanstrengung, Nikotinabusus, Zwerchfellhochstand, hormonelle Störungen, z.B. Klimakterium, Menses; (latente) Tetanie, Hypoglykämie, Allergie, Fieber, Foci, Epilepsie (als Äquivalent), Enzephalitis, luet. Basalmeningitis, Hirntumor

b) *Organisch* = kardial: Herzklappenfehler, Myokarditis, Herzinsuff., Angina pectoris. – Digitalisintox.

7. **Hyperkinetisches Herzsyndrom:** Herzfrequenz u. Schlagvolumen erhöht. Oft mit Hypertonie. Große RR-Amplitude. Rö.: verstärkte Pulsaktion des Herzens. Starkes Herzklopfen, Schweißneigung, Schwäche. Auslösend ist oft psychischer oder physischer Streß. Prognose günstig

158. Tenesmen

= schmerzhafte Krämpfe der Sphinkter

A. Tenesmus vesicae

= Blasenschmerz auch bei geringer Blasenfüllung.
S. Nr. 102, III (Strangurie): z.B. bei Zystitis, Prostataerkr., Nierensteinen; evtl. Sympathicotonie

B. Tenesmus ani und andere Afterschmerzen

1. *Ruhr, Colitis* ulcerosa: heftige Tenesmen
2. *Hämorrhoiden* = Hyperplasie = knotenförmige Erweiterung des Corpus cavernosum recti, das arteriell/venös versorgt wird; am Analrand sichtbar (äußere H.) oder durch Digitaluntersuchung. oder Rektoskopie feststellbar (innere H.). Sickerblutungen können schon im Anfangsstadium auftreten nach Defäkation. Infolge Elastizitätsverlust des umgebenden Bindegewebsgerüstes kann die Analschleimhaut später prolabieren mit Schmerz, Brennen und Jucken, bes. während der Defäkation, und oberflächl. Entzündung. Bei permanentem Prolaps mit Sphinktereinklemmung außerdem sehr dolente Knoten, Schleim- und Blutauflagerungen auf Stuhl und unfreiwillige Stuhlabsonderung (in Unterwäsche). Die Behandlung zielt auf Regeneration und Verstärkung des anorektalen Bindegewebes hin.
Ät.: anlagebedingt (mit anderen Zeichen des Status dysraphicus) oder z.B. bei Pfortaderstauung (Leberzirrhose u.a.), begünstigt durch sitzende Lebensweise, chron. Obstipation, Gravidität, häufiges Husten.
Kompl.: Thrombosen und Phlebitiden, evtl. mit Abszeß und Geschwüren (meist an äußeren H.), Blutungen (meist an inneren H.); Schleimhautprolaps, Einklemmung, Analfissur
3. *Furunkel* der Analgegend
4. *Proktitis,* periproktitischer Abszeß
5. *Enzündungen im Inneren* des Rectum: Tbc., Lues, Go., Typhus, Aktinomykose; Divertikulitis; Lymphogranuloma venereum recti u.a.
6. Chron.-entzündliche *Rektumstrikturen* mit Stenosezeichen, Blut- und Schleimabgang. *Ät.:* s.5.
7. *Analfisteln:* chron. eiternd, teils blutend. Schmerz nur bei ihrer Verlegung = Sekretstauung. *Ät.:* s.5.; häufig *Tbc.* (unterminierter bläulicher Fistelrand). Außerdem bei vereiterten Hämorrhoiden und nach Verletzungen (z.B. Einläufe). Vorw. Männer
8. *Analfissur:* Sitz fast immer an der hinteren Kommissur; stark gerötet, aber nur selten von außen sichtbar. Heftige, brennen-

de Schmerzen bei und bes. nach der Defäkation, die lange anhalten und kaum zu lindern sind. Sphincter ani verkrampft. Stuhl meist hart, evtl. aufliegende Blutspuren

9. *Rektumkarzinom* (Analkarzinom selten): s. Nr. 38, II, 2b). Druck- und Spannungsgefühl oberhalb des Analrings, teil mit Tenesmen, häufig in die Kreuzbeingegend projiziert. Stuhlgang erschwert, mit Baupresse. Faeces stiftdick oder bandförmig, später oft flüssig-breiig im Wechsel mit Obstipation. Frustrane Stuhlgänge, d. h. Abgang nur von Schleim oder Luft. Anamnese: Blut rot?, aufliegend (Enddarm) oder vermischt (Colon). Schmerz. Untersuchung: Inspektion und äußere Palpation in Knie-Ellenbogen-Lage, auch nach Pressen; digitale Austastung des Rectum, wobei der Finger auf ein Hindernis stößt oder eine starre, knollige Wand tastet; Rektoskopie, Koloskopie und Kontrasteinlauf

10. *Rektumpolypen:* nicht selten schon äußerlich sichtbar oder aber durch Digitalunters. oder Rektoskopie nachzuweisen. Kotpassage erschwert. Heftiger Schmerz und stürmische Erscheinungen bei Prolaps und Einklemmung, wobei auch die Rektumschleimhaut mit vorfallen kann

11. *Dyschezie* = Schmerz bei Entleerung harten Kotes

12. *Traumen,* auch durch Einläufe

13. *Fremdkörper* im Rectum mit Obstipation, Blut- und Schleimabgang

14. *Prolaps* der *Rektal- u. Analschleimhaut:* sukkulenter, rosettenartiger, roter Wulst, anfangs nur beim Defäkieren, später bei jeder Anstrengung, schließlich dauernder, nicht mehr reponibler Vorfall bei klaffendem Anus mit trockener, lederartiger Schleimhaut, die teils ulzeriert und Schleim, Eiter und Blut absondert. In diesem Stadium Incontinentia alvi. Mitunter Einklemmung unter heftigen Erscheinungen

15. Bei *psychisch* und vegetativ labilen Personen

16. Retroflexio, Deszensus und Myom des Uterus. Salpingitis, Parametritis, Endometritis ac.

17. Prostataprozesse: bes. Prostatitis, Schmerz vor der Defäkation. Samenblasenentzündung

18. Auch an *Kokzygodynie* denken.

159. Tremor

Fein-, mittel- oder grobschlägig? Schnell oder langsam? Betroffene Körperpartie? Einfluß von Ruhe, Bewegung und Stimmung? Fingertremor am deutlichsten bei der Stellung des Schwörens und nach körperl. Anstrengung. Das Zittern läßt im allg. bei Bewegung nach (außer 3.). Erregung verschlimmert.

1. **Feinschlägig,** rasch; gut zu erkennen an einem auf die Hand gelegten Bogen Papier:
   a) Hyperthyreose, vegetative Dystonie
   b) Neurastheniker, dabei Lidtremor sehr ausgeprägt
   c) Zittern am ganzen Körper: Hypoglykämie, Schüttelfrost
   d) Zerebellar: am stärksten im Beginn der Bewegung, willkürl. zu mildern
   e) Essentiell = familiär-hereditär (ohne bekannte Ursache)
   f) Physiologisch: bes. beim Frieren, bei Ermüdung und bei psychischen Affekten (Aufregung, Angst)

2. **Grobschlägig:**
   a) *Paralysis agitans = M. Parkinson:* erbliche Degeneration des extrapyramidalen Systems (vorw. Pallidum), meist beginnend bei 50–60jährigen. Rigor, Maskengesicht (fehlende Mimik), Bewegungsarmut, gebeugter Körper, schlürfendes Trippeln mit Pro- und Retropulsion, angezogene, nicht mitpendelnde Arme. Muskelkraft herabgesetzt. Pillendrehen, Kopftremor. Monotone Sprache, kleine Schrift. Hyperhidrosis, Sialorrhoe. Psychisch depressiv, langsam, zurückgezogen.
   b) *Postenzephalitischer Parkinsonismus:* s. a). Weiterhin: Anamnese, früheres Erkrankungsalter. Oft (im Beginn) nur einseitiger Tremor und Rigor. Augenmuskellähmungen, Pupillenstörungen. Salbengesicht (vermehrte Talgsekretion). Häufig nächtliche Schlaflosigkeit bei Schläfrigkeit am Tage. Ticartige Hyperkinesen in Form von Blickkrämpfen, kauenden oder schnaufenden Mundbewegungen, Singultus, Lidtremor usw.
   c) *Parkinsonismus* (häufig nur einseitig): bei Zerebralsklerose, Apoplexie, Tumor, Lues (hierbei oft neg. Liquorreaktio-

nen) und Trauma des Pallidums sowie bei CO- und Mangan-Vergiftung, elektrischem Schlag. –
M. Wilson = Hepatolentikuläre Deg.: Maskengesicht, Muskelstarre, skand. Sprache, Nystagmus, braun-grünl. Cornearing. Jugendliche; bei späterem Beginn = Westphal-v. Strümpell-Sy. Hereditär, sehr selten

d) Progr. Paralyse: vorw. Gesicht, Lippen, Zunge, Arme
e) Senile: T. langsam, in Ruhe aufhörend; bes. Kopf und Hände
f) Chron. Intoxikationen: Alkohol (vorw. Lippen, Zunge, Finger), Schlafmittel, Brom, Opium, β-Sympathikomimetika (feines Zittern), Cocain, CO, Nikotin, Blei, Hg
g) Psychogen, mit Schütteln des gesamten Körpers: Nervöse (in Schrecksituationen), Hysterische, Psychopathen (Kriegs-, Rentenneurose)

3. **Intentionstremor** = nur bei Zielbewegungen; ganzer Körper ergriffen, auch Kopf; T. langsam, anfangs fein, später grob: bei multipler Sklerose

160. Trismus

= Kieferklemme = Masseterenkrampf = Mundöffnen behindert.

1. *Zentral:* Tetanus. Tetanie. Trichinose. Epilepsie. Evtl. (beginnende) Meningitis und Poliomyelitis. Schädelbasisbruch. Evtl. Hysterie

2. *Lokale* Entzündung:
   a) Peritonsillarabszeß, Angina Ludovici, Stomatitis ulcerosa und bei Narben danach. Glossitis
   b) Kiefer: Arthritis und Ankylose der Kiefer. Periostitis des Unterkiefers. Fraktur und Luxation der Kiefer (mit Kiefersperre). Periodontitis. Myositis ossificans
   c) Parotitis, Parotistumoren. Lymphadenitis am Kieferwinkel
   d) Traumen periph. Nerven: behinderte Mundöffnung ohne Trismus

Anhang: **Kiefersperre** = Mundschließen behindert: Arthritis und Ankylose der Kiefer. Unterkiefer-Periostitis. Fraktur und Luxation der Kiefer (mit Kieferklemme). Periodontitis. Neurogen.

161. Trommelschlegelfinger

= meist Stauung im Lungenkreislauf (= reduzierte Vitalkapazität = Hypoxämie), teils tox. und trophoneurot. Einflüsse. Gewöhnlich mit Uhrglasnägeln. Bei Kindern rasche Ausbildung. Extrem: Osteoarthropathia hypertrophiante pneumonique. Nicht verwechseln mit akromegalen Fingern, durch Trauma verunstalteten Fingern und Panaritien!

1. *Kardial:* *Pulmonalstenose* u. a. angeb. Vitien (M. coeruleus, bes. Re.-Li.-Shunt), Pulmonalsklerose, Endocarditis lenta
2. *Pulmonal:* *Bronchiektasen,* Emphysem, Pneumokoniose, *Lungentumor;* seltener chron. Tbc., karnifizierende Pneumonie, Asthma
3. Polyzythämie und Polyglobulie (s. d.)
4. Tox.: Leberzirrhose, Lebertumoren, Magenkarzinom, M. Hodgkin (teils 2.), Colitis (ulcerosa), M. Crohn; Aszites
5. Trophoneurotisch: Syringomyelie, Tabes, Polyneuritis
6. Einseitig = lokale Blutstauung dieser Extremität (teils 5.): z. B. bei Aneurysmen, oder einzelne Finger = troph. Störungen, bes. als Hypoxämie nach Traumen
7. Selten bei Gesunden, evtl. familiär

162. Übererregbarkeit

1. Vegetativ Stigmatisierte, vor allem Asthenie
2. Infektionen u. a. interne Leiden: z. B. Fokalinfektion, Tbc, Leberzirrhose; Rekonvaleszenten

3. Chron. Intoxikationen: Nikotin, Alkohol, Coffein, Analeptika, Rauschgifte, chem. Gifte, Würmer usw.
4. Endokrin: Klimakterische u.a. Ausfallerscheinungen der Keimdrüsen, Pubertät, Gravidität, Hyperthyreose, hypophysär-dienzephale Störungen, Tetanie, M. Addison, Thymuspersistenz
5. Allergie
6. Überarbeitung, Übertraining, Übermüdung. Schlafmangel. Wenig körperliche Betätigung. Hungerzustand
7. Seelische Dauerbelastung, Aufregungen
8. Sensitive und hysterische Psychopathien
9. Psychosen, bes. Manie, Hyperthymie
10. Chorea minor, Chorea Huntington u.a. Nervenkrankheiten
11. Sexualneurosen (Masturbation, Coitus interruptus, Ejaculatio praecox), sexuelle Perversitäten
12. Nach Hirntraumen

163. Ulkus der Haut

1. Trauma, Artefakt
2. Verbrennung, Erfrierung, Röntgennoxe
3. Verätzung
4. Druck: Dekubitus
5. Gefäßprozesse (s. Nr. 39): Ischämisch. Varizen: am häufigsten. Im distalen Unterschenkeldrittel ausgedehnte Ulzerationen mit eitrig oder schmierig belegtem, stark sezernierendem Grund und erhabenem Rand. Pigmentierte Umgebung
6. Chron. Infektion: Lues III (ulzerierte Gummen), Tbc, Aktinomykose, Diphtherie u.a. Tropisch: Ulcus tropicum, Lepra, Pest, Frambösie, Schlafkrankheit u.a.
7. Karzinom: nicht verschieblicher Knoten mit zentraler Erweichung, Durchbruch und Ulceration; Krater mit hartem Wall, Grund höckerig mit fest haftender Kruste, die nach Abheben blutet, spärliche Sekretion. – Alte Ulzera anderer Art können maligne entarten.

8. Trophoneurotisch: Tabes, Syringomyelie, hämolyt. Ikterus
9. Ulcus perforans an der Fußsohle: Tabes, periphere Durchblutungsstörungen (z. B. Thrombangiitis obliterans), Diabetes, Karzinom, Syringomyelie

164. Urinbefunde

Der gesunde Erwachsene scheidet in Abhängigkeit von Flüssigkeitszufuhr und -verlusten (Schwitzen, Durchfall, Erbrechen) innerhalb 24 h ca. 500–2500 ml hell- bis goldgelben klaren Urin aus.

A. Krankhafte Harnmengen

1. **Anurie** < 100 ml/24 h (s. d.)
2. **Oligurie** < 500 ml/24 h und
3. **Polyurie** (s. d.) infolge einer Stoffwechselstörung, Nierenfunktions- oder -durchblutungsänderung oder psychogen. – Die P. ist nicht über die ausgeschiedene Harnmenge, sondern über die Art der Störung definiert.

B. Krankhafte Formen der Miktion: s. Nr. 102

C. Krankhafte lösliche Urinbestandteile

Der normale Urin enthält weit mehr als 300 Substanzen. Pathologische, verminderte oder vermehrte *Harnbestandteile* können Ausdruck vieler Krankheiten sein, insbesondere der *Nieren, Leber*, des *Stoffwechsels* und der *endokrinen Regulationen*. – Zur Schnelldiagnostik die diversen Teststreifen.

Farbe des Harns:

Hell- bis Dunkelgelb = normal
Fast *farblos:* vieles Trinken, Diuretika (Alkohol, Kaffe u. a.), Ausschwemmung von Ödemen, nach Erregungen, Diabetes insipidus, evtl. auch mellitus, Anämien, chron. interstitielle Nephritis, chron. Niereninsuffizienz (Schrumpfniere)

Zitronengelb: nach Vitamin-B-Präparaten, Riboflavin, Mepacrin
Orange: hochkonzentrierter Harn nach starkem Schwitzen und
Dursten, bei Fieber und Herzinsuffizienz; Urobilin
Orangerot: Chrysophansäure in Senna und Rhabarber (durch
Ansäuern: gelb)
Rot: massive Hämaturie, oft mit Hämatinbildung (fleischwasser-
farben), Pyrazolone, Salicylsäure (rosa bis burgunderrot, Nach-
dunkeln beim Stehenlassen), Istizin, Azofarbstoffe (z. B. Anilin),
Nitrofurantoin. Bei manchen Menschen nach reichl. Genuß von
roter Bete
Rotbraun: Hämoglobinurie (s. 2., bis braunschwarz), Urobilino-
gen, Porphyrinurie, Bildung von Hämatoporphyrin beim Stehen-
lassen des Urins. Phenol
Rotviolett: Phenolphthalein: in Laxanzien. Nach Säurezusatz
farblos
Bierbraun mit grünl. Schüttelschaum: Bilirubin (hepat. u. mech.
Ikterus)
Grünlich: Biliverdin, nach Karbolsäure, Guajakol, Auritriptylin,
Triamteren
Blau: Methylenblau (z. B. Desmoidpillen), Indigokarmin
Blau- bis braunschwarz (Nachdunkeln): beim Stehenlassen an
der Luft, Indikan, nach Eisensalzen, Chinidin u. Derivaten,
Resorcin, nach Karbol und Lysol, beim malignen Melanom (Me-
lanin), bei Alkaptonurie und Ochronose
Milchig: Chylurie
Trübungen s. unter D.

Reaktion des Harns: normal = schwach sauer, pH 4,8–7,0
Sauer: bei hoher Konzentration, erhöhtem Eiweißumsatz, z. B.
fleischreicher Kost, metabolischer Azidose (z. B. Diabetes mellitus)
Neutral oder *alkalisch* (pH 7–8): Harnwegsinfekte (Zystopyelitis),
bei vegetarischer Kost, Zersetzung bei längerem Stehen, Alkalose

Spez. Gewicht *öfters bestimmen (heute weniger wichtig): normal =
1010–1025 bei 15 °C:*
Erniedrigt: Hypo-, später Isothenurie (um 1010) bei Niereninsuffizienz; physiol. nach reichlichem Trinken und Aufregungen; bei
Ödemausschwemmung, Diabetes insipidus (s. Nr. 123, 2.)

Erhöht: bei mäßigem Trinken, Schwitzen, Fieber, schwerer Arbeit, Diarrhöen, Herzinsuffizienz, Nephrose, Diabetes mellitus

1. **Proteinurie** (Albuminurie) = > 150 mg Eiweißausscheidung/ 24 h:
   a) *Nephrotisches Syndrom:* s. Nr. 119, I, 2 a
   b) *Glomerulär orthostatisch* (vorw. Jugendliche, < 1,5 g/d). Keine pathol. korpuskulären Urinbestandteile, glomeruläre Filtrationsrate normal, Normalisierung nach längerem Liegen (Morgenurin meist eiweißfrei), günstige Prognose, selten Beginn einer progredienten Nephropathie (Verlaufsbeobachtung!), Stauungsniere
   c) Glomerulär als *Bence-Jones-Protein* bei etwa der Hälfte der *multiplen Myelome* = Ausscheidung von Leichtketten
   d) *Glomerulokapilläre Schäden,* wenn gering, selektiv für Albumin (nephrot. Syndrom), wenn weitergehend, steigt der Anteil der Globuline. P. > 3,5 g/d spricht für glomerulären Schaden. – Eklampsie
   e) *Tubulär,* meist gering (< 2 g/d), albuminfrei, bei Fanconi-Syndrom, Zystinose, renal tubulärer Azidose, Markzystenkrankheit, Nephritiden, nach Nierentransplantation

2. **Hämoglobinurie:**
   = bei stürmischer Hämolyse (s. Nr. 9 A 2.) und damit erheblicher Hämoglobinämie. Urin rotbraun, keine Erythrozyten; Schüttelfrost, Fieber, Erbrechen, Kollaps (bei a–c)
   a) *Endogene Toxine:* Sepsis, Scharlach, Erysipel, Typhus, Gelbfieber, Schwarzwasserfieber (= Malaria tropica mit Chininallergie), Gravidität, Eklampsie, Verbrennungen
   b) *Exogene Toxine:* Pilze, Benzolderivate (Anilin, Phenylhydrazin), As, Schwefelwasserstoff, Schlangengift
   c) *Transfusion* gruppenfremden Blutes (Hämolysine)
   d) Rasch *reversible* Formen: *Kälte-H.* infolge Donath-Landsteiner-Hämolysin (ein IgG-Antikörper), nach langer Kälteexposition (Baden), oft bei Syphilitikern. – *Marsch-H.:* infolge mech. Schädigung der Ery. in den Füßen; dabei immer Lendenhyperlordose; bei Langstreckenläufern

e) Nächtliche paroxysmale H. (Marchiafava): Hämosiderin im Urin und Sediment
f) Falsche H. = Hämolyse der Ery. in vitro oder in der Blase

Methämoglobinurie: Ät. wie Hämoglobinurie
Myo(hämo)globinurie: bei schweren mech. oder elektrischen Muskelzerstörungen, nach intensiven körperl. Anstrengungen, idiopathisch; Sonderform Haffkrankheit: Urin dunkel
Porphyrie = Bildung eines fotosensibilisierend wirkenden eiweißfreien Hb-Derivates, das mit dem Harn ausgeschieden wird. Nachdunkeln beim Stehenlassen. Fotosensibilität der Haut (Dermatitis an belichteten Stellen), rote Augen. Darmkoliken mit Obstipation; periphere Neuritis; Tachykardie, verlängerte QT-Dauer im EKG. Ät.:
α) Idiopathisch = angeboren (dominant vererbbar)
β) Blutende Ulzera, schwere Leberleiden (z. B. Zirrhosen), Infektionskrankheiten (z. B. Poliomyelitis), M. Biermer
γ) Toxisch: Blei, Barbitursäure, Sulfonamide, Alkohol, Anilin, Meprobamat, Phenytoin (z. B. Zentropil), Östrogene und Gestagene incl. Kontrazeptiva, Androgene

3. **Glukosurie:**
a) Hyperglykämie s. *Diabetes mell.* und symptomatische Hyperglykämien (s. Nr. 73)
b) Renal (bei normalem Blutglukosespiegel): kongenitale familiäre Glukosurie = Diabetes innocens. Meist dominant vererbt, vorw. Männer, auch bei Graviden. Auftreten meist im 3.–4. Ljz. HZ gering, unter 20 g/die. Insulin beeinflußt die G. nicht. Kaum Durst. Ausschluß des Diabetes mellitus nur nach längerer Beobachtungszeit. – Fanconi-de-Toni-Debré-Syndrom; organische Tubulusschäden (Pyelonephritis, chron.-interstitielle Nephritis, toxische Nephropathie, Schockniere)
c) Medikamentös (Hemmung der tubulären Rückresorption): Bacitracin
d) Evtl. Schwangerschaft

4. Ausscheidung *anderer Zucker* (selten):
a) Pentosurie (nach reichlich Früchten, Bier), harmlos
b) Fruktosurie bei Fruktose-I-Phosphat-Aldolase-Mangel (hereditär)

c) Galaktosurie infolge Galactose-I-Phosphat-Uridyltrans-
ferase-Mangels, Milchernährung bereits für den Säugling
toxisch, Vorsorge mittels *Guthrie-Test* am 5.Lebenstag

d) Laktosurie zum Ende der Schwangerschaft, während Still-
periode

e) Maltosurie (selten)

f) Saccharosurie (selten)

5. **Acetonurie** beim vermehrten Auftreten von *Ketonkörpern*
(z.B. mit Ketostix) im Blut (Acetessig- und β-Hydroxy-Butter-
säure) bei

a) Fasten

b) Alkalosen

c) Fieber u.a. katabole Stoffwechsellagen

d) entgleistem Diabetes mell. (auch sekundär infolge Cushing-
Syndrom, Akromegalie, Thyreotoxikose)

e) Hypoglykämien infolge Glykogenspeicherkrankheiten, M.
Addison, Kohlenhydratintoleranzen, Alkoholvergiftung u.a.

6. Ausscheidung von **Gallenfarbstoffen:**

a) *Bilirubinurie:* (als B.-Glucuronid) beim hepatozellulären
und cholestatischen Ikterus (s.d. Nr.76), beim seltenen Ro-
tor- und Dubin-Johnson-Syndrom, nicht beim hämolytischen Ikterus

b) *Urobilinogenurie:* qual. Nachweis mit *Ehrlich-Aldehydrea-
gens,* physiol. Ausscheidung von 0,5–4 mg/24 h (z.B. bei Orthostase), vermehrt bei parenchymatösen Leberkrankheiten, inkomplettem Verschlußikterus, hämolytischem Ikterus, bei allen auch nichtikterischen Hämolyseformen (s.
Nr.8, z.B. Malaria), bei Stauungsleber. Fehlt beim komplet-
ten Verschlußikterus

7. *Calciurie:*

a) Hyperparathyreoidismus

b) Milch-Alkali-Syndrom

c) Morbus Boeck

d) Vitamin-D-Intoxikation

e) Distale tubuläre Azidose

f) Oxalose

8. Aminoazidurien, insbes. *Zystinurie*

9. Zahlreiche *spezielle chemische* Urinuntersuchungen (teils mit Teststreifen) auf andere *Elektrolyte,* auf *Melanin* und *Melanogen* (Thormälen-Probe) beim malignen Melanom, auf *Homogentisinsäure* bei der Alkaptonurie, auf *Porphyrine* und *Porphobilinogen* (Watson-Schwartz-Test), *δ-Aminolävulinsäure, 5-Hydroxy-Indolessigsäure* bei Karzinoiden, *Vanillinmandelsäure, Katecholamine,* viele andere Hormone und deren Metabolite, einige *Enzyme* (z. B. Amylasen), auf *Indikan* (normal 20–67 mg/24 h. Vermehrt bei Darmfäulnis, bes. Ileus, u. Urämie) sowie zahlreiche Arzneimittel und Gifte

D. Korpuskuläre Urinbestandteile

= Ery., Leuko., Epith., Zylinder, Bakt., Kristalle u. Tumorzellen werden im Urin-*Sediment* untersucht, qualitativ oder semiquantitativ mittels Ausstrich oder auch Teststreifen, quantitativ in der Zählkammer. Bei Frauen kathetern. Bei Männern am besten Mittelstrahlurin. Spontane Sedimentierung beobachten und zentrifugieren. – Makroskopisch auffällig sind oft

Trübungen durch
a) *Pyurie:* schnell sedimentierend, teils flockig. Bei Zusatz von 10% KOH oder beim Erwärmen leicht gelatinös. Ausdruck bakt. Entzündungen der ableitenden Harnwege mit starker Leukozyturie
b) *Kristalle:*
Phosphate = milchig homogene Trübung, die nach Essigsäurezusatz verschwindet
Urate = gelblichrot („Ziegelmehlsediment"). Auflösung beim Erwärmen
Oxalate = klar. Auflösung durch HCl
c) *Hämaturie* (s. Nr. 65) = fleischfarben trüb. Beim Stehenlassen setzt sich das Blut unter Klärung des Urins ab
d) *Bakteriurie* = nicht sedimentierende Trübung, riechend
e) *Chylurie* = milchige Trübung durch Lymphozyten: durch Verlegung des D. thoracicus oder kleinerer Lymphwege; Filariasis, Bilharziose. – Cave Milchzusatz durch den Pat.!
f) *Lipurie* = Fettgehalt des Urins: bei Frakturen großer Knochen, bei Diabetes mit Lipämie, bei fettiger Degeneration

der Nieren infolge chron. Nephritis, bei Eklampsie e) und f) häufig kombiniert

g) *Spermaturie* = langsam sedimentierende Trübung. Das Ejakulat ist eine Suspension von Spermien in dem Samenplasma, bestehend aus Sekreten von Hoden, Nebenhoden, Samenleitern, Samenblasen, Prostata sowie Cowper- und Littré-Drüsen. Das frische gesunde Ejakulat ist milchig-trüb, leicht opaleszierend, klebrig.

Anhang: *Gefärbtes Ejakulat:*
Dunkelgelb = Eindickung infolge Abstinenz
Bräunlich = Hämatosperma = sanguinolente Beimischungen aus Hoden, Nebenhoden, Samenbläschen oder Prostata infolge Entzündungen, Tbc, Neoplasma, Varicen, Prostatasteinen
Rot: Blutbeimengung aus Urethra (Urethritis)

h) *Nubecula* = wolkige Trübung aus Epithelien, Phosphaten und Mucinen, die sich im normalen sauren Harn beim Stehenlassen absetzen.

Obligat ist der **Sedimentbefund** möglichst aus dem frisch gewonnenen Mittelstrahl- oder Punktionsurin:

1. **Hämaturie** (Mikrohämaturie): s. Nr. 65 (Schnellmethode Sangur-Test. Heglostix

2. **Leukozyturie:** *(Pyurie)* > 25 Leukozyten/µl = > 15 Leukozyten pro Gesichtsfeld im Harnsediment od. > 5 im Nativharn. – Streifenteste nicht ausreichend sensitiv. – Liegt gleichzeitig Hämaturie, Zylindrurie und/oder Bakteriurie vor? L. ist Leitsymptom für die entzündlichen Erkrankungen der Nieren und ableitenden Harnwege (Ureteritis, Zystitis, Prostatitis, Urethritis) und für maligne Erkrankungen des Urogenitaltraktes.

3. **Zylindrurie**
= Ausgüsse von Harnkanälchen im Urin infolge Nierenaffektionen:
a) **Hyaline** Zylinder (= aus reinem Eiweiß bestehend): bei verstärkter Proteinurie. Nephrose (oft verfettet), Schrumpfniere, Stauungsniere, Fieber, Dehydratation, nach Anstrengungen. Auch bei Gesunden

b) **Granulierte** Zylinder = Parenchymschädigung: Ak. und
chron. Glomerulonephritis, (Prä-)Eklampsie, Pyelonephritis; weniger Nephrosklerose, Nephrose, Schrumpfniere, Fieber, schwere Allgemeinerkrankungen mit tox. Nierenschä-
digung (z.B. Sepsis)

c) **Auflagerungen** auf a) und b):
  - *Erythrozyten*-Zylinder = renal-parenchymatöse Genese
    einer Hämaturie: schwere Glomerulonephritis u.a. Bei
    Gesunden nur nach extremer körperl. Belastung
  - *Hämoglobin*- oder *Pigment*-Zylinder: wie Ery.-Z. nach
    Zerfall der Ery.-Wand
  - *Leukozyten*-Zylinder: bei bakterieller und nichtbakteriel-
    ler interstitieller Nephropathie: eitrige Nephritis und Pye-
    lonephritis, Lupusnephritis
  - *Bakterien*-Zylinder: wie Leuko.-Z.
  - *Epithel*-Zylinder: bei Tubulusschäden (tubuläre Beteili-
    gung) versch. Genese und nach ak. Nierenversagen
  - *Fettkörnchen* (-tröpfchen)-Zylinder: Ät. wie Ery.-Z.

d) *Wachs*-Zylinder: schwere chron. Nephritis (Urämie?)

e) *Zylindroide* = bandförmig, längsgestreift: Infektionskrankheiten, chron. Nierenleiden (z.B. Nephrosklerose)

f) *Koma*-Zylinder = keine Nierenzylinder, graniert, lockere
Struktur, leicht zerfallend: Coma diabeticum

4. **Kristallurie** – unterschieden nach Form, Farbe und Löslichkeit
in Hitze, Säuren und Lauge:
  a) Urate, Phosphate, Calciumoxalat als möglicher Hinweis auf
  Steine
  b) Tyrosin, Leucin bei schweren Leberparenchymschäden
  c) Cystin bei Cystinurie, Cystinose, Morbus Wilson
  d) weiterhin Calciumsulfat, Carbonate, Xanthin, Hippursäure

5. **Bakteriurie** bei akuter und chron. Pyelonephritis, Zystitis, akuter Prostatitis und Urethritis. – Unterscheidung nach klinischen
Symptomen und Erregern. Pathognomonische Keimzahl bei
akuten Infektionen > 100 000/ml (Niturtest oder N-Combur-
Test). Erreger- u. Resistenzbestimmung erforderlich durch Fär-
bepräparat u. Kultur (z.B. Urikult; abakt. Befund ist verdächtig auf Uro-Tbc). Hilfreich Drei-Gläser-Probe:

a) Urethritis oft durch Gonokokken, Chlamydien, E. coli, Proteus, Enterokokken, Staphylokokken, Pilze (Candida), Herpes-simplex-Virus oder Parasiten (Trichomonaden, s. 7.)

b) Prostatitis (oft gleichzeitig Zystourethritis) durch E. coli u. a. Enterobacteriaceae und Gono-, Staphylo-, Streptokokken, Anaerobier, Chlamydia trachomatis, auch Tbc

c) Zystitis und akute Pyelonephritis durch E. coli, Klebsiellen, Enterobacter-Arten, Serratia, Proteus, Pseudomonas, Entero-, Staphylokokken u. a.

6. *Epithelien* als Plattenepithelien aus den Harnwegen (oft bei Harnwegsinfekt) oder als Nierenepithelien (bei Nephritis, Pyelonephritis, nephrotischem Syndrom, akuter Niereninsuffizienz, Amyloidose) von nachrangiger Bedeutung

7. *Parasiten*
a) Trichomoniasis
b) Schistosomiasis (Bilharzia)
c) selten Filariasis, Loiasis

8. *Diverses:* Spermien. Fremdkörper (z.B. Stärkekörner von Puder). Leucin u. Tyrosin: bei ak. Leberdystrophie

165. Urologische Krankheiten

Die intakte Nierenfunktion gewährleistet die Ausscheidung der harnpflichtigen Substanzen und der meisten exogenen Toxine, die Erhaltung des Säure-Basen-Haushalts sowie der Elektrolyt- und Flüssigkeitsbilanz. Über die ableitenden Harnwege erfolgt die kontrollierte und kontinente Ausscheidung des normalerweise keimfreien Urins.

I. Schmerzen, Koliken

Lokaler (z.B. Pyelonephritis) od. ausstrahlender Schmerz (z.B. Ureterkolik)

1. **Nierenschmerzen:**
Typisch ist ihr meist dumpfer Charakter mit konstantem Druck
in der Lenden-Flanken-Region direkt unterhalb der 12. Rippe,
dazu NL klopfempfindlich. Evtl. Ausstrahlung in den Nabel
und Unterbauch

a) *Pyelonephritis, Ureteritis:* Akute u. chron. Infektionen der
Harnwege sind häufig. Bei Erwachsenen sind Frauen 2–
3mal häufiger betroffen. In 20% hämatogener, in 80%
aszendierender Infektionsweg mit folgenden Erregern: E.
coli (60%), Enterokokken (20%), seltener Staphylokokken,
Proteus, Pseudomonas u. a.
Klinik: Fieber, Flankenschmerz, druck- u. klopfschmerzhaf-
tes Nierenlager, Dysurie u. Pollakisurie, Übelkeit u. a.
Diagn.: Leukozyturie, Bakteriurie, Hämaturie, Urin- u.
Blutkultur (möglichst vor Behandlung), beschleunigte
BSR, Leukozytose
DD: Isolierte akute Pyelitis
Sonderformen: P. in der Schwangerschaft, bei Diabetes,
Gicht, Analgetikaabusus, funktioneller Abflußbehinderung
(Querschnittslähmung)
Komplikationen: Urosepsis, chron. Verlaufsform mit termi-
naler Niereninsuffizienz

b) (Beg.) *Glomerulonephritis*

c) *Paranephritischer* u. *Nierenabszeß;* Para-, Perinephritis:
Hämorrhag. od. übergeleitet von Nachbarorganen. Daher
ak. Beginn mit Schüttelfrost u. sept. Fieber oder schleichend. Spannungs- u. Druckschmerz, ausstrahlend auch
nach vorn; Psoaskontraktur. Über dem NL unsichtbares,
aber fühlbares Ödem, evtl. Rötung und Abszeßvorwölbung.
Urin kann o. B. sein. Probepunktion?

d) *Niereninfarkt:* Arterieller od. venöser Verschluß infolge
Embolie durch Thrombien im li. Vorhof, Endokarditis, Mi-
tral- oder Aortenvitium, arteriosklerot. Thromben; Nieren-
venenthrombose. Ak. Abdomen mit kolikartigen, nicht ausstrahlenden Schmerzen spontan, auf Druck und Beklopfen
sowie beim Husten und Atmen. Hyperästhet. Zone u. Mus-
kelspannung. Hämaturie

e) Nierentumoren: s. III

f) **Dynam.** Hydro-/Pyonephrose (Spasmen des pyelo-ureteralen Schließmuskels): Spannungsschmerz, teils Koliken, Abflußstörung

g) Nierenzysten, Zystenniere; Echinococcus

h) Nieren-Tbc

i) Nephrotisches Syndrom: vorw. leichter Dauerschmerz

j) Ureterstenosen infolge Obstruktion oder Kompression durch Tumor (z.B. gyn. oder BPH), Vasa aberrantia u.a. oder Knickung (Wanderniere)

Nierenerkrankungen können auch schmerzlos verlaufen, wenn die plötzliche Kapselspannung fehlt: Nierentumor, -ausgußstein, Zystenniere, Tbc, Hydronephrose bei chron. Ureterobstruktion

2. Nieren- u. Harnleiterkolik:
Ät.: Ak. Obstruktion durch Steine (Urolithiasis = Nephro- od. Ureterolithiasis), 60–70% Calcium-Oxalat- od. -Phosphat-, 20–25% Uratsteine, auch Mischformen. Selten Blutkoagula (s. Nr. 65), abgestoßene Nierenpapille, Niereninfarkt, teils Hydronephrose
Klin.: Plötzlicher wellenförmiger, einseitiger „Vernichtungsschmerz" in der Lendengegend, selten im Abdomen, ausstrahlend bei tiefsitzendem Ureterstein in die Hoden (zugempfindlich) bzw. Labien; zudem Übelkeit, Erbrechen, Schweißausbruch, Tachykardie; evtl. Kollaps, Darmatonie. Während des Anfalls Dysurie, Oligurie oder reflekt. Anurie, danach Polyurie. Makrohämaturie, häufig Kristallurie. – Bei chron. Formen meist keine Koliken; hier dumpfer Schmerz u. rezid. Harnwegsinfektion
DD:
Oberbauch: Gallenwegskolik, Pankreatitis, Ulcus ventriculi et duodeni. – Unterbauch: Appendizitis (s.d.), Divertikulitis, M. Crohn, Adnexitis u.a.

3. Harnblasenschmerzen:
Ät.: am häufigsten bakterielle Zystitis: z.T. heftige Algurie (Schmerzen sind meist mit Miktion gekoppelt). Selten: interstitielle Zystitis, Tbc, Bilharziose, akute Harnverhaltung

4. Prostataschmerzen:
Druckgefühl im Damm, Defäkationsschmerz, Dysurie, Ejakulationsschmerz

Ät.: Ak. bakt. Prostatitis, Prostataabszeß, chron. Prostatitis
5. **Hodenschmerzen:**
Heftiger Berührungs- und Druckschmerz, in Leiste u. Unterbauch ausstrahlend, ggf. Erbrechen, Kollaps
Ät.: Hodentorsion, Orchitis, Trauma. – Hydro-, Variko- u. Spermatozele sowie Hodentumoren verursachen selten Schmerzen
6. **Nebenhodenschmerzen:**
Druckschmerz, Skrotalhaut berührungsempfindlich, gerötet, Schwellung (Hoden deshalb kaum tastbar)
Ät.: Epididymitis

II. Druckdolenz, Klopfempfindlichkeit

NL: s. 1 a)–f) u. 2.
Längs des Ureters (ins Genitale ausstrahlend): Steine, Entzündungen

III. Nierenvergrößerung

1. **Nierentumoren** (evtl. zw. den Händen zu fassen):
   a) *Hypernephrom* = Grawitz-Tumor = hypernephroides Karzinom (am häufigsten): jüngere Menschen, ♂ : ♀ = 2:1. Hökkerige, derbe Resistenz. Anhaltender dumpfer Schmerz. Massive remittierende Hämaturie mit Blutgerinnseln; keine Pyurie. Leichte Fieberschübe; ausgedehnte Metastasen, Kachexie
   b) Karzinom, Sarkom, embryonales Adenosarkom: ähnl. a)
   c) Benigne N.: Fibrome, Enchondrome, Adenome u. a.
   d) Nebennierentumor (s. Nr. 74 II 2.): Sitz hoch oben
2. Hydronephrosen, Pyonephrosen
3. Zystenniere, Echinococcus
4. Wanderniere, Senkniere: normal groß, meist re.

DD: Milztumor (= nicht zu umfassen); paranephritischer Abszeß, Nebennierentumor; Gallenblasentumor, -hydrops, -empyem; Darmtumor

Untersuchungen:

1. **Urinbefunde:** s. Nr. 164. – Auch path. Harnmengen, Dreigläserprobe

2. Serum:

a) *Kreatinin:* normal: 50–110 μmol/l od. ♂ 0,7–1,2/ ♀ 0,5–1,0 mg/dl. Pathologische Werte werden erst erreicht, wenn die Nierenfunktion um mehr als 50% eingeschränkt ist.

b) *Harnstoff:* normal 1,7–8,3 μmol/l od. 20–40 mg/dl. Überproportional hoch bei eiweißreicher Kost, intestinaler Blutung, kataboler Stoffwechsellage, Steroid- u. Diuretikatherapie

c) *Harnsäure:* normal 120–400 μmol/l od. ♂ 3,4–7,0/ ♀ 2,4–5,7 mg/dl

d) Gerinnungsstatus

e) Na, Chlorid, Ca, K, Mg, Indikan

f) Osmolarität, Osmolalität

3. Nierenfunktionsuntersuchungen

a) *Konzentrationsvermögen* (Volhard)

b) Endogene *Kreatininclearance,* entspricht annähernd der glomerulären Filtrationsrate, GFR (normal: ♂ 98–156/ ♀ 95–160 ml/min × 1,73 qm). Die K. nimmt mit dem Alter ab

c) *PAH*-Clearance zur Bestimmung des renalen Plasmaflusses, RPF (normal: ♂ 613 ± 162/ ♀ 571 ± 155 ml/min × 1,73 qm)

d) Immunstatus

4. Bildgebende Verfahren:

a) *Sonographie:* heute Screening-Methode
 – Nieren vergrößert bei Hypernephrom; ak. Nierenversagen, Glomerulonephritis; verkleinert bei chron. Pyelonephritis, Nierenarterienstenose, diabetischer Nephropathie. – Zystennieren, Nierenzyste
 – gestautes Nierenbecken (Grad I-III)
 – Konkremente (kombinieren mit i. v. Pyelogramm)
 – Retroperitoneum: Fibrose, Aortenaneurysma, Tumor
 – Blase: Restharn (nach Miktion), Steine
 – Prostata: Lappenstruktur, Karzinom

b) *Abdomenübersicht:* Nierentopographie, kalkdichte Schatten (Steine) u. a.

c) I. v. u. evtl. retrograde *Uro-(Pyelo-)graphie:* wichtige, umfassende Untersuchungsmethode, u. a. Nierenmorphologie, Ureterstenose, Ruptur

d) *Miktionszystourographie* (MCU): Streßinkontinenz, Obstruktion, Funktion
e) *Renovasographie:* als DSA bei Tumor, Nierenarterienstenose. *Kavographie:* V. cava inf.-Kompression, Infiltration
f) *CT, MRT:* Tumorstaging (Nieren, Ureter, Blase, Prostata), retroperitoneale Tumoren
g) *Nierensequenzszintigraphie:* Nierenarterienstenose (funktionelle Relevanz), Obstruktion

5. **Zystoskopie. – Biopsie**

6. **Allg.:** Anamnese (fam. Belastung?, Medik., Schmerz), Interne U.: Palp. (Druckdolenz), Ödeme? (s. d.), Hypertonie? (s. d.), Rektal-U. usw.

---

166. Vegetatives Nervensystem

	Funktion: **Sympathicus**	**Parasympathikus**
Haut-, Schleimhautdurchblutung	vermindert	vermehrt
Schweiß	Hyperhidrosis	Hypohidrosis
Herz	Tachykardie	Bradykardie
	Koronardilatation	Koronarkonstriktion
Periph. Gefäße	Spasmen	Dilatation
Bronchien	Dilatation	Konstriktion
Lungen	Sekretion: gehemmt	angeregt
Speicheldrüsen	Sekretion: viskös	reichl., wäßrig
Verdauungstrakt	Tonus, Peristaltik: vermindert. Vasokonstrikt.	stimuliert, auch Sekretion
Stoffwechsel u. BZ	erhöht	gesenkt
Nebennierenmark	Adrenalin: angeregt	ohne Einfluß
Blase	Urinretention (Detrusor: erschlafft (Sphinkter: erregt	Urinentleerung erregt) erschlafft)
Genitale	Angiospasmen, Ejakulation	Vasodilatation + Erektion v. Penis u. Klitoris
Schilddrüse	angeregt	gehemmt
Pupillen	Mydriasis	Miosis
Bulbi	Exophthalmus	Enophthalmus
Tagesrhythmus	tags (Wachen)	nachts (Schlaf)

Sympathicotonus: Adrenalin, Atropin, Scopolamin, Homatropin,
Papaverin, Ephedrin, β-Sympathikomimetika. Cocain. Nikotin
u. a. – Psych. Affekte
Parasympathicotonus: (Acetyl-)Cholin, Pilocarpin, Physostigmin,
Eserin, Muscarin, Arecolin. Ergotamin. Histamin. Yohimbin. β-
Blocker u. a.
Allgemein zentral dämpfend: Hypnotika, Morphin, Neuroleptika,
Tranquilizer u. a. – Hautreize, physikal. Therapie incl. Hydrother.,
Sport, Klimawechsel

Symptomatologie

1. *Vasoneurosen:* Dermographismus, Erröten und Erblassen, RR-
   Labilität (Absinken des syst. RR nach Aufstehen, Absinken
   des diast. RR nach Bel.), Pulsschwankungen (Frequenzsteige-
   rung beim Aufstehen u. a.), Herzklopfen, Stenokardien, Extrasystolen, akz. Herzgeräusche, Schweißausbrüche, angioneurot.
   Kopfschmerzen (z. T. Migräne), Blutandrang zum Kopf, Ohnmacht, Schwindel, Schwarzsehen, Ohrensausen, kalte Extremitäten u. Parästhesien (s. Nr. 41, 10.)
2. Neigung zu Ulcus ventr. et duod., Magen-, Darm-, Gallen-
   gangs-, Ureterspasmen usw. Erbrechen, Diarrhöen, spast. Obstipation
3. Allg. psychophys. Leistungsschwäche. – Emotionen usw.
4. Schlafstörungen, Pavor nocturnus, Sprechen im Schlaf, Noc-
   tambulismus
5. Pollakisurie, Enuresis (evtl. nocturna)
6. Psychosexuell: Dysmenorrhoe, Vaginismus, Frigidität, Fluor albus, Parametropathia spast., Impotentia coeundi, Ejaculatio
   praecox, sexuelle Übererregtheit
7. Reflexe lebhaft, reflexogene Zonen verbreitert. Tremor (Finger, Kopf, Zunge, Lider, auch häufiger Lidschlag)
8. Beziehungen zum *endokrinen* System: klimakt. u. a. Ausfallserscheinungen der Keimdrüsen. Hyperthyreose, tetanoide Bilder,
   Addisonismus
9. Beziehungen zur *Allergie:* Asthma, Heufieber, Urtikaria, Ekzem, Quincke-Ödem usw. (s. Eosinophilie)

167. Wadenkrämpfe

(s. Krämpfe I, 2.)

1. Überladung mit *Stoffwechselprodukten* (metabolische Azidose) bei Gesunden: Überanstrengung und Übermüdung bei Dauermärschen, Bergsteigen, Springen, Schwimmen, bes. beruflichen Belastungen
2. *Exsikkose ohne Dehydratation:* Drastische Durchfälle und heftiges Erbrechen; Laxanzien, Diuretika, Antihypertonika: NaCl-, K-, Ca- u. Mg-Verluste. – Erhöhte Blutviskosität läßt sich grob abschätzen durch die Farbe des Urins
3. Schmerzhafte *Muskelischämien* durch venöse Stauungen (z.B. Varizen, Phlebothrombose u. postthrombotisch, Gravidität), oft nachts oder arterielle Durchblutungsstörungen (s. Nr. 39, z.B. AVK, Endangiitis obliterans; Extrem = Claudicatio intermittens), auch bei Diabetes mellitus, Niereninsuffizienz, Gicht
4. *Neuritis* (z.B. Ischias), Polyneuropathie (z.B. Alkoholismus, Diabetes, Periarteriitis nodosa), beginnende Myelitis, amyotrophische Lateralsklerose, Querschnittslähmung u. a. Nervenerkrankungen
5. *Tox.* Reizung der Gefäße oder Muskeln: Alkohol, Nikotin, Fluor, Pb, As; auch während Morphinentziehungskur
6. (Larvierte) *Tetanie* = neuromuskuläre Übererregbarkeit: häufig bei Graviden, Menses
7. *Infektionskrankheiten:* Grippe, Malaria, Brucellose, Salmonellose, M. Weil, Recurrens, Trichinose, Pappatacifieber u. a.
8. Muskelrheumatismus. Senk-Spreizfüße. Polymyositis
9. Anämien
10. Glykogenspeicherkrankheiten (Enzymopathien)
11. Kälte
12. Unphysiolog. Lage und Bewegungen der Füße mit Muskelüberstreckungen: im Schlaf (evtl. mit Gefäßkompression), beim Schwimmen, durch unzweckmäßige Schuhe, durch Senkfüße bzw. leicht nachgebendes Fußstützgewebe

13. Crampusneurose = bei jeder kräftigen oder ungewohnten Bewegung auftretende Crampi auf konstitutioneller Basis
14. Idiopathische Crampi

168. Wochenbettfieber, Puerperalfieber

1. Lochialstauung: normal = 3–4 Tage lang blutige, dann fleischwasserähnliche, dann schleimige Lochien. Bei Stauung wenig Lochien. Am 4.–7. Tag p. p. Fieber, das nach längstens 3 Tagen abklingt. Uterus steht meist höher als der Norm entspricht. Schmerz im Unterleib
2. Endometritis puerperalis: Uterus druckempfindlich. 3 Tage p. p. Schüttelfrost mit hohem Fieber. Euphorie oder Benommenheit. Exsikkose, Kollapsgefahr. Inkontinenz von Blase und Rectum. Strepto- oder Staphylokokken in Reinkultur in stinkenden Lochien
3. Lymphogen: Parametritis, Perimetritis, Adnexitis, Peritonitis
4. Hämatogen = Puerperalsepsis durch – meist gemischt – Strepto- u. Staphylokokken, Escherichia coli, Anaerobier
5. Mastitis: derbe, schmerzhafte Knoten unter geröteter Haut; später abszedierend
6. Pyelonephritis
7. Thrombophlebitis

169. Zähne

Zu beachten: Entwicklung, Zahl, Stellung, Form, Größe, Farbe, Lücken, Kauflächen der Zähne. Füllungen, Kronen, Rö.-Status. Größe, Form, Stärke, Aufeinanderpassen der Kiefer.

1. **Halbmondförmige** Aushöhlungen an den tonnenförmigen oberen Incisivi mit intaktem Schmelz = *Hutchinson*-Zähne: *Lues connata.* Cave Verwechslung mit *traumatischen* Einker-

bungen an den Zahnecken, z. B. durch Halten von Nägeln
zwischen den Zähnen, bes. bei Zimmerleuten und Schustern

2. **Schmelzdefekte** = Hypoplasie = zackige Konturierung und
Querriefung in schweren Fällen, verspätete Dentition oder
falsche Reihenfolge, Stellungsanomalien der Zähne in zu en-
gem Kiefer: *Rachitis.* Schmelzdefekte auch bei kindlicher
Tetanie, Avitaminosen u. a. schwere Krankheiten

3. **Lockere, ausfallende Zähne:**
   a) *Parodontopathien* (= Parodontitis oder Parodontose)
   = Erkrankungen des Zahnhalteapparates (Knochen +
   Wurzel + Zahnfleisch) mit erst Gingivitis (s. Nr. 106, 1. u.
   2.), dann Entblößung der Zahnhälse, Bildung von Zahn-
   fleisch- und Knochentaschen mit teils eitriger Sekretion
   und Blutung, zuletzt Lockerung:
      α) Als Folge funktioneller Reize: Artikulations- und Ok-
      klusionsstörungen, fehlender Gegenbiß, Zahnstein,
      Prothesen, überstehende Kronen- und Füllungsränder
      β) Sekundärerscheinung innerer Krankheiten: bei Infek-
      tionskrht., Magen-Darm-Krht., Genußmittelabusus,
      Agranulozytose (s. d.), Leukämie, Diabetes, Schwerme-
      tall- und P-Vergiftung, Skorbut, Vit.-A-Mangel, Gicht,
      ak. Osteomyelitis u. a.
   b) Alveolaratrophie und Zahnfleischschwund im Senium
   c) Atrophie der Alveolarfortsätze mit schmerzlosem Zahnausfall: Tabes, Paralyse, Simmonds-Kachexie, Ostitis fibrosa generalisata
   d) Atrophia alveolaris praecox: in der Pubertät, primär ohne
   Entzündung
   e) Alveolarknochenzerstörung: Tumoren, Lues III, Zysten
   f) Frakturen des Zahnes, des Alveolarkammes und des Kie-
   fers. Luxationen, die auch durch schlecht eingepaßte Kronen, Brücken und Prothesenklammern entstehen können

4. *Verspätetes Zahnen,* häufig mit Stellungsanomalien und Karies: Rachitis, Mangel an Wachstumsstoffen, kindl. Myxödem
   (persistierendes Milchgebiß), Hirnschädigung. –
   Verfrühtes Zahnen: bei allg. Frühreife

5. *Stellungsanomalien* wie spitzer, vorstehender Oberkiefer mit
   vorstehenden oberen Incisivi: Mißbildungen. Unterfunktion

von Hypophyse, Gonaden und Schilddrüse. Lymphat. Diath. Aber auch Fingerlutschen und Pfeifenrauchen

6. Auseinanderrücken der Zähne: Parodontose, Kiefervergrößerung bei Akromegalie
7. *Zirkuläre Karies* der oberen Incisivi (bes. im Milchgebiß): Skrofulose, Rachitis, schwere chron. Darmleiden. Fehlerhafte Ernährung und Pflege
8. *Foci:* Granulom, Pulpagangrän, Periodontitis, Fistel, Wurzelrest, Paradentitis, überstehende Krone usw.
9. Kauunfähigkeit als Ursache vieler Magen-Darm-Leiden usw.
10. **Zahnschmerzen:**
    a) *Hyperämie* der Pulpa: bei tiefer Karies. Schmerzen nach therm. (heiß, kalt) und chem. Reizen, rasch abklingend
    b) *Pulpitis,* partiell oder total = Infektion der Pulpa bei tiefer Karies, selten hämatogen (Pyämie):
    Ak. seröse P.: wellenförmige Schmerzen
    Ak. purulente P.: Abszedierung in der Pulpa mit klopfendem Schmerz, bis in die Ohren ausstrahlend, verstärkt beim Zubeißen. Zahn klopfempfindlich. Häufig regionäre Lymphadenitis. Erleichterung nach Trepanation der Pulpahöhle
    Chron. P.: anfallsweise ziehende Schmerzen mit Intervallen
    c) *Ak. Periodontitis* (s. Parodontitis) *apicalis:* bei und nach ak. Pulpitis. Quälender Dauerschmerz, pulsierend, verstärkt beim Zubeißen. Zahn sehr berührungs- und klopfempf. Er ist gelockert und erscheint verlängert. Dicke Backe, Lymphadenitis
    d) *Parulis* = subperiostaler-submuköser Abszeß mit Fluktuation. Schweres Krankheitsgefühl mit hohem Fieber. Schmerzen nachts und bei Wärme am stärksten
    e) Freilegen der hochempfindl. *Schmelz-Dentin*-Grenze durch Karies, Zahnstümpfe, Traumen, zahnärztl. Maßnahmen (ausgebohrte Kavitäten)
    f) Entblößung des hochempfindl. *Zahnhalses* von der schützenden Gingiva: im Alter und bei praeseniler Alveolaratrophie, bei Parodontose, nach Gingivitis
    g) *Abrasion* der Kauflächen (Abkauen), dadurch Hartgewebsschutz der Schmelz-Dentin-Grenze und Pulpa verringert

h) Im Kiefer eingeengtes Zahnwachstum: z.B. eingekeilter
   Weisheitszahn
11. **Zahnfleischblutungen** (s. auch Nr. 106, 1. u. 2.):
a) **Lokal bedingt:** Zahnstein, Zahnbeläge; überstehende Kronen und Füllungen. Stellungsanomalien mit behinderter
   Zahnreinigung. Überbelastungen. Tiefe Zahnfleischta-
   schen bei Parodontitis. Chron. Traumen (Zahnstocher).
   Spannungsdifferenzen versch. Metalle. Ablagerungen gewerbl. Elemente (z.B. Hg) im Zahnfleischsaum
b) **Allg.-Erkrankungen:** Konstitut. Anomalien. Häm. Diathe-
   sen wie Skorbut, M. Biermer, Leukämie, Agranulozytose.
   Diabetes mell., Nephritis. Hyperthyreose. Kreislaufstörungen (z.B. Stauung). Psychogen

170. Zunge

1. **Belegt,** manchmal nur fleckig. Der Zungenbelag ist bedingt
   durch die Länge der Papillae filiformes. Korrelation zur Nahrungsaufnahme, indem sich das schnell wachsende Papillen-
   epithel, z.B. bei Hungern und Breikost, nicht abscheuert und
   damit als weißlicher Belag stehen bleibt.
a) *Magen-Darm*-Erkrankungen: für die Diagnose ist in vielen Fällen Zungenbelag oder sein Fehlen wertlos. Dicker
   weißer Belag bei ak. Gastritis und ak. Enteritiden. Bei Ulkus, Achylie, Hyperazidität, Appendizitis wechselnder,
   häufig uncharakteristischer Befund
b) Bei allen *fieberhaften* Erkrankungen: stark weißlich belegt, meist feucht, häufig aber auch trocken; je feuchter,
   um so besser die Prognose: vor allem bei Angina, Pneumonie, Grippe (dicker graugelblicher Belag), Typhus (s. 2.),
   Scharlach (s. 4.). Masern: weißl. Schleier mit sich vom ent-
   zündeten Papillengrund abstoßenden Epithelfetzen. –
   Soor
c) *Lokale Reize* in der Mundhöhle: bakterielle (Stomatitis,
   Parodontose, Karies), toxische, chemische (z.B. Span-

nungsdifferenzen bei Plomben und Prothesen), thermische mechanische Reize, bei Extraktionswunden

d) Übermäßiger Genuß von Alkohol, Tabak, Kaffee, Milch

e) Häufig bei intern. Gesunden: z.B. verstärkte Epithelproliferation auf endogener Basis; bei neuropath. Konstitution; bei Mundatmern (z.B. durch Adenoide). Beziehung zu schlechter Kautätigkeit und zu geringer Ernährung (z.B. Breidiät, Appetitmangel)

f) *Einseitige* Beläge: homolateral bei peripherer Zungenverletzung und Otitis med.; kontralateral bei Hirntrauma

2. **Typhus:** Zungenrücken trocken und rissig, schmutziggrau belegt mit Rändern und Spitze gerötet, später gleichmäßig rot

3. **Sepsis,** Peritonitis: *trocken, borkig,* kissenförmige Aufquellung des Epithels, glatt, rissig, braun bis hochrot. Bei Urosepsis gerötete Ränder

4. **Scharlach:** in den ersten Tagen stark schmierig belegt; nach Abstoßung am 3.–5. Tag Spitze und Ränder scharlachrot (= *„Himbeerzunge"*)

5. **Hepatopathien:** unterschiedl. Aussehen je nach Art und Stadium des Leidens sowie begleitenden intestinalen Erscheinungen: meist (mäßig) feucht, weißlich belegt. Bei beg. Leberzirrhose blaurot (ohne Belag), teils gefurcht und oft derbhöckerig. Bei Leberinsuffizienz – Zirrhose und ak. Lebernekrose – glatte, rote Zunge, wie ein lackartiger Überzug; Wiederauftreten des Belags ist hier ein günstiges Zeichen

6. **Farbige** Zungen:

a) *Blaß:* Anämien

b) *Blaurötlich:* kardiale Stauungen. Lungenemphysem (fleischrot mit livider Nuance)

c) *Rotviolett:* Polyglobulien

d) *Scharlachrot:* Scharlach (s. 4.), Pellagra, Nikotinsäuremangel

e) *Fuchsinrot:* Laktoflavinmangel

f) *Hochrot:* Sepsis (s. 3.), Urämie (mit Zungenödem, auch anämisch-blaß, Epithelmittelstraße pilzbesiedelt), Leberzirrhose, evtl. Diabetes, Glossitis (s. 7.)

g) *Petechien:* häm. Diathese

h) *Schwarz:* Argyrose oder Verätzung mit Argentum nitricum. *Lingua nigra* = schwarze Haarzunge (hintere Zungen-
hälfte) = Hyperkeratosis = Nigrities linguae = Befall mit
Pilzen oder chromogenen Bakterien mit sek. verhornender
Hypertrophie der Papillae filiformes, meist ohne diagnostischen Wert; auch bei Penicillintherapie und durch Tabak

i) *Braun:* M. Addison, braune Rassen u. a.

7. **Glossitis:**

   a) ***Glossitis Hunteri*** = rot, geschwollen, brennend (s. auch 8.),
pelzig, später *atrophisch, glatt* (Spiegelzunge): M. Biermer.
Seltener bei anderen Achylien, Eisenmangelanämien (z. B.
achylische Chloranämie), Anämien bei Karzinomen (bes.
Magen, Pankreas), Leberzirrhose, Sprue

   b) ***Ak. Glossitiden*** (zirkumskript oder diffus): nach Zungen-
traumen wie Biß, bei scharfen Zahnecken, Verbrennun-
gen, Verätzungen. Neigung zu Abszedierung und Phlegmone mit drohender Angina Ludovici

8. **Zungenbrennen** (Genuß von heißen Speisen, Schnäpsen und
Gewürzen sehr schmerzhaft):

   a) ***Anämien:*** *Perniciosa* (bes. im Frühstadium, aber rel. selten
bei ausgeprägter Anämie). *Eisenmangelanämien* versch.
Art (mit Mundwinkelrhagaden). Anämie bei Helminthia-
sis

   b) *Avitaminosen* (meist mit Mundwinkelrhagaden und hista-
minrefraktärer Achylie): Mangel an Vit.-B_2-Komplex
(Laktoflavin, Nikotinsäureamid), z. B. bei Sprue, Zöliakie,
Pellagra; auch bei Diabetes mellitus (durch Insulinmangel
ungenügende Phosphorylierung des B-Komplexes). Man-
gel an Vit. B_{12}, B_6 (bes. in der 2. Schwangerschaftshälfte),
Folsäure und Vit. A

   c) *Verdauungsstörungen:* Gastritis, Gärungsdyspepsie, Obstipation, Leberleiden (bes. Zirrhosen) u. a.

   d) *Allergie:* Foci, Nahrungsmittel, Medikamente (z. B. nach
Sulfonamiden, Tetracyclinen, Pyrazolonen), Zahnprothe-
sen, -kronen, Reizströme zwischen versch. Metallplomben

   e) *Ak. Glossitiden* (s. 7.)

   f) *Neurogen* (Glossalgie): chron. Neuritis des N. glossopharyngeus und des N. lingualis (gewöhnl. einseitig). – Bei

psychovegetat. Krisen, z.B. nach starken Erregungen u.
bei beginnenden Psychosen. – Tetanie

g) *Plummer-Vinson*-Syndrom

h) *Sjögren*-Syndrom (s. Nr. 22 I 2 e)

i) Exsikkose: Mundtrockenheit, s. 9.

9. **Trocken** (s. auch Nr. 149, 1.):

  a) *Infektionen mit infauster* Prognose: Sepsis (s. 3.), Peritonitis, Endokarditis, Pneumonie, Botulismus usw.

  b) Exsikkose: nach profusen Diarrhoen, Blutverlusten, Erbrechen, Schweißen; Diabetes mellitus und insipidus usw.

  c) Xerostomie = Versiegen der Speichelsekretion: Im Alter,
Klimakterium. Plummer-Vinson-Syndrom. Sjögren-Syndrom. Tabes u. a. Erkrankungen des ZNS

  d) Nach Parasympathikolytika (= Anticholinergika = Vagolytika: z.B. Atropin, Scopolamin; Ipra- u. Oxitropiumbro-
mid), Opium, Psychopharmaka, Antihypertonika (z.B.
Clonidin) u. a.

  e) Bei Mundatmern

10. *Ulzera:* traumatisch (z.B. bei scharfen Zahnkanten); Tbc,
Lues, Karzinom, Aphthen; als Teil der Stomatitis ulcerosa

11. *Narben* an den Zungenrändern: nach Ulzera und Traumen
(z.B. Epilepsie)

12. *Lingua scrotalis* = Längsrisse in der breiten, plumpen Zunge:
(erbliches) degeneratives Stigma, z.B. Mongolismus

13. *Lingua geographica* = rundliche, rote umschriebene Epithel-
verdickungen; exsudative Diathese, aber meist ohne krankhafte Bedeutung

14. **Zitterig** (s. Tremor): Alkoholismus, progr. Paralyse, Enzephalitis ep., Hysterie, Neurosen, vegetative Dystonie, Thyreotoxikose, Tetanus, konstitutionell

15. Mit *fibrillären Zuckungen* = nukleärer Herd: progr. Paralyse,
Tabes, amyotrophische Lateralsklerose, Bulbärparalyse, Syringobulbie

16. *Krämpfe:* Epilepsie, Hysterie

17. **Gelähmt** = Lähmung des Hypoglossus, peripher (Trauma)
oder seiner zentralen Bahnen (= fast immer einseitig), wobei
die Zunge nach der gelähmten Seite verzogen ist infolge
Überwiegens des M. genioglossus der gesunden Seite, teils

mit einseitiger Atrophie. Neben dem Herausstrecken der Zunge lassen wir sie in allen Richtungen bewegen und sie gegen die Wangen pressen, wobei wir von außen ihre Kraft prüfen können. *Ät.: Apoplexie,* Hirntumor, Hirntrauma, M. Little usw. Totale Lähmung mit Atrophie: progressive Bulbärparalyse u. a. Prozesse der Medulla oblongata

18. *Makroglossie* bzw. *wachsende* Zunge: oft Zahnimpressionen am Zungenrand und Sprechen behindert: Akromegalie; Myxödem. Zuweilen bei Graviden. Quincke-Ödem. Tumoren (meist Hämangiome und Lymphangiome). Ak. Glossitis. Aktinomykose. Trichinose. Angeb. Makroglossie vor allem bei Kretins. – Melkersson-Rosenthal-Syndrom = rezid. Schwellungen von Zunge (Faltenzunge), Wangenschleimhaut, Lippen und Zahnfleisch; dazu Fazialisparese

19. *Atrophische* Zunge (selten): nach Vernichtung der Darmflora infolge langdauernder antibiotischer Therapie, gelegentlich bei Leberzirrhose, Karzinom, chron. Tbc, Hypoglossuslähmung. Häufig bei Tropenkrankheiten. – *Mikroglossie* als kongenitale Anlage

20. *Gefüllter,* zyanotischer *Venenplexus* am Zungengrund: Rechtsinsuffizienz

171. Zyanose

Blau-rote Verfärbung der Haut infolge Zunahme des reduzierten desoxygenierten Hb (> 3–5 g/dl). Man unterscheidet die periphere od. Akrozyanose an Händen, Füßen, Nase u. Ohren von der generalisierten (zentralen) Z.

Ät.: Verminderung der O_2-Sättigung (z. Zyanose), erhöhte arteriovenöse O_2-Differenz (p. Zyanose) und Hb-Veränderungen (z. B. Met-Hb).

1. **Kardial** = allgemeine Verlangsamung des venösen Refluxes bzw. Stauung (Rechtsinsuffizienz), bes. Lippen:
   a) Mitralfehler, vorw. Stenosen (oft mit Subikterus)
   b) Aorteninsuffizienz

c) Myodegeneratio, Myokarditis (z. B. Typhus)
d) Angeb. Vitien = M. coeruleus:
  α) Ohne Kurzschlußverbindung zw. großem und kleinem
     Kreislauf: Pulmonalstenose, Aortenisthmusstenose u. a.
  β) Mit Links-Rechts-Shunt:
     Offener Ductus arteriosus Botalli
     Vorhof- oder Kammerseptumdefekt
     Lutembacher-Syndrom = Vorhofseptumdefekt + Mitral-
     stenose
     Transposition der großen Arterien (nur lebensfähig bei
     zusätzl. Shunt)
  γ) Mit Rechts-Links-Shunt (tiefblaue Zyanose): Fallot-Te-
     tralogie = Kombination von Pulmonalstenose, hohem
     Ventrikelseptumdefekt, Hypertrophie der re. Kammer
     und Dextroposition der Aorta
     Eisenmenger-Komplex = Fallot ohne Stenose der A.
     pulmonalis
     Atresie oder Stenose der Trikuspidalis
     Ebstein-Syndrom = Anomalie der Trikuspidalis, ge-
     wöhnlich mit Trikuspidalinsuffizienz und Vorhofseptum-
     defekt
e) Pericarditis exsudativa und adhaesiva
f) Pulmonalsklerose = Arteriosklerose der größeren Pulmona-
   lisäste. – Endarteriitis obl. im Lungenbereich. – M. Ayer-
   za = Arteriosklerose der kleinen Pulmonalgefäße (äußerst
   selten)
2. **Pulmonal,** gewöhnlich mit deutlicher Dyspnoe: schwere Pneumonie (mit Rötung), Grippepneumonie, Miliar-Tbc (mit Blässe), ausgedehnte Lungen-Tbc, Bronchiektasen, Lungenembolie, Tumor, Lymphangitis carcinomatosa, Emphysem, Asthma
   bronchiale, Bronchiolitis, Atelektase, Silikose, Pneumonose,
   Pneumothorax, Erguß, Schwarten, Lähmung der Atemmuskulatur (infauste Poliomyelitis, Landry-Paralyse), Trachea- und
   Larynxstenosen, Fremdkörperaspiration, Kyphoskoliose u. a.
   Cor pulmonale = Überlastung des re. Herzens durch Überdruck im kleinen Kreislauf infolge einer akuten (Embolie)
   oder chronischen Lungenerkrankung (z. B. Emphysem, Bronchitis). Herz im ganzen nicht vergrößert, eher schlank, aber ge-

wölbter Pulmonalbogen und mit der Zeit Rechtshypertrophie, oft mit hebender Pulsation der re. Kammer. Sinustachykardie. Prall gefüllte Halsvenen, Leberstauung, evtl. Aszites. Zyanose vorw. an Ohren und Zunge, Dyspnoe, Sputum (teils hämorrhagisch). – *Akut:* durch Lungenembolie, Lungenödem, Bronchialasthma-Anfall, plötzliche Drucksenkung im Pleuraraum. *Chron.* = verminderte Sauerstoffdiffusion und Hypoventilation: durch Emphysem, chron. Pneumonie, chron. Bronchitis; Stauung vor dem li. Herzen infolge Linksinsuffizienz, Mitralvitien u. a.; Gefäßerkrankungen in der Lunge (z. B. Pulmonalsklerose, Endarteriitis obliterans); Thoraxdeformität u. a. oben genannte Ursachen.

3. *Polyzythämien* (s. d.)
4. *Vergiftungen* (vorübergehende Z.):
   a) Methämoglobinämie (schokoladenbraune Blutfarbe. Vit.-C-Gaben vermindern Zyanose): Anilin, Nitrosegase, Bismutum, Sulfonamide. Selten angeboren
   b) Sulfhämoglobinämie (bläulich-grünliche Blutfarbe): infolge enteral-hepatogener Störungen
   c) Blausäure (rosiges Aussehen), CO (CO-Hb, „kirschrotes" Blut)
5. *Endokrin:* Cushing-Syndrom
6. *Physiologisch:* in Kälte bei Gesunden, nach Erfrierungen infolge chron. Gefäßschädigung. Durch Gefäßdilatation: konstitutionell, bei Landarbeitern infolge Witterungseinwirkung, Potatoren (blaue Säufernase)
7. **Lokale** Zyanose:
   a) Periphere Durchblutungsstörungen (s. d.): z. B. Varikosis, Thrombose, Arteriosklerose, Endangiitis obliterans, Akrozyanose
   b) Gefäßkompression durch Tumor, Aszites, Leberzirrhose, Aneurysma. – Bei Stauung der V. cava sup. durch Mediastinaltumoren und Strumen: Zyanose der Zungenunterfläche (als Frühsymptom), stark dilatierte Halsvenen, Kopf und Arme zyanotisch und ödematös (Stokes-Kragen)
   c) Schlecht sitzender Verband, falsche Lagerung
   d) Nervenläsion
   e) Am Anus: Darminvagination

Infektionskrankheiten

Krankheit	Erreger	Kon-takt	Tröpf.	Nah-rung	anderes	tion Tage:	Isolie-rung	Mel-dung	Immu-nität
Amöbenruhr	Amöben	–	–	–	Stuhl, Wasser	7–21	+	–	–
M. Bang	Bac. abortus Bang	+ Tier	–	++	Milch, Kühe	6–28	–	+ ET	–
Botulismus	Toxine des Bac. botul.	–	–	++	Gegenstände	1/4–2	–	+ ETV	–
Cholera	Choleravibrionen	+	–	++	Stuhl, Fliegen	4–72 h	+	+ ETV	–
Diphtherie	Di.-Baz.	+	++		Gegenstände	1–5	++	+ ET	meist +
Encephalitis ep.	Virus	(+)	++			2–10	–	+ ET	+
Erysipel	Streptoc. pyogenes	+	–	–	Eintrittspforte	1–3	(+)[1]	–	–
Fleckfieber	Rickettsia Prowaz.	+	–	–	Kleiderlaus	11–14	+[1]	+ ETV	+
Fünftagefieber	Rickettsia quintana				Kleiderlaus	14–24	+[1]	–	–
Gasbrand	Gasödemerreger	–	–	–	Verletzungen	1–5	–	+ ET	–
Gelbfieber	G.-Virus	–	–	–	Stechmücke	3–6	–	+ ET	–
Gonorrhoe	Gonococc.	++	–	–	Gegenstände	2–5	+	⁴⁾E	–
Grippe	Influenzavirus + Superinfekt?	–	++	–	–	1/2–3	+	+ T	zeit-weise +
Hepatitis A	Hep. A-Virus	–	+	++	–	10–40	[2]	+ ET	–
Hepatitis B	Hep. B-Virus	(+)	–	–	Blut, Injekt.	40–150	–	+ ET	–
Hepatitis C, D, E	HCV, HDV, HEV	–	–	E +	Blut, Injekt.	20–60	[3]	+ ET	–
Keuchhusten	Bordetella pert.	–	++	–	–	9–21	++	+ T	meist +
Lepra	Lepra-Baz.	++	–	–	–	1–5 J.	–	+ ETV	–
Leptospirosen	Leptospira	–	–	+	Wasser, Ratten	2–30	–	+ ET	–
Lues	Spiroch. pall.	++	–	–	Gegenstände?	14–28	–	⁴⁾E	–
Lyssa	Lyssa-Virus	–	–	–	Hundebiß	10–60	–	+ ETV	–
Malaria	Plasmodien	–	–	–	Anopheles tert.: / trop.:	9–27 / 8–12	–	+ T / + T	–

Krankheit	Erreger	Übertragung durch:			anderes	Inkubation Tage:	Isolierung	Meldung	Immunität
		Kontakt	Tröpf.	Nahrung					
Maltafieber	Micrococcus melitens. Bruce	+ Tier	-	-	Ziegen	6	-	+	-
Masern	Masern-Virus	(+)	++	-	-	7–14	-	+T	+
Meningitis ep.	Meningococcus	-	++	-	-	1–3	++	+ET	-
Milzbrand	Milzbrand-Baz.	++ Tier	-	(+)	Felle, Häute, Haare	½–5	-	+ETV	-
Mononucleosis inf.	Epstein-Barr-Virus	-	+?	-	-	7–21	-	-	meist +
Pappatacifieber	Phlebotomus-Virus	-	-	-	Stechmücke	2–6	-	-	-
Paratyphus (s. Salmonellen)	Paraty.-Baz. B (seltener A, C)	-	-	++	-	1–6	+	6)ETV	-
Parotitis ep.	Virus	+	++	-	Gegenstände	12–24	+	-	+
Pest	Yersinia pestis	+	+	-	Flöhe von Ratten, Biß, Sputum	1–5	+	+ETV	-
Pneumonie, lobäre	Pneumo-, Staphylo-, Streptok. u.a.	-	+?	-	-	2–7	-	-	-
Poliomyelitis ac.	P.-Virus	-	++	++	Sputum, Stuhl, Wasser	7–14	++ 6 Wo.	+ETV	+
Psittacosis	Chlamydia psittaci	-	-	-	Wellensittich, Papagei	7–14	-	+ETV	-
Puerperalfieber	versch. Bakt.	++	-	-	Sepsisherd	2–3	(+)1)	+T	-
Recurrens	Spiroch. Obermeieri	-	-	-	Kleiderlaus, selten Wanze, Floh	5–7		+ET	-
Röteln	R.-Virus	+	++	-	-	14–21	-	-	-

Infektionskrankheiten

Krankheit	Erreger				H₂O	Übertragung	Inkub.		Meldepfl.	
Salmonellose	S. typhi, S. paraty., Enteritis-S.	+	+	++	++		1/4–5	teils +	+ 6)ET-V	teils +
Scharlach	Hämolys. Streptoc.	++	++	+	+	Gegenstände	2–5	++ 6 Wo.	+ T	meist +
Tetanus	Tetanus-Baz.	–	–	–	–	Erde, Staub, Holz, Mist	2–14	–	–	(+)
Toxoplasmose	Toxoplasma	+	–	–	–	oft angeb., Hunde, Katzen, Kaninchen	3	–	+ ET	+
Trachom	Chlamydia trach.	++	–	–	–	feuchte Handtücher	5–9	+	+ ET	–
Trichinose	Trichinella spir.	–	–	++	++	Schweinefleisch	3–4	–	+ ET	–
Tuberkulose	Mycobact. tbc.	+	++	+	+	Sputum, Erbrochenes	Monate	++	+ 5)ET	–
Tularämie	Bact. tularense	–	–	–	++	Feldmäuse, Ratten, Wasser	4–9	–	+ ETV	–
Typhus abd.	Typhus-Baz.	(+)	(+)	++	++	Stuhl, Sputum	7–14	++	+ 6)ET-V	+
Ulcus molle	Haemophilus duc.	++	–	–	–	–	1–2	+	4)	+
Windpocken	Varicella-Z.-Virus	++	–	–	–	Luft	14–21	–	–	meist +

1) Nach Entlausung keine Isolierung notwendig.
2) Isolierung nur im präikterischen Stadium notwendig.
3) Isolierung nur gegen Kleinkinder erforderlich.
4) Geschlechtskrankheiten nur meldepflichtig, wenn sich Pat. der Behandlung entzieht, oder wenn er andere gefährdet.
5) Meldepflichtig nur aktive (offene) Formen.
6) Meldepflichtig auch Ausscheider von Salmonellen (S. typhi, S. paratyphi A, B, C), Shigellen (Ruhr), Choleravibrionen.

E = Erkrankung   T = Todesfall   V = Verdacht

Sachverzeichnis I

Die Zahlen bedeuten die Symptomnummern (nicht die Seiten). Die Kombination der Nummern einer Krankheit (nachzuschlagen im Sachverzeichnis II) ergibt meist Ihre Symptomatologie. Will man sich daher über eine Krankheit näher informieren, so empfiehlt es sich, immer das Sachverzeichnis I zu benutzen, zumal die Krankheitsbilder jeweils nur an einer Stelle im Text aufgeführt sind.

Dermatomykosen 111 (5.), 142
Dermatomyositis 49 (3s)
Dermographismus 37
Descensus uteri 79, 86
Déviation conjuguée 155 (3.)
Diabetes innocens 164 (3.)
– insipidus 51, 123
– mellitus 36, 39, **73**, 83 (1.), 111 (1., 5.), 115, 118, 170 (5.)
Diarrhöen 38
Diastase = Amylasen
Differentialblutbild 90
Digitalis 21, 31, 38, 46, 48
Digitus mortuus 39 I 5.
Diphtherie 5, 6, **11** (4.), 17, 32, 35, 41 I 1c, 49, 67, 82, 110, 139, 155, 157, Tab.
Diplegia spastica infantilis 10 A, 57 (2.), 87 I 2b, 108 VI, 133 C 1., 150 II
Divertikulose (itis) 27, 29, 38 II
Doppeltsehen 155
Douglasabszeß 100 IV 1.
Down-Syndrom s. Mongolismus
Dreigläserprobe 65, 164
Dreitagefieber 49 (1h)
Drop-Anfall, -attacke 10 E
M. Duhring 49 (5d), 126 (3c)
Dumping-Syndrom 27 I 2.
Dupuytren-Kontraktur 52 B 3.
Durchblutungsstörungen, periphere **39**, 111 (1.), 132 (23.), 167
Durstgefühl 40
Dysarthrie 150 II 1.
Dysbakterie 101 I 1.
Dyschezie **114** (2.), 158 B
Dyskinesien 89 IV, 108
Dysmenorrhoe 86, 100 VI
Dyspepsien 38 I 4., 48, 101 I 1 a
Dysphagie 139
Dysphonie 17
Dyspnoe 41

Dystrophia adiposo-genitalis 54 (2a)
Dysurie 102 II

Echinococcus 47, 65, 76 II, 89, 93 E, 165
Echo-Virus-Meningitis 99 (8.)
Effort-Syndrom 33 I
Eisen 8u. 89 (Unters.)
Eisenmangelanämien 8 B
Eisenmenger-Komplex 171
Ejakulat, gefärbtes 164 D (nach h)
Eklampsie 10 A 3., 83 (4.)
Ektropium 128 (Anhang 1.)
Ekzem 49 (3r), 126 (3.)
Elektrolyte 42
Elektrophorese 89 (Unters.), 92
Elektrounfall 83 (13.)
Elephantiasis 115 II 3.
Embolie, arterielle 39 (3.), 171 (7.)
Emphysem 32, 41 I, 93, 171
Empyem, Pleura 93 B, 122 III
Endangiitis (Endarteriitis) obliterans 10, 12, 18, 27 IV, 39 I 4., 111 (1., 6.), 152
Endarteriitis s. Arteriitis
Endocarditis 18, **43**, 55 II, 69, 157
– fibroplastica 46 (8.)
– lenta 43 (3.), 105, 111 (8.), 161
Endometritis 56 I, 168
Endophlebitis obliterans hepatica 23 I 2c, 89 A I
Enophthalmus 128 (Anhang)
Enteritis 27 I und II, 38
Enteroptose 27 III 3.
Entropium 128 (Anhang 2.)
Entzündungen 44
Enuresis 79 A 9.
Enzephalitis 5, 10 A, 18, 25, **45**, 48, 55 (6.), 59, 61 (3.), 88 (5.), 92, 113, 127 A, 128, 131, 144, 150 I, 170 (14.), Tab.

Pyrazolone 4, 49, 55 I 15., 65,
   67 A
Pyurie 164 D

Q-Fieber 32 C I 2 d
Quecksilber 8, 27 I 3., 29, 38, 48,
   49, 65, 67, 83, 106 (2.), 111 (2.),
   149 (2.), 159, 164
Quick-Wert 67 u. 89 (Unters.)
Quincke-Ödem 39 (9.), 115 II 6.

Rachenmandelhyperplasie 134 II
Rachitis **10** F, 32, 60 I, 169 (2.)
Radialislähmung 52 B 3.
Radiumnoxe s. Röntgennoxe
Räuspern 72 (1., 2.)
Rasselgeräusche 93 D II 1.
Raucherschäden s. Nikotin
M. Raynaud **39** (9.), 111 (1.)
Read-Formel 156 (3.)
M. Recklinghausen 52 A 3.
Reflektorische Zonen 132
Reflexe 26, 133
Refluxkrankheit, gastroösophagea-
   le Refluxösophagitis 29, 33 I 4.,
   48, 64, 139 (8.), 152
Refraktionsanomalien 8, 13, 84,
   141
Regurgitation 48
„Reisebein" 115 II 2.
Reiter-Syndrom 22 I 6.
Reizblase 102 I 1.
Reizkolon 27 I 3, 38 II 14.
Reizmagen 58
Rektumkarzinom 38 II 2 b, 158 B
Rektumprozesse 158 B
Rektusdiastase 1 A 2.
Rekurrensfieber 55 I, 90, 103, 115,
   136, 140, Tab.
Rekurrenslähmung 17 IV
Relaxatio diaphragmatica 33, 93
   C II 1., 132, 139

Retikulo(endothelio)se 89 A I,
   94 (8.), 105
Retikulosarkomatose 94 (8.)
Retina-Erkrankungen 7
Retinitis albuminurica 165
Retrobulbäre Neuritis 117
Retroflexio uteri 100 IV 4.
Retropharyngealabszeß 11 (15.)
Reubold-Flecke 106 (14.)
Rhagaden (Mund) 106 (20.)
Rhesus-System 8 (3 e)
Rheumatismus, s. a. Polyarthritis,
   Spondylarthritis, Kollagenosen,
   Myalgien u. a. 4, **22**, 34, 35, 39,
   43, 45, 46, 60 I 2., 67 B, 68, 80,
   81, 86, 88 (4.), 110, 119, 122, 141,
   142, 155
Rhinitis 14, 17, 35, 68, **134**
– vasomotorica 46, 84, **134** III
Rickettsiosen 32 I 3., 55 I 12., 67 A
Riesenzellarteriitis 39 I 4.
Rigor s. unter 87 I
Röntgennoxe 4, 8, 48, 49, 67, 84,
   94, 163
Röte 135
Röteln (Rubeola) 17, 45, **49** (1 c),
   90, 96, Tab.
Romberg-Phänomen 25 (2.)
Roseolen 136
Rotz 32 I 2., 49, 134 (2 d), Tab.
Ruktus 101 (Anhang)
Rückenmarks-Querschnittsläsion
   25, 79, 86, **87**, 92, 102, 107, 114,
   133 C, 145, 154
– Herdlokalisation des – 87 II
Ruhr 38 I 1. u. II 3., 45, Tab.
Rumination 48
Rumpel-Leede-Phänomen 67

Säuren 27, 29, 58, 83
Salicyl 49 (4.), 67, 116, 143, 144
Salmonellosen 38 I 1., Tab.

Sachverzeichnis II